Katia Trost | Anika von Keiser

WEGE AUS DER HORMONFALLE

Hormonelle Balance statt Hormontherapie

KATIA TROST
Anika von Keiser

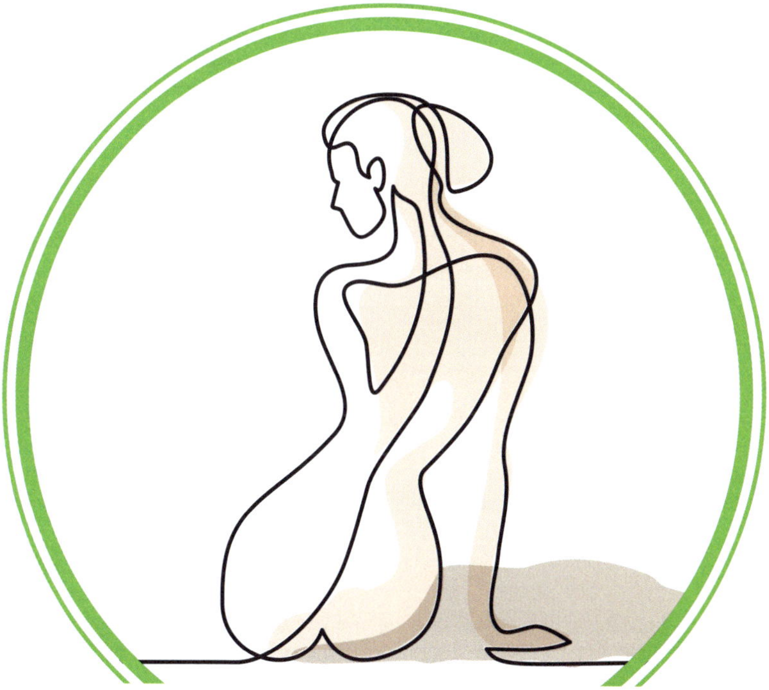

WEGE AUS DER HORMONFALLE

Hormonelle Balance statt Hormontherapie

mvgverlag

Bibliografische Information der Deutschen Nationalbibliothek
Die Deutsche Nationalbibliothek verzeichnet diese Publikation in der Deutschen Nationalbibliografie. Detaillierte bibliografische Daten sind im Internet über http://d-nb.de abrufbar.

Für Fragen und Anregungen
info@mvg-verlag.de

Wichtiger Hinweis
Dieses Buch ist für Lernzwecke gedacht. Es stellt keinen Ersatz für eine individuelle medizinische Beratung dar und sollte auch nicht als solcher benutzt werden. Wenn Sie medizinischen Rat einholen wollen, konsultieren Sie bitte einen qualifizierten Arzt. Der Verlag und der Autor haften für keine nachteiligen Auswirkungen, die in einem direkten oder indirekten Zusammenhang mit den Informationen stehen, die in diesem Buch enthalten sind.

Originalausgabe
1. Auflage 2019

Nymphenburger Straße 86
D-80636 München
Tel.: 089 651285-0
Fax: 089 652096

Redaktion: Dr. Manuela Kahle
Umschlaggestaltung: Marc-Torben Fischer
Umschlagabbildung: shutterstock.com/Valenty
Layout: Satzwerk Huber, Germering, Melanie Kitt
Satz: Satzwerk Huber, Germering, Melanie Kitt
Druck: Firmengruppe APPL, aprinta Druck, Wemding
Printed in Germany

ISBN Print 978-3-86882-989-1
ISBN E-Book (PDF) 978-3-96121-298-9
ISBN E-Book (EPUB, Mobi) 978-3-96121-299-6

INHALT

VORWORT

Meine Geschichte

Die Entstehung dieses Buches ist eng mit meiner Gesundheitsgeschichte verknüpft. Und sie ist das Ergebnis der Suche nach hormoneller Gesundheit, nachdem ich 2005, im Alter von 25 Jahren, nach der Anwendung einer als besonders »verträglich« geltenden, neuen hormonellen Verhütungsmethode innerhalb weniger Wochen erleben musste, wie mir meine Gesundheit und mein Leben aus den Händen glitten. Kurz gesagt, ich erkannte mich einfach selbst nicht wieder. In sehr kurzer Zeit hatte sich mein Körper negativ verändert. Ich war unglaublich erschöpft, psychisch labil und interessenlos. Körperlich nahm ich sehr schnell einige Kilogramm zu, bekam Dehnungsstreifen, die Haare fielen aus. Nachts schoss mir der Schweiß sichtbar aus den Poren. Ich war total aufgequollen. Die Haut wirkte fahl, Lymphödeme und Cellulite wurden sichtbar. Ich wurde sehr empfindlich auf Alkohol, Umweltgifte und Umweltreize, inklusive Elektrosmog. Nachdem die Faktoren »neuer Freund« und »Juraexamen« als mögliche Ursachen meines Befindens ausgeschlossen worden waren, fand ich fast die gesamte Symptomliste meiner Beschwerden in der Packungsbeilage des damals von mir verwendeten Nuvarings (eine hormonelle Verhütungsmethode, die ähnlich wie die Pille wirkt). Ich beschloss – nach nicht einmal drei Monaten Anwendung –, den Ring nicht mehr zu benutzen. Leider besserten sich die Symptome aber nach der Entfernung des Ringes kaum.

Also konsultierte ich meine damalige Frauenärztin, deren Erklärung für meine Probleme mich jedoch – gelinde ausgedrückt – ziemlich erstaunte: »Frau Trost, in den 1960er-Jahren hätten solche Beschwerden von einer hormonellen Verhütung herrühren können. Heute aber sind die hormonell wirksamen Präparate dermaßen verträglich, dass Ihre Symptome nicht durch den Nuvaring ausgelöst worden sein können.« Auf die in der Packungsbeilage aufgeführten Nebenwirkungen ging sie nicht ein. Ihr einziger Rat bestand darin, dass ich die Verhütung mittels Nuvaring wohl lieber beenden solle – was ich zu diesem Zeitpunkt schon längst getan hatte. So begann meine Suche nach Ursachen und Behandlungsmöglichkeiten hormoneller Störungen. Im Laufe meiner Recherchen wurde mir bewusst, dass ich kein Einzelfall war – weder was meine hormonellen Probleme anging noch was meine Suche nach deren Lösung betraf. Auch für viele andere Patientinnen fielen die allgemeinen Antworten auf das Warum meist unbefriedigend aus.

Hormonelle Störungen wurden 2005 im medizinischen Alltag Deutschlands noch begrenzter wahrgenommen als heute. Selbst Endokrinologen und Gynäkologen[1] wussten zu diesem Zeitpunkt mit Themen wie Progesteronmangel, Hashimoto -Thyreoiditis oder Nebennierenfunktionsstörungen oft wenig anzufangen. Die spärlichen Informationen, die ich als interessierte Betroffene fand, stammten aus Internetforen oder dem englischsprachigen Ausland. Doch auch auf Englisch gab es damals bei Weitem noch nicht so viele Bücher zum Thema Hormone wie heute. Und die vorhandenen Bücher behandelten zumeist nur das Thema Hormonersatztherapie, wenn auch mit naturidentischen Hormonen (was dann als »natürliche« Hormonbehandlung verkauft wurde). Mangels Informationen verlief meine Behandlung zunächst mit naturidentischen Hormonen, von denen ich heute keine mehr nehme. Ich arbeitete mich in das Thema Hormonsubstitution mit naturidentischen Hormonen ein und gab auch Seminare darüber (zu einem Zeitpunkt, als das Thema in Deutschland noch recht unbekannt war). Doch im Laufe der Zeit kam ich dahinter, dass eine solche Behandlung eigentlich keine war. Auch ich war in die Hormonfalle getappt. Seit dieser Zeit hat sich hierzulande – zum Glück – einiges getan. Viele Patienten fordern alternative und ganzheitliche Lösungsansätze für ihre Beschwerden und wollen sich nicht mehr damit abfinden, dass sie gegen ihre Hormonprobleme angeblich nichts ausrichten können – abgesehen von der Einnahme pharmazeutischer oder sogar »natürlicher« Produkte, mit denen sie mehr oder minder lebenslanges Symptommanagement betreiben. Die Folge dieser stetig wachsenden Forderungen von Patienten führt dazu, dass sich sowohl klassische Schulmediziner wie auch Naturheilkundler zunehmend mit neuen Lösungsmöglichkeiten für hormonelle Probleme beschäftigen (müssen).

Stiefkind der Medizin: Hormonprobleme

Oft verunsichert das Thema Hormone Patienten wie auch Behandelnde gleichermaßen. Dafür sind meines Erachtens folgende Gründe verantwortlich:

- Die Lehre in Bezug auf Symptome und Auswirkungen hormoneller Störungen ist meistens sehr rudimentär und oberflächlich (auch an Universitäten). Die Physiologie (die Lehre über die Funktionsweise eines gesunden Körpers) wird im Gegensatz zur Pathologie (Beschreibung und Behandlung krankhafter Prozesse) stiefmütterlich behandelt.
- Häufig ist es die Verschreibungspflicht von Hormonpräparaten, die Heilpraktiker zurückschrecken lässt. Oftmals schließen sie daraus, hormonelle Störungen nicht behandeln zu können. Dabei ist die Einnahme von Hormonen für eine effektive Behandlung hormoneller Störungen oft gar nicht nötig.
- Die Pharmaindustrie hat kein unmittelbares Interesse an einer gelingenden Behandlung hormoneller Störungen, da durch sie viele Medikamente obsolet würden, die bisher zum Symptommanagement hormoneller und anderer Probleme eingesetzt werden (z. B. Statine, Metformin, Blutdrucksenker). Wirtschaftlich sind das natürlich keine rosigen Aussichten. Außerdem sind naturidentische Hormone sowie Nahrungsergänzungen in vielen Fällen

nicht patentierbar, und damit lässt sich mit ihnen kein wirklich profitabler Absatzmarkt erschließen.

- 90 Prozent der Forschungen sind nicht unabhängig, sondern von der Pharmaindustrie finanziert.[2] Ergebnisse, die nicht gefallen, verschwinden nicht selten in irgendwelchen Schubladen. Und die Ärzteschaft wird an den Universitäten auf der Basis dieser zielgerichteten und subventionierten Forschungen ausgebildet und auch später direkt von Pharmaunternehmen fortgebildet.[3] Wer sollte in diesem System also ein echtes Interesse daran haben, medikamenten- und erst recht substitutionsunabhängige Patienten zu generieren?
- Gängige Testverfahren hormoneller Störungen sind aus meiner Sicht vielfach ungenau und damit diagnostisch ungeeignet. Normalbereiche sind hier oft zu weit gefasst, und die Individualität des Patienten wird meist nicht berücksichtigt. Außerdem sind Testverfahren als Antwort auf eine Frage nur dann geeignet, wenn die richtigen Fragen gestellt wurden. Meist sind die üblichen Verfahren gerade mal dazu in der Lage, einen Status quo abzubilden: Sie zeigen zwar an, ob ein Hormonproblem besteht, aber nicht, warum. Andere Tests erbringen aus meiner Sicht schon deswegen falsch-negative Resultate, da sie schlichtweg ungeeignet zum Aufspüren hormoneller Störungen sind.

Anmerkung:

Auch wenn die beschriebenen Zusammenhänge meiner Erfahrung nach leider für zahlreiche Ärzte, Apotheker etc. gelten, behaupte ich keinesfalls, dass alle Schulmediziner Marionetten der Pharmaindustrie sind. Ich kenne einige, die sich sehr für die Gesundheit ihrer Patienten einsetzen, sich eigenständig fortbilden und den Blick über den berühmten Tellerrand wagen. Und mir ist bewusst, dass vieles in unserem Gesundheitssystem im Argen liegt. Es wird zwar weltweit als eines der besseren gepriesen, bringt aber Ausübende von Gesundheitsberufen zeitlich und was ihre Ressourcen betrifft unweigerlich an den Rand des zu Bewältigenden. Auch richte ich mich ausdrücklich nicht gegen die Schulmedizin. Im Gegenteil. Die Schulmedizin leistet unabdingbare Hilfe, wenn es beispielsweise um Notfälle und Palliation geht (Stichwort: »Überleben«, worauf später noch ausführlich eingegangen wird). Auch bildgebende Verfahren und Labortests usw. erfüllen einen großen Nutzen für die Menschheit. Ich schicke meine Patienten immer zum Arzt, wenn ich den Verdacht habe, es könnten organische Ursachen für die vorgebrachten Beschwerden vorliegen. Dieses Buch weicht ganz bewusst in vielen Aussagen von der gängigen wissenschaftlichen Meinung ab. Es wäre nicht entstanden, wenn ich von den Behandlungen und Ergebnissen der Standardmedizin überzeugt gewesen wäre. Damit meine ich sowohl schulmedizinische als auch teilweise naturheilkundliche Behandlungen. Ich habe mich selbst sozusagen »durch fast alles durchprobiert«, was mir als Patientin und Therapeutin auf dem schul- und alternativmedizinischen Markt als Therapieansatz begegnete. Dabei musste ich feststellen, dass das meiste weder für mich noch für meine Patienten einen wirklichen Lösungsansatz enthielt.

Wie ich Wissenschaft betrachte

Grundlagenforschung beschäftigt sich mit dem Wissen und dem Verständnis naturwissenschaftlicher Zusammenhänge, ohne dabei ein bestimmtes praktisches Ziel zu verfolgen.[4] Angewandte Wissenschaften dagegen verfolgen praktische Ziele[5] bzw. richten sich auf die Veränderung und Beeinflussung natürlicher Phänomene. Wie bereits geschildert, sind angewandte Wissenschaften meist von finanziellen und sogar politischen Interessen geprägt. Demnach geht es in der Medizin meines Erachtens nach längst nicht mehr darum, den Körper zu verstehen, sondern darum, ihn zu manipulieren und dadurch von seiner ursprünglichen Funktionsweise wegzubringen. Angewandte Wissenschaften verwerfen meiner Ansicht nach oft die Erkenntnisse der Grundlagenforschung oder legen diese so einseitig aus, dass die ursprünglichen Aussagen aus ihrem ursprünglichen Kontext herausgerissen und dadurch verfälscht werden. Dies geschieht, wenn Wissenschaft nicht mit eigenen Erfahrungen und persönlichen Überprüfungen des Therapeuten kombiniert wird. Dass ein solches Vorgehen sinnvoll und für die Patienten zielführend wäre, ist Auffassung der sogenannten evidenzbasierten Medizin. Sie definiert sich als »gewissenhafter, ausdrücklicher und umsichtiger Gebrauch der aktuell besten Beweise für Entscheidungen in der Versorgung eines individuellen Patienten«.[6] Als diese Beweise gelten ausdrücklich auch die klinische Erfahrung sowie die eigenständige Bewertung vorhandener Studien. Grundlagenforschung soll im Zweifel als Referenzrahmen für den Behandelnden dienen. Es wird darauf hingewiesen, dass externe klinische Beweise (gemeint sind z. B. Studien) lediglich informieren, jedoch nicht die eigene klinische Erfahrung ersetzen dürfen.[7] Studien gelten nach dieser Auffassung eher als Entdeckung denn als Beweis. In meiner Praxis spielt das Studium der Grundlagenforschung eine große Rolle. Auch andere Forschungsergebnisse zitiere ich in diesem Buch häufig. Allerdings nur, wenn die Ergebnisse mit meinen Erfahrungen und Beobachtungen übereinstimmen. Ansonsten traue ich mir mittlerweile zu, Studien auch nicht anzuerkennen, egal wie oft deren Ergebnisse in den Medien wiederholt oder von vermeintlichen Koryphäen bekräftigt werden. Ich zitiere Forschungen nicht als Beweis für meine Behauptungen, sondern als Ausgangspunkt für die eigenen Erwägungen des Lesenden. Bevorzugt stütze ich mich auf Studien von unabhängigen Forschern, Instituten und Menschen, die meiner Ansicht nach plausible und in meiner Praxis reproduzierbare Ergebnisse über einen gewissen Zeitraum liefern – und zwar ohne unerwünschte Nebenwirkungen. Manchmal verwerfe ich meine eigenen Hypothesen nach einer Weile oder differenziere meine Aussagen. Das ist auch der Grund, warum ich eine Weile gebraucht habe, ein Buch zu schreiben. Ich wollte Erkenntnisse einfließen lassen, die sich in der Praxis bewährt haben. Gleichzeitig ist es mir wichtig, Therapien anzupassen und zu verändern, sobald ich neue Beobachtungen und Erkenntnisse gewonnen habe. Immer mehr wird mir bewusst, dass Behandlungen absolut individuell sein müssen. Was dem einen nützt, schadet unter Umständen dem nächsten. Dementsprechend möchte ich keine meiner Aussagen als wissenschaftlich beweisend verstanden wissen. Immer, wenn ich Meinungen vertrete oder Erfahrungen mache, die von schulmedizinischen Überzeugungen abweichen, kennzeichne ich dies. *Wege aus der Hormonfalle* entspricht im Sinne der Erfahrungsheilkunde meinem Wissens- und Erfahrungsschatz zum Zeitpunkt der Aufzeichnung. Ich fordere ausdrücklich dazu auf, sich eine eigene Meinung anhand der angegebenen sowie selbst erforschten Quellen in Verbindung mit der eigenen Erfahrung zu bilden. Denn wer sich traut, eine Meinung zu vertreten, ist schon auf einem guten Weg, ein mündiger Patient zu werden.

Jetzt geht es um Sie: Was dieses Buch bezwecken soll

Nachdem Sie meine Geschichte gelesen haben und mit meinen Grundauffassungen vertraut sind, folgt nun der »offizielle Teil« des Buches. Ab jetzt geht es um Sie. Mit diesem Patientenratgeber stelle ich Ihnen meine Erfahrungen zur Verfügung, um Sie beim Verstehen Ihrer hormonellen Probleme zu unterstützen. Sie werden erfahren, was es für Diagnose- und Behandlungsmöglichkeiten gibt (traditionelle und alternative). Während einige Patienten mit den traditionellen Ansätzen zur Hormontherapie zufrieden sind, sind viele andere es nicht – auch nicht, wenn es sich um eine Therapie mit naturidentischen Hormonen handelt. Für genau diese Menschen ist dieses Buch geschrieben worden: als eine Alternative. Und es ist auch für diejenigen geschrieben worden, die zwar Verbesserungen ihrer Gesundheit durch die Therapie mit naturidentischen Hormonen erfahren konnten, jedoch gerne ausprobieren wollen, ob es nicht vielleicht auch ganz ohne Hormonersatztherapie geht.

Wenn Sie zur zweitgenannten Gruppe von Lesern gehören, wünsche ich mir, dass Ihnen dieses Buch näherbringen kann, wie und warum hormonelle Störungen aus meiner Sicht entstehen – so müssen *Sie* nicht auch in die Hormonfalle tappen. In der Regel verschwinden Probleme, nachdem ihre Ursache erkannt und beseitigt wurde. Dieses Buch ist kein Leitfaden für Symptom-Management und kein Ratgeber, wie Hormone am besten »eingestellt« werden können. Stattdessen beschäftigt es sich mit der Regulation des hormonellen Ungleichgewichtes im Ganzen. Wenn die vollständige Regulierung des Körpers oder des Hormonsystems zwar nie versprochen werden kann und darf, so ist eine natürliche Regulation des Hormonsystems – ganz ohne Zufuhr von Hormonen – in vielen Fällen meiner Erfahrung nach zumindest *möglich*.[8]

Die Antwort auf die Frage, wie man ohne Hormonsubstitution in die hormonelle Balance kommen kann, liegt meiner Erfahrung nach tief in unserer Physiologie (der Funktionsweise unseres Körpers) vergraben und ist zunächst bestechend einfach: Es geht letztendlich um Energie. Genauer gesagt, ob viel oder wenig Energie vorhanden ist. Hormonstörungen sind – wie meiner Meinung nach auch alle anderen gesundheitlichen Probleme – auf eine Störung des Energiehaushaltes zurückzuführen. Das Hormonsystem hat die Funktion, bei Energiemangel eine *gewollte* Verschiebung der Verhältnisse des Hormonhaushaltes hervorzurufen, damit dass System trotz knapper

Ressourcen zumindest überleben kann. Im chronischen Zustand führt diese Verschiebung zu Symptomen, die in der Regel als Störung des Hormonsystems empfunden und diagnostiziert werden. Ja, Sie haben richtig gelesen: Östrogendominanz, Schilddrüsenunterfunktion und Nebennierenprobleme u. v. m. sind von der Natur *bewusst* als Schutzmechanismen in Zeiten knapper Energieressourcen angelegt worden. Allgemein wird dieser Zustand schlicht als »Stress« bezeichnet. Die Auswirkungen von Stress sind ausgiebig erforscht. »Chronischer überwältigender Stress führt zur Erschöpfung. Das Erschöpfungsstadium ist durch einen Energieverlust und eine Degeneration von Zellen, Geweben, Organen und Organsystemen gekennzeichnet.«[9] Die beschriebene Degeneration ist im Endeffekt die häufigste Todesursache – selbst wenn scheinbar andere Gründe wie Infektionen, hohes Alter, Vergiftungen etc. vorliegen mögen – so sieht es der Urvater der Stressforschung, Hans Selye.[10] Während Stress und seine Auswirkungen in der Schulmedizin völlig unbestritten sind, berücksichtigt sie selten die Konsequenzen dieser Erkenntnisse. Denn wenn Energie die Basis und der Schlüssel für das Leben ist und ein Mangel für Verschiebungen des Hormonsystems im Sinne von chronischem Stress sorgt, dann kann und muss eine ursachenbasierte Therapie *logischerweise* an der Energieproduktion bzw. deren Blockade ansetzen.

Hans Selye bemerkte 1950, dass noch viele Jahre und Generationen ins Land ziehen würden, bis die Wissenschaft Stress und seine Konsequenzen vollständig verstünde bzw. dass ein abschließendes Verständnis des Lebens den menschlichen Geist letztendlich übersteigen würde. Gleichzeitig führt er an, dass sich der Nebel in Bezug auf die Funktionsweise des Stresses ausreichend gelichtet habe, um die außerordentliche Wichtigkeit dieses Konzeptes begreifbar werden zu lassen, sodass in uns Menschen ein unstillbarer Hunger geweckt würde, um mehr über dieses Phänomen zu erfahren.[11] Fast 70 Jahre später hat die Wissenschaft viele weitere Facetten der Stressantwort erforscht. Während heute viel mehr Details über die Stressmechanismen bekannt sind als noch 1950, werden meiner Ansicht nach deren Konsequenzen selten berücksichtigt. Es scheint sogar so zu sein, dass durch die Erforschung der Einzelaspekte der Stresslehre der Blick für das, worum es eigentlich geht, verloren gegangen ist. Während ich mir keinesfalls anmaßen möchte, Stress vollständig verstanden zu haben, finde ich, dass seit seiner »Entdeckung« sowohl entscheidende Informationen über die menschliche Biochemie zur Verfügung stehen als auch genügend Informationen, um Therapien im wirklichen Einklang mit physiologischen Prinzipien zu entwickeln. Dazu mehr im Verlauf des Buches. Mit meiner Methode denke ich die bekannten Konsequenzen des Stresses zu Ende. Stress ist nichts Abstraktes, sondern ein biochemischer Vorgang, der Auswirkungen auf alle Zellen und Organe hat – und zwar auf eine vorhersehbare Weise. Auch Energie ist kein abstrakter oder gar esoterischer Begriff, sondern als biochemische Einheit zu verstehen. Deswegen wird in diesem Buch auch ausführlich auf den Zellstoffwechsel und seine Energieproduktion eingegangen. Hormone sind als Botenstoffe die Handlanger der körperlichen Stressantwort. Werden die Ursachen des Energiemangels im Körper gefunden und beseitigt, erledigen sich zumindest *theoretisch* Hormonprobleme von allein. Schwieriger gestaltet sich dagegen die *therapeutische Praxis* der ursachenbasierten Hormontherapie. Hormonstörungen sind eine unspezifische Antwort auf Stress, der wiederum ein Problem unzureichender Energieressourcen ist. Und leider gibt es zahlreiche Faktoren, welche die Energieproduktion und -verteilung im Körper beeinflussen können. Dies macht die natürliche Regulation hormoneller Störungen komplex und mitunter langwierig. An dieser Komplexität führt kein Weg vorbei. Einem Menschen, der an sich Symptome einer hormonellen Dysbalance feststellt, geht es etwa so wie dem Käufer einer alten Villa: Letzterer könnte der Fassade seines neuen Hauses einen frischen Anstrich verpassen, und es sähe auf den ersten Blick schon mal ein Stück besser aus. Aber wehe, jemand guckt genauer hin und entdeckt die maroden Leitungen, das morsche Gebälk oder das undichte Dach. Um wirklich langfristig glücklich in dem Haus zu werden, kommt der Besitzer nicht um eine Kernsanierung herum: Vom Keller bis zum Dachfirst muss repariert, ausgebessert und erneuert werden. So wenig wie ein altes Haus lässt sich ein aus dem Gleichgewicht geratenes Hormonsystem mit der Behandlung von Symptomen in den Griff bekommen. Um langfristig glücklich mit seinem Hormonsystem zu werden, kommt niemand um eine körperliche Kernsanierung herum. Alles andere ist lediglich Symptommanagement. Es müssen die (energetischen) Ursachen des Ungleichgewichts erkannt und beseitigt werden, damit sich die Symptome verabschieden können.

Sie werden erkennen, dass bei der Entstehung, Testung und Behandlung einer hormonellen Dysbalance viele Themenbereiche eine Rolle spielen. Im letzten Teil dieses Buches erhalten Sie einige Tipps, mit denen Sie selbst aktiv werden können, um (wieder) in Harmonie mit Ihren Hormonen zu kommen. Dennoch ist dieses Buch nicht als Selbsthilferatgeber mittels Selbstmedikation gedacht! Eine erfolgreiche Behandlung eines aus dem Lot geratenen Hormonsystems ist höchst individuell und erfordert viel Erfahrung und vor allem den Überblick über Zusammenhänge. Was der eine braucht, kann dem anderen schaden. Auch die Reihenfolge der Behandlungsschritte ist entscheidend. Selbst ein scheinbar richtiges Hormon oder auch entsprechende Nahrungsergänzung kann, zur falschen Zeit genommen, die Behandlung in eine unerwünschte Richtung lenken. Wie eingangs schon geschrieben, geht es mir vor allem darum, Sie zu einem mündigen Patienten oder einer mündigen Patientin zu machen, der oder die seine oder ihre hormonellen Störungen versteht und weiß, worauf es bei der Wahl eines Behandelnden ankommt, wenn man sich für einen persönlichen Heilweg entscheidet – wie auch immer der aussehen mag. Vor allem hoffe ich, dass es mir gelingt, Ihnen zu zeigen, dass Ihre Hormonstörungen weder ein Fehler im System noch Willkür und erst recht keine himmlische oder höllische Strafe sind. Sie kommen aus der Hormonfalle nur heraus (im Sinne einer Abhängigkeit von hormonellen Präparaten oder den Folgen hormoneller Probleme an sich), wenn Sie bereit sind, Ihr Leben zu verändern. Dazu sind nur **Sie** in der Lage – nicht der Arzt, Heilpraktiker, Therapeut, Ihr Partner oder sonst wer. Nachdem klar geworden ist, wie es gehen könnte, müssen Taten folgen. Ich werde in diesem Buch bewusst nicht zimperlich sein und Dinge schönreden. Und ich beschreibe die Zusammenhänge so deutlich, wie es mir möglich ist. Ich tue Ihnen nämlich keinen Gefallen, wenn ich mit blumigen Formulierungen um den heißen Brei herumschreibe, sodass Ihnen mögliche Konsequenzen nicht klar werden. Übernehmen Sie bitte Verantwortung für Ihr Leben und Ihre

Gesundheit, und verändern Sie Umstände, die Sie krank gemacht oder gehalten haben. Haben Sie keine Angst, zumindest sich selbst gegenüber zuzugeben, dass Sie unter Umständen ein paar falsche Entscheidungen in Ihrem Leben getroffen haben (glauben Sie mir, davon gibt es auch in meinem Leben so einige). Leben Sie Ihr Ändern! Denn, wie Albert Einstein so schön sagte:[12] »Die Definition des Wahnsinns ist, immer dasselbe zu tun und ein anderes Ergebnis zu erwarten.«

Zum Umgang mit diesem Buch

Dieses Buch richtet sich in erster Linie an Laien auf dem Gebiet der hormonellen Balance. Aus diesem Grund habe ich mich bemüht, es für Patienten mit unterschiedlichen Wissensständen zu formulieren und sowohl grafisch-visuelle wie auch metaphorisch verstehende Lesende anzusprechen.

Da es hier sowohl um einen Einblick in theoretisches Wissen über Hormone geht als auch um konkrete Behandlungsmöglichkeiten, ließen sich inhaltliche Wiederholungen an einigen Stellen nicht vermeiden. Sie dienen dem roten Faden und ermöglichen Ihnen, auch mitten im Buch mit dem Lesen zu beginnen. Kurz zum Aufbau des Buches: Im folgenden Abschnitt finden Sie das Wichtigste auf den Punkt gebracht. Dazu bediene ich mich 22 Thesen / Prinzipien, auf denen dieses Buch basiert und die im weiteren Verlauf immer wieder auftauchen werden. Jeder dieser Ansätze wird in den verschiedenen Kapiteln aus diversen Perspektiven beleuchtet. Damit Sie erkennen, auf welche These ich mich jeweils beziehe, finden Sie am Rande des Textes einen entsprechenden Hinweis. Die meisten Kapitel beginnen mit einer Metapher, die das Thema einleitet. Sie können sie überspringen, wenn Sie literarischen Bildern nichts abgewinnen können. Es folgt ein inhaltlich vertiefender Abschnitt. Zum Ende des Kapitels unter *»Konsequenzen für Sie«* findet sich die Quintessenz für den Patienten. Dort erfahren Sie, wie Sie die neu erworbenen Erkenntnisse sofort in Ihr Leben integrieren können. Die Tipps entsprechen meiner Meinung und Erfahrung als Therapeutin, die sich seit vielen Jahren auf das Thema natürliche hormonelle Balance spezialisiert hat. Wie Sie mit diesen Erfahrungen umgehen, liegt natürlich in Ihrer Verantwortung. Schlussendlich sollen auch Fallbeispiele nicht fehlen. Sie veranschaulichen Ihnen die oftmals graue Theorie auf lebendige Weise. Lassen Sie sich bitte nicht entmutigen, wenn Ihnen vieles zunächst kompliziert erscheint. Sie haben vollkommen Recht: Es IST kompliziert. An Hormonstörungen haben unterschiedliche gesundheitliche Aspekte ihre Anteile, die zudem mit- und untereinander interagieren. In der Theorie ist das Ganze aus meiner Sicht logisch und folgt einer gewissen Ordnung. Denn im Körper geschieht nichts umsonst, wie im Folgenden dargestellt werden wird. Halten Sie durch, und Sie werden sehen, dass Sie es mit Variationen wiederkehrender Grundprinzipien zu tun haben – und diese werden sich Ihnen nach und nach erschließen. Die genannten Variationen werden am Anfang vieler Kapitel wiederholt genannt, um Ihnen den Weg durch die Komplexität hormoneller Störungen und ihrer Behandlung zu vereinfachen.

DAS WICHTIGSTE AUF DEN PUNKT GEBRACHT

In diesem Abschnitt finden Sie die 22 Thesen, die den Ausführungen in diesem Buch zugrunde liegen, auf einen Blick. Sie dienen dem Verständnis komplexer hormoneller Zusammenhänge und werden in späteren Kapiteln wieder aufgegriffen, vertieft und, wo möglich, auch mit weiterführenden Quellen belegt.

Prinzip 1 – Heilung findet nach einheitlichen Prinzipien statt

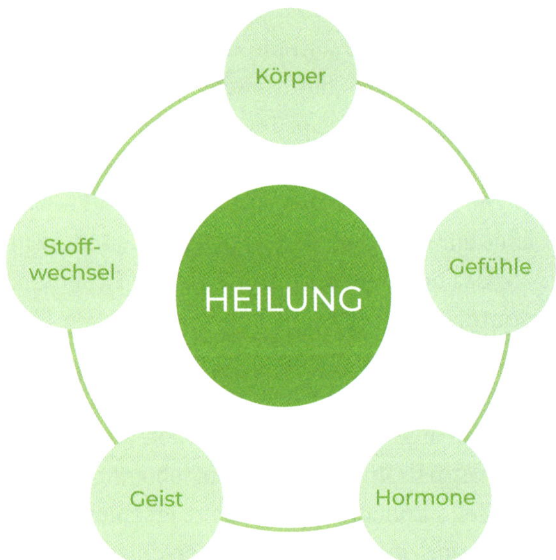

- Die Welt ist nach logischen Prinzipien und Gesetzen aufgebaut wie z.B. den Naturgesetzen. Auch Heilung folgt einer Logik.
- »Energie« ist ein solches Prinzip, genauso wie Aufbau und Abbau, Werden und Vergehen. Diese Prinzipien ziehen sich durch alle Ebenen der Einheit von Körper, Geist und Seele.
- Gesundheit und Krankheit werden von diesen Prinzipien bestimmt. Tut etwas der Psyche gut, wird es auch dem Körper nützen. Verändert sich das Hormonsystem positiv, wird sich auch die Stimmung wandeln. Guttun heißt in diesem Sinne, dass etwas wirklich wohltuend ist und nicht an anderer Stelle Nebenwirkungen produziert. Nicht gemeint ist damit z.B., dass Alkohol als Genuss empfunden wird, jedoch dem Körper schadet. Das Empfinden von Genuss ist nämlich ebenfalls diesen Prinzipien unterworfen. Ein wirklich gesunder Geist in einem gesunden Körper hat keinen Gefallen mehr an Dingen, die ihm schaden.

Prinzip 2 – Körper, Gefühle und Geist beeinflussen sich gegenseitig

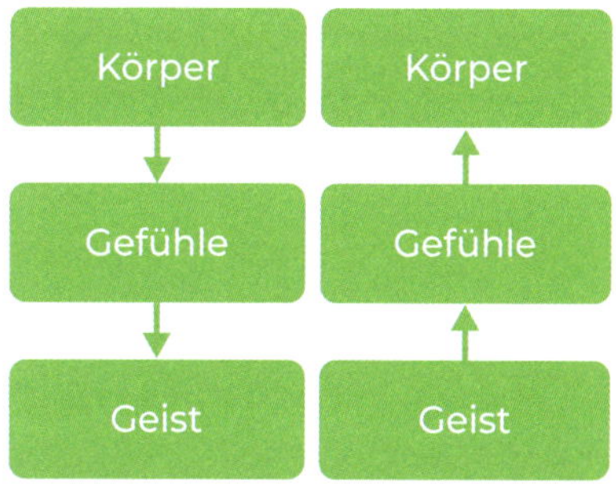

- Der physische Körper (im Sinne biochemisch ablaufender Prozesse), Gefühle und Gedanken beeinflussen sich gegenseitig.
- Sowohl Gesundheit als auch Krankheit wirken sich auf alle Ebenen des Körpers aus.
- Eine ganzheitliche Behandlung sollte Körper, Gefühle und Gedanken gleichermaßen betreffen.
- Wenn Zusammenhänge zwischen Körper, Gefühlen und Gedanken nicht offensichtlich sind, heißt das nicht, dass sie nicht existieren. Sie werden oft ins Unterbewusstsein verdrängt.
- Symptome auf körperlicher, emotionaler und seelischer Ebene sind meiner Auffassung nach der Versuch des Unterbewusstseins, mit dem Bewusstsein zu kommunizieren. So unangenehm Symptome auch sein mögen, sie sind lediglich Fehlermeldungen eines Systems, das versucht, sich zu heilen.

Prinzip 3 – Probleme sollten auf der Ebene behoben werden, auf der sie entstanden sind

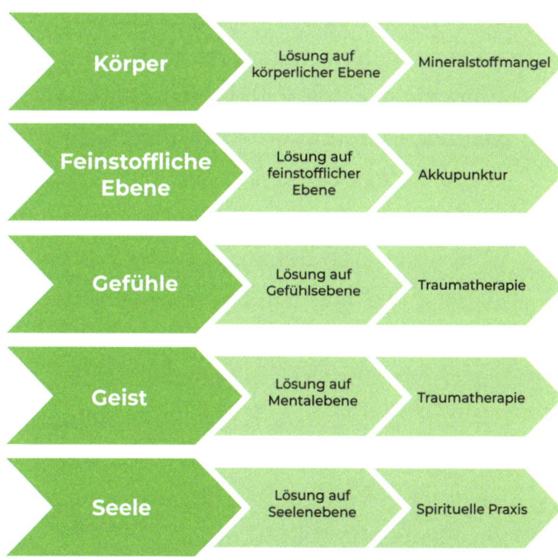

- Obwohl sich Körper, Gefühle und Geist gegenseitig beeinflussen, sollten Probleme dort gelöst werden, wo sie entstanden sind.
- Wenn z. B. Magnesium fehlt (ein körperliches Problem), ist der Mensch auch nervlich nicht mehr belastbar. Psychotherapie wird aber erst Erfolg haben, wenn die Magnesiumspeicher des Körpers sich wieder füllen.
- Wodurch erschöpfen sich Magnesiumspeicher? Vielleicht ernährt sich der Betroffene magnesiumarm. Oder eine Schimmelbelastung in der Wohnung

führt dazu, dass der Betroffene mehr Magnesium »verbrennt«. Eventuell neigt er, bedingt durch ein posttraumatisches Stresssyndrom, dazu, vermehrt Magnesium auszuscheiden. In diesem Fall bestünde eine zielführende Behandlung aus Magnesium, einer Schimmelsanierung UND Traumatherapie.

- Wenn dem Körper auf der Zellebene Energie fehlt, nützen mentale Motivationstechniken wenig. Wird ein Trauma nicht bearbeitet, wird auch die Einnahme von Nährstoffen nicht dauerhaft zur Gesundheit führen können.

Prinzip 4 – Echte Heilung findet nie auf Kosten von etwas anderem statt

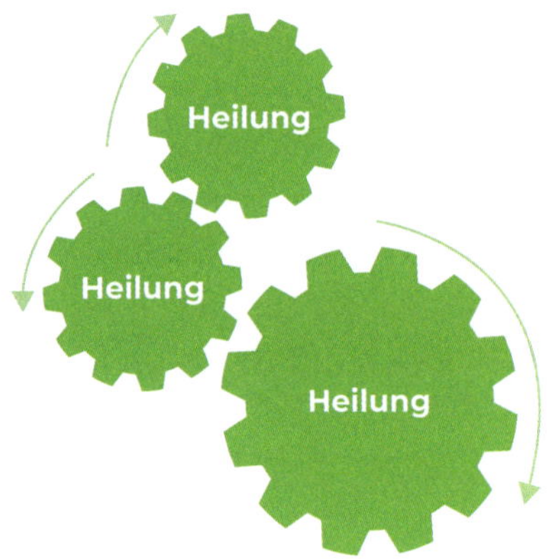

- Echte Heilung findet nie auf Kosten von etwas anderem statt[13], das heißt, sie ist frei von jeglichen Nebenwirkungen.
- Viele medizinische Methoden verbessern zwar gewisse Symptome, verursachen dafür aber andere. Der Begriff hierfür lautet *Symptomverschiebung* und in manchen Fällen ganz offiziell *Nebenwirkung*. Auch Medikamente können in Form von Nebenwirkungen zu Symptomverschiebungen führen. Beispiel: Viele Methoden oder auch Medikamente sollen »gegen Krebs« oder »beim Abnehmen« helfen. Als Maßstab für ihren Erfolg dient häufig einzig das verminderte Wachstum des Tumors oder die Gewichtsabnahme, ohne dass die Konsequenzen für den gesamten Körper berücksichtigt. Das führt nicht selten mittel- oder langfristig zu der fragwürdigen Erfolgsmeldung: »Operation gelungen, Patient tot«. Was nützt das Aushungern des Körpers, »feindlicher« Darmbakterien oder eines Tumors, wenn auch die Zellen, die Energie bereitstellen müssen, leiden? Was nützt ein Rückentraining, wenn danach der Bauch schlaff wird oder die Knie schmerzen? Was nützt eine Botox-Spritze, wenn danach die Muskeln so gelähmt sind, dass sie nicht mehr in der Lage sind ihre natürliche Funktion auszuüben? (Tipp: Auch ohne Botox und Silikon lässt es sich weitgehend faltenfrei und straff bleiben – vorausgesetzt man schafft es, ein Leben lang in Bewegung zu bleiben und sich ausgewogen sowie toxinfrei zu ernähren.)
- Nebenwirkungsfreie Heilung ist meiner Auffassung nach möglich, wenn sich an der ursprünglichen Funktionsweise des Körpers orientiert wird und die Gesetze von Natur und Heilung befolgt und nicht herummanipuliert wird. Außerdem sollte den Ursachen eines Problems geforscht werden.

- Das Körpersystem ist laut dieser Überzeugung nach einem idealen Funktionsplan angelegt, der den Menschen erlaubt, ihr volles Potenzial auszuschöpfen: die menschliche Blaupause. Diese entspricht einem Plan, der in jedem angelegt ist und Informationen darüber bereithält, wie das System optimalerweise funktioniert (psychisch und körperlich). Die Blaupause lässt sich ein Leben lang (re-)aktivieren, was zur Optimierung von allen körperlichen und geistigen Prozessen führt und in vielen Fällen sogar zur Revertierung von Krankheits- und Alterszeichen (allerdings wächst die Herausforderung mit dem Maß der Entfernung von der Blaupause – in manchen Fällen sind Schäden irreversibel, Verbesserungen des Zustandes können in der Regel dennoch erzielt werden). Die Blaupause hält also auch ein »Reset-System« bereit (Prinzip der Selbstheilung). Heilung nach Blaupause erfolgt nie lokal, sondern immer ubiquitär. Das bedeutet, Maßnahmen kommen nicht nur einzelnen Systemen zugute, sondern dem Ganzen. Wer gemäß der Blaupause lebt, kann dem Körper bis ins hohe Alter hinein schmerzfrei Leistung abverlangen, ist psychisch gesund, glücklich und überhaupt erst in der Lage, reif und erwachsen zu handeln, zu sein und zu bleiben.
- Beispiele: Anstatt beispielsweise steife Beine zu stretchen, werden Atemübungen gemacht, die das Nervensystem derart stimulieren, dass insgesamt mehr Dehnbarkeit möglich ist (Methode: Original Strenght: Pressing Reset). Statt durch Verhaltenstherapie kognitiv den Umgang mit einem Trauma zu erlernen, wird das Trauma verarbeitet und aufgelöst (Methode: Comprehensive Resource Model). Statt Schilddrüsenhormone zu substituieren, wird erkannt, dass die Schilddrüsenstörung unter anderem Ausdruck mangelhafter Energieproduktion auf Zellebene ist. Wird der Mangel behoben, erledigen sich auch die Schilddrüsenprobleme (was im Folgenden noch erklärt werden wird). Statt Kindern mit Verhaltensauffälligkeiten Ritalin zu verabreichen, werden persistierende frühkindliche Reflexe abgebaut und Nährstoffe aufgefüllt. Soziale Kompatibilität, Konzentration und Rechtschreibkompetenz stellen sich im Anschluss ganz von allein ein.

Prinzip 5 – Ressourcen sind endlich, bei Ressourcenknappheit konserviert der Körper Energie

- Leben ist ohne Energie nicht möglich. Energie ist (nach dem heutigen Stand der Wissenschaft) ohne den Verbrauch von Ressourcen nicht produzierbar. Mensch, Tier, Pflanze oder Maschine – alle verbrauchen Energie, um Wärme, Bewegung und bei Lebewesen auch Wachstum hervorbringen zu können.
- Energie in Form von Ressourcen ist endlich. Viel Energie ermöglicht viel Wärme, Bewegung und Wachstum. Wenig Energie bedeutet wenig Wärme, Bewegung und Wachstum.

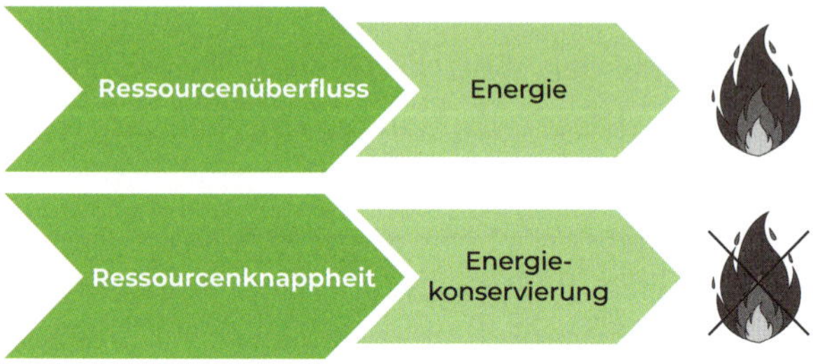

- Damit das Leben in Zeiten von knappen Ressourcen nicht völlig zum Erliegen kommt, verfügen Lebewesen (und sogar Maschinen) über Mechanismen, die es ihnen erlauben, auch bei wenig Energie zu funktionieren. Energiekonservierung lässt sie durchhalten, bis wieder bessere Zeiten kommen. Der Mensch reduziert seinen Grundumsatz bei Energieknappheit genauso, wie der PC in den »Stand-by«-Energiesparmodus geht.
- Sobald Ressourcen wieder im Überfluss vorhanden sind und Energie liefern können, wird der Energiesparmodus beendet.

Prinzip 6 – Energiekonservierung dient dem Überleben

- Mensch und Natur können je nach Angebot an Ressourcen – und damit auch an Energie – leben oder *über*leben. Keine Energie bedeutet Tod. Wenig Energie bedeutet Überleben. (Ausreichend) viel Energie bedeutet Leben.
- Überleben bedeutet immer, dass nur lebenswichtige Vorgänge mit Energie versorgt werden, während nicht überlebenswichtige Prozesse nur wenig Energie zugeteilt bekommen. So ist beispielsweise das Überleben des Gehirns für Lebewesen viel wichtiger als der Erhalt von Haaren oder Fell.
- Überleben wird in der Natur bei drohender Gefahr (über-)lebensnotwendig: Organe und Gewebe, die für die Gefahrenabwehr wichtig sind, werden daher bei jeder Form von Energieknappheit besonders mit der noch vorhandenen Energie versorgt. Daher bekommt der Mensch Herzklopfen (Blut wird schneller bewegt), wenn er sich bedroht fühlt.

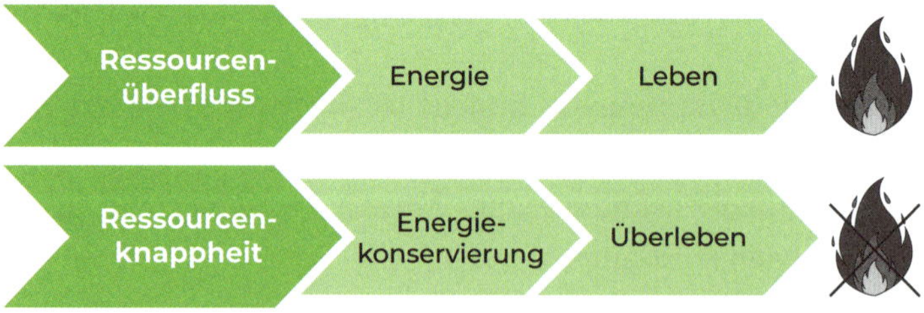

- Reparaturprozesse oder Fortpflanzung finden vorwiegend statt, wenn Ressourcen üppig sind. Energiespeicher werden im Überlebensmodus geleert oder umverteilt, im Lebensmodus wieder aufgefüllt. Gleiches gilt für Nährstoffe.
- Leben und Überleben sind beides wichtige Prinzipien für den Erhalt einer Spezies. Sie sind Ausdruck der Flexibilität der Natur und der Anpassungsfähigkeit von Lebewesen an ihre Umgebung.
- Leben ist das Ideal der Existenz und wird durch Überfluss an Ressourcen manifestiert. Heilungsprozesse und Fortpflanzung sind Ausdruck des Lebens durch Überfluss – ebenso wie schöne Haare, Haut und Zähne, die für das Überleben nicht wichtig sind, im Überfluss aber strahlen.

Prinzip 7 – Leben und Überleben schließen sich gegenseitig aus

- Leben und Überleben können nicht gleichzeitig stattfinden. Entweder der Körper konserviert Energie und senkt seinen Grundumsatz oder er schöpft aus dem Vollen.
- Das Lebensprinzip (keine Energiekonservierung) beendet das Überlebensprinzip (Energiekonservierung) und umgekehrt.

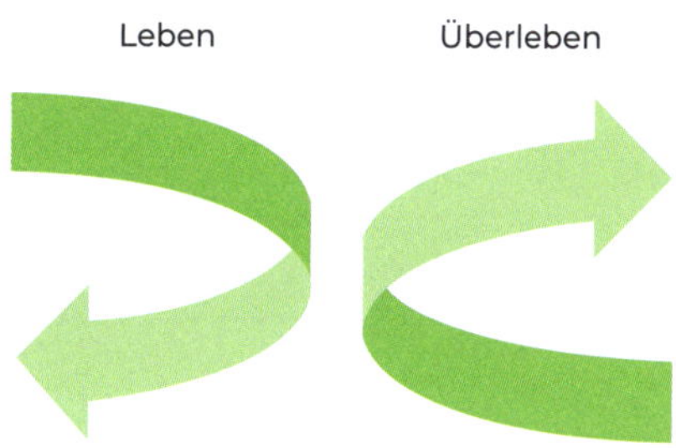

Prinzip 8 – Leben integriert alle Prozesse, Überleben spaltet einzelne Prozesse ab

- Integration bedeutet, dass alle Organe, Körpersysteme, Zellen etc. gleichmäßig mit Energie versorgt werden und somit auch gleichrangig miteinander arbeiten. Nichts wird vernachlässigt.
- Im Überlebensmodus macht sich das System Mensch von allem frei, was das Überleben gefährden könnte und verschiebt auf »später«, was gerade nicht dringend erledigt werden muss. Damit schalten sich Prozesse ab und werden abgespalten. Der Mensch befindet sich im Zustand der Desintegration. Dieser kann durch überwältigende Gefühle (Trauma) hervorgerufen werden oder durch körperliche Bedrohung. Um das unmittelbare Überleben zu gewährleisten, wird das Herz aktiviert (Kampf oder Flucht), die Leber aber dafür vernach-

lässigt. Sie kann damit ihrer Entgiftungsfunktion nicht mehr vollständig nachkommen. Während im Überlebensmodus ein Tunnelblick entsteht (mentale und auch visuelle Fokussierung auf das Wichtigste), erweitern sich im Lebensmodus sowohl das Gesichtsfeld als auch der Geist.

- Wird ein Energiemangel beendet, werden alle Zellen des Körpers wieder versorgt. Körper, Geist und Seele funktionieren erneut als eine Einheit, desintegrierte Prozesse reintegrieren sich. Das ist das Prinzip der Selbstheilung.

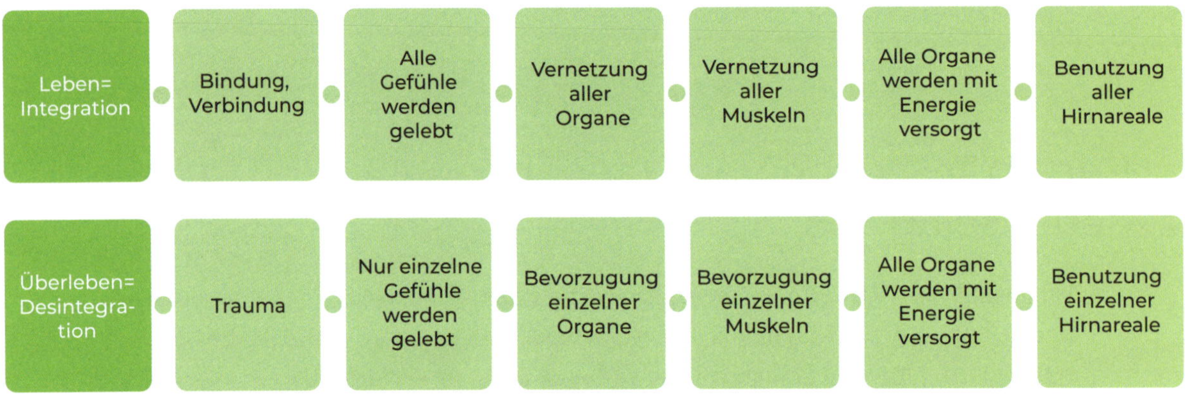

Prinzip 9 – Reintegration gliedert das vormals Abgespaltene wieder ein

- Ein Wechsel vom Überlebensprinzip zum Lebensprinzip kann ohne Reintegration nicht stattfinden. Reintegration bedeutet, dass Abgespaltenes wieder eingegliedert werden muss.

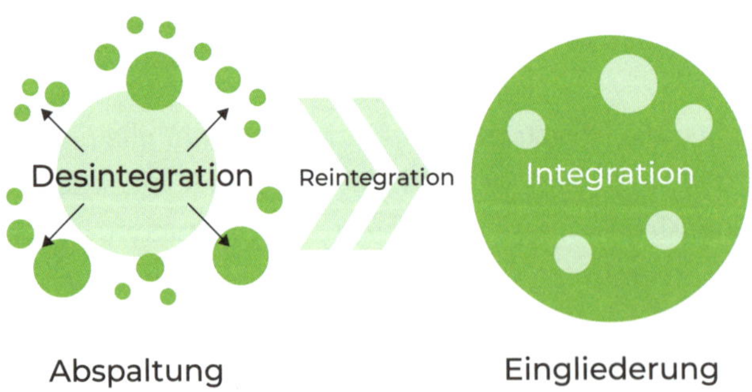

- Reintegration heißt auch, dass Abgespaltenes sich zeigt. Auf körperlicher Ebene werden nun Gifte und Schwermetalle mobilisiert. Auf psychischer Ebene kommen verdrängte Erinnerungen, Wahrheiten und Gefühle an die Oberfläche. Der Reintegrationsprozess ist fast immer bis zu einem gewissen Grad schmerzhaft.
- Je mehr Energie dem System zugeführt wird, desto schneller wird die Desintegration rückgängig gemacht, das heiß, es findet Reintegration statt. Bei einer gesunden Einheit von Körper, Geist und Seele sind alle Prozesse integriert.
- Eine Möglichkeit, Reintegration zu verhindern, ist die Unterbindung des Energieflusses – entweder weil Energie nicht erzeugt oder nicht verteilt wird.

Prinzip 10 – Vor Unterfunktion kommt Überfunktion

- Der Körper desintegriert ausschließlich im Notfall. Solange versucht er, diesen Zustand zu umgehen. Bevor er sich geschlagen gibt und Energie rationiert, mobilisiert er alle ihm zur Verfügung stehenden Ressourcen und Energien.
- Stadien einer Überfunktion folgen also üblicherweise Stadien einer Unterfunktion. Das gilt auf körperlicher sowie auf psychischer Ebene.
- Das Stadium der Überfunktion ist grundsätzlich vorübergehend, da die Aufrechterhaltung dieses Zustandes sehr viel Energie kostet. Die Unterfunktion entspricht dem Programm der Energiekonservierung.
- Bei der Reintegration aus der Unterfunktion herauskommt es manchmal vor der Normalisierung des Systems wieder zu einer Überfunktion.

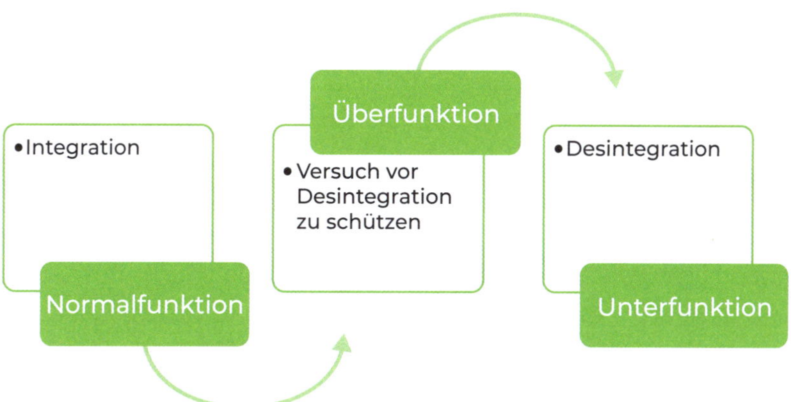

Prinzip 11 – Energieerzeugung findet auf Zellebene (Stoffwechsel) statt, Hormone verteilen Energie nur

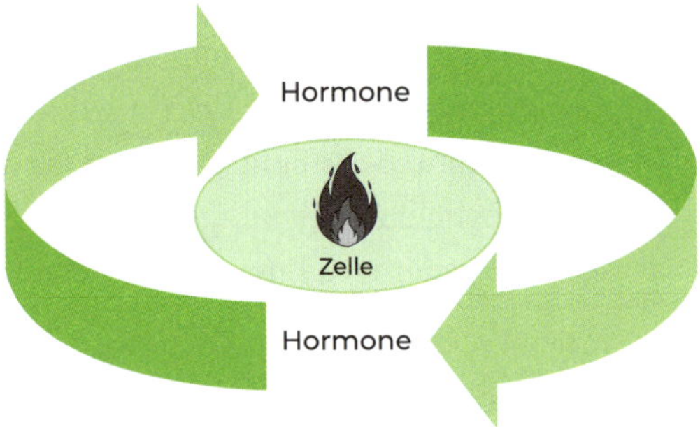

- Energieerzeugung findet in den Zellen statt, idealerweise in den Mitochondrien, Energie produzierenden Organellen der meisten Körperzellen. Hormone bewegen die Energie lediglich. Ist keine Energie da, kann auch nichts bewegt werden.
- Die meisten Therapien sind nicht dazu in der Lage, die Energieproduktion des Körpers wiederherzustellen. Energie kann ausschließlich durch Nährstoffe und bis zu einem geringen Maß erfahrungsgemäß auch durch Sonnenenergie produziert werden. Energieproduktion ist evolutionstechnisch nämlich nur dann sinnvoll, wenn genügend Nährstoffe zur Verfügung stehen.
- Hormone können Energie nur verteilen, nicht aber herstellen. Sie können als Botenstoffe zwar den Befehl zur Energieproduktion geben, doch wenn die Nährstoffvorräte zur Neige gehen, nützt auch kein Befehl. Hormone sind in der Lage, auch bei guter Nährstofflage dafür zu sorgen, dass KEINE Energie hergestellt wird. Nur umgekehrt funktioniert das nicht. Das heißt, dass Menschen, die Hormone einnehmen oder gespritzt bekommen, dadurch nicht mehr Energie herstellen können. Der Körper kann nur die Energie, die bereits da ist, anders verteilen.
- Auch äußere Faktoren können dazu führen, dass Energie nicht mehr hergestellt oder blockiert wird. Manche Bedrohungssituationen erfordern es, dass ein Mensch in einen Schockzustand gerät. Das kann nur durch die unmittelbare Blockierung von Energie passieren. Sonst KÖNNTE der Überlebensmodus nicht eintreten, der die Energie konserviert.
- Im Hinblick auf die Behandlung von Erkrankungen, insbesondere von Erkrankungen des Hormonsystems, ist die Wiederherstellung der Fähigkeit des Körpers, Energie zu erzeugen, überragend wichtig. Gleichzeitig müssen aber auch andere Faktoren, die zu einer Energieblockade geführt haben (z.B. Schocks, Arzneikrankheiten etc.), beseitigt werden. Nur so können Reintegration und Selbstheilung gelingen.
- Damit sollte jede Therapie, ungeachtet dessen, was eigentlich therapiert werden soll, zunächst sicherstellen, dass der Körper auf der Zellebene überhaupt dazu in der Lage ist, Energie herzustellen. Zwar sind Ernährung und Nährstoffe meiner Auffassung nach keine Patentlösung, aber die Basis für alles. Erst im zweiten Schritt müssen und können die energieblockierenden Faktoren berücksichtigt und dann Therapiemaßnahmen ergriffen werden, die die Energieverteilung betreffen (Massage, Psychotherapie, Homöopathie, die meisten schulmedizinischen Therapien).

Prinzip 12 – Stress führt in den Überlebensmodus

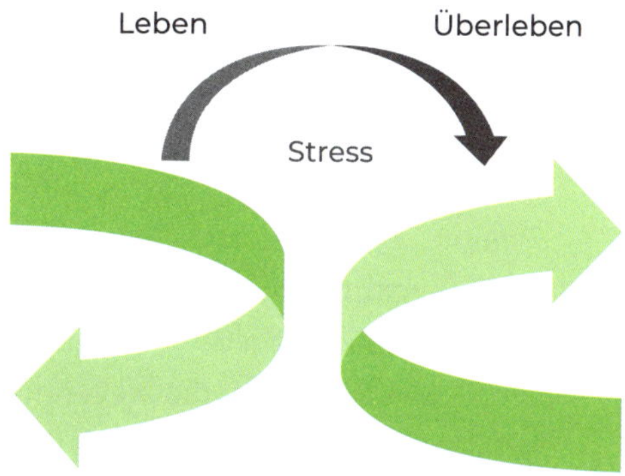

- Stress ist ein biologischer Vorgang. Ausgelöst wird Stress durch Stressoren. Jeder Reiz, der auf den Körper einwirkt, egal ob er innerlich oder äußerlich stattfindet, kann als Stressor betrachtet werden. Stressoren verlangen dem Körper zu ihrer Verarbeitung immer Energie ab. Wenige Reize erzeugen wenig Stress. Das heißt wiederum, dass wenig Stress dem Körper wenig Energie ab verlangt. Viele Reize erzeugen viel Stress und verbrauchen dementsprechend viel Energie.
- Stresshormone sind dazu da, dem Körper den Eindruck zu vermitteln, dass Energie nicht minimiert oder rationiert wird. Sie lenken die Energie in überlebenswichtige Systeme, deren Funktion möglichst lange aufrechterhalten werden soll. Dies gilt auch für die Eigenwahrnehmung des Gestressten: Er hat den Eindruck, leistungsfähig zu sein, und merkt nicht, dass z.B. seinen Haaren Nährstoffe entzogen werden. Mittelfristig kommt es zu Haarausfall oder zum Ergrauen.
- Ein gewisses Maß an Stress kann der Körper bewältigen, ohne dass es zu einer Umschaltung in den Überlebensmodus kommt (Toleranzgrenze ist das Ausmaß der Energieproduktion und der Reifungsgrad des Gesamtsystems). Aus der Sicht eines ausreichend mit Energie versorgten Systems wirken die Nebennieren (in denen die Stresshormone produziert werden) wie ein Stressorenfilter, ohne den jeder Reiz bewusst wahrgenommen würde (jeder Luftzug, jedes Geräusch, jeder Lagewechsel etc.). Ab einer bestimmten Stressschwelle wechselt der Körper in den Überlebensmodus. Dies geschieht durch vermehrte Ausschüttung der Stresshormone. Sie sorgen zunächst für eine Umverteilung der Energie (Desintegration) und schließlich teilweise für eine Blockierung (Desintegration wird aufrechterhalten). Die Energieproduktion auf der Zellebene kann folglich sowohl von inneren Stressoren (Nährstoffmängel) als auch von äußeren (Schock, Vergiftungen etc.) unterbunden oder blockiert werden.
- Da Hormone Botenstoffe sind, können Hormonprobleme als eine unspezifische Antwort des Körpers auf Stress betrachtet werden. Durch Hormonprobleme erfahren wir, dass etwas im Körper nicht stimmt (er sendet Stresssignale). Doch wir wissen durch die Stressantwort nicht, was genau in Unruhe geraten ist, also wo die Stressursache liegt.

Prinzip 13 – Der Überlebensmodus wird von den Nebennieren aufrechterhalten, der Lebensmodus von der Schilddrüse

- Da die Hauptstresshormone Adrenalin und Kortisol größtenteils von den Nebennieren produziert werden, sind die Nebennieren – hormonell betrachtet – für das Überlebensprinzip zuständig. Das Lebensprinzip wird – hormonell gesehen – von der Schilddrüse aufrechterhalten. Da Leben und Überleben sich gegenseitig ausschließen, leidet die Schilddrüsenleistung automatisch, sobald die Nebennieren dominieren – und umgekehrt.
- Folglich geht auch jedes Schilddrüsenproblem mit einer Dominanz der Nebennieren einher. Dominanz heißt, die Nebennieren geben im System den Ton an, indem sie die Botschaft im Körper verteilen, dass Energie rationiert werden muss (selbst, wenn sich einzelne Stresshormone nach längerer Belastung erschöpfen sollten). Eine Behandlung von Schilddrüsenproblemen **ohne** Beachtung der Rolle der Nebennieren ist also wenig sinnvoll. Eine adäquate Schilddrüsenleistung ist evolutionsbedingt nicht sinnvoll, solange der Körper lediglich überleben soll. Sobald der Stress endet, der zum Überlebensmodus geführt hat, tritt der Lebensmodus automatisch wieder ein und die Schilddrüsenleistung reguliert sich. Der Lebensmodus ist wiederhergestellt (Selbstheilungsprinzip).
- Die Schilddrüse ist die Botschafterin einer funktionierenden Energieproduktion auf der Zellebene. Überaktive Nebennieren sind Botschafter einer eher defizitären Energieproduktion auf der Zellebene.

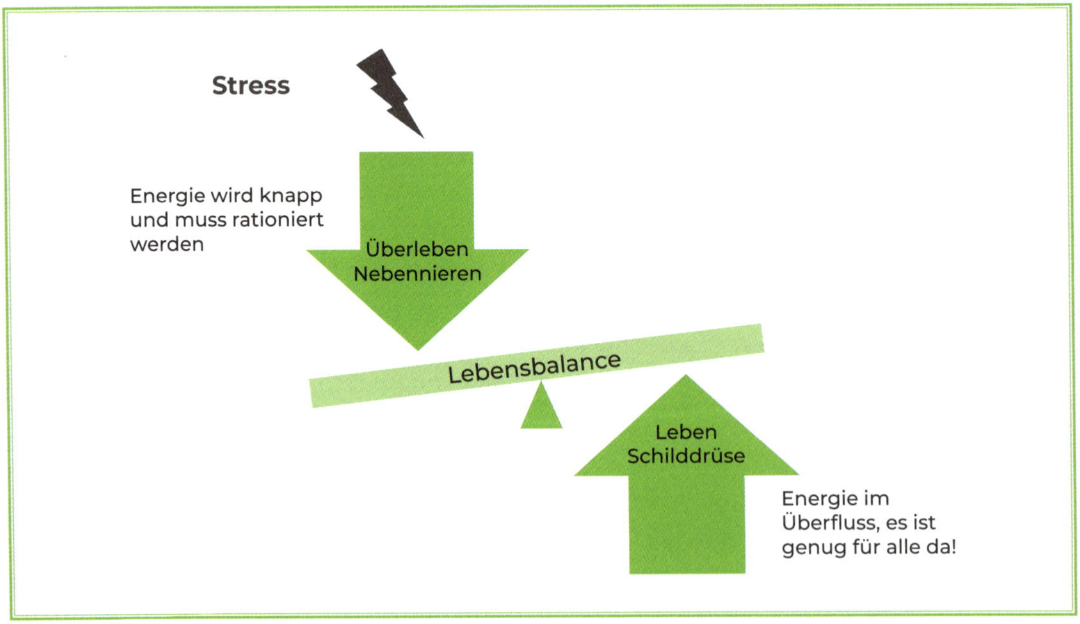

Prinzip 14 – Stress und Überlebensmodus verändern Stoffwechsel und Hormonsystem

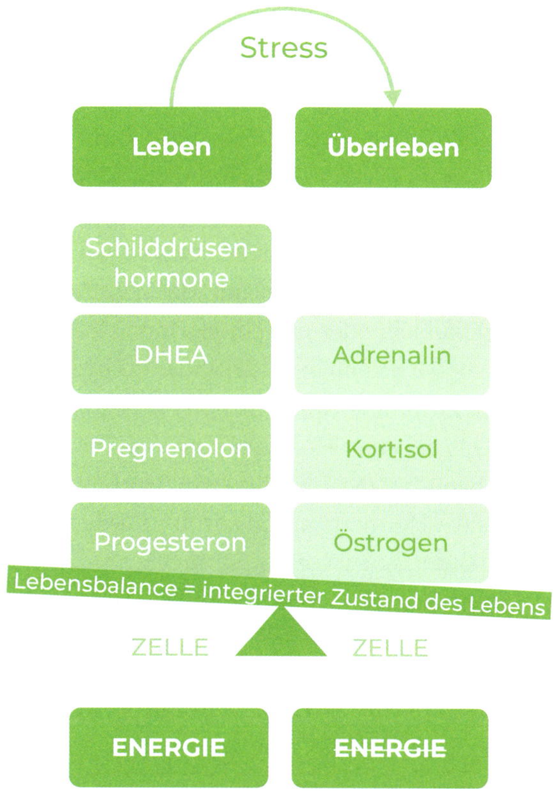

- Nach dem Überschreiten der Stressschwelle und dem Übertritt in den Überlebensmodus kommt es zu *charakteristischen* und *vorhersehbaren* Veränderungen in Stoffwechsel- und Hormonsystem.
- Während das Lebensprinzip von einem relativen Überschuss an Schilddrüsenhormonen, DHEA, Progesteron und Pregnenolon geprägt ist, wird das Überlebensprinzip von einem relativen Überschuss an Stresshormonen beherrscht. Dabei handelt es sich vor allem um Adrenalin, Kortisol und – nach meiner Auffassung – auch um Östrogen. Da Lebensprinzip und Überlebensprinzip sich gegenseitig ausschließen, sind die Stresshormone (ab einer bestimmten Menge) Gegenspieler der Hormone des Lebensprinzips.
- Sollte das Überlebensprinzip nicht bereits durch einen Nährstoffmangel auf der Zellebene ausgelöst worden sein, blockieren Stresshormone die Energieproduktion auf der Zellebene spätestens ab dem Einsetzen des Überlebensprinzips.
- Durch Stresshormone kann sich das Überlebensprinzip verfestigen, da wichtige Nährstoffe für die Energieproduktion vom Körper ausgeschieden werden. Unter diesen Umständen können die Mitochondrien immer weniger Energie produzieren, und es entsteht eine Abwärtsspirale hin zu einer zusehends schlechteren Energieproduktion. Hierdurch bleibt die Konzentration der Stresshormone weiterhin hoch.

Prinzip 15 – Alle Hormonsysteme beeinflussen sich gegenseitig

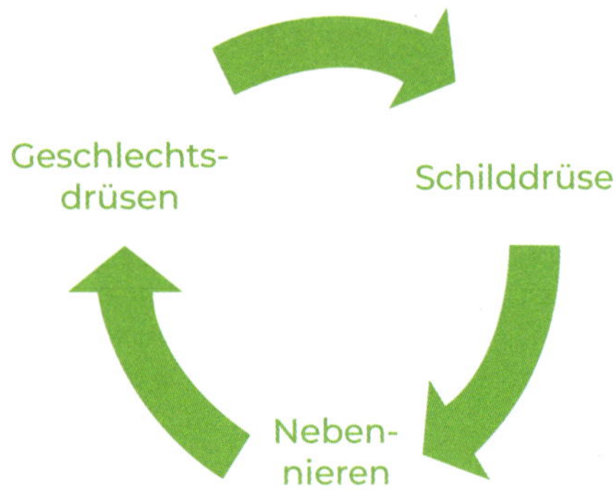

- Alle Körperfunktionen sind miteinander vernetzt. Das gilt auch für das Hormonsystem. Schilddrüse, Geschlechtsdrüsen und Nebennieren stehen in einem besonderen Zusammenhang zueinander. Diesem Zusammenspiel ordnen sich alle anderen Hormone unter.
- Es ist deswegen oft nicht sinnvoll, bei hormonellen Störungen entweder nur das Hormonsystem zu behandeln oder nur ein Hormon. Die Ursache der Probleme kann in einem anderen Organ liegen oder im Zusammenspiel einzelner Hormone untereinander.
- Tritt bei einer Hormondrüse eine Fehlfunktion auf, reagieren die anderen Systeme darauf. Damit hat die Einnahme von Hormonen, wie z.B. der Pille, Konsequenzen für andere – oft alle – Hormone und nicht nur für die Drüsen, die für die Produktion von Geschlechtshormonen verantwortlich sind.

Prinzip 16 – Fortpflanzung durch die Geschlechtsorgane soll im Lebensmodus stattfinden, nicht im Überlebensmodus

- Fortpflanzung ist nur im Lebensmodus sinnvoll. Im Überlebensmodus wird dem Körper signalisiert, dass Ressourcen knapp sind. Hier lautet die Botschaft: »Die Energieversorgung dieses Körpers ist nicht sicher! Bitte Schwangerschaft vermeiden, wir kriegen unmöglich – oder nur schlecht – zwei Organismen versorgt!«
- Die Geschlechtshormone ordnen sich dem Lebens- oder Überlebensprinzip unter. Deswegen sorgt eine natürlich ausgeglichene Schilddrüsenleistung für eine gute Fortpflanzungsfähigkeit. In Hormon-Sprache ausgedrückt: Es herrscht ein Überschuss an DHEA und Progesteron verglichen mit dem Östrogenspiegel. Dominiert hingegen die Nebenniere, weil der Körper gestresst ist und lediglich überlebt, verhält sich das Östrogen höchstwahrscheinlich gegenüber DHEA und Progesteron dominant, und die Fruchtbarkeit ist vermindert.

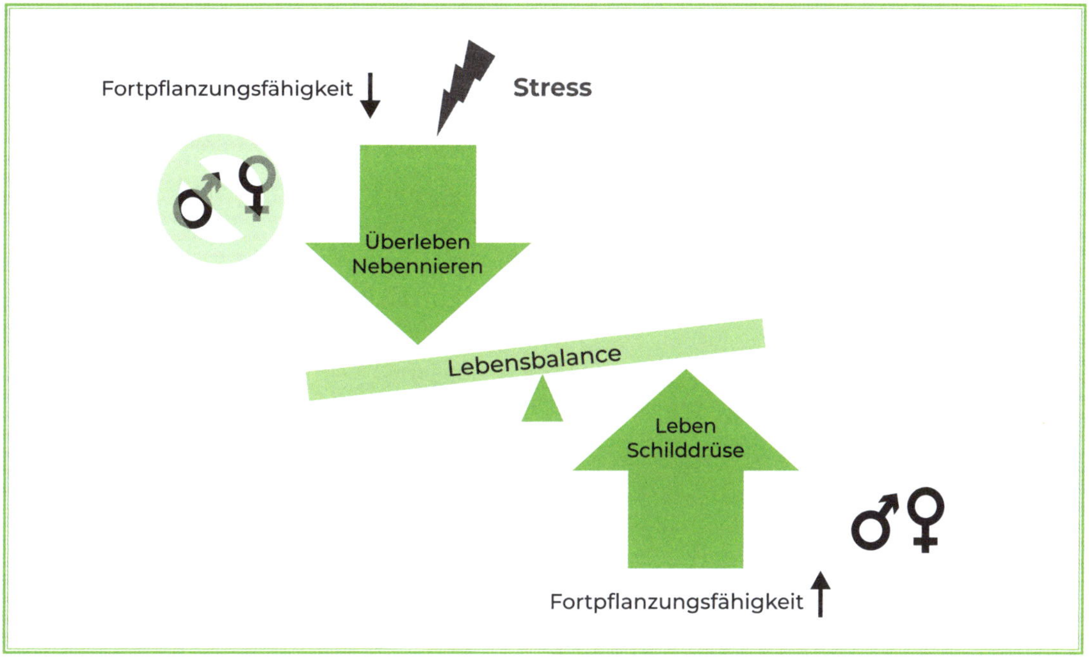

Prinzip 17 – Selbstregulation des Hormonsystems geschieht automatisch, wenn Stress beendet wird

- Da Desintegration und Überlebensmodus Folgen von Stress sind, können beide Zustände durch seinen Wegfall wieder beendet werden.
- Weil Gesundheit meiner Auffassung nach eine Folge von Reintegration ist, führt die Beendigung von Stress zur Gesundheit (Selbstheilungsprinzip).
- Das Hormonsystem kommt durch das Stressende automatisch wieder in die Balance.

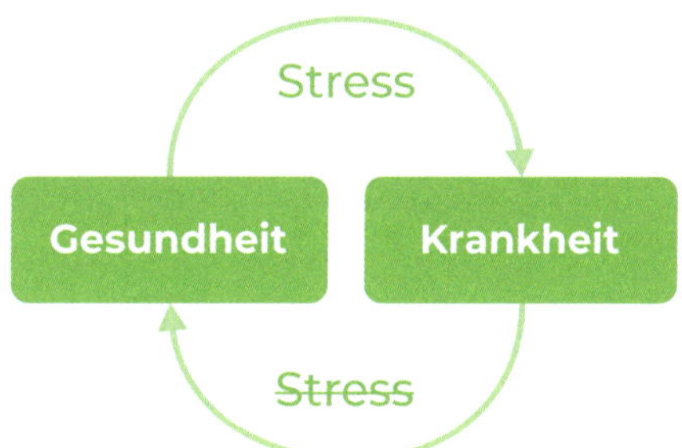

Prinzip 18 – Heilung

- Für Heilung sind nach meiner Meinung drei Aspekte notwendig: ausreichend Energie, Reintegration und die Rückkehr in den Schilddrüsenstoffwechsel (ins Lebensprinzip).
- Ausreichende Energieverteilung und -produktion auf der Zellebene sind Grundlagen für Reintegration.
- Durch die Reintegration gelangt der Körper wieder in das Lebensprinzip. Psyche, Gewebe, Organe und Zellen regenerieren sich erst, NACHDEM die Reintegration stattgefunden hat.

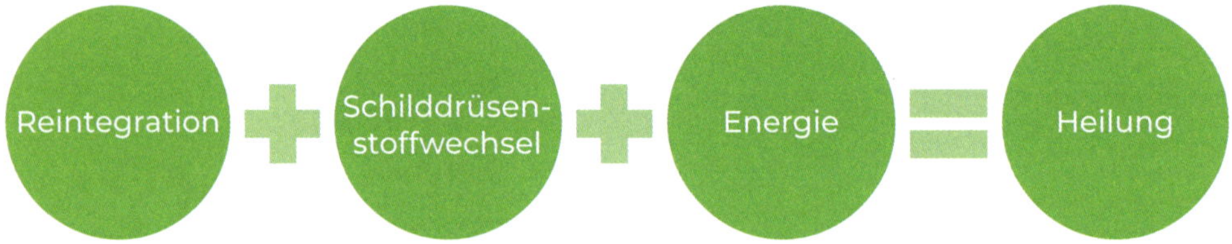

Prinzip 19 – Was abgespalten wurde, ist nie schön und war einst unerträglich oder lebensbedrohlich

- Der Übergang von Desintegration zu Integration kann nicht übersprungen werden. Dieser Übergangszustand ist Teil jedes Regulationsprozesses. Sollen Gifte aus dem Gewebe entfernt werden, müssen sie zunächst ins Blut und in die Lymphe, bevor sie von Leber und Nieren ausgeschieden werden können. Dies führt möglicherweise zu Entgiftungssymptomen. Soll der Stoffwechsel dazu gebracht werden, wieder Kohlenhydrate verarbeiten zu können, muss der Mensch sie erst einmal essen. Das kann zu einer Verschlechterung von Symptomen führen. Sollen Traumata bewältigt werden, muss sich dem Schmerz gestellt werden. Gefühle und Gifte können nicht einfach »ausgeleitet« werden, indem sie hübsch verpackt, ungeöffnet und schmerzlos aus dem System geschafft werden. Die sogenannten »Erstverschlimmerungen« müssen eindeutig von den Maßnahmen unterschieden werden, die das System überlasten und somit auf Kosten des Ganzen erfolgen. Erstverschlimmerungen sind vorübergehende (Schmerz-)Zustände und Verschlimmerungen, auf die eine Verbesserung für den **gesamten** Organismus folgt.
- Eine (zu) schnelle Steigerung der Energie kann das System überfordern. Daher ist sie in vielen Fällen kontraindiziert (z.B. bei Allergien, Histamin-Intoleranzen oder Traumata).
- Zum Zeitpunkt der Abspaltung (Desintegration) müssen Schmerz oder Belastung so groß gewesen sein, dass sie vom System nicht mehr toleriert werden konnten. Ihm drohte der physische oder psychische Zusammenbruch. Also spaltete es etwas um des Überlebenwil-

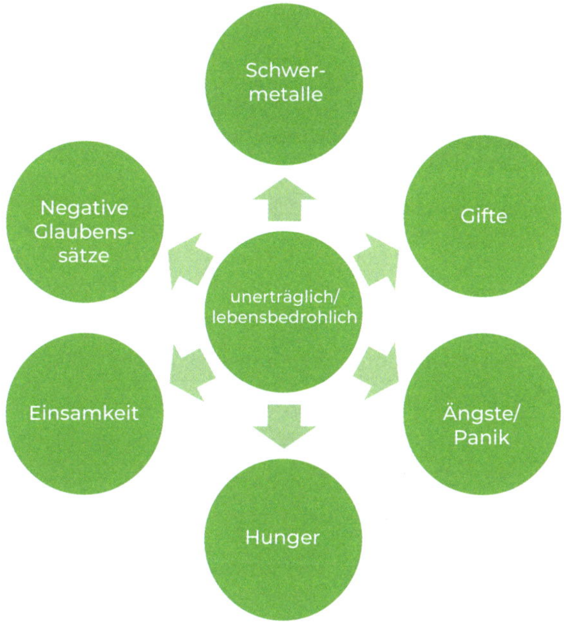

len ab, anstatt zu sterben. Auf körperlicher Ebene verschiebt der Körper Gifte und Schwermetalle wie z.B. Quecksilber vom Blut ins Gewebe. Auf psychischer Ebene werden Einsamkeit, negative Glaubenssätze wie »Ich bin wertlos« oder Ängste ins Unterbewusstsein verschoben.

- Fand eine Abspaltung statt, ist davon auszugehen, dass der Körper zumindest subjektiv das Überleben bedroht sah. Ansonsten hätte das System sich nicht zur Notmaßname »Abspaltung« entschieden. Wie schnell sich das System bedroht sieht, hängt vom Vorhandensein verschiedener Ressourcen ab – insbesondere dem Energiepotenzial des Körpers und der Reife des Systems als Ganzes.

Prinzip 20 – Heilung kann beschleunigt werden, wenn erneute Desintegration verhindert wird

- Reintegration bedeutet, dass Abgespaltenes auf körperlicher Ebene mobilisiert wird und auf psychischer Ebene wieder ins Bewusstsein drängt.
- Reintegration darf nicht dazu führen, dass die Schmerzgrenze wieder erreicht wird. In diesem Fall würde sofort wieder eine Desintegration stattfinden. Und echte Heilung erfolgt schließlich nicht auf Kosten von etwas anderem.

- Die Desintegrationsschwelle entspricht der Stresstoleranzgrenze. Diese wird von der Summe aller Ressourcen, bestimmt, mit denen Stress vom Organismus verarbeitet werden kann. Stress ist die Summe aller Stressoren, die auf Körper, Geist und, Seele einwirken.
- Heilung kann beschleunigt werden, wenn die Desintegrationsschwelle durch mehr Ressourcen gesteigert oder der Stress minimiert wird.
- Optimiert wird Heilung, wenn sowohl Stress reduziert als auch die Desintegrationsschwelle gesteigert wird.
- Stress sollte auf körperlicher, emotionaler und seelischer Ebene minimiert werden.
- Integrationsfähigkeit wird gesteigert, indem Körper, Gefühle und Geist befähigt werden, resistenter gegen ihn zu werden (Steigerung der Ressourcen). Dies wird auch durch die Reife jedes einzelnen Systems und eine gute Vernetzung aller Teilaspekte untereinander gefördert – Stichwort: Selbstregulationsfähigkeit.

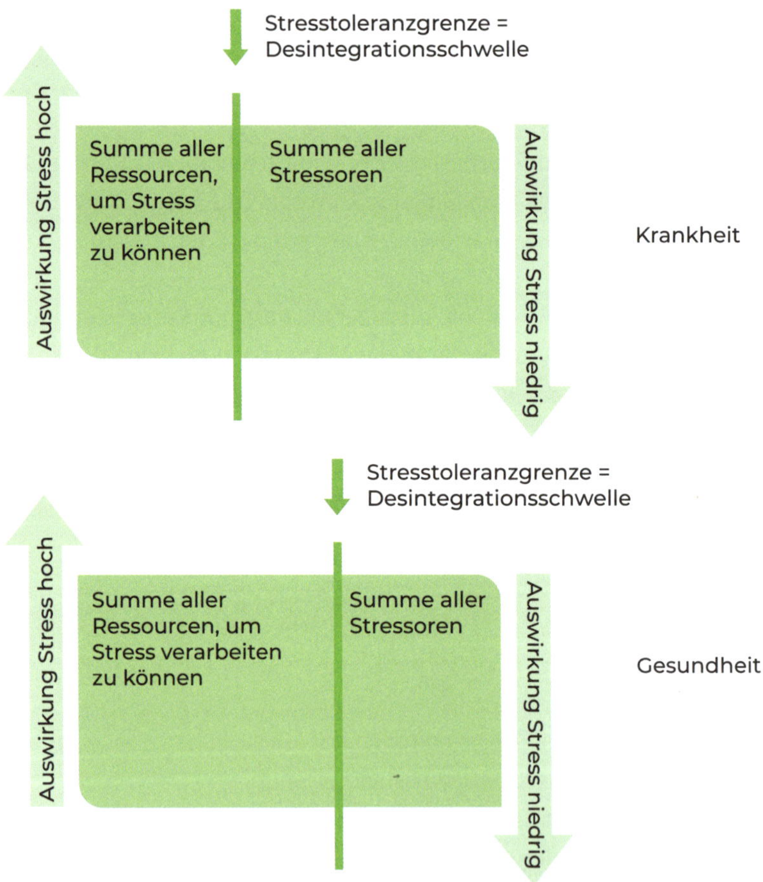

Prinzip 21 – Abgespaltene Prozesse beinhalten die doppelte Stressbelastung

- Heilung ohne Reintegration ist aus meiner Sicht nicht möglich. Stress verhindert Reintegration. Er lässt sich unterteilen in *aktuelle Stressoren* wie Hunger, Hitze, Schlafmangel und Durst (Alltagsstress) und *abgespaltene Stressoren* (verdrängter Stress).
- Abspaltung heißt auch, dass Erlebnisse und andere Erinnerungen »komprimiert und weggepackt« werden. Das System agiert wie jemand, der altes Zeug in Kisten im Keller verstaut, oder einer, der am PC seine Dateien zum Verschicken komprimiert. Heute Abgespaltenes war früher ein heftiger Stressor, der die Desintegrationsschwelle überschritten hätte. Dieser komprimierte Stressor verbraucht weiter Energie, selbst wenn er im komprimierten

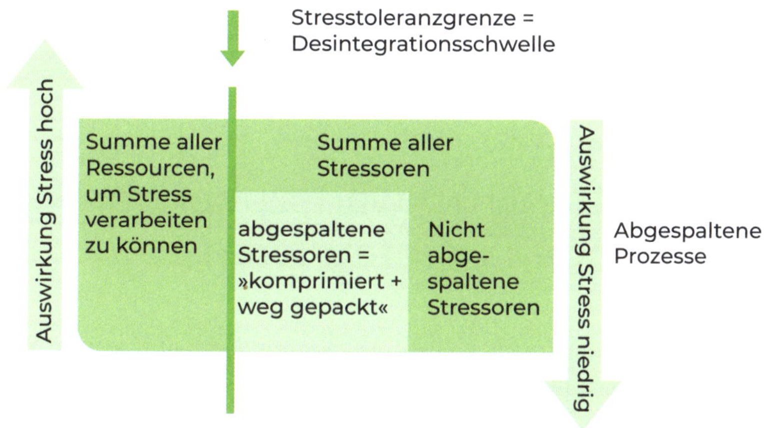

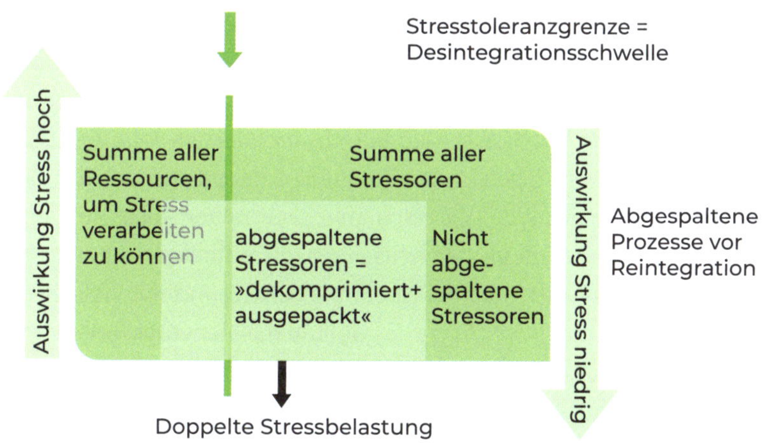

Zustand im äußersten Winkel des Unterbewusstseins oder im Bindegewebe eingeschlossen wird.

- Bei der Reintegration müssen die alten Stressoren wieder hervorgeholt und dekomprimiert werden. Auch das verlangt Energie. Und es bedeutet neuen Stress, für den das System die nötigen Ressourcen zur Verarbeitung braucht. Bis zu ihrer Neutralisierung brauchen dekomprimierte und ausgepackte Stressoren etwa doppelt so viel Energie wie im komprimierten Zustand und genauso viel Energie oder Ressourcen wie zum Zeitpunkt ihrer Entstehung.
- Daher müssen Energie und Ressourcen des Systems gesteigert werden, bevor komprimierte Stressoren aus der Versenkung geholt werden. Sonst überlastet das System, und die Reintegration findet nicht statt. Auf körperlicher Ebene sollten neben einer gesunden Zellenergie dazu z.B. die Entgiftungsorgane gestärkt werden. Emotional muss sich das Nervensystem entladen. Und mental wird ein Perspektivwechsel stattfinden müssen. Das heißt, der Geist muss erkennen, dass das Gesamtsystem nun ausreichend Ressourcen zur Verfügung hat, um die ehemals abgespaltenen Stressoren zu verarbeiten.

Prinzip 22 – Selbstregulierung heißt, auf dem Lebensstrahl rückwärtszugehen, um Abspaltungen zu integrieren

- Selbstregulierung heißt nach meiner Auffassung, Abspaltungen zu reintegrieren. In der Regel geschieht das automatisch mit den jüngsten Abspaltungen zuerst: Auf körperlicher Ebene werden die obersten Toxin-Lagen als Erstes ausgeschieden. Psychisch betrachtet, verabschieden sich akute Schocks vor Kindheitstraumata.
- Dieses Prinzip trägt die Bezeichnung *Retracing*. Hierdurch kann eine natürliche Regulation aller körperlichen und psychischen Prozesse stattfinden. Stress wird minimiert, Ressourcen werden gestärkt. Das Hormonsystem kommt (wieder) in Balance, und der gesamte Organismus wechselt automatisch in den Schilddrüsenstoffwechsel, das Lebensprinzip. Durch verbesserte Ressourcen ist die Wahrscheinlichkeit neuer Abspaltungen geringer.
- Merke: Automatisch ist nicht gleichzusetzen mit mühelos und erst recht nicht ohne Veränderung. Retracing heißt, dass jede im Sinne der Gesundheit »falsch« getroffene Entscheidung rückgängig gemacht werden muss. Sollten die hier vorgestellten Prinzipien *tatsächlich* (und nicht nur nach meiner Auffassung) naturwissenschaftlichen Prinzipien entsprechen, wären sie nicht diskutabel. Wer sich nicht an sie hält, muss mit den Konsequenzen leben.

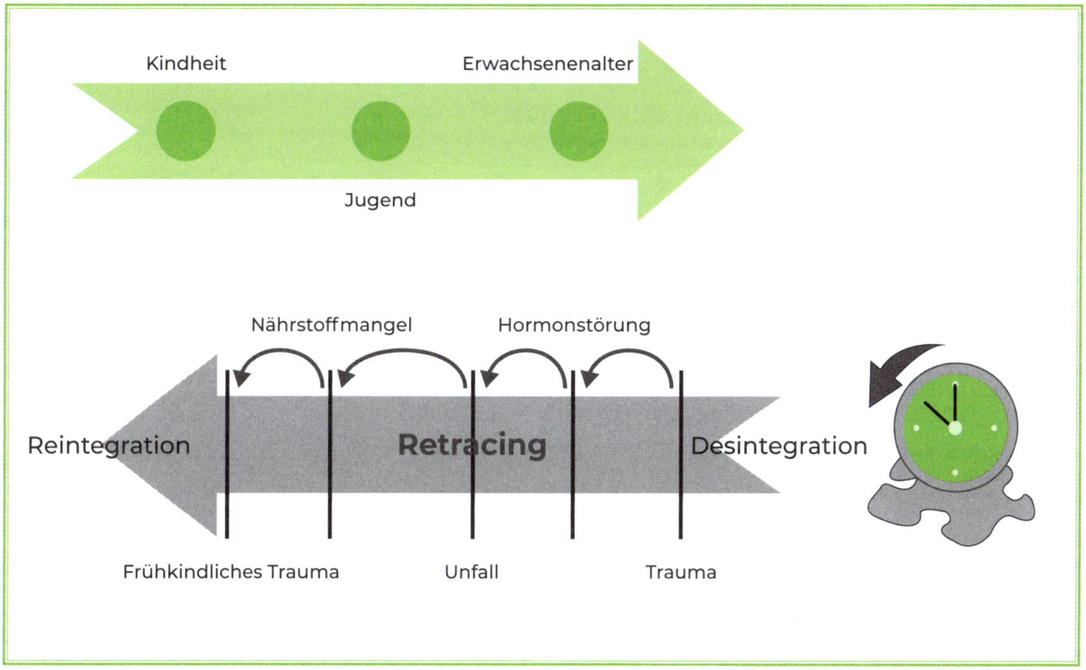
Kindheit
Erwachsenenalter
Jugend
Nährstoffmangel
Hormonstörung
Reintegration
Retracing
Desintegration
Frühkindliches Trauma
Unfall
Trauma

EINFÜHRUNG

Altes Wissen neu entdeckt

Der in diesem Buch vorgestellte Ansatz zur Behandlung hormoneller Störungen – sowohl ganzheitlich als auch ursächlich – ist nicht neu. Schon die Ureinwohner Nordamerikas waren darin bewandert, ihre Fruchtbarkeit zu kontrollieren.[14] Auch der Traditionellen Chinesischen Medizin (TCM) sind hormonelle Interaktionen im Gesamtorganismus bekannt. Das Wort »Nebennieren« kommt zwar in der Sprache der TCM nicht vor, doch die Funktionsbeschreibung des Nierenkreislaufs lässt darauf schließen, dass mit »Nieren« in der TCM auch die Nebennieren gemeint sein müssen. Und selbst in der traditionellen europäischen Medizin wurde diese Thematik nicht außer Acht gelassen (4-Elemente-Lehre, Medizin nach Hildegard von Bingen). Noch in den Anfängen der modernen »westlichen« Schulmedizin herrschte ein weit größeres Bewusstsein für hormonelle Zusammenhänge als heute. Ganz selbstverständlich floss es in ganzheitliche Behandlungsansätze ein. Es mochte daran liegen, dass zu diesem Zeitpunkt noch Grundlagenforschung den medizinischen Diskurs beherrscht hat. Selbst die damals angewandten Diagnosemethoden waren den heutigen labormedizinischen Untersuchungen häufig um ein Vielfaches überlegen, weil sie sich auf eher einfache, aber grundlegende Vorgänge im Körper bezogen.

Die schulmedizinische Behandlung hormoneller Störungen vor 100 Jahren

Vor 100 Jahren waren ganzheitliche hormonelle Behandlungen üblicher als heute. Ein Blick auf die folgenden über 100 Jahre alten Vorher-Nachher-Bilder verdeutlicht, was hormonelle Therapien bewirken können.

Dieser männliche Patient (s. Seite 37 oben) wurde mit natürlichen Schilddrüsenpräparaten behandelt. Diese wurden bereits seit Ende des 19. Jahrhunderts von Medizinern eingesetzt[16]. Im linken Bild sind typische Zeichen einer Schilddrüsenunterfunktion zu sehen: Korpulenz; Schwellungen (besonders rund um die Augenpartie); schlaffes, hängendes Bindegewebe; eingesackte Körperhaltung; müder Gesichtsausdruck.

Auch dieser Mann (s. Seite 37 rechts oben) hat natürliche Schilddrüsenpräparate bekommen. Deutlich sichtbar ist der Rückgang der Hyperpigmentierung im Gesicht und vermehrter Haarwuchs auf dem Kopf nach der Behandlung. Das Gesicht des Mannes ist deutlich abgeschwollen, die Haut weniger teigig.

Die Abbildungen zeigen die Macht der Hormone, sollen aber kein Aufruf zur hormonellen Substitution sein. Mitochondriopathien (Schädigungen der Mitochondrien) und Arzneikrankheiten des hormonellen Systems (beides wird noch beschrieben) gab es 1914 noch nicht, weswegen Substitutionstherapien anders wirkten, als es heute oftmals der Fall ist. Die Substitutionstherapie war damals nicht selten in eine ganzheitliche Betrachtungsweise eingebettet, und auch die Rolle von Nährstoffen war durchaus bekannt. Etwa ab dem frühen 20. Jahrhundert priesen Werbeanzeigen[19] im englischsprachigen Raum Jod an gegen Müdigkeit oder auch zur Steigerung der Potenz. Medikamente wie Kelpin Bread oder Kelpamalt galten als Geheimwaffen auf dem Weg zur Traumfigur, den eine Unterfunktion der Schilddrüse oft versperrte. Wie zahlreiche Reklameanzeigen beweisen, waren den Menschen der damaligen Zeit die leistungssteigernden Eigenschaften von Jo die Produktion von Schilddrüsenhormonen) bekannt. Im Folgenden einige Zusammenhänge, die Schulmedizinern vor 100 Jahren in puncto Hormone bekannt waren und die sie bei ihren Therapien berücksichtigen[20]:

- Ein hoher Cholesterinspiegel spricht für eine Schilddrüsenunterfunktion.
- Der Puls eines gesunden Menschen sollte nicht unter 80–85 Schlägen pro Minute liegen.
- Die Ernährung hat einen wesentlichen Einfluss auf den Stoffwechsel und das Hormonsystem.

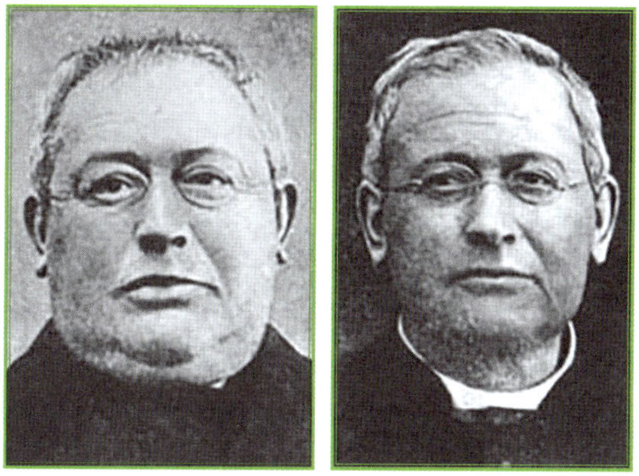

Abb. 23[15] Patient vor und nach der Behandlung mit natürlichen Schilddrüsenpräparaten

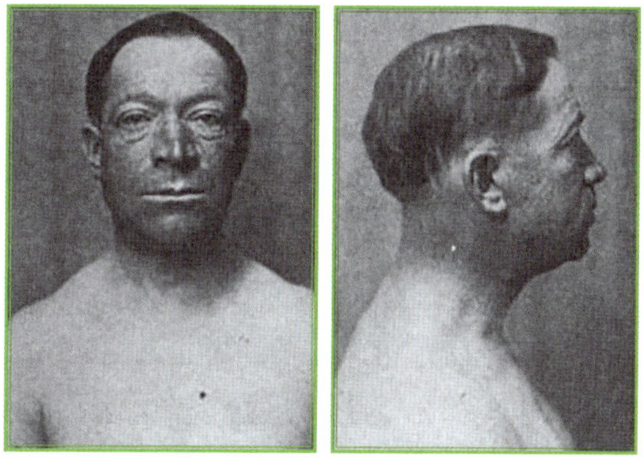

Abb. 24[17]: Patient vor der Behandlung mit natürlichen Schilddrüsenpräparaten

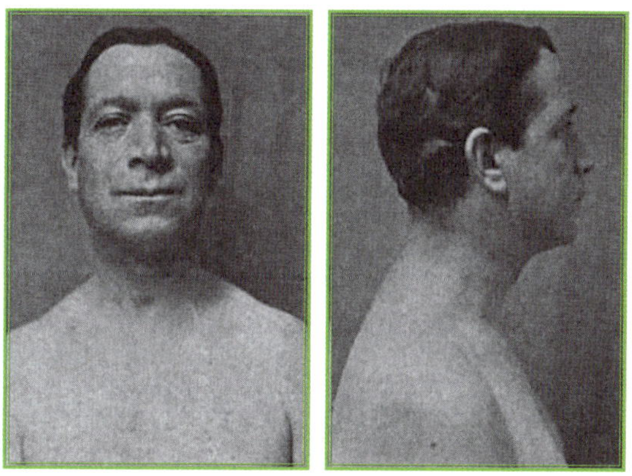

Abb. 25[18]: Patient nach der Behandlung mit natürlichen Schilddrüsenpräparaten

- Akne, Verhornungen der Haut, Psoriasis[21] und Menstruationsprobleme stehen oft in einem Zusammenhang mit der Schilddrüsenfunktion.
- Jod hat einen wesentlichen Einfluss auf die Schilddrüsenleistung.
- Die optimale Körpertemperatur sollte bei 37 Grad Celsius liegen.[22] Die Schilddrüse ist ein wichtiger Faktor für den Erhalt dieser Körpertemperatur.

Es mag erstaunen, wie umfangreich das Wissen über hormonelle Zusammenhänge damals war und wie treffsicher (aus meiner Sicht) Symptome mit dem Hormonsystem in Zusammenhang gebracht wurden. Heutzutage ist die Behandlung mit Hormonen, aus noch darzulegenden Gründen, nicht mehr so einfach wie noch vor 100 Jahren. Sie setzt voraus, dass die Zellen dazu in der Lage sind, Energie zu produzieren, was meistens jedoch nicht der Fall ist, und dass das System nicht durch künstliche Hormone und andere Chemikalien in seiner Regulationsfähigkeit beeinträchtigt worden ist.

Konsequenzen für Sie:

- Unsere Lebensbedingungen haben sich in den letzten 100 Jahren verändert, sodass die Therapie des Hormonsystems nicht mehr so simpel ist wie damals.
- Das Wissen unserer Ahnen ist keinesfalls veraltet, sondern sollte mit aktuellen Erkenntnissen kombiniert werden, um für den Patienten optimale Ergebnisse zu erzielen.

Hormonelle Störungen – eine moderne Plage

Fast jeder hat heutzutage Probleme mit den Hormonen. Chronische hormonelle Störungen sind gegenwärtig so häufig, dass die dazugehörigen Symptome meist als »normal« im Sinne von »zur Gesundheit gehörend« angesehen werden.

Im Folgenden einige Beispiele von Beschwerden, die mit einem ins Ungleichgewicht geratenen Hormonsystem in Zusammenhang gebracht werden können:

- Regelbeschwerden
- Prämenstruelle Beschwerden
- Wechseljahrbeschwerden
- Störungen des Sexualverhaltens
- Migräne
- Unfruchtbarkeit
- Figurprobleme und andere, scheinbar kosmetische Beschwerden wie strohige Haare

- Vorzeitige Alterung
- Chronische Erschöpfung und Burn-out
- Nebennierenerschöpfung
- Funktionsstörungen der Schilddrüse
- Autoimmunerkrankungen der Schilddrüse (Hashimoto-Thyreoiditis),
- Morbus Basedow
- Polyzystische Ovarien.

Diese und andere Krankheitsbilder häufen sich zusehends und veranlassen Patienten zum Aufsuchen gynäkologischer, allgemeinmedizinischer sowie naturheilkundlicher Praxen.[23] Es gibt mittlerweile kaum noch Frauen, die vor, während und nach der Menstruation beschwerdefrei sind. Genauso gering ist die Anzahl derer, bei denen die Regel in der Menopause einfach aufhört: Hitzewallungen und Stimmungsschwankungen gelten als allgemein bekannte Mitgift der Wechseljahre.

Immer mehr Frauen weisen bereits im Alter von etwa 30 Jahren Hormonspiegel auf, deren Progesteronwerte einem weiblichen Körper in den Wechseljahren zugeschrieben werden könnte. Dementsprechend schlecht ist es häufig um die Fruchtbarkeit dieser Patientinnen bestellt. Dafür erfreuen sich Kinderwunschkliniken regen Zulaufs. Berichten von Patienten zufolge ertragen ganze Berufsgruppen Hormonstörungen quasi als anerkannte Berufskrankheiten: Stewardessen leiden meiner Beobachtung nach signifikant häufig unter einer Schilddrüsenunterfunktion, und auch der Burn-out ist nicht mehr nur Topmanagern vorbehalten.

Konsequenzen für Sie:

- Lassen Sie sich als Patient nicht einreden, dass Ihre Symptome *normal*, im Sinne von »nicht der Rede wert« wären. Normal und gesund ist nicht das Gleiche. Gesundheit sollte als Maßstab dienen.
- Vertrauen Sie auf Ihr Gefühl, wenn sie denken, dass etwas mit Ihnen nicht stimmt.
- Erkundigen Sie sich über alternative Behandlungsansätze, wenn Sie mit Ihrer aktuellen Behandlung nicht zufrieden sind.

ZWISCHENSTOPP: AUSWIRKUNGEN HORMONELLER STÖRUNGEN AUF DIE ZUKUNFT VON MENSCH UND UMWELT

Störungen von Hormonsystem und Stoffwechsel sind nicht nur ein aktuelles und individuelles Problem. Sie haben Auswirkungen auf nachfolgende Generationen und die Tierwelt. Die Industrialisierung bringt zunehmend Umweltbelastungen durch Stoffe mit sich, die im Körper wie Östrogene wirken. Sie finden sich, teilweise als Xenoöstrogene (synthetisch hergestellte Verbindungen), unter anderem

- in Lösungsmitteln und Abgasen,
- in Pestiziden,
- in Spermiziden,
- in Plastik und PET-Flaschen (in Form des Weichmachers Bisphenol A),
- im Trinkwasser, das als Grundwasser durch den Urin von Frauen, die die Pille nehmen, östrogenisiert wird,
- in Milch, Fleisch und Eiern von mit Östrogenen behandelten Tieren oder solchen, die mit Soja oder Rotklee und Ähnlichem gefüttert werden (Phytoöstrogene = natürliche östrogenähnliche Pflanzenstoffe).

Nach meiner Auffassung auch

- in genmanipulierten Nahrungsmitteln,
- in Kosmetika, z. B. in Form von Parabenen, und in chemischen Haarfarben,
- in Drucker- und Kopierfarben.

Manchen dieser Produkte, wie z. B. den Spermiziden, werden absichtlich Substanzen zugefügt, die östrogenartig wirken, um beispielsweise die Empfängnis zu verhindern. Bei anderen Produkten gleicht die chemische Formel der Inhaltsstoffe den körpereigenen Östrogenen insoweit, als sie auf die Östrogenrezeptoren passen und dadurch wie Östrogen wirken.

MEINE ERFAHRUNG AUS DER PRAXIS:

Die Einnahme der Pille oder anderer Östrogene ist nicht nur eine Entscheidung, die die Einnehmenden persönlich betrifft: Das Trinkwasser wird in Kläranlagen aus Kostengründen nicht von Hormonen befreit, sodass diese sich weiter in Trink- und Grundwasser anreichern. Somit bekommen auch Männer und Kinder unfreiwillig ihre Dosis Östrogene ab. Wenn noch andere Faktoren wie z. B. eine Ernährung mit Sojaprodukten hinzukommen, wird deutlich, warum Kinder immer früher in die Pubertät kommen und Männer immer mehr verweiblichen.

Im Folgenden einige Auswirkungen von Xenoöstrogenen (ebenfalls beachtenswert ist der Einfluss von Hormonbehandlungen auf eine werdende Mutter in Bezug auf die Exposition des Nachwuchses im Mutterleib, die ebenfalls als Fremdeinwirkung von Östrogen gilt).

Auswirkungen von Xenoöstrogenen im Tierreich

- Dünnwandige Eierschalen bei Vögeln[24]
- Verweiblichte Reproduktionsorgane bei Ratten[25]
- Reproduktionsprobleme bei Alligatoren[26]
- Endometriose bei Affen[27]
- Veränderungen im Immunsystem der Regenbogenforelle.[28]

Auswirkungen von Xenoöstrogenen beim Menschen

- Es zeigen sich eine Zunahme[29] an unterentwickelten und/oder kleinen Penissen[30] und Hodenhochständen[31] bei männlichen Säuglingen sowie Zwittergeburten.[32]
- Eine Metaanalyse der Spermienqualität von Männern weltweit legt nahe, dass die Spermiendichte in den Jahren 1973–2011 um 52,4 Prozent abgenommen hat.[33]
- Ob dafür der inzwischen verminderte Einsatz von Xenoöstrogenen in Kosmetika und dergleichen verantwortlich ist, bleibt zu vermuten.
- Es werden zusehends mehr Fälle von Hoden-[34] und Prostatakrebs[35] verzeichnet, die wahrscheinlich durch Xenoöstrogene zumindest mitverursacht werden.
- Häufung von Vaginalkrebs und Hodenkrebs bei Kindern, deren Mütter mit synthetischen Östrogenen behandelt wurden.[36]
- Bei Exposition im Mutterleib steigt das Risiko beider Geschlechter, Probleme an den Geschlechtsorganen zu entwickeln, inklusive Missbildungen, Endometriose, Myomen, Unfruchtbarkeit und Krebs.[37]
- Es ist wahrscheinlich, dass Übergewicht durch die Exposition mit Xenoöstrogenen im Mutterleib begünstigt wird.[38]

- Es besteht die Möglichkeit, dass die sexuelle Orientierung durch hormonelle Exposition im Mutterleib mitbestimmt wird,[39] sodass Xenoöstrogene auch hier eine Rolle spielen könnten.
- Veränderungen im Sozial- und Lernverhalten von Kindern.[40]
- Weiblicheres Verhalten im Spielverhalten von Jungen und Mädchen[41], wobei natürlich auch andere Faktoren eine Rolle spielen können.
- Frühzeitiges Einsetzen der Pubertät.[42]
- Verminderung des Intelligenzquotienten bei Kindern, die Xenoöstrogenen im Mutterleib ausgesetzt wurden.[43]

Hormonstörungen – schafft der Mensch sich selbst ab?

Die aufgezählten Tendenzen sind ein kleiner Ausschnitt der Auswirkungen hormoneller Störungen auf die Menschheit und ihre Umwelt. Provozierend ausgedrückt, wird durch den eingeschlagenen Weg das männliche Geschlecht regelrecht abgeschafft, während immer mehr Frauen unfruchtbar sind. Kinder kommen immer früher in die Pubertät, wobei es natürlich aufgrund der psychischen, sozialen und sonstigen körperlichen Entwicklung viel zu früh für die Fortpflanzung ist. Andererseits weisen Frauen im fortpflanzungsfähigen Alter Hormonprofile von Frauen in den Wechseljahren auf.

Vorausgedacht, könnte das dazu führen, dass Menschen in nicht zu ferner Zukunft möglicherweise nicht mehr dazu in der Lage sein werden, sich auf natürliche Art und Weise fortzupflanzen. Dazu muss man bedenken, dass auch die Exposition von Embryonen durch die Hormontherapie der Mutter nicht unbedenklich ist, wobei Hormontherapien bei künstlichen Befruchtungen zum Tagesgeschehen gehören.

Hormonstörungen werden, so lassen es die obigen Studien vermuten, an die nächste Generation weitergegeben. Und der Gesamtgesundheitszustand der Bevölkerung sowie die Konstitution jedes Einzelnen werden immer schlechter.

Zudem wirken sich hormonelle Verschiebungen und Nährstoffmängel erwiesenermaßen negativ auf den Intelligenzquotienten aus,[44] was für die dann übrig bleibenden Menschen ebenfalls kein positives Szenario darstellt.

Konsequenzen für Sie:

- Die Regulation des Hormonsystems findet unter erschwerten Bedingungen statt, weil die Belastung mit Xenoöstrogenen allgegenwärtig ist.

- Schauen Sie sich nach östrogenfreien Alternativen um wie z. B. Wasser in Glasflaschen und unbedenklichen Kosmetika (App ToxFox u. a.)
- Bringen Sie Ihren Körper in die Balance, bevor Sie einen Kinderwunsch realisieren.
- Machen Sie sich bewusst, dass künstliche Hormone und Xenoöstrogene auch eine Wirkung auf Ihre Nachkommen und die gesamte Menschheit haben.
- Machen Sie sich klar, dass Umweltschutz auch durch Ihre Kaufentscheidungen und Ihren Lebensstil aktiv gestaltet werden kann.

Hormonelle Störungen fallen meist aus dem geltenden Gesundheitsbegriff

Gesundheit ist nicht die Abwesenheit von Krankheit. Die aktuelle Definition der Schulmedizin von Gesundheit lautet:

> *»Gesundheit ist ein Zustand völligen psychischen, physischen und sozialen Wohlbefindens und nicht nur das Freisein von Krankheit und Gebrechen.«*[45]
>
> WHO, Präambel der Konstitution, in Kraft getreten am 07. April 1948

In den industrialisierten Gesellschaften wird das Postulat dieses Gesundheitsbegriffes jedoch selten gelebt. Stattdessen wird im Allgemeinen auf Krankheiten fokussiert. Hierbei unterscheidet man praktisch zwischen vier Fällen: Notfällen, akuten Erkrankungen, chronischen Erkrankungen und dem Rest, der durch das Ausschlussprinzip als gesund gelten muss.

Notfälle sind Situationen, in denen es darum geht, das Überleben eines Patienten zu sichern. Dabei kann die moderne Medizin mit Gerätschaften, chirurgischer Expertise, Antibiotika etc. unschätzbare Dienste leisten. Auch in akuten Fällen kann diese medizinische Intervention hilfreich sein, z. B. mit einem Spray für eine verstopfte Nase.

Schwieriger und nach meiner Auffassung auch bedenklicher ist der Umgang der Schulmedizin mit chronischen Erkrankungen. Denn diese sind, wie schon ihre Bezeichnung verheißt, dauerhaft vorhanden, und es wird allgemein nicht von einer Heilungsmöglichkeit durch die Medizin ausgegangen.[46] Als chronische Erkrankungen gelten zum Beispiel Migräne, Arthritis, Diabetes und Bluthochdruck. In vielen dieser Fälle werdenin der Regel pharmazeutische Medikamente eingesetzt, welche die Symptome lindern sollen, wenn schon eine Heilung nicht möglich ist. Chronische Erkrankungen werden von Medizinern üblicherweise nicht nur aufgrund des Zeitraumes ihres Andauerns definiert, sondern auch anhand von medizinischen Tests bewiesen. Hier wird Krankheit von der bloßen Befindlichkeitsstörung abgegrenzt, die keiner medizinischen Objektivierbarkeit zugrunde liegt.[47]

Als gesund gelten nach dem Ausschlussprinzip alle anderen Menschen, deren Symptome lediglich zu einer Befindlichkeitsstörung führen sollen. Krank sind also nur diejenigen, bei denen man dauerhafte Veränderungen des Normalzustandes testen und damit beweisen kann. Gesund sind dann leider nach meiner Auffassung manchmal auch diejenigen, deren Testergebnisse man sich nicht erklären kann. Erste Kritik an diesem Gesundheitsbegriff ist die Orientierung an einem *Normal-* anstelle eines *Ideal*zustandes. Normal- oder Referenzwerte werden in der Medizin festgelegt, indem 95 Prozent der gesunden Bevölkerung die in den Referenzwerten angegebenen Laborparameter aufweisen sollen.[48] Bei einem unklaren Gesundheitsbegriff ist solch eine Einordnung nach meiner Auffassung wenig hilfreich. Denn es mag zwar heutzutage *normal* sein, dass bereits junge Frauen ein dermaßen gestörtes Hormonsystem haben, dass Fortpflanzung nur durch künstliche Befruchtung und Hormonbehandlung stattfinden kann[49], *ideal*, gesund und im Sinne der Natur ist das aber sicher nicht.

Ein weiterer Kritikpunkt an der geltenden Auffassung von Gesundheit ist, dass ein nach dieser Definition gesunder Mensch keinesfalls symptomfrei sein muss. Es wird davon ausgegangen, dass vorhandene Symptome *normal* und damit folglich gesund seien. Ein Beispiel hierfür sind Menstruationsbeschwerden: Vielfach wird angenommen, dass Regelbeschwerden zum Frausein gehören. Eine beschwerdefreie Menstruation liegt zwar im Bereich des Möglichen, aber auch beinahe jede Art von Begleiterscheinung der monatlichen Blutung wird als *normal* gehandhabt.

Zweifelhaft an der Gesundheitsdefinition ist außerdem die statistische Betrachtungsweise, die weite Normbereiche für medizinische Messungen beinhaltet. Medizinischer Handlungsbedarf ergibt sich deshalb häufig aus einem Vergleich mit dem vorgeschriebenen Normbereich aller Befunde, nicht aufgrund des persönlichen Befindens eines Patienten. Weist ein Patient z. B. Eisenwerte innerhalb des besagten Normbereichs auf, wird er höchstwahrscheinlich kein weiteres Eisen verordnet bekommen – selbst dann nicht, wenn er typische Anzeichen eines Eisenmangels aufweist wie Müdigkeit, Blässe etc. und dann noch mit einer Verbesserung dieser Symptome durch die Einnahme von Eisen reagiert. Allgemeine Richt- und Behandlungslinie bleibt in der Regel der Normwert, ungeachtet dessen, dass ein Patient – aus welchem Grund auch immer – vorübergehend oder dauerhaft einen höheren Bedarf an Eisen o. Ä. hat.

Zu überdenken wäre an der bisherigen Gesundheitsdefinition auch die Annahme, dass Organe nur als erkrankt – und damit behandlungsbedürftig – gelten, wenn sich ihr Gewebe verändert und dadurch ihre Funktion nachgelassen hat – so nach dem Motto: Was man auf bildgebenden Verfahren oder den gängigen Labortests nicht sieht, ist auch nicht da. Wie bereits beschrieben, werden Regelbeschwerden kaum als Pathologie betrachtet – bis Zysten an den Eierstöcken diagnostiziert werden oder der Eisprung ausbleibt. Den bereits im Vorfeld als *normales* PMS (prämenstruelles Syndrom) abgetanen Hilferufen des Organs wird üblicherweise keine medizinische Beachtung geschenkt. Patientinnen mit dem geschilderten Befund erhalten dann möglicherweise die Diagnose PCOS (polyzystisches Ovarialsyndrom oder Perlenketten-Syndrom) und ein Rezept für die Pille. Nicht selten sind es die behandelnden Gynäkologen, die ihre Patientinnen in einem solchen Fall zur Einnahme der Pille drängen, weil ihnen oft das Medikament als einzige Möglichkeit zur Behandlung von PCOS und/oder PMS bekannt ist.[50] Im Rahmen des Symptommanagements sollen damit Schmerzen bekämpft und unregelmäßige Zyklen stabilisiert werden.

Im Übrigen haben hier Menstruationsbeschwerden und Potenzprobleme eine Gemeinsamkeit: Solange die- oder derjenige nicht angibt, ein Problem zu haben, gibt es auch vonseiten der Medizin her keine Indikation für eine Behandlung.

An dieser Stelle sei auch erwähnt, dass die Pille die Menstruation nicht wirklich *reguliert*, sondern *aussetzt* und dem Körper einen fremdbestimmten Rhythmus auferlegt. Die Abbruchblutung, die nach 21 Tagen in der Pillenpause einsetzt, hat zwar das äußere Erscheinungsbild einer natürlichen Menstruation, kommt biologisch betrachtet aber anders zustande. Die 21 Tage des Pillenzyklus werden willkürlich gewählt, um den natürlichen Zyklus zu imitieren, damit die Frauen das Gefühl eines natürlich langen Zyklus haben. Jede Frau mit Pillenerfahrung weiß natürlich, dass es auch 28 oder 35 Tage sein können, da es durchaus möglich ist, mit Hormonen die Länge des Zyklus zu manipulieren (Stichwort: Im Urlaub möchte ich meine Tage nicht kriegen, deshalb nehme ich die Pille einfach durch.).

Ein Fall zum Vergleich: Bei Bluthochdruck wird zu Recht dringend zur Behandlung geraten, da ansonsten negative Folgen für das Herz und andere Organe drohen. Dabei ist ein unregelmäßiger oder schmerzhafter Zyklus genauso pathologisch wie ein instabiler Blutdruck und birgt als Ausdruck tiefer gehender Pathologien über die Zeit ein ebenso hohes Risiko für die Gesundheit.

Übrigens ist der Medizin der Begriff der sogenannten *funktionellen Beschwerde* (Beschwerden *ohne* organische Ursache) durchaus geläufig, aber er wird traditionellerweise nicht zur Krankheit gezählt, vermutlich, weil funktionelle Beschwerden als heilbarer gelten als organische Schäden. Ein Beispiel sind Kopfschmerzen ohne erkennbare organische Ursache. Funktionelle Beschwerden werden somit selten als echte Störungen oder gar Erkrankungen ernst genommen.

Hinzu kommt, dass aus medizinischer Sicht die Grenze zur Psychosomatik oft fließend ist Die Rede ist von ursprünglich psychischen Leiden, die sich im Körper manifestieren.[51] Beispiele hierfür sind Schwindelgefühl, allgemeine Unsicherheit und Zittern, Herzklopfen, Neigung zum Schwitzen, Müdigkeit, Schlafstörungen und Stimmungslabilität.[52] Psychosomatische Beschwerden werden in der Regel nicht ernst genommen oder als zur Psychologie gehörend betrachtet. Allenfalls werden hier Psychopharmaka verordnet.

Als letzter Kritikpunkt an der aufgeführten Definition von Gesundheit sei aufgeführt, dass, was in der Schulmedizin nicht mit wissenschaftlichen Geräten gemessen werden kann, oft als nicht existent betrachtet wird. Damit ist der Gesundheitsbegriff von dem Stand der Technik abhängig.

Andere Messmethoden, auch solche, die mit labortechnischen Geräten stattfinden, werden wiederum in ihrer Aussage entwertet. Ein Beispiel hierfür ist die Haarmineralanalyse und für zahlreiche Endokrinologen immer noch der Speicheltest zur Messung von Hormonen.

Während einige Werte wie Eiweiß, Zucker und Bakterien in Blutuntersuchungen als medizinischer Standard angesehen werden, sind Parameter wie das sogenannte Hämopyrrollaktam-Zink-Chelat keine anerkannten Marker. Der Naturheilkunde zufolge bedeutet die Ermittlung einer Hämopyrrollaktamurie, dass ein Patient einen lebenslang erhöhten Bedarf an Zink und Vitamin B6 hat. Sollte dieser nicht gedeckt werden, drohen dem Betroffenen erhebliche gesundheitliche Beschwerden. Nachvollziehbare Gründe für das Negieren dieses Parameters und anderer, ähnlicher Werte gibt es in der Regel nicht.

Manchmal wird auch nicht an der richtigen Stelle oder nicht weit genug untersucht: Standard-Blutbilder geben z. B. nur sehr spärliche Auskünfte über die Funktion des Immunsystems. Im Blut lässt sich zum Beispiel nachweisen, ob ein Mensch den Epstein-Barr-Virus in sich trägt, den Erreger des pfeifferschen Drüsenfiebers. Auch kann eine Aussage darüber getroffen werden, ob die Infektion neu ist – und damit akut – oder ob sie in der Vergangenheit stattgefunden hat. Was übliche Testergebnisse allerdings nicht zeigen, ist die Antwortbereitschaft des Immunsystems auf das Virus. Wie kommt es mit der Virenlast (sei sie groß, klein, akut oder alt) zurecht? Hierfür existieren spezielle Untersuchungsmethoden (auch über das Blut), die allerdings selten bis nie in der medizinischen Praxis eingesetzt werden. Ein Grund dafür mag sein, dass das pfeiffersche Drüsenfieber aus Sicht der Schulmedizin als nicht zu behandeln gilt. Und was nicht behandelt werden kann, muss wahrscheinlich auch nicht getestet werden.

Konsequenzen für Sie:

- Halten Sie nicht an gängigen Diagnosen fest. Suchen Sie Lösungen für Ihr Leben, nicht für Ihre Krankheit.
- Denken Sie nicht in Schwarz-Weiß-Kategorien. Entwickeln Sie ein Gefühl für die Zwischentöne Ihrer Befindlichkeit.
- Werden sie zu einem mündigen Patienten. Auch und gerade, wenn Ihnen eine medizinische Fachkraft gegenübersitzt. Das Recht auf die freie Therapie- und Arztwahl ergibt sich bereits aus Art. 2 Abs. 1 unseres Grundgesetzes und wird mehrfach gesetzlich spezifiziert, etwa in § 7 Abs. 2 Satz 1 der ärztlichen Berufsordnung oder in § 76 Abs. 1 Satz 1 SGB V. Tun Sie nichts, was Sie mit Ihrem Gefühl nicht vereinbaren können. Dies gilt gerade in Situationen, in denen Ihnen Angst gemacht wird. Überdenken Sie jede Entscheidung. Holen Sie sich eine Zweitmeinung ein. Erkundigen Sie sich nach Alternativen, solange es sich nicht wirklich um einen Notfall handelt.

Trennung von körperlicher und geistiger Gesundheit

Körperliche und geistige Gesundheit sollten als Einheit betrachtet werden, doch wie angedeutet, unterscheidet die Medizin zwischen körperlicher und geistig-psychischer Gesundheit (Abb. Seite 16). Für Ersteres ist die Medizin zuständig, für Letzteres primär die Psychologie. Schwierig wird demnach die Einordnung von psychosomatischen und funktionellen Beschwerden.

Im Laufe der Geschichte und noch einmal besonders im Laufe des 20. Jahrhunderts wurde das Modell Mensch immer weiter mechanisiert.[53] Das bedeutet, dass der Mensch als Maschine und nicht als ganzes Wesen betrachtet wird. Körper und Psyche werden nicht als Einheit gesehen und dementsprechend auch getrennt voneinander behandelt.

Wie lassen sich aber anhand des mechanisierten Modells z.B. die Stimmungsschwankungen erklären, die viele Frauen vor der Menstruation erleben? Hier beeinflussen körperliche Prozesse doch ganz offenbar die Psyche – oder ist es sogar andersherum? Jeder kennt die Situation vor einer Prüfung oder einer wichtigen Verabredung, wenn vor Aufregung der Magen schmerzt oder man Durchfall bekommt. Den Zusammenhang von Körper und Psyche zu ignorieren, hieße bei der Behandlung von gesundheitlichen Problemen wichtige Kausalzusammenhänge und damit Ursachen des Leidens über den Kopf zu sehen.

Konsequenzen für Sie:

- Betrachten Sie sich als ein gesamtheitliches Wesen, das aus Körper, Geist und Emotionen (»Seele«) besteht.
- Stellen Sie sich in Bezug auf eine effektive Behandlung Ihres Leidens auf die gleichzeitige Behandlung von Körper, Geist und Emotionen ein, auch wenn Sie dazu möglicherweise verschiedene Experten aufsuchen müssen.

Wann liegt aus medizinischer Sicht eine hormonelle Störung vor?

Hormonstörungen sind häufig ein funktionelles Problem und nicht organisch manifestiert. Den beschriebenen Definitionen von Krankheit und Gesundheit zur Folge sind hormonelle Beschwerden nur dann als nicht rein psychosomatisches oder funktionelles Problem vorhanden, wenn sie

1. durch medizinische Messverfahren nachweisbar sind
   und/oder
2. organische Veränderungen nach sich ziehen.

Werden beide Kriterien erfüllt, können die Beschwerden weiter in akute, chronische oder notfallmäßige Erkrankungen unterteilt werden. In der Tat gibt es in der Medizin ein internationales Klassifizierungssystem für offiziell anerkannte Krankheiten. Dieser sogenannte ICD-10-Code [54] führt auch einige Hormonstörungen auf, die den genannten Kriterien entsprechen, wie z. B. (Erklärungen von der Verfasserin):

- Hashimoto-Thyreoiditis (ICD-10-E06.3): Eine autoimmune Entzündung der Schilddrüse, die meist zu Symptomen der Schilddrüsenunterfunktion führt und durch TG- und TPO-Antikörper nachgewiesen wird.
- Addison-Krise (ICD-10-27.3): Ein Kollaps der Nebennieren, oft ein Notfall, z.B. unter einer Operation, die mit massiven und lebensbedrohlichen sowie messbaren Verschiebungen des Elektrolythaushalts einhergeht.
- Sterilität der Frau in Verbindung mit fehlender Ovulation (ICD-10-N97.1): Unfruchtbarkeit der Frau, die durch einen fehlenden Eisprung bedingt ist.

Der ICD-10-Code führt auch einige hormonelle Syndrome auf, die dem funktionellen oder psychosomatischen Bereich zugeordnet werden:

- Prämenstruelles Syndrom (ICD-10-N94.4): Sammelbegriff für Beschwerden wie Reizbarkeit, Spannung der Brüste, Schokoladenjieper in den Tagen vor Eintritt der Menstruation.
- Polyzystisches Ovarialsyndrom (ICD-10-E28.2): Oberbegriff für Beschwerden, die typischerweise im Zusammenhang mit mehrfacher Zystenbildung an den Eierstöcken auftreten.

Im ersten Fall liegen hormonelle Beschwerden mit einem anerkannten Nachweis vor. Doch was passiert, wenn zwar Symptome existieren, die auf be- und anerkannte hormonelle Erkrankungen hinweisen, jedoch nicht durch medizinisch akzeptierte Untersuchungsmethoden nachgewiesen werden können? Wenn also z.B. ganz klar klinische Zeichen einer Schilddrüsenunterfunktion vorliegen, die Blutergebnisse (TSH, FT3 und FT4) aber normal sind oder ungünstigerweise sogar suggerieren, dass eine Schilddrüsenüberfunktion vorliegt?

Gemäß der gegenwärtigen Definition von Krankheit müsste die Antwort folgendermaßen lauten: Der Mensch wird als hormonell gesund erklärt, völlig ungeachtet der Tatsache, dass Symptome vorliegen, die auf anerkannte hormonelle Störungen hinweisen, oder, noch schlimmer, falsch diagnostiziert. Dies alles, weil die Symptome des Betroffenen nicht mit den akzeptierten Erwartungen der Medizin übereinstimmen.

Hinzu kommt, dass so manche von der Medizin offiziell anerkannte Methode nicht automatisch optimal dazu geeignet ist, Hormonstörungen festzustellen. Progesteron lässt sich z. B. viel einfacher und zuverlässiger[55] im Speichel messen als im Blut. Auch die Messung von Schilddrüsenwerten im Blut führt oft zu unauffälligen Ergebnissen, weil das Vorhandensein von Hormonen im Blut allein noch keine abschließende Auskunft darüber gibt, wie und ob diese Hormone auch in den Zellen ankommen oder ob sie, wo nötig, auch in aktivere Metabolite umgewandelt werden.

MEINE ERFAHRUNG AUS DER PRAXIS:
Viele Patienten kommen in meine Praxis, nachdem sie Schulmediziner anhand von Blutuntersuchungsergebnissen, wie z. B. dem TSH-Wert, Progesteron- oder Testosteronspiegeln, für gesund erklärt haben. Dennoch leiden diese Patienten oft unter den typischen Symptomen einer Störung eben jener untersuchten Parameter. In vielen Fällen wurde ihnen deswegen suggeriert, ihre Beschwerden müssten einen psychischen Ursprung haben, schließlich lägen ihre Werte im anerkannten Normbereich. Nutzen diese Menschen unter meiner Therapie andere Untersuchungsmethoden, bestätigt sich oft ihr Empfinden, irgendetwas funktioniere in ihrem Körper suboptimal. Meine im Vorwort geschilderten Erlebnisse sind ebenfalls ein gutes Beispiel für die Grenzen, an die die Medizin bei aus der Balance geratenen Hormonsystemen oftmals stößt. In der Regel liegt durchaus eine wesentliche psychische Komponente vor, aber eben nicht nur. Es müssen meist sowohl körperliche als auch psychische Ursachen behandelt werden.

Die typischen, bereits genannten, psychosomatischen Befunde (Schwindelgefühl, allgemeine Unsicherheit und Zittern, Herzklopfen, Neigung zum Schwitzen, Müdigkeit, Schlafstörungen und Stimmungslabilität) sind nicht selten Symptome hormoneller Disbalance oder von Störungen des Stoffwechsels. Jedes Einzelne dieser Symptome kann in Verbindung mit Störungen von einem oder mehreren Hormonen gebracht werden.

Leider werden Patienten, die diese Symptome aufweisen, selten im Hinblick auf hormonelle Störungen behandelt. Es wird allenfalls symptomatisch Abhilfe geschaffen, indem z.B. bei Herzklopfen Medikamente zur Drosselung der Herztätigkeit gegeben werden (z.B. sogenannte Betablocker).

Hier zeigt sich wieder der Nachteil einer getrennten Betrachtung von Körper und Geist. Gerade die genannten Symptome werden oft durch ein psychisches Ereignis ausgelöst, z.B. Prüfungsangst. Durch die Trennung von Medizin und Psychologie wird jedoch suggeriert, dass Prüfungsangst und körperlich auftretende Symptome zwar zeitlich miteinander korrelieren, aber kein Gesamtgeschehen sind. Auf diese Weise bleiben viele hormonelle Störungen undiagnostiziert. Ein Hormonungleichgewicht kann psychische Zustände auslösen, und umgekehrt können auch psychische Missstände für hormonelle Störungen verantwortlich sein. Biochemie und Gemüts- sowie Geisteszustände sind grundsätzlich miteinander verbunden.

Damit lässt sich behaupten, dass viele Patienten hormonelle Störungen aufweisen, die aber nach dem aktuellen Stand der Medizin nicht als beweisbar gelten, entweder weil sie durch die offiziellen Messmethoden nicht erfasst werden können oder weil sie den funktionellen bzw. psychosomatischen Beschwerden zugeordnet werden.

Konsequenzen für Sie:

- Sie haben möglicherweise trotzt *normaler* Blutwerte eine hormonelle Störung.
- Warten Sie mit der Behandlung nicht, bis sich Veränderungen an Organen zeigen.
- Öffnen Sie Ihren Blick für alternative Diagnosemethoden, die dazu in der Lage sind, das Gesamtbild Ihrer Symptome wiederzugeben, oder die dazu in der Lage sind, alternative Perspektiven aufzuzeigen.

Eine neue Definition von Gesundheit

Gesundheit ist kein »Ausschlusstatbestand« und sollte positiv definiert werden. Die Frage, die sich nun stellt, lautet: Wie sollte Gesundheit definiert sein, wenn sie nicht mehr, wie im aktuellen Sinne der Schulmedizin, einen »Ausschlusstatbestand« darstellen würde?

Betrachtet man die Naturheilkunde in einer Gesamtschau ihrer Modalitäten, wird Gesundheit oft als frei fließende Selbstheilungskraft verstanden. Doch auch das ist keine gute Definition. Da Körper, Geist und Seele als funktionelle Einheit betrachtet werden, sollten auch der Medizin angrenzende Gebiete (unter anderem Psychologie, Biologie, Philosophie) für eine umfassende Definition Berücksichtigung finden.

Während das Postulat der Weltgesundheitsorganisation (WHO) nach »völligen psychischen, physischen und sozialen Wohlbefinden« schon nicht schlecht ist, darf es nach meiner Auffassung nach etwas mehr sein.

Seit einigen Jahrzenten hat sich in Bezug auf die menschliche Existenz ein Ausdruck etabliert, der aus der Esoterik stammt und der inzwischen von vielen Wellness-Magazinen aufgegriffen wurde: das »Leben in Fülle«. Er geht zurück auf den zehnten Vers des Johannes-Evangeliums der Bibel, in dem das Leben des guten Hirten der Existenz eines räuberischen Sünders gegenübergestellt wird: »Der Dieb kommt nur, um zu stehlen, zu schlachten und zu vernichten; ich bin gekommen, damit sie das Leben haben und es in Fülle haben.«[56] Heute ist »Leben in Fülle« ein geflügeltes Wort für ein Lebensgefühl, in dem Kargheit, Askese und Aufopferung keinen Platz haben. Es wird eine lustbedingte Existenz einer schmerzbedingten Existenz gegenübergestellt. Man will sich eben nicht mehr ein Leben lang durch Krankheit und Elend quälen, nur um anschließend im Paradies Erfüllung und Ekstase zu finden.

Wird diese Fülle als ein Aspekt zur Definition eines neuen Gesundheitsbegriffes verwendet, kann Gesundheit nicht länger als bloße Abwesenheit von Krankheit betrachtet werden. Viel eher sollte Gesundheit positiv definiert werden, als etwas, das ein Optimum darstellt.

Das mag zunächst etwas abstrakt für eine brauchbare Gesundheitsdefinition klingen, denn das Optimum fand bisher in der Begrifflichkeit der Medizin keinen Platz. Vermutlich spielen auch kulturelle und religiöse Gesichtspunkte eine Rolle. Denn auch wenn ein religiöser Bezug zwischen Medizin und Religion nicht mehr unmittelbar auf der Hand liegt, so wurden doch religiöse Werte in das Weltbild der Medizin übernommen. Zwar erfolgt die medizinische Versorgung längst nicht mehr durch einen Medizinmann oder eine weise Frau des Stammes, Mönche oder Ordensschwestern, aber deren alte Denke scheint tief in den Köpfen verankert zu sein: Das Ideal der Fülle gibt es erst *nach* dem Tod, während Leid und Krankheit die Bestrafung der Sünder zu Lebenszeiten darstellten.

Woher sonst kann man sich das übliche resignative Verhalten der Schulmedizin erklären, indem Linderung und Symptommanagement in vielen Fällen die einzige Hoffnung darstellen? Nun gut. Denkbar wären natürlich auch wirtschaftliche Interessen an der Erhaltung von Krankheit, welche ein Leben in Fülle für einige wenige garantieren – doch leider nicht für den Kranken an sich. Auch das entspricht dem Bild einer archaischen Weltordnung, in dem wenige das Privileg des Wohles gegenüber dem Leid von vielen haben. Legitimiert wurden Herrscher in früheren Zeiten ganz offiziell als »Herrscher durch Gottes Gnaden«. Heute fehlt zwar die klerische Legitimierung, das Prinzip scheint jedoch erhalten.

Der langen Rede kurzer Sinn: Gebraucht werden objektive und konkrete Kriterien, die ein Optimum körperlicher und psychischer Gesundheit beschreiben. Orientieren sollte man sich nach meiner Auffassung zur Definition des Optimums an physiologischen Kriterien. Die deutsche physiologische Gesellschaft definiert Physiologie folgendermaßen: »Die Physiologie erklärt die Funktionen des Lebens vom Molekül bis zum Organismus. Leben wiederum ist ohne Energie nicht möglich (Abb. Seite 20).

Ohne Energie findet kein Leben statt, mit wenig Energie gelingt Leben mehr schlecht als recht und mit viel Energie ist auch viel Leben möglich. »Energie ist die Basis aller Talente. Energie erschafft Talente. Sie schafft Enthusiasmus (Kinder haben mehr Enthusiasmus, weil sie einen schnelleren Stoffwechsel haben). Energie macht Menschen selbstbewusst (wie viel mehr Selbstbewusstsein haben Sie, wenn Sie sich energiegeladen fühlen im Vergleich zu einem Zustand, in dem Sie sich energielos fühlen?). Energie bringt Menschen dazu, sich inspiriert zu fühlen. Sie lässt Menschen die eigenen Potentiale erkennen. Energie ist die Elektrizität des menschlichen Körpers. Ohne genügend Energie können Menschen ihre Gefühle nicht ausdrücken. Oft wissen Sie dann gar nicht genau, was sie eigentlich fühlen. Ohne genügend Energie bleiben Träume nur Träume.«[57]

Damit ist Physiologie notwendigerweise ganz eng an Energie geknüpft. Pathophysiologie dagegen ist das Studium funktioneller Veränderungen, die im Körper als Ergebnis von Verletzung,

Störung oder Erkrankung vor sich gehen,[58] wobei sich diese Veränderungen durch eine Dissonanz zwischen Struktur und Funktion ergeben.[59] Struktur beschreibt den Aufbau des Körpers, Funktion die Zusammenarbeit verschiedener Körpersysteme.[60] Die Zelle ist die kleinste unabhängige Einheit des Körpers[61] und somit der grundlegende Baustein körperlicher Struktur. Gleichzeitig ist die Zelle in ihrem Überleben von einer intakten Energieproduktion abhängig.[62] Somit ist auch aus der Perspektive der Pathophysiologie Energie der entscheidende Faktor, und zwar für funktionelle Veränderungen, die als Reaktion auf strukturelle Veränderungen erfolgen.

Nach meiner Auffassung kann so auch Krankheit definiert werden, nämlich schlicht als pathophysiologische Veränderungen als Reaktion auf einen Energiemangel. Der oft verwendete Begriff der Pathologie wirkt dann allerdings überflüssig. Denn Pathologie suggeriert meiner Auffassung nach häufig, dass Dinge im Körper nicht richtig laufen, der Zusammenhang von Struktur und Funktion ist jedoch nicht gegeben. Dadurch wird Krankheit oft als willkürlicher Vorgang dargestellt und nicht als eine *sinnvolle* Reaktion auf einen Energiemangel.

Der hier postulierte Gesundheitsbegriff beschreibt also nicht nur einen physiologischen Zustand, in dem der Mensch frei von organisch manifestierten und funktionellen Störungen ist, sondern darüber hinaus auch die nötige Energie hat, sich zu entwickeln und sein Potenzial zu entfalten. Dieser Zustand von intakter Struktur und Funktion ist idealerweise ab der Geburt vorhanden (Ausnahme: echte genetische Erkrankungen wie Down-Syndrom etc.). Er ist eine Art Werkseinstellung, die sich auch im Laufe des Lebens nicht zwangsläufig verschlechtert – die menschliche Blaupause.

MEINE ERFAHRUNG AUS DER PRAXIS:

Die Untersuchungsmethoden in meiner Praxis orientieren sich an diesem Ideal- anstatt nur an einem Normalzustand. Je näher der Patient diesen Idealwerten kommt, desto besser ist in der Regel auch sein Gesundheitszustand gemäß der hier postulierten Definition. Dazu ist nicht selten eine tief greifende Veränderung im Leben des Patienten nötig. In unserer Gesellschaft herrscht zwar scheinbar Überfluss, das heißt, es gibt z. B. Erdbeeren im Winter und ein Überangebot an Lebensmitteln. Trotzdem sind etwa 90 Prozent meiner Patienten mangelernährt. Die meisten nehmen viel zu wenig Eiweiß zu sich oder ernähren sich hauptsächlich von schlecht verwertbaren Kohlenhydraten. Auch psychisch gesehen stecken die meisten Menschen noch sehr in kindlichen Schemata fest, die Auswirkungen auf ihr Selbstbild und auf ihre Beziehungsmuster haben. Sie sind also relativ weit weg von dem, was hier als gesund definiert wird. Und so fühlen sie sich auch. Patienten müssen sich ihre Gesundheit oft erst erkämpfen, bevor sie (wieder) ins Leben durchstarten können.

Konsequenzen für Sie:

- Krankheit ist kein notwendiger Teil unserer menschlichen Existenz.
- Ein positiver Gesundheitsbegriff geht davon aus, dass jeder Mensch eine Art optimale Werkseinstellung besitzt, die bei guter Pflege und ausreichend Energie weitgehend erhalten werden kann.

Das Ideal der menschlichen Blaupause

Eine gesunde menschliche Existenz funktioniert nach einem optimalen Funktionsplan, der jederzeit aktiviert oder reaktiviert werden kann. Die Idee, dass der Mensch eine physiologische Werkseinstellung im Sinne einer Blaupause besitzt, vertreten mittlerweile immer mehr Menschen, die sich mit Gesundheit beschäftigen. Dieser Einstellung gemein ist die Auffassung, dass diese Blaupause ein Menschenleben lang im Hintergrund bestehen bleibt. Auch dann, wenn sie im Kindesalter nicht richtig aktiviert wurde oder die Funktionen des Körpers im Laufe der Jahre nicht mehr physiologisch, sondern eher pathophysiologisch passieren (Abb. Seite 18).

In der Schulmedizin findet der Versuch statt, Krankheiten als scheinbare Pathologien zu bezwingen. Dies kann meiner Auffassung nach nicht gelingen, weil Krankheiten nicht bezwungen werden können. Symptome, die willkürlich zusammengefasst und als Krankheit bezeichnet werden, sind Hilferufe des Körpers. Er möchte zeigen, dass der Organismus von seiner physiologischen Funktion abweicht. Wer verstehen möchte, wie Pathophysiologie entsteht, muss sich mit der Physiologie auseinandersetzen. Wer aus dem Blickwinkel der Pathologie therapiert, arbeitet *gegen* den Körper, wer vom Standpunkt der Pathophysiologie therapiert – und konsequenterweise auch mit der Physiologie – arbeitet *mit* dem Körper.

Ein Großteil der Schulmedizin verläuft sich meiner Auffassung nach in Form einer wachsenden Anzahl von Studien der angewandten Wissenschaften in Details und verliert den Blick für die Grundlagen(forschung) und somit für die Gesamtheit des Gefüges Körper, Geist und Seele. Desintegration im Sinne einer Fragmentierung ist nicht nur ein individuelles Problem, sondern auch ein gesellschaftliches.

Erfreulicherweise entwickeln immer mehr Gesundheitsarbeiter und Therapeuten durch Beachtung von Grundlagenforschung und eigener Erfahrung Methoden, die auf physiologischen Prinzipien beruhen. Diese Methoden basieren auf ein paar gemeinsamen Annahmen:

- Der Körper versucht immer, eine ideale Energieausbeute aus vorhandenen Ressourcen zu erzielen.
- Gesunde Lebensprozesse erfolgen nie auf Kosten anderer Lebensabläufe.

- Alle körperlichen Prozesse finden als Teil eines Ganzen statt; kleine Einheiten, wie eine Zelle, verstehen sich als Teil des Organes, für das sie tätig sind, und das Organ wiederum sieht sich als ein Teil des Organismus und arbeitet für das höchste Wohl des ganzen Systems. Alles ist miteinander vernetzt.
- Das System erledigt seine Prozesse mit Leichtigkeit.
- Es herrschen ideale Bedingungen für Reparaturprozesse und Heilung.
- Es entstehen möglichst wenige Stoffwechselendprodukte.
- Die Lebensenergie fließt frei.
- Lokale Veränderungen finden durch die Arbeit an ubiquitären Schaltstellen statt.
- Es wird die natürliche Hierarchie im Körper respektiert: Übergeordnete Systeme beeinflussen viele untergeordnete Systeme, daher wird möglichst nicht an den untergeordneten Systemen gearbeitet, selbst wenn sich dort das Problem manifestiert.

Therapien, die physiologisch arbeiten, gehen grundsätzlich davon aus, dass Symptome vollkommen beseitigt werden können und nicht nur gelindert oder gemanaged, weil Symptome ein Ausdruck dafür sind, dass von physiologischen Bedingungen, und somit von der Blaupause, abgewichen worden ist. Wird herausgefunden, inwiefern eine Abweichung von der Physiologie vorliegt, verschwinden die Symptome.

Das ist etwa so, als würde ein Hüftgelenk durch eine Fehlhaltung verschleißen. Wird die Haltung korrigiert, findet kein Verschleiß mehr statt. Doch es wird noch weitergedacht: Unter Umständen besteht sogar die Möglichkeit, verschlissenes Gewebe wieder aufzubauen. Durch Bewegungsmuster und Nährstoffe wird dem Körper die Möglichkeit gegeben, sich zu regenerieren.

Es sei noch einmal daran erinnert, dass die vollständige Regulierung des Körpers und der Hormone nicht immer möglich ist. Nicht alle Umstände lassen sich beseitigen, selbst wenn man sie kennt. Nach meiner Auffassung lassen sich allerdings weit mehr Ursachen beheben als allgemein angenommen.

Es dürfte deutlich geworden sein, dass dieses Buch, gemeinsam mit immer mehr Menschen, im Hinblick auf Krankheit eine andere Perspektive einnimmt als die konventionelle Medizin. Letztere sieht den Menschen als defizitär an, Symptome in vielen Fällen als willkürlich und schreibt im Übrigen das meiste dem fortschreitenden Alter zu. Der Mensch ist so lange gesund, bis er »plötzlich« nachweisbar (organisch) krank wird und damit den Kriterien des herrschenden Krankheitsbegriffs entspricht. Alter spielt zwar auch im Blaupausen-Modell eine Rolle, allerdings nur dahingehend, dass mit der wachsenden Anzahl von Jahren auf dem Lebensbuckel Abweichungen von der Blaupause wahrscheinlicher sind als bei jungen Menschen. Dabei bleibt es jedem selbst überlassen, diese Abweichungen als unausweichlich und gegeben zu betrachten oder etwas zu unternehmen. Zur (Re-)Aktivierung der Blaupause bedarf es möglichst natürlicher, ursprünglicher Lebensbedingungen. Da diese in der heutigen Zeit kaum mehr gegeben sind, wurden Therapien und Ansätze entwickelt, die bestmögliche Voraussetzungen zur Blaupausen(re) aktivierung schaffen.

Im Folgenden werden einige Methoden vorgestellt, deren Theorien ebenfalls davon ausgehen, dass der Körper nach einer Blaupause funktioniert. Da das Hormonsystem mit anderen Körpersystemen vernetzt ist, kann auch die hormonelle Gesundheit mitbetroffen sein, wenn Probleme auf scheinbar »artfremden« Gebieten auftreten:

- Cantienica®[63] – aktiviert die ursprüngliche Haltung und Muskelspannung des Menschen (Anatomie).
- Original Strength – Pressing Reset[64] und Z-Health[65] – wenden neurologische Prinzipien an, um die Haltung zu korrigieren, Gewebe zu regenerieren, Balance wieder zu etablieren und Kraft sowie Leistungsfähigkeit zu verbessern (Anatomie).
- Neuro-physiologische Psychologie (INPP)[66] – aktiviert das kindliche und später das erwachsene Reflexsystem (Neurobiologie).
- Comprehensive Ressource Model[67] (CRM) – aktiviert das natürliche Bindungsverhalten und heilt Traumata (Psychologie).
- Nutritional Balancing[68] – stellt die natürliche Stoffwechselbalance wieder her (Stoffwechsel). Das Nutritional Balancing ist eine der Säulen der regulativen Hormontherapie. Es geht davon aus, dass biochemische Prozesse durch das Verhältnis einzelner Mineralstoffe, Spurenelemente und Vitamine zueinander gesteuert werden.[69] Dazu später mehr.

Beispiele für das Funktionieren/Dysfunktionieren der Blaupause gemäß der genannten Methoden:

Methode	INPP	CRM	Nutritional Balancing	OS Pressing Reset und Z-Health	Cantienica®
Gebiet	Nervensystem	Psyche	Stoffwechsel	Anatomie	Anatomie
Funktionieren nach Blaupause	Reflexe übernehmen die Aufgabe, bestimmte Handlungen zu automatisieren	Intakte Bindungsmuster erlauben Bewusstsein und Kontaktfähigkeit zu sich und der Umwelt	Zellenergie kann effektiv hergestellt werden, und Abfälle können effektiv abtransportiert werden	Reflexe und neurologische Prinzipien bestimmen Kraft, Ausdauer und Körperhaltung	Eine gute Haltung und richtig ausgebildete Muskeln arbeiten mit und nicht gegen die Schwerkraft
Kompensierung	Das Gehirn muss die nicht automatisierten Prozesse »berechnen«	Der Körper spaltet Gefühle ab	Der Körper wechselt vom aeroben in den anaeroben Stoffwechsel	Fehlhaltungen und Schmerzzustände wie auch Funktionseinbuße von Geweben	Der Körper verliert die ursprüngliche Achse und arbeitet gegen die Schwerkraft

Methode	INPP	CRM	Nutritional Balancing	OS Pressing Reset und Z-Health	Cantienica®
Konsequenzen	• Erhöhter Energieaufwand • Einbußen in der sinnlichen Wahrnehmung • Minderung der kognitiven Leistung • Mangelnde Selbstregulation, allgemein als »Unreife« bekannt	• Traumata • Dissoziierung • Spaltungen der Persönlichkeit • Bindungsstörungen • Verlust des Selbsts • Mangelnde Selbstregulation, allgemein als »Unreife« bekannt	• Sehr reduzierte Energieausbeute auf der Zellebene • Erhöhte Ausschüttung von Stresshormonen • Mangelnde Verwertung von Glukose • Mitochondriopathien	• Körperliche Schmerzen • Verformungen von Knochen, Gelenken, Sehnen • Fehlfunktionen durch Verlagerung/Quetschung von Organen • Verlust des Gleichgewichtssinnes und anderer Sinne • Verlust an Regenerationsfähigkeit von Gewebe	• Körperliche Schmerzen • Verformungen von Knochen, Gelenken, Sehnen • Fehlfunktionen durch Verlagerung/Quetschung von Organen
Beispiele für Symptome	Mangelnde räumliche Wahrnehmung, Legasthenie, Ängstlichkeit, fehlende Koordination, nicht erwachsen werden	Emotionale Verarmung, Mangel an Lebensfreude, Depressionen, nicht erwachsen werden	Schilddrüsenunterfunktion, chronische Erschöpfung, geringe Magensäure, Unterzuckerung, PMS	Sehstörungen, Gehen mit Gehhilfen, Steifigkeit, Gelenkschmerzen, Alterung	Arthrose, Inkontinenz, Knochenschmerzen, Gelenkschmerzen, krumme Wirbelsäule, Halluxvalgus, Gesichtsfalten, sexuelle Störungen
Physiologischer Therapieansatz	Bewegungsübungen stellen die kindliche Entwicklung des erst liegenden, dann rollenden, sitzenden und dann laufenden Säuglings nach.	Das Bindungsverhalten zwischen Säugetieren durch sinnliche Reize (Hautkontakt, Geruch, Herzschlag, Augenkontakt etc.) wird als Grundlage der Traumabewältigung genutzt.	Nährstoffe werden dem Patienten verabreicht, um ein ideales Gleichgewicht zwischen Stoffwechsel- und Hormonvorgängen herzustellen.	Körperliche Übungen stimulieren das Nervensystem, was allen anderen Körpersystemen hierarchisch überlegen ist und so eine Steuerfunkton einnimmt, inklusive über die Muskeln und Gelenke.	Körperliche Übungen bezwecken die Stärkung von tief liegenden Muskelgruppen, um eine ursprüngliche Körperhaltung (wieder-)herzustellen.

Konsequenzen für Sie:

- Ihre Werkseinstellung entspricht einer Blaupause, zu der Sie zu jedem Zeitpunkt Ihres Lebens zurückkehren können (solange Ihnen keine Organe fehlen und Sie keine genetischen Erkrankungen haben). Die Rückkehr zur physiologischen Funktion des Körpers erlaubt in der Regel eine Optimierung der Gesundheit, und in mehr Fällen als allgemein angenommen nach meiner Auffassung sogar Regeneration und vollständige Balance.
- Verschiedene Therapierichtungen bedienen sich des Wissens über die Blaupause und können Sie dabei unterstützen, zu werden, wie Sie ursprünglich gedacht waren.
- Behandeln Sie Ihren Körper als Ganzes und nicht nur einzelne Symptome.
- Sie können den Körper nicht überlisten, auch wenn dies mittlerweile viele Menschen mittels »Biohacking« versuchen. Sie befolgen die Regeln des Körpers oder tun es nicht. Für die Nichtbefolgung der physiologischen Regeln wird es immer Konsequenzen geben, die Sie früher oder später in Form von Symptomen und Krankheit tragen müssen.

Die Hormonblaupause

Die hormonelle Blaupause besteht aus einem gesunden Gleichgewicht von Schilddrüse, Nebennierenhormonen und Geschlechtshormonen, wobei die Schilddrüse und die Nebennieren den Ausschlag geben, ob das System in Balance ist oder nicht. Die Geschlechtshormone »hängen ihr Fähnchen nach dem Wind.«

Verlässt der Körper die hormonelle Blaupause, ist Folgendes zu erwarten:

- Niedrige Energieausbeute aus vorhandenen Ressourcen: Die Zellen stellen unter Umständen nur noch fünf Prozent ihrer möglichen Energieausbeute her (dazu im Folgenden mehr).
- Gewisse körperliche Prozesse werden zulasten von anderen erhalten: Überaktive Nebennieren überrollen die Schilddrüse und verdrängen sie von ihrem Chefposten über das Hormonsystem;[70] einzelne Muskelgruppen werden zulasten anderer stärker; die Bauchspeicheldrüse muss vermehrt Verdauungsenzyme ausschütten, weil der Mageninhalt zu wenig sauer ist und deswegen der Speisebrei zu wenig verarbeitet werden kann.
- Prozesse finden nicht mehr als Teil eines Ganzen statt, sondern werden autonom: Krebs ist ein Beispiel dafür, ebenso wie ein Immunsystem, das nicht mehr in der Lage ist, eindringende Keime zu eliminieren, sondern stattdessen harmlose Milch bekämpft (z. B. Laktoseintoleranz).
- Das System muss gegen Widerstand arbeiten und verbraucht dafür viel mehr Energie, als wenn alles reibungslos ablaufen würden: Wenn jemand nur ein Bein aufsetzt, weil das

andere verletzt ist, wird der ganze Körper schief und Fortbewegung anstrengend; bei einer Adrenalindominanz verbraucht der Körper in hohem Maße Energie (Stress-Essen!).

- Heilung und Reparatur treten in den Hintergrund: Alterung und Narbenbildungen sind ein Beispiel hierfür. Narben sind im Grunde eine defizitäre Heilarbeit des Körpers (aufgrund von Enzym- und Kollagenmangel). Die Wunde ist zwar geschlossen, doch das Gewebe wurde nicht in seinen vorherigen Zustand versetzt; Alterung tritt ein, sobald Abbauprozesse gegenüber Aufbauprozessen überwiegen.
- Es entstehen mehr Stoffwechselendprodukte als normal: Bei der anaeroben Glykolyse (einer Notenergieproduktion des Körpers) produziert der Körper viel mehr Laktat als üblich (es kommt zur Übersäuerung); bei einer unzureichenden Eiweißverdauung produziert der Körper zu viel Stickstoff, der den Dickdarm zu basisch macht.
- Die Lebensenergie im Sinne eines frei fließenden Energieflusses ist blockiert: Es tritt ein Zustand ein, der vielfältige Symptome oder Krankheiten produziert; es funktioniert nichts mehr, wie es sollte.

Das Hormonsystem hat eine Botenfunktion. Ihm übergeordnet steht das Nervensystem. Außerdem reagiert es auf Signale der Zellen, insbesondere auf deren Fähigkeit, Energie herzustellen. Das Hormonsystem wird am besten behandelt, indem es nicht behandelt wird – zumindest nicht direkt. Wer das Hormonsystem direkt behandelt, macht auch für den falschen Inhalt einer Paketlieferung den DHL-Boten für die Misere verantwortlich, anstatt den Absender der Sendung zur Verantwortung zu ziehen – jedenfalls hat beides einen vergleichbaren Sinn. Anders als beim DHL-Boten ist davon auszugehen, dass Sendungen des Hormonsystems weder verwechselt noch falsch zugestellt werden, denn der Körper macht Dinge aus Sicht der Pathophysiologie nicht willkürlich.

Die Geschlechtshormone geraten automatisch aus der Balance, wenn der Körper, aus welchen Gründen auch immer (Hungersnot, Fasten etc.), mit Nährstoffen unterversorgt ist. Das ist kein Fehler im System, sondern Ausdruck eines sehr ausgeklügelten und weisen Systems. Versteht man dieses, setzt man an der richtigen Stelle mit der Therapie an, z. B. anstatt mit Progesteron mit Nährstoffen, die ein Defizit ausgleichen können.

Hormone können als Botenstoffe nicht mehr und nicht weniger, als etwas kommunizieren, also eine Botschaft von A nach B bringen. Ist der Magen nach einer Mahlzeit voll, senkt sich der Spiegel des Hungerhormons Ghrelin. Dafür werden Verdauungshormone wie unter anderem Leptin und Orexin verstärkt ausgeschüttet. Die Nachricht der Hormone lautet: Essen einstellen, Verdauungsvorgänge aktivieren! Die Verdauung findet in Magen und Darm statt, nicht durch die Hormone selbst.

Ähnlich funktioniert es bei Schilddrüse und Nebennieren. Sie vermitteln – via Hormonpost – den einzelnen Zellen im Körper, wie diese mit Energie umgehen sollen. Soll Energie in die Zelle? Soll Energie als Speicher angelegt werden und, wenn ja, in welcher Form (Fett, Zucker)? Wie viel

Energie soll überhaupt verbraucht werden, und welche Körperfunktionen sollen mehr oder weniger Energie erhalten? Die Geschlechtshormone reagieren ihrerseits auf viel oder wenig Energie. Wird ihnen viel Energie zur Verfügung gestellt (durch die Schilddrüse), ist Fortpflanzung angesagt. Östrogen und Progesteron stehen in einem idealen Verhältnis zueinander, es gibt keine Östrogendominanz. Die Energie selbst wird nicht von den Hormonen produziert, sondern idealerweise von den Mitochondrien, den Organen der Zellen. Diese reagieren auch auf hormonelle Informationen, aber auch auf Nährstoffe direkt.

Denn auch andere Substanzen können Informationen übertragen. Es mag überraschen, aber auf gewisse Weise übertragen z. B. Nahrungsmittel Informationen. Der enthaltene Zucker überträgt die Information eines Energiepotenzials, die Mineralien vermitteln der Leber, dass sie sich reinigen muss, und das Magnesium erzählt dem Nervensystem, dass es sich entspannen kann. Damit werden täglich Zucker, Eiweiß und Fette sowie Mineralstoffe, Spurenelemente, Vitamine und noch viele andere Substanzen an die Zelle herangetragen. Sie dienen den Zellen als Baustoffe für neue Aminosäuren u. a., aus denen neue Zellen, Hormone und andere Körpersubstanzen gemacht werden können.

Die Zellen reagieren aber nicht nur auf das, was an sie herangetragen wird, sondern auch auf das, was nicht an sie herangetragen wird, also auf Mängel. Und sie antworten ebenfalls auf Stoffe, die nicht in den menschlichen Körper gehören wie Gifte oder Schwermetalle. Ihre Reaktion besteht – je nach Versorgungslage des Organismus – aus vermehrter oder verminderter Energieproduktion und der schnelleren oder langsameren Herstellung neuer Aminosäuren etc. Ausschlaggebender Faktor für die Vorgänge ist und bleibt die Versorgungslage der Zellen. Die Hormone kommunizieren ihrerseits anderen Zellen die frohe Botschaft von Vollversorgung oder auch die schlechte Kunde von elendem Mangel.

Was bedeutet das in Bezug auf die Behandlung von Hormonstörungen? Es müssen die Urheber behandelt werden, nicht die Boten.

Da Hormone vor allem den Versorgungsstand von Energie im Körper überwachen, muss die Versorgungslage der Zellen verändert werden, damit die Hormone den Überfluss kommunizieren können. Aber auch das Nervensystem als Boss im System muss »einverstanden« sein und darf die Energieproduktion und Lenkung nicht blockieren.

Wer Hormone ersetzt – was medizinisch möglich ist –, behandelt nicht die vorliegende Störung auf der Zellebene. Das ist etwa so, als würde man im oben geschilderten Verdauungsbeispiel die Hormone Leptin und Orexin ersetzen, anstatt einfach etwas zu essen. Selbstverständlich sind Wissenschaftler längst auf solche Ideen gekommen, als sie sich die Köpfe über die Bekämpfung des Übergewichtes zerbrachen, aber ist das wirklich eine gute Lösung?

Nehmen Frauen mit Progesteronmangel Progesteron ein, wird den Zellen mitgeteilt: »Hey, Fortpflanzung ist jetzt o. k. Wir können den Körper auf eine Schwangerschaft vorbereiten.« Doch was ist, wenn im übertragenen Sinn die Vorratsschränke leer sind, der Dreck in den Ecken klebt und der Körper für aus dem Ruder gelaufene Prozesse übermäßig viel Energie verbraucht?

Was passiert, wenn den Zellen mit künstlichen Schilddrüsenhormonen mitgeteilt wird »Hey, feuert mal den Grundumsatz hoch, es ist genügend Energie da!«? Die Zellen aber sind zu diesem Zeitpunkt dermaßen unterversorgt, dass Mitochondriopathien nur eine Energieproduktion außerhalb der Zelle, nämlich im Zellplasma, zulassen.

Und was geschieht, wenn dem Körper Kortisol zugeführt und damit allen Zellen gesagt wird »Hey, wir haben hier keine Gefahrenlage, alles ist gut.«? In Wahrheit verdaut sich der Körper aber auf der Suche nach Glukose längst selbst, indem er Eiweiße abbaut, um daraus neue Glukose herzustellen. Und ganz nebenbei fährt man das Immunsystem noch so runter, dass es seinen Job nicht mehr gut machen kann.

Der Körper lässt sich nicht überlisten, solange er von anderer Stelle signalisiert bekommt, dass nicht ausreichend Zellenergie vorhanden ist.

Die Konsequenz der »Substitutionstherapie« wird dann sein, dass sie z. B. nicht oder schlecht wirkt. Der Körper stellt aus dem üblicherweise substituierten L-Thyroxin (eine inaktive Form von Schilddrüsenhormonen) nicht oder nicht genügend des erwünschten, aktiven T3 her, sondern reverses T3, das die Rezeptoren für T3 besetzt und damit sogar kontraproduktiv wirkt. Oder das Thyroxin trifft auf ganz viel Adrenalin und verstärkt seine Wirkung. Der Patient fühlt sich, als hätte er in die Steckdose gegriffen, nicht aber besser. Zwar gelingt es einem, durch Substitution von Schilddrüsenhormonen teilweise Energie auf Biegen und Brechen anders zu verteilen, doch ist es wirklich sinnvoll das bisschen Energie in schöne Haare und Nägel zu »investieren«?

Im Falle einer Progesterontherapie kann Progesteron unter Umständen kurzerhand in Östrogen verwandelt werden, was dem Körper (nun in einer Östrogendominanz befindlich) sagt: »Nee, Fortpflanzung geht nicht. Ich habe keine Ahnung, wer diese Fehlinformation verbreitet hat. Schaut euch doch mal um: kein Zucker in den Zellen. Sie sind total resistent gegen unseren Kollegen Insulin geworden.«

Der Erfolg einer Hormonsubstitutionstherapie hängt maßgeblich vom Zustand der Zellen ab. Sind sie gesund, ist schon viel gewonnen. Dann stellt der Körper von selbst die zur guten Zellversorgung passenden Botenstoffe her – wenigstens solange es keine weiteren Faktoren gibt, die das Hormonsystem von außerhalb der Zellen beeinflussen (oft ein Veto des Nervensystems oder von Arzneikrankheiten). Sind die Zellen krank, wird also eine Substitution kaum Erfolg bringen.

Dieses Ansetzen an der »falschen« Stelle ist nicht neu. Schon die alten Römer sollen die Überbringer schlechter Nachrichten ohne viel Federlesen über den Jordan befördert haben, und auch der Philosoph Sophokles beschreibt es in Antigone: »Keiner mag einen Boten, der schlechte Nachrichten bringt.« Ein paar tausend Jahre später handeln wir ähnlich und machen den Boten für etwas verantwortlich, wofür er nichts kann. Man sollte denken, es wird langsam Zeit für ein Umdenken. Hormone geraten nicht umsonst aus dem Gleichgewicht, sie signalisieren, dass etwas nicht stimmt.

Jetzt sollte deutlich geworden sein, warum die erfolgreichste und beste Hormonbehandlung eigentlich keine ist. Im ersten Schritt muss die Zellebene in Ordnung gebracht, die Zusammenarbeit aller Körpersysteme (Stoffwechsel) auf Trab gebracht werden. Dann müssen weitere Faktoren beseitigt werden, die das Hormonsystem blockieren.

Konsequenzen für Sie:

- Behandeln Sie nicht Ihre Hormone, sondern die Ursachen, die dazu geführt haben, dass das Hormonsystem entgleiste.
- Behandeln Sie Ihre Zellen und deren Fähigkeit, Energie herzustellen, zuerst, wenn Sie Hormonprobleme haben.
- Hormonersatztherapien beseitigen die Ursache hormoneller Störungen nicht.
- Bei einem Mangel an Zellenergie kann eine Hormonersatztherapie auch zu unerwünschten Ergebnissen führen, weil der Körper Hormone umwandeln kann oder gegen sie immun wird.
- Bedenken Sie, dass das Nervensystem unter anderem Versuche, die Zellenergie wiederherzustellen, sabotieren kann.

Wie passen Naturheilkunde und die Therapie des Hormonsystems zusammen?

Hormone und Stoffwechselrate könnten eine wissenschaftliche Erklärung für naturheilkundliche Konzepte wie Lebenskraft und Chi sein: In der Naturheilkunde wird davon ausgegangen, dass der Körper grundsätzlich dazu in der Lage ist, sich selbst zu heilen, bzw. danach strebt, ein größtmögliches Maß an Selbstheilung herbeizuführen. Diese Selbstheilungskräfte werden, je nach Auffassung des Heilansatzes, durch die Lebenskraft (Homöopathie), Chi (Traditionelle Chinesische Medizin), Prana (Ayurveda), Orgon (Körpertherapie nach Wilhelm Reich) etc. herbeigeführt. Gemeint ist, dass es im Körper »etwas« gibt, das die Selbstheilungskräfte lenkt und körperliche sowie psychische Prozesse grundsätzlich in Balance halten oder bringen möchte.

Es kann aber aus Sicht der Naturheilkunde passieren, dass die Selbstheilungsenergie blockiert wird. Das nennt sich *Krankheit* von Körper oder Psyche (Abb. Seite 17) denn zwischen Körper, Geist und Seele wird nicht unterschieden. Vielmehr wird davon ausgegangen, dass alles in einem Zusammenhang steht und Störungen auf der einen auch die anderen Ebenen betreffen.

Blockaden können durch verschiedene Ereignisse entstehen. In letzter Konsequenz sind sie auf zwei Ursachen zurückzuführen: einen Mangel und/oder eine Überforderung des Systems (Überfluss an falscher Stelle). Bei Mängeln kann es sich sowohl um Mängel auf körperlicher als auch auf psychischer Ebene handeln.

Ohne die richtige Nahrung in Form von sowohl groben Nährstoffen wie Kohlenhydrate, Fette, Eiweiße und Wasser als auch feineren Nährstoffen wie Spurenelemente, Mineralien und Vitamine fehlen dem Körper die Baustoffe zur Aufrechterhaltung des Lebens im Sinne der bestmöglichen Selbstheilungskraft. Aus diesem Grund spielt die Ernährungstherapie in der Naturheilkunde oft eine große Rolle. Spurenelemente, Mineralstoffe und Vitamine werden seit vielen Jahrtausenden aus Pflanzen, Kräutern oder auch anderen natürlichen Substanzen wie z. B. Korallen gewonnen und Patienten verabreicht.

Bei Mängeln auf psychischer Ebene wird meist mit energetischen Maßnahmen gearbeitet, z. B. Akupunktur, Homöopathie, bei manchen Kulturen auch mit spirituellen Mitteln wie Schamanismus oder sogar dem Aufsuchen eines Heilorakels.

Bei einer Überforderung der Selbstheilungskräfte ist das System, modern ausgedrückt, durch Stress überlastet. Was das biochemisch bedeutet, wird noch ausführlich dargestellt. In der naturheilkundlich schamanischen Tradition wurde angenommen, dass bei Stress der Seele ein Teil dieser abgespalten wird oder verloren geht. Die moderne Psychologie nennt diese Überforderung »Schock«. Durch Dissoziation (= Abspaltung) werden psychische Baustellen auf einen ungewissen, aber bestimmt späteren Zeitpunkt verschoben. Ist die Abspaltung dauerhaft, wird sie als Verdrängung betitelt.

Auf körperlicher Ebene bildet blockierte Lebensenergie der Naturheilkunde zur Folge sogenannte Schlacken (ein unwissenschaftliches Wort für Stoffwechselendprodukte). Diese sollten zwar den Körper verlassen, aber, anders als in der Schulmedizin, werden sie, genau wie der Verlust von Seelenanteilen, nicht als Fehler des Systems betrachtet, sondern als ein weiser Überlebensmechanismus (Abb. Seite 22).

Die Naturheilkunde geht davon aus, dass das System selbst bei einer blockierten Lebensenergie bestmöglich für den gesamten Organismus sorgt. Das gilt selbst dann, wenn der Körper Krankheitssymptome produziert oder sogar in Schock verfällt. Denn das System bedient sich einer instinktiven Weisheit, die viele Jahrtausende für das Überleben der Menschheit gesorgt hat. Hier finden sich die Prinzipien der Pathophysiologie wieder, genauso wie die Modi des Lebens und des Überlebens.

Hieraus ergibt sich auch die naturheilkundliche Interpretation von Krankheiten und Symptomen. Sie werden weder als unausweichlich, als Schicksal, noch als Strafe einer höheren Macht betrachtet, sondern als das Bestreben des Körpers, Blockaden der Selbstheilungskräfte zu kommunizieren. Die gesamte Naturheilkunde könnte als ein großer Versuch betrachtet werden, diese Symptomensprache zu verstehen, zu ordnen und Behandlungswege zu entdecken.

Die Suche nach Ursachen hat in der Naturheilkunde also einen hohen Stellenwert. Es gibt laut Naturheilkunde nahezu immer einen oder mehrere Gründe für eine Dysfunktion, selbst dann, wenn sie zunächst nicht offensichtlich sind. Und erst, wenn die blockierte Selbstheilungskraft wieder frei ist, kann das Leben fließen, und der Körper hat es nicht mehr nötig, Symptome zu produzieren. Krankheiten können heilen.

Eine naturheilkundliche Behandlung hat somit als konkretes Ziel, die Überlastung der Selbstheilungskräfte zu beenden. Meist wird dem Körper in der Behandlung etwas zugeführt (z. B. ausgesuchte Nahrungsmittel, Pflanzen, homöopathische Arzneimittel, eine Massage etc.), das ihm die Bausteine dafür gibt, die Überforderung des Systems zu überwinden (Abb. Seite 34).

Die Entschlüsselung des »Symptomencodes« in der Naturheilkunde geht immer weiter. Ähnlich wie konventionelle Mediziner machen auch Naturheilkundige fortwährend neue Beobachtungen, und es entstehen stetig neue Ausrichtungen und Spezialgebiete. Zugegebenermaßen orientieren sich auch Naturheilkundler nicht zwangsläufig am physiologischen Modell der Blaupause, doch die Wahrscheinlichkeit ist größer.

Durch moderne Forschungen werden zudem immer häufiger Brücken zwischen Naturheilkunde, Physik, Chemie, Schulmedizin, Psychologie, Philosophie und den Geisteswissenschaften geschlagen. Es gelingt zunehmend, naturheilkundliche Konzepte wissenschaftlich zu beweisen, die vorher lediglich durch Erfahrungen belegt werden konnten. Während der, zu seiner Zeit als unkonventionell geltende, Forscher Otto H. Warburg schon 1924 in der *Warburg-Hypothese*[71] behauptete, dass Krebstumoren in einem anaeroben Stoffwechselmilieu florieren, waren seine Thesen als naturheilkundlicher Hokuspokus verpönt. Erst 2006 wurden seine Aussagen durch eine Studie bestätigt.[72] Heutzutage sind es beispielsweise »Mitochondriopathien«, die im offiziellen medizinischen Kanon als unbewiesen gelten und als eine Modediagnose der – ebenfalls nicht offiziell anerkannten – orthomolekularen Medizin (sich mit Nahrungsergänzung beschäftigend) gehandhabt werden.

Was bedeutet dies nun für das Thema dieses Buches? Vielleicht ließe sich behaupten, dass Hormone nichts anderes sind als Träger feinstofflicher Energie, die im Laufe der Jahrtausende viele Namen getragen haben. Sie sind eine Schnittstelle zwischen dem Grobstofflichen und dem Feinstofflichen von Körper, Geist und Seele.

Ray Peat, seines Zeichens Biochemiker, der auf dem Gebiet der Hormonforschung interessante Entdeckungen gemacht hat, drückt es folgendermaßen aus:

> *»Viele alternativ-medizinische Herangehensweisen gehen davon aus, dass ›Energie‹ der Schlüssel zur Gesundheit ist; meist sind diese Behandlungsansätze aber nicht dazu in der Lage, eine simple und effektive Methode bereitzustellen, welche die biologische Energie wiederherstellt.«*[73]

Es ist zwar gut, zu wissen, dass mit den Energiekonzepten in der Naturheilkunde nichts anderes als das hormonelle System gemeint ist, aber den traditionellen Erklärungsmodellen der Naturheilkunde sind in vielen Fällen Grenzen gesetzt.

Zum Glück können Forschungsergebnisse die Erfahrungswerte der Naturheilkundigen oft sinnvoll ergänzen. Ein Beispiel hierfür ist die Entdeckung des Wirkungsspektrums des Progesterons. Peat sind die meisten Informationen über dieses Hormon zu verdanken, das bis zu seiner Erforschung im Zusammenhang mit der Entwicklung der Anti-Baby-Pille in den 1960er-Jahren lediglich als ein schwangerschaftserhaltendes Hormon bekannt war.[74] Der Biochemiker erkannte die Zusammenhänge zwischen Progesteron, den Nebennierenhormonen und der Schilddrüse und trug sein Wissen in die Welt.[75] Einem seiner Schüler, John Lee, gelang es schließlich, das Wissen über Progesteron einem noch breiteren Publikum näherzubringen.

Es können sogar Übereinstimmungen zwischen der Traditionellen Chinesischen Medizin (TCM) und der Hormonforschung gefunden werden: Beide gehen nämlich davon aus, dass viele Beschwerden von einer Überanstrengung der Nebennieren herrühren. Zwar ordnet die TCM die Funktion der Nebennieren fälschlicherweise den Nieren zu, aber die Beobachtungen der Auswirkungen einer sogenannten »Nierenschwäche« sind deckungsgleich mit denen einer Nebennierenerschöpfung in der Endokrinologie – und das, obwohl Erstere vor Jahrtausenden festgehalten wurden. Zugegebenermaßen muss man als Endokrinologe ganz schön aufgeschlossen sein, um Nebennierenerschöpfung im Sinne einer Funktionsstörung anzuerkennen. Dass Kortisolwerte jedoch schwanken können, ist allgemein anerkannt, und damit bleibt die Beobachtung unserer Vorfahren erstaunlich.

MEINE ERFAHRUNG AUS DER PRAXIS:
Die Entwicklung meines Schwerpunktes – die hormonelle Balance – ist unter anderem der Tatsache geschuldet, dass ich mit Homöopathie und anderen naturheilkundlichen Methoden nicht das erreicht habe, was ich mir von ihnen versprochen hatte – zumindest, was die Behandlungen bei erwachsenen Patienten betrifft. Ich begann, nach einer Ursache für die suboptimalen Ergebnisse zu suchen. Durch die Auseinandersetzung mit den Forschungsergebnissen von Dr. Peat wurde mir klar, dass die Hormone und der Stoffwechsel mir die Lösung meines Problems bedeuteten. In den letzten Jahrhunderten wirkten naturheilkundliche Präparate in vielen Fällen wie gewünscht. Heute ist das oft nicht mehr der Fall. Und das hat meines Erachtens verschiedene Gründe:

- Lebensumstände und Umweltbedingungen des Homo digitalis, dem smartphonebewaffneten Menschen des 21. Jahrhunderts, unterscheiden sich gravierend von der Lebens- und Ernährungsweise seiner Vorfahren.
- Die Konstitution hat sich zum Schlechteren verändert (Degeneration), wodurch degenerative Erkrankungen, Allergien und hormonelle Störungen zugenommen haben. Das war in der Generation unserer Urgroßeltern noch nicht der Fall. Wer hatte da schon eine Laktoseintoleranz? Und das obwohl diese Menschen teilweise durch Krieg und Vertreibung gehungert haben.
- In den industrialisierten Ländern herrscht – wahrscheinlich zum ersten Mal in der Geschichte – der Luxus, im Großen und Ganzen materiell abgesichert

zu sein und in Sicherheit zu leben. Das reine Überleben steht nicht mehr im Vordergrund. Dafür kann sich mit Themen wie Selbstverwirklichung und Persönlichkeitsentwicklung auseinandergesetzt werden. Diese Tatsache eröffnet der Menschheit neue Chancen, bringt aber auch Herausforderungen für das körperliche System mit sich. Wer damit anfängt, sich mit sich, seiner Umwelt und seiner Vergangenheit zu beschäftigen und auseinander zu setzen, wird fast zwangsläufig zunächst mit dem konfrontiert, was im Leben nicht läuft. Das wird in der Regel als schmerzlich empfunden, und Schmerz führt oftmals zu Stress.

Tatsächlich beobachte ich bei meinen Patienten, dass – durch die Balance des Stoffwechsels und der Hormone – der Mensch auch wieder für andere naturheilkundliche Methoden empfänglicher wird. Genauso erging es mir selbst: Es gab eine Zeit in meinem eigenen Leben, in der homöopathische Arzneimittel in meinem System nur Chaos angerichtet haben und mich eher noch kränker machten. Heute wirken sie bei mir wieder so, wie sie sollen.

Nimmt ein medizinischer Ansatz für sich in Anspruch, wirklich humanistisch zu sein, sollte jeder Dogmatismus nach meiner Auffassung zugunsten einer patientenzentrierten Herangehensweise aufgegeben werden. Das gilt für schulmedizinische Therapien ebenso wie für alternative. Noch nie zuvor war Vernetzung so einfach, standen so viele Informationen zur Verfügung. Dafür ist es nötig, dass Naturheilkunde und Medizin mit- anstatt gegeneinander arbeiten. Dann könnte die Menschheit davon profitieren, dass moderne Forschung und jahrhundertealte Erfahrungsheilkunde sich gegenseitig befruchten.

Konsequenzen für Sie:

- Sie können sich den Erfahrungsschatz von Jahrtausenden zunutze machen, der in der Naturheilkunde bis auf den heutigen Tag erhalten und verfeinert wurde.
- Begreifen Sie Ihre Krankheit und Ihre Symptome als den Versuch von Körper und Seele, mit Ihnen zu kommunizieren.
- Fragen Sie sich, was für Sie ein »Beweis« der Wirkung ist: handfeste Beobachtungen oder Studien auf dem Papier. Überprüfen Sie selbst, was die Naturheilkunde für Sie bewirken könnte.

HAUPTTEIL

Im Hauptteil dieses Buches werden die bereits in der Einführung vorgestellten Prinzipien vertieft und weiter konkretisiert. Es geht um den Stoffwechsel, die Hormone, worauf es bei der Therapie ankommt und was man selbst tun kann, um den Körper (wieder) in die hormonelle Balance zu bringen.

Was sind Hormone?

Hormone sind im weitesten Sinne Botenstoffe. Sie vermitteln Informationen zwischen einzelnen Organen, wie z. B. zwischen Gehirn und Schilddrüse, oder zwischen einzelnen Zellen. Die Wirkung von Hormonen erfolgt nach dem Schlüssel-Schloss-Prinzip.[76] Hormone können an Gewebe andocken, wenn dieses entsprechende Rezeptoren besitzt. Die klassischen Hormone wie Schilddrüsenhormone, Kortisol etc. haben ein sehr breites Wirkspektrum und wirken auf viele verschiedene Gewebearten.

Andere Botenstoffe sind z. B. nur für die Kommunikation zwischen *einem bestimmten* Zelltyp zuständig (Mediatoren). Diese Zellkommunikatoren werden nicht als Hormone bezeichnet, z. B. Interleukine. Interleukine wirken vor allem *zwischen (inter)* Immunzellen und zeigen damit ein enges Wirkspektrum, ebenso wie Neurotransmitter, die Botschaften zwischen Nervenzellen vermitteln.

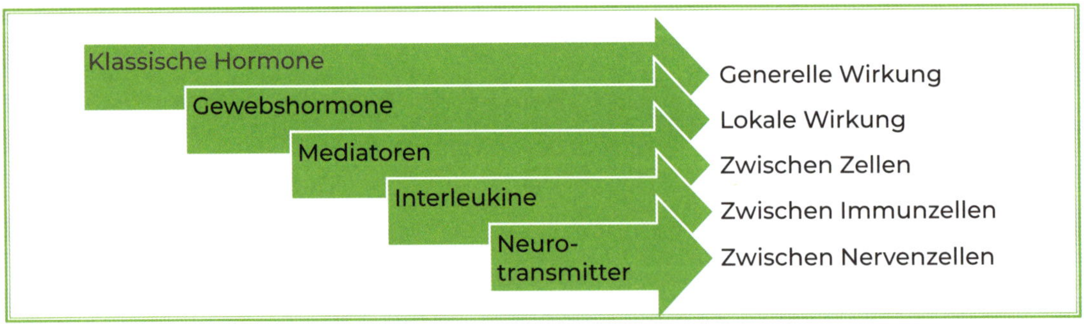

Prinzipien der Regulierung: Botenstoffe

Dieses Buch beschäftigt sich vorwiegend mit den klassischen Hormonen, die ein weites Wirkspektrum besitzen, wie z. B. den Schilddrüsenhormonen, den Geschlechtshormonen und den Hormonen der Nebenniere. Die Erfahrung zeigt, dass sich die anderen Botenstoffe, die ein engeres Wirkspektrum vorweisen, den klassischen Hormonen unterordnen: Sind Letztere im Gleichgewicht, sind es auch die Gewebshormone, Mediatoren, Interleukine und Neurotransmitter. Diese müssen also meist nicht extra behandelt werden, wenn es um die Balance des Hormonsystems geht.

Hormonstruktur

Hormone bestehen aus unterschiedlichen Strukturen. Manche Hormone basieren eher auf Zuckermolekülen und Eiweißen (Glykoproteine) wie z. B. die Hormone FSH (Eizellenstimulierendes Hormon), LH (Luteinisierendes Hormon) und TSH (Schilddrüsenstimulierendes Hormon). Andere Hormone werden eher aus Fettstrukturen (Steroiden) gebaut wie unter anderem Aldosteron, Kortisol und Progesteron.[77] Andere Hormone hingegen basieren auf Eiweißmolekülen (Polypeptide, Amine).

Im Folgenden findet sich eine Übersicht vieler Hormone und ihrer biochemischen Strukturen.

Wichtig wird die Unterscheidung zwischen den Hormonen und ihren Bausteinen, z. B. bei Ernährungsmängeln: Wird zu wenig Fett oder Eiweiß konsumiert, kann auch die Produktion bestimmter Hormone beeinträchtigt sein.

Polypeptide	Glykoproteine	Amine	Steroide
ACTH	FSH	Adrenalin	Aldosteron
Angiotensin	LH	Noradrenalin	Kortisol
ADH	TSH	Thyroxin	Östradiol
Epo		Trijodthyronin	Progesteron
Glukagon			Testosteron
Glukagon			Vitamin D
Insulin			Pregnenolon
Oxytocin			
Parathormon			
Prolaktin			
GH			

Prinzipien der Regulierung: Struktur der Hormone

Hormonabbau

Hormone werden durch verschiedene Ausscheidungsorgane abgebaut. Auch der Abbau der Hormone wird von verschiedenen Organen erledigt. Folgende Abbauorte von Hormonen gibt es auf der Organebene:

- Leber und Nieren → Peptidhormone / Steroidhormone,
- Leber → Schilddrüsenhormone,
- Enzymsysteme → Katecholamine.

Dies macht deutlich, wie wichtig die funktionierende Entgiftung von Organen wie Leber, Nieren und Enzymsystem ist, wenn es um den Abbau einzelner Hormone geht. In vielen Fällen ist eine mangelnde Entgiftungsfunktion Grund für einen Hormonüberschuss.[78] Auch ein Hormonstau kann zu Belastungen des jeweiligen Organs führen.

MEINE ERFAHRUNG AUS DER PRAXIS:
Ein klassisches Problem in der Therapie mit Progesteron ist eine gestaute Leber. Wenn die Leber nicht mehr in der Lage ist, Östrogene abzubauen, vergrößert sich die Stressbelastung des Körpers. Stress bedeutet, dass Stresshormone produziert werden, wie z. B. Östrogen (das nach meiner Auffassung ein Stresshormon ist). Da Progesteron ein Baustein für Östrogen sein kann, dient es im schlechtesten Fall als Baustein für weiteres Östrogen. Dadurch kann eine Progesterongabe eine Östrogendominanz verschlimmern. Dann klagen die Patientinnen darüber, dass sie Progesteron nicht vertragen (dazu im Folgenden mehr).

Hormonelle Ebenen

Die Hormonproduktion wird im Körper von drei Ebenen beeinflusst: dem Produktionsorgan (1) und vom Gehirn – hier von Hypothalamus (2) und Hypophyse (3). Die Hormonregulation funktioniert im Körper auf drei Ebenen: dem Hypothalamus, der Hypophyse und der Organebene, auf der sich die einzelnen Drüsen befinden.

In der Medizin wird davon ausgegangen, dass die organische Ebene in Abhängigkeit von den beiden oberen Instanzen des Gehirns, nämlich Hypothalamus und Hypophyse, funktioniert.[79] Auf dieser Annahme basieren einige Testmethoden, z. B. die Diagnose von Schilddrüsenproblemen. Oft wird das Stimulanzhormon der Hypophyse, TSH, als Gradmesser der Schilddrüsenfunktion gesehen. Weniger oder keine Beachtung erfahren dagegen die Schilddrüsenhormone T4 und T3.

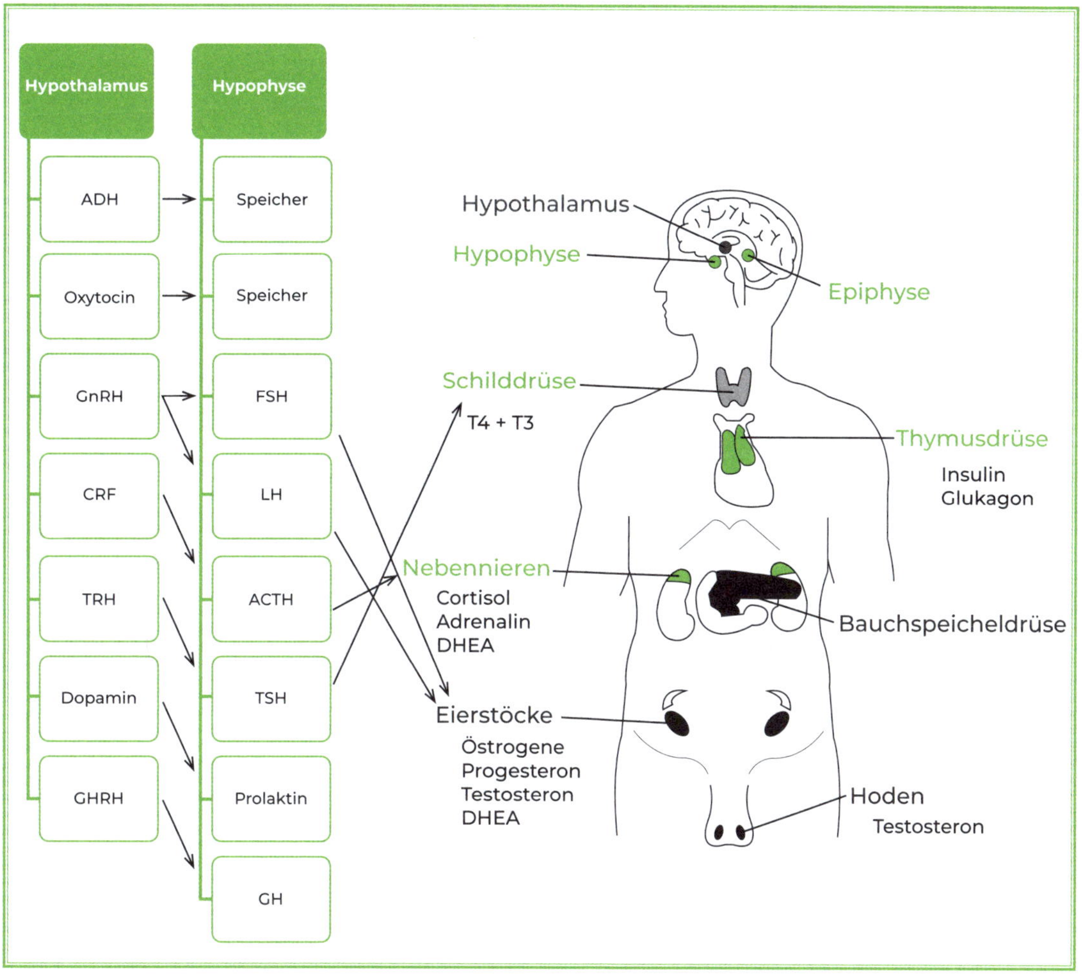

Prinzipien der Regulierung: Regelkreise

Ist das TSH zu hoch, heißt es, die Schilddrüse hätte eine Unterfunktion. Ist das TSH zu niedrig, wird eine Schilddrüsenüberfunktion diagnostiziert. Die Fehlleistung der Schilddrüse wird also an einer zu hohen oder zu niedrigen Ausschüttung von TSH festgemacht.

MEINE ERFAHRUNG AUS DER PRAXIS

Das geschilderte Vorgehen zeugt meiner Auffassung nach von einer gehirnzentrierten Ausrichtung der Medizin. Würde das Gehirn nicht dauerhaft Impulse setzen, funktionierte im Körper nichts mehr, wie es sollte. Zweifellos hat das Gehirn im menschlichen Körper eine herausragende Stellung, die Frage ist nur, ob sie wirklich so zentral ist, wie von der Schulmedizin oft behauptet. Ein anderer Ansatz wäre, davon auszugehen, dass das Gehirn nur auf die defizitäre Organebene reagiert, also erst dann einspringt, wenn gehirnabwärts, im Körper, etwas aus dem Ruder läuft. Für diese Theorie spricht Folgendes:

- In Tierversuchen zeigte sich, dass Organe auch ohne Hypophyse funktionierten – fehlerfrei und teilweise sogar besser als unter Hypophysen-Steuerung.[80]
- Stress auf der Organebene (Ausschüttung von Stresshormonen) wird erhöht, sobald Hypophysen-Hormone involviert sind.[81]
- Obwohl Fortpflanzung bei Frauen ab der Menopause nicht mehr vorgesehen ist, kommt es im Alter häufig zur vermehrten Ausschüttung von Hormonen wie z. B. FSH und LH, die eigentlich dazu da sind, den Eisprung auslösen.
- Hormonelle Feedbackmechanismen: Das bedeutet, im Idealfall und hormonell betrachtet, meldet das Organ dem Gehirn, was es braucht – nicht umgekehrt.
- Energetisch, psychologisch und spirituell betrachtet, ist das Gehirn mehr Datenspeicher als Steuermann. Es konserviert Muster, die zwar biologisch funktionieren lassen, aber gleichzeitig in gewissem Sinne eine unbeschwerte Existenz verhindern.

In Anbetracht der geschilderten Zusammenhänge und vor allem aufgrund von persönlichen Beobachtungen betrachte ich den TSH-Wert nicht als einen aussagekräftigen Indikator für die Funktion der Schilddrüse. Mein TSH wurde im Blut mit 0,1 µIU/ml gemessen, was labortechnisch einer Schilddrüsen*über-*

funktion zuzuordnen ist. Auf der Symptomebene jedoch zeigten sich sehr viele Anzeichen einer Schilddrüsen*unter*funktion wie z. B. Schlappheit, massive Untertemperatur, Gewichtszunahme und verlangsamte Verdauung. Gleiche Beschwerden habe ich auch bei vielen Patienten beobachtet, selbst solchen, die wegen einer angeblichen Schilddrüsenüberfunktion die Schilddrüse herausoperiert bekommen sollten, jedoch klinische Zeichen einer Schilddrüsenunterfunktion aufwiesen. In meiner Praxis verwende ich daher lieber andere Tests, um die Schilddrüsenfunktion mittelbar zu beurteilen, wie eine Haarmineralanalyse, ergänzende Blutparameter wie Cholesterin oder die Temperaturmessmethode. Außerdem beachte ich vor allem die Symptome des Patienten, die nicht selten das Gegenteil von dem bedeuten, was ein Bluttest behauptet.

Synthesewege der Steroidhormone

Zum Verständnis des Hormonsystem und seiner Interaktionen muss beachtet werden, dass Hormone gegenseitige Bausteine voneinander sind und dass sich einzelne Hormone in andere Hormone verwandeln können. Die sogenannten Steroidhormone, wie z. B. die Sexualhormone und das Stresshormon Kortisol, benutzen Cholesterin als Grundbaustein. Auffällig ist, dass die Hormone des beschriebenen *Lebensprinzips* am Anfang der Synthesekette (einer Art Fließbandsystem in der Hormonfabrik) der Steroide stehen, während die Hormone, die dem *Überlebensprinzip* zugeordnet werden, sich eher am Ende der Synthesekette befinden.

Damit wird klar, dass der Körper im Notfall aus den »Lebenshormonen« die »Überlebenshormone« herstellt. Wenn es so weit ist, werden ihm zunehmend »Lebenshormone« fehlen, weil

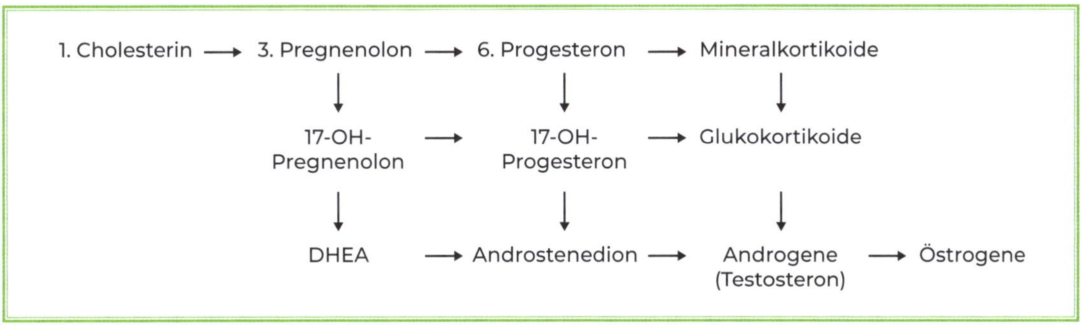

Synthesewege der Steroidhormone

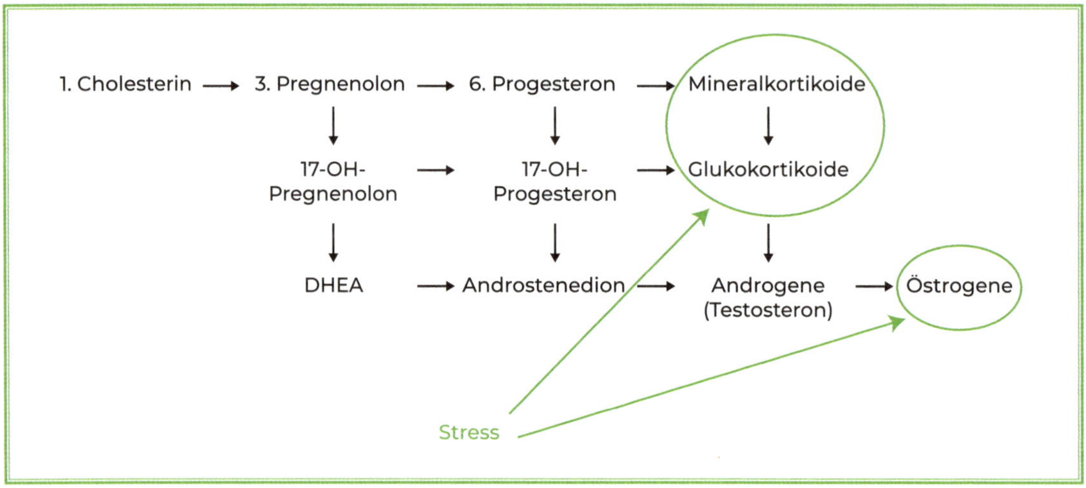

Hormonbildung bei Stress

diese als Bausteine für Stresshormone verwendet worden sind. Dieser Zustand wird auch als »Pregnenolon-Raub« bezeichnet (mehr zu Pregnenolon auf Seite 86).

Ferner zeigt die Synthesekette, dass manche Hormone sowohl Vorläufer als auch Gegenspieler voneinander sind, das gilt z.B. für DHEA und Östrogen sowie für Progesteron und Kortisol.

Östrogen bildet das Schlusslicht der Synthesekette und nimmt auf diese Weise im gesunden Körper eine Stellung als »Minimalhormon« ein. Minimal bedeutet, dass es zwar seinen Platz im Stoffwechsel hat, jedoch eine eher untergeordnete Stellung einnimmt im Vergleich zu Progesteron, Testosteron etc.

Bei der Hormonsubstitution sollte also bedacht werden, dass der Körper nicht unbedingt so synthetisiert, wie es der Substituierende gerne hätte – nicht selten ist das Resultat nämlich Östrogen (was im Übrigen meiner Auffassung nach nicht so wirkt, wie viele denken, dazu im Folgenden mehr).

Das folgende Schaubild zeigt, welche Hormone bei Stress – also am Ende des Syntheseweges – vermehrt gebildet werden.

Cholesterin hat nicht nur eine wichtige Funktion als Baustein von Steroidhormonen, es wirkt auch als Antioxidant.[82] Erhöhte Cholesterinwerte sind nach meiner Auffassung nur dann gefährlich, wenn das Cholesterin oxidiert (z. B. durch übermäßigen Konsum von mehrfach ungesättigten Pflanzenfetten).[83] Dann erst setzt es sich gemeinsam mit Kalk in den Arterien ab. Entzündungen, zu denen der Stressstoffwechsel neigt, fördern die Ansammlung von Kalk[84] auch mittels Vernarbungen, die die Gefäße zusätzlich verengen. Um Cholesterin im Blut abzubauen, sind Schilddrüsenhormone nötig.[85] Somit sind erhöhte Cholesterinwerte meistens ein klassisches Zeichen einer dysfunktionalen Schilddrüse, oft in Form einer Schilddrüsenunterfunktion.

MEINE ERFAHRUNG AUS DER PRAXIS

Cholesterinsenker gehören weltweit zu den umsatzstärksten Medikamenten. Sie werden häufig eingesetzt, um Herzerkrankungen vorzubeugen. Nach der Ursache der erhöhten Cholesterinwerte wird jedoch selten gesucht. Vielfach herrscht noch der Glaube, dass gesättigte Fettsäuren aus rotem Fleisch oder Butter die Ursache seien oder dass eine familiärere Neigung zu hohem Cholesterin vorläge. Dabei gilt es schon seit mehreren Jahrzenten als bewiesen, dass die Ernährung nur einen sehr minimalen Einfluss auf die Erhöhung der Cholesterinwerte hat.[86] Außerdem haben Cholesterinsenker erhebliche Nebenwirkungen, unter anderem Muskelschmerzen und Mitochondriopathien[87] (sowie damit einen negativen Effekt auf die Produktion von Energie im Körper).

Feedback Mechanismen

Hormone unterliegen in Bezug auf das Gehirn sogenannten Feedbackschleifen: Manche Hormone werden mehr produziert, je mehr es davon gibt – andere umso weniger.

Die Produktion von Hormonen hängt auch von sogenannten Feedbackmechanismen ab. Hierbei handelt es sich um die Rückkopplung zwischen Organ und Gehirn. Die Hormonproduktion wird sowohl durch seine Produktions- und die Abbaurate auf der Organebene reguliert als auch über Rückmeldungen des Hormonpegels an bestimmte Hirnregionen. Diese Rückkopplung heißt Feedback.

Es gibt das positive und das negative Feedback. Ein positives Feedback führt zu einer noch stärkeren bzw. weiteren Ausschüttung des betreffenden Hormons, ein negatives Feedback verringert seine Produktion.[88]

Positives Feedback bedeutet, dass – sobald von – einem bestimmten Hormon auf Organebene eine ausreichende Menge vorhanden ist – die Aufrechterhaltung dieser Konzentration vom Gehirn gefördert wird. Das Motto lautet: je mehr, desto mehr.

Negatives Feedback bedeutet, dass der Körper bei einigen Hormonen die Produktion gehirngesteuert ausbremst, sobald eine bestimmte Menge des Hormons im Körper vorhanden ist (ähnliche Funktionsweise wie bei einem Thermostat). Hier lautet das Motto: je mehr, desto weniger. Das folgende Schaubild zeigt, welche Hormone einem positiven Feedback unterliegen und welche Hormone einem negativen.

Die Stresshormone funktionieren, wie die meisten anderen Hormone, nach dem negativen Feedback. Auch Östrogen wird normalerweise nach dem negativen Feedback-System reguliert – vor dem Eisprung und in der Schwangerschaft jedoch nach dem positiven Feedback-System

(Progesteron scheint an dieser Feedback-Umkehr maßgeblich beteiligt zu sein).[89]

Die Aufbauhormone (mit Ausnahme der Schilddrüsenhormone) Pregnenolon[90], Progesteron[91] und vermutlich auch DHEA funktionieren nach dem positiven Feedback. Es scheint, als könne der Körper von diesen Hormonen nicht genug bekommen. Es ist anzunehmen, dass diese Hormone für die Aufrechterhaltung des körperlichen Idealzustands verantwortlich sind. Hieran zeigt sich der Stellenwert dieser Hormone als Bewahrer eines natürlichen, dem Leben zugewandten Zustandes, wie bereits im Zuge der Synthese beschrieben. Noch einmal: Hormone, die im Körper nach dem positiven Feedback rückgekoppelt werden, repräsentieren das Lebensprinzip (Abb. Seite 27). Hormone, die negativ rückgekoppelt werden, entsprechen meist dem Überlebensprinzip.

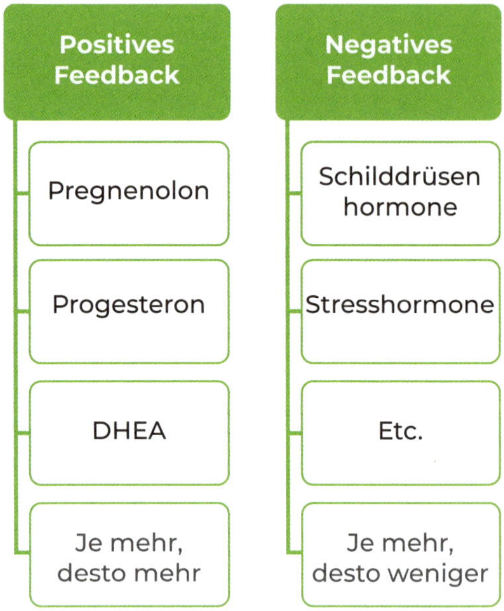

Prinzipien der Regulierung: Feedback

Unter diesem Gesichtspunkt erscheint es zunächst merkwürdig, dass Schilddrüsenhormone dem negativen Feedback unterliegen.[92] Auf den zweiten Blick leuchtet es jedoch ein: Schilddrüsenhormone feuern den Stoffwechsel an und steigern somit den Grundumsatz, der Aufbaustoffwechsel ist aktiviert. Der Aufbau kann jedoch nur geschehen, wenn genügend Ressourcen vorhanden sind. Ein überaktiver Stoffwechsel würde irgendwann durch die Steigerung des Grundumsatzes zu einem riesigen Bedarf an Nährstoffen führen. Das wäre schon evolutionsbedingt nicht sinnvoll. Der negative Feedbackmechanismus der Schilddrüse ist damit ein Zugeständnis an die Begrenzung der physischen Existenz (Abb. Seite 20).

Konsequenzen für Sie:

- Die Feedbackmechanismen müssen bei einer Substitution von Hormonen unbedingt beachtet werden. Sie sollten Schilddrüsenmedikamente nie einfach absetzen, da die Schilddrüse ihre Eigenproduktion drosselt, sobald sie von außen Hormone bekommt. Sie gewöhnt sich an die externe Unterstützung und produziert selbst weniger. So ist das kurzzeitige Sinken des Hormonspiegels ohne Medikamente zu erklären. Das Gleiche gilt für Kortison. Diese Medikamente müssen über längere Zeit ausgeschlichen werden. Progesteron, Pregnenolon und DHEA können hingegen in der Regel einfach abgesetzt werden.

- Sollten Sie auf der Zellenergie-Ebene gut aufgestellt sein, könnten Sie durch eine ca. dreimonatige Einnahme von »Überflusshormonen« Ihr System wieder ins Lot bringen. Substituiertes Progesteron würde unter idealen Bedingungen nur umso mehr produziert werden. Und hier liegt genau das Problem: Bei 90 Prozent der Menschen wird das nicht funktionieren, weil die Zellebene nicht gut versorgt ist und zuerst saniert werden müsste. Nach den Instandsetzungsmaßnahmen wäre eine Substitution voraussichtlich aber ohnehin überflüssig, da der Körper dann nämlich wieder von allein die notwendigen Hormone herstellen würde. Aus meiner Sicht beschleunigt die Hormonsubstitution eine Regulierung nicht, im Gegenteil: Sie funkt ihr eher dazwischen.

Die physiologischen Aufgaben der einzelnen Hormone

Schilddrüsenhormone: Thyroxin (T4) und Triiodthyronin (T3)

Kurz gesagt:
Wären Sie ein Auto, wäre Ihre Schilddrüse Ihr Motor. Die Nebennieren stellten die Ventile dar, die dafür sorgen, dass der Wagen nicht überhitzt und die richtige Menge Sprit einspritzt.

Schilddrüsenhormone sind für Wachstum, einen erhöhten Grundumsatz und Heilungsimpulse zuständig. Die Schilddrüse bildet die Hormone Thyroxin (T4) und Triiodthyronin (T3). Die beiden Hormone T1 und T2 werden von der Schulmedizin aufgrund ihrer angeblichen Nutzlosigkeit nicht beachtet. Obwohl es nicht von ungefähr heißt – und nicht nur in zahlreichen Web-Ads von Firmen, die Nahrungsergänzungsmittel für Bodybuilder vertreiben –, dass T2 maßgeblich an der Fettverbrennung und Wärmeproduktion des Körpers beteiligt sei.[93] Außerdem bildet die Schilddrüse noch Calcitonin, welches das Lösen von Kalzium aus den Knochen stoppt. Gegenspieler dieses Hormones ist das Parathormon, das in der Nebenschilddrüse entsteht und Kalzium aus den Knochen löst und ins Blut bringt.[94]

Die Übersicht auf der folgenden Seite zeigt die unterschiedlichen Eigenschaften von Thyroxin und Triiodthyronin.

Thyroxin (T4)	Triiodothyronin (T3)
Von 100 mcg[95] Thyroxin	Von 30 mcg T3[96] Ein Teil der Ausschüttung erfolgt direkt durch die Schilddrüse, der Rest T3 entsteht durch Umwandlung von T4 in T3
Halbwertszeit ca. 7[97] Tage, dadurch Anreicherung im Gewebe nach 14 Tagen	Halbwertszeit Blut durchschnittlich 0,63 Tage[98]
Umwandlung bei Bedarf durch Leber und andere Gewebe in T3	3–8-fache Stärke ggü. T 4[99], ideales Verhältnis von T4 zu T3 differiert demnach von 14:1 zu 1:1.

Schilddrüsenhormone

- sorgen mit für den Wärmehaushalt des Körpers (optimal 37 Grad),
- differenzieren Zellen aus und regen Zellerneuerung an,
- sorgen für die fetale Gehirnentwicklung,
- sorgen für die Verwertung von Sauerstoff in den Zellen, unterbrechen damit die Glykolyse, die unter Sauerstoffmangel als minderwertiges Ersatz-Energiesystem fungiert,
- verwandeln Cholesterin über Pregnenolon in Progesteron und andere Steroidhormone,
- erhöhen den Grundumsatz und den Energie-Output,
- erhöhen die Empfindlichkeit des Körpers (Hormone, Geschlechtsorgane, Psyche),
- erlauben den vollkommenen Aufbau von Spannungs- und Entspannungspotenzialen,
- erhöhen Herzfrequenz und Puls (80–85 Schläge pro Minute sind nach meiner Auffassung optimal).

Konsequenzen für Sie:

- Wer an einer Fehlfunktion der Schilddrüse leidet, ahnt meistens nicht, dass die Wurzel des Übels aus der Übermacht seiner Nebennieren besteht. Demnach sollten bei Schilddrüsenproblematiken immer auch die Nebennieren Berücksichtigung finden. Deren Feedback kann indirekt für eine Unterdrückung der Schilddrüse sorgen, die sowohl in eine Schilddrüsenunterfunktion als auch eine -überfunktion resultiert. Ich empfehle Menschen, die überlegen, sich die Schilddrüse entnehmen zu lassen, weitere Behandlungsmöglichkeiten auszuschöpfen, bevor sie sich zu diesem radikalen (und aus meiner Sicht oft unnötigen Schritt) entschließen. Während man ohne Nebennieren überleben kann[100], ist dies ohne Schilddrüse nicht möglich (und zieht eine lebenslange Hormonsubstitution nach sich).
- Meiner Meinung nach steht die Schilddrüse mit der individuellen Entwicklung im Zusammenhang: Je mehr Sie wissen, wer Sie wirklich sind, desto besser funktioniert die Schilddrüse. Und je eher Sie ein Leben leben, das Ihnen wirklich entspricht, desto besser funktioniert

Ihre Schilddrüse (mehr dazu im Kapitel zur Psychotherapie). Wenn Sie diesen beneidenswerten Zustand schon erreicht haben, bedeutet das dennoch nicht, dass die in diesem Buch dargelegten Ernährungsempfehlungen u.a. nicht trotzdem für Sie relevant wären.

Nebennierenhormone

In diesem Buch werden nur Kortisol und Adrenalin als Nebennierenhormone behandelt. Darüber hinaus gibt es noch das Nebennierenrindenhormon Aldosteron, das unter anderem für den Blutdruck und den Erhalt eines stabilen pH-Wertes im Blut zuständig ist. Aldosteron spielt aus meiner Sicht eine untergeordnete Rolle, da Kortisol im Stoffwechselgefüge in der Regel tonangebend ist. Diese Zusammenhänge werden im weiteren Verlauf deutlich. Das Nebennierenmark stellt Dopamin und Noradrenalin her. Und auch deren Regulation erfolgt am ehesten über die Balance von Kortisol und Adrenalin, weswegen auf diese Hormone nicht explizit eingegangen werden wird.

Kortisol

Kurz gesagt:
Zurück zu dem Vergleich Mensch/Auto: Die Nebennieren sind die Ventile, die alles regulieren, damit der Motor funktioniert.

Kortisol ist ein Stressfilter für äußere und innere Reize, es wird in der Nebennierenrinde gebildet.

Kortisol

- hilft dem Körper, Stress weniger wahrzunehmen (Stressorenfilter).
- hemmt bei Stress metabolische Reaktionen, die für das
- Überleben unwichtig sind (Verdauung, Fortpflanzung, Wundheilung etc.).
- stärkt das Durchhaltevermögen.
- belebt Körpersysteme, die für Fight-or-Flight-Reaktionen wichtig sind (wie Lunge, Herz, Muskulatur).
- erhöht den Blutzuckerspiegel – notfalls durch Glykogenabbau und Glukoneogenese.
- verhindert übermäßige Entzündungsreaktionen.
- hilft dem Körper in Notzeiten, Eiweiße zu neuer Glukose zu verarbeiten.[101]
- legt Fettspeicher um den Rumpf an (Schutz der Organe vor Schlägen und Kälte, Energiereserve für die Glukoneogenese).

Anmerkung:

*Kortis**ol** ist ein aktives Steroidhormon. Kortis**on** ist ein inaktiver Metabolit des Kortisols, das als künstliches Kortison zur Therapie von Entzündungen verwendet wird. Es verwandelt sich in der Leber in aktives Kortisol. Kortisol wird in der Peripherie (den organfernen Regionen des Körpers) in Kortison umgebaut, kann bei Bedarf aber auch zurückverwandelt werden, z.B. aus dem Fettgewebe.*

Konsequenzen für Sie:

- Pflegen Sie aktiv Ihre Nebennieren! **Ruhepausen** und eine **reizarme** Umgebung sind das Mittel der Wahl, um die Nebennieren nicht zu erschöpfen – vorausgesetzt Stoffwechsel, Immunsystem oder Nervensystem produzieren nicht von innen heraus Stress.
- Machen Sie sich klar, dass die Nebennieren nach einem jahrtausendealten Prinzip funktionieren. Der Mensch ist darauf angewiesen, Ruhezeiten einzuhalten und auch mal nichts zu tun. Dies gilt umso mehr, weil wir in einer reizüberladenen Umgebung leben. Entspannte Abende, Wochenenden und Urlaube sind gelebte Gesundheitsvorsorge.

Adrenalin

Kurz gesagt:
Im Vergleich Mensch/Auto ist Adrenalin ebenfalls Teil des Ventilsystems, allerdings ist es in erster Linie für die Aktivierung des Turboantriebs zuständig.

Adrenalin ist bei Stress als Erstes zur Stelle und auch das Letzte, was hilft, wenn nichts anderes mehr geht. Es wird im Nebennierenmark und dem zentralen Nervensystem gebildet.

Adrenalin

- löst unmittelbare Fight-or-Flight-Reaktionen aus (Kortisol ist eher ein Lanzeitstresshormon).
- beschleunigt Puls- und Atemrhythmus.
- macht wach und sorgt für die Fokussierung der Aufmerksamkeit.
- sensibilisiert das System für Gefahren; verleiht feine »Antennen« für die Umgebung.
- bewirkt Tunnelblick und selektives Hören.
- zentralisiert Blut, stellt Gefäße eng, versorgt Muskeln mit Blut.
- hält Blutzucker konstant durch Glukoneogenese (Herstellung von Zucker aus Fetten, Laktat und Aminosäuren) und als Gegenspieler des Insulins.[102]

- »Totenerwecker« (in der Intensivmedizin): Wenn nichts anderes mehr hilft, kann Adrenalin als schnellstes Hormon des Körpers Leben retten (auch in Situationen, in denen es nicht um Leben und Tod geht, spielt Adrenalin eine tragende Rolle. Es springt z. B. bei sinkenden Kortisolwerten im Falle von erschöpften Nebennieren).

Konsequenzen für Sie:

- Während ein Adrenalinmangel in einem gesunden Körper in der Regel nur mit Beruhigungsmitteln erzwungen werden kann, haben die meisten Menschen heutzutage einen chronischen Adrenalinüberschuss – mehr oder weniger ausgeprägt.
- Adrenalin wird schnell metabolisiert und ist deswegen, auch nach größerer Belastung, nicht im Urin nachweisbar. Somit sind Adrenalintests aus meiner Sicht wenig sinnvoll.
- Die Ausschüttung von Adrenalin wird nicht nur als Reaktion auf Umweltreize ausgelöst. Auch nicht optimal funktionierende Nervensysteme reagieren besonders schnell mit Adrenalin (dazu im Folgenden mehr). Wie bereits geschrieben, springt es für Kortisol ein, wenn die Nebennieren erschöpft sind. Wieder einmal besteht die Lösung für das Problem nicht darin, Adrenalin medikamentös zu senken oder zu blockieren (mit Beta-Blockern), sondern Leben und Stoffwechsel so zu verändern, dass der Adrenalinausstoß wieder adäquat ausfällt (ggf. mittels verschiedener therapeutischer Maßnahmen).

Geschlechtshormone

Dehydroepandrosteron (DHEA)

Kurz gesagt:
Wenn es um Schönheit und Weiblichkeit geht, ist Östrogen nur ein müder Abklatsch – DHEA ist das Original und der eigentliche Star.

DHEA ist »das bessere Östrogen« und für die Erhaltung von Jugendlichkeit wichtig. Es wird in der Nebennierenrinde und Ovarien gebildet.

DHEA

- ist eine Vorstufe der Östrogene (siehe Hormonkaskade weiter vorn).
- tritt bei Stress zunächst oft erhöht auf.
- wirkt den negativen Auswirkungen von Kortisol (Raubbau am Gewebe) entgegen und restauriert Gewebe (Haut, Knochen, andere Organe).

- ist das Jugendhormon: Kann Haarfarbe und jugendliche Fettverteilung wiederherstellen.
- wirkt Autoimmunerkrankungen entgegen.
- schützt gegen Krebs (Gründe und Wirkungsweise noch unbekannt).
- ist ein Anti-Östrogen (Gegenspieler).
- regeneriert die Insulin produzierenden Zellen der Bauchspeicheldrüse (in Tierversuchen).[103]
- stimuliert die Aufnahme von Glukose in die Zellen sowie seine Verbrennung.
- hat eine thermogene Wirkung (erhöht die Körpertemperatur).

Konsequenzen für Sie:

- Die bezaubernd klingende Wirkung von DHEA kann sich als Rohrkrepierer erweisen: Es wandelt sich unter schlechten Stoffwechselbedingungen nämlich in Östrogene um und sollte, wenn überhaupt, nur mit Progesteron zusammen eingenommen werden (wobei regelmäßige Kontrollen wegen der Gefahr einer Östrogendominanz erfolgen sollten).
- DHEA ist kein Hormon, das im Alter dermaßen verloren ginge, dass eine Substitution zwingend nötig sei. Es gibt immer wieder Menschen, die es schaffen, sich ihre Jugendlichkeit bis ins hohe Alter natürlich zu erhalten. Oft hat das etwas mit einer inneren Einstellung und dem Lebensstil zu tun – nicht etwa mit Hormoncocktails.

Testosteron

Kurz gesagt:
Ohne Testosteron gäbe es keine Männer.

Testosteron macht Männer männlich und Frauen wagemutig. Es wird in den Hoden, Eierstöcken und in der Nebennierenrinde gebildet.

Testosteron

- ist ein Männlichkeitshormon; sorgt für die Entwicklung primärer und sekundärer Geschlechtsmerkmale bei Männern, Stimmbruch sowie männliches Verhalten und Konkurrenzgehabe.[104]
- vergrößert die Muskelmasse, verringert die Fettmasse.
- steigert den Sexualtrieb bei Männern und Frauen.
- steigert die Motivation.
- macht widerstandsfähig.
- lindert Depressionen.

Konsequenzen für Sie:

- Ohne Testosteron entwickelt sich der männliche Fötus nicht so, wie von der Natur vorgesehen (Geschlechtsentwicklung).
- Männer müssen heutzutage, da die Umwelt mit Östrogenen überladen ist, besonders auf ihren Testosteronspiegel achten, indem sie z.B. auf häufigen Bierkonsum verzichten. Dieser kann nämlich innerhalb weniger Tage zu »Männerbrüsten« führen – übrigens ein Zeichen für Östrogendominanz beim Mann (Östrogene dominieren im Vergleich zum Testosteron).

Progesteron

> **Kurz gesagt:**
> Wenn Östrogen der Sprinter unter den Geschlechtshormonen ist, ist Progesteron der Marathonläufer. Es übernimmt die Vorherrschaft vom Östrogen, wenn dieses abdankt.

Progesteron erhält einen gesunden, schmerzfreien Menstruationszyklus sowie die Schwangerschaft.

Es wird in den Ovarien (Gelbkörper), der Plazenta, den Hoden und der Nebennierenrinde gebildet.

Progesteron

- beendet Östrogendominanz und deren Folgen.
- schützt vor Krebs und Entzündungen, Stress und Schock.
- steigert Fruchtbarkeit und Sexualtrieb.
- erhält die Schwangerschaft, unterdrückt weitere Eisprünge.
- hält Frauen im Zusammenspiel mit DHEA weiblich (nach der Entwicklung der primären und sekundären Geschlechtsmerkmale in der Pubertät).

Konsequenzen für Sie:

- Progesteron ist für Frauen das wichtigste Geschlechtshormon. Stimmt der Progesteronspiegel, regulieren sich oft auch DHEA- und Östrogenmengen.
- Progesteron hat einen positiv regulierenden Einfluss auf Schilddrüse und Nebennieren.
- Auch für Männer ist Progesteron in kleinen Mengen wichtig, da es das Verhältnis zum Östrogen und damit mittelbar zum Testosteron reguliert.

Östrogene

Kurz gesagt:
Östrogene benehmen sich im Körper wie Hefe. Aus wenig Gewebe wird schnell mehr, sobald Zucker zugegeben wird. Im Körper bewirken Östrogene Schwellungen und Zellteilung. Allerdings wächst die Hefe hier sozusagen durch Luftabschluss (anaerob) und nicht durch Zucker.

Östrogene wirken in Form von Schwellung und Zellteilung und sind im geringen Maß Wachstumshormone. Es wird in den Ovarien (Gelbkörper, Follikel, Plazenta, Hoden, Nebennierenrinde sowie in anderen Geweben, besonders im Fett) gebildet.

Östradiol	Östriol	Östron
Eierstöcke	Plazenta, Aromatisierung im Fettgewebe	Eierstöcke, NNR, Aromatisierung im Gewebe (meist Fett)
Stärkstes Östrogen	80 % schwächeres Östrogen	10 % schwächeres Östrogen

Östrogen

- wirkt als Wachstumshormon für Gewebe: Schwellung und Zellteilung.
- stimuliert die Entwicklung der Geschlechtsmerkmale bei Frauen in der Pubertät (Brüste, Geschlechtsteile).
- sorgt für das Wachstum von Gebärmutter und Endometrium (Gebärmutterschleimhaut).
- stimuliert indirekt den Eisprung (LH-Stimulierung).
- sorgt für sexuelles Verlangen bei Frauen (gemeinsam mit Testosteron, Schilddrüsenhormonen und Progesteron).

Die wenigsten wissen, dass Östrogen nicht nur in Eierstöcken und Nebennierenrinde gebildet werden kann, sondern in fast allen Körperzellen. Dieses geschieht durch einen enzymatischen Prozess: Aromatase. Hierbei wird Testosteron in den Körperzellen – auch außerhalb von Eierstöcken und Nebennierenrinde – in Östrogen umgewandelt.[105] Folgen dieses Prozesses sind meistens Östrogenüberschuss und Testosteronmangel. Besonders Fettzellen besitzen eine hohe Aromatase-Aktivität, eine wichtige Komponente bei der Erhaltung von Übergewicht.[106]

Übersicht von Faktoren, die Aromatase hemmen oder stimulieren:

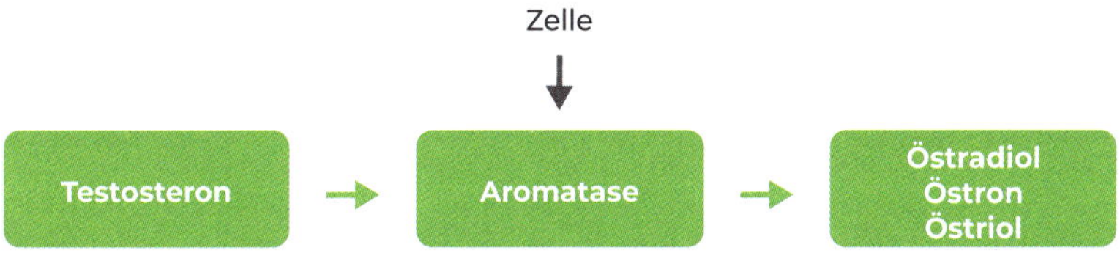

	Aromatasehemmer	Aromatasehemmer
Natürliche Faktoren	Anti-Müller_Hormon	Alter, Übergwicht (Fett), Insulin, FSH, LH, Entzündungen
Medikamente	Anastrozol, Letrozol, Exemestan, Chrysin, Apigenin, Aspirin	
Umwelt	Glyphosate (Pestizid), Manche Substanzen im Tabak	Atrazin, manche Kosmetika
Ernährung	Zink, Weißer Champignon, Orange, Brennnessel, OPC u. a.	Alkohol

Aromatasehemmer und –beschleuniger

Ray Peat, der bereits erwähnte Urvater der Hormonforschung, sagt dazu: »Obwohl wir in der Regel davon ausgehen, dass die Ovarien die Hauptquelle von Östrogenen sind, kann ein Enzym, das Östrogene herstellt, überall im Körper gefunden werden. (...) Fett und Haut sind die Hauptquellen von Östrogen, hauptsächlich bei älteren Menschen. Die Aromatase wird durchs Alter verstärkt, genauso wie durch Prolaktin, Kortisol, Prostaglandin, Hypophysenhormone, FSH und Wachstumshormone. Gehemmt wird die Aromatase durch Progesteron, Schilddrüsenhormone, Aspirin und den Aufenthalt in großen Höhen. Sie kann Östrogen in Fettzellen, Fibroblasten, glatter Muskulatur, Brust-, Pankreas-, Leber-, Gehirn-, Knochen-, Haut- und Gebärmuttergewebe produzieren.«[107]

Konsequenzen für Sie:

- In den meisten Fällen müssen Östrogene im Körper reduziert werden. Das gilt auch für Frauen ohne Eierstöcke.
- Therapien, welche die Senkung von Östrogen im Körper zum Ziel haben, sollten die Wirkung der Aromatase beachten.

ZWISCHENSTOPP: DER WEIBLICHE MENSTRUATONSZYKLUS

Der weibliche Zyklus besteht, grob unterteilt, aus vier Phasen. Erster Tag des Zyklus ist der erste Tag der Regelblutung. Die Blutung dauert üblicherweise bis zu einer Woche an. In dieser Zeit wird die Gebärmutterschleimhaut abgestoßen, falls die Eizelle während des Eisprunges nicht befruchtet worden ist. Daraufhin fangen Progesteron und Östrogen gemeinsam an, einen neuen Eisprung vorzubereiten. Kurz vor dem Eisprung steigt das Östrogen an und stimuliert so das Luteinisierende Hormon, das dann mit dem Folikelstimulierenden Hormon – idealerweise am 14. Zyklustag – den Eisprung auslöst. Diese Phase heißt Folikelphase, während derer das Östrogen für den Aufbau der Gebärmutterschleimhaut sorgt, die gegebenenfalls eine befruchtete Eizelle aufnehmen kann. Nach dem Eisprung steigt das Progesteron sprunghaft an, um im Falle einer Befruchtung des Eis die Schwangerschaft zu erhalten. In dieser Lutealphase sollte das Progesteron mindestens in einem Verhältnis von 100 zu 1[108] zum Östrogen vorliegen. Gegen Ende der Lutealphase sinkt das Progesteron rapide ab, wodurch idealerweise am 28. Zyklustag die Menstruation ausgelöst wird.

Alle Phasen des Menstruationszyklus sollten schmerzlos und ohne Symptome wie Stimmungsschwankungen, Migräne etc. ablaufen.

Die folgende Grafik zeigt den schematisierten Ablauf.

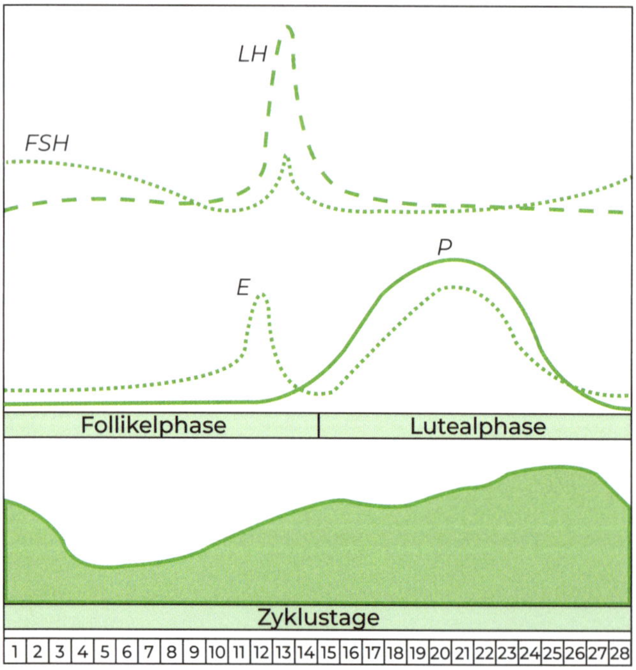

Menstruationszyklus und entsprechende Hormone

Ideale Menstruation:

- regelmäßig, am besten alle 28 bis 29 Tage (Mondzyklus),
- schmerzlos: vor, während und nach der Regel,
- Menstruationsdauer nicht länger als eine Woche, idealerweise ca. drei Tage,
- nicht zu geringer oder zu großer Blutverlust,
- Blut mittelrot, kein merkwürdiger Geruch, keine Blutklumpen,
- keine Begleitbeschwerden, wie z. B. Stimmungsschwankungen

Anzeichen der Ovulation (Eisprung):

- Basaltemperaturanstieg idealerweise über 37 Grad (heutzutage meist der einzige Zeitpunkt, zu dem überhaupt 37 Grad Körpertemperatur erreicht werden),
- kein Temperaturanstieg = kein Eisprung,
- an unfruchtbaren Tagen: Cervixschleim zähflüssig bis klebrig, von pappiger Konsistenz, verschließt als natürliche Barriere den Muttermund,
- an den Tagen um den Eisprung: Schleim dünnflüssig, glasklar und Fäden ziehend.

MEINE ERFAHRUNG AUS DER PRAXIS:
Es erstaunt mich, wie viele Menschen – selbst medizinisches Fachpersonal – davon ausgehen, dass Regelbeschwerden zum Frausein dazugehören. Dem ist nicht so! Schmerzen und andere unangenehme Begleitbeschwerden sind ein Zeichen dafür, dass der Körper aus der Balance gekommen ist. Meistens liegt ein Missverhältnis von Östrogen zu Progesteron vor, wenn es zu Beschwerden rund um die Menstruation kommt.
Da die Geschlechtshormone ein »Trittbrettfahrer« des Stressstoffwechsels sind, kann davon ausgegangen werden, dass bei Regelbeschwerden auch Nebennieren und Schilddrüse aus der Balance geraten sind. Bei genauer Betrachtung können viele Frauen beobachten, dass die Regel z. B. während des Urlaubs, in stressärmeren Zeiten, viel sanfter abläuft als unter extremer Belastung. Auch (subklinische) Entzündungen oder Entgiftungskuren können zu PMS führen, da beides die Bildung von Östrogen begünstigt.

Konsequenzen für Sie:

- Frauen können aus dem Ablauf ihrer Menstruation bereits ohne viele Tests Rückschlüsse auf das Verhältnis von Östrogen zu Progesteron in ihrem Körper ziehen. Dieses ist bei Menstruationsbeschwerden fast immer gestört – selbst dann, wenn die Ursache in einem anderen Hormonsystem liegen mag, z.B. den Nebennieren. Daher ist ein Speicheltest bezüglich einer Östrogendominanz am Anfang der Therapie meines Erachtens wenig sinnvoll – er wird in über 90 Prozent der Fälle sowieso positiv ausfallen.
- Denken Sie daran, dass ein echter Menstruationszyklus in der Natur seinen Sinn hat. Es bleibt NICHT folgenlos, wenn er künstlich durch Hormonpräparate unterdrückt wird. Das mag zwar praktisch erscheinen, wird aber sehr wahrscheinlich Konsequenzen haben. Denn der weibliche Körper nutzt die Monatsblutung unter anderem auch zur Entgiftung, wenn andere Entgiftungssysteme überlastet sind, wie heute so sehr üblich. Außerdem versetzen Hormonpräparate die Eierstöcke künstlich in die Menopause.
- Der Ablauf der Menstruation hat mit dem Selbstverständnis als Frau zu tun. Hat man ein Problem damit, dass man menstruiert, ist meistens auch das Verhältnis zur eigenen Weiblichkeit gestört.

Ein schwacher Beckenboden und eine daraus resultierende Verschiebung der Beckenorgane können mechanisch Menstruationsbeschwerden verursachen. Durch entsprechende Übungen kann dies korrigiert werden (siehe Seite 417, Cantienica®).

Pregnenolon

Kurz gesagt:
Pregnenolon ist sozusagen die Stammzelle der Steroidhormone. Es kann sich in alles verwandeln.

Pregnenolon ist das Mutterhormon von DHEA, Progesteron, Östrogen, Kortisol und Testosteron. Es wirkt schon für sich gesehen wie ein Jugendhormon. Es wird in den Mitochondrien (der Nebennieren, Geschlechtsorgane und des Gehirns) gebildet.

Pregnenolon

- wird aus Cholesterin gebildet.
- ist Vor-Hormon von Progesteron und DHEA.
- wirkt direkt auf die Gehirnfunktion (z. B. Konzentration, Alterungsprozesse).[109]

- schützt die Myelinscheiden der Nerven.[110]
- hat liftende Wirkung auf Weichteilgewebe.
- reguliert Kortisol nach Stresszeiten oder nach Kortisontherapie.[111]
- wirkt beruhigend.[112]
- zügelt den Appetit.[113]
- ist ein natürliches Antidepressivum.[114]
- fördert die Verwertung von Schilddrüsenhormonen.[115]
- unterstützt indirekt bei Osteoporose durch die Regulierung des Kortisol.[116]
- verbessert die Motilität der Gelenke.[117]
- verbessert die Sicht.[118]

Konsequenzen für Sie:

- Sind die Zellen gesund, funktioniert auch die Pregnenolon-Produktion.
- Pregnenolon wird als Baustein für andere Hormone verwendet, wenn Stress ausbricht.

Hormone des Gehirns

Melatonin

Kurz gesagt:
Melatonin ist das Sandmännchen unter den Hormonen und damit ein Gegenspieler vom Hallo-Wach-Männchen Kortisol. Judy Garland, das bezaubernde Wesen aus *Der Zauberer von Oz,* bekam schon als Kind Tabletten zum Aufputschen und dann wieder zum Einschlafen. Wer nicht im Showbusiness tätig ist und gesund bleiben möchte, sollte lieber auf seinen Kortisol-Pegel achten.

Melatonin reguliert den Schlaf-Wach-Rhythmus. Es wird in der Epiphyse (Zirbeldrüse) gebildet.

Melatonin

- reguliert den Tag-Nacht-Rhythmus.
- macht müde, sobald die Kortisolkurve gegen Abend abfällt.
- ist von Dunkelheit abhängig.

Konsequenzen für Sie:

- Menschen mit überaktiven Nebennieren können oft nicht schlafen, weil nicht genügend Melatonin ausgeschüttet wird (ihr Kortisolspiegel ist selbst am Abend noch hoch). Vermeiden Sie Sport, Actionfilme etc. in den Abendstunden, wenn Sie Schlafprobleme haben. Im Grunde kann jedes Licht die Melatonin-Ausschüttung stören. Wer also nachts wach liegt, sollte nicht auch noch das Licht anmachen.
- Bei Tages- oder Blaulicht wird die Melatoninausschüttung unterbrochen oder findet gar nicht statt. Sorgen Sie für eine dunkle Schlafumgebung, gerade wenn Sie Probleme mit dem Schlafen haben. Auch Bildschirme können wachhalten, weil ihr blaues Licht für einen Melatonin-Stopp sorgt. Sogenannte Blaufilter können Abhilfe schaffen.

Oxytocin

Kurz gesagt:
Kennen Sie Menschen, die Sie einfach anfassen wollen? Nicht weil sie besonders attraktiv wären oder weil Sie verliebt sind. Nein, Sie wollen sie einfach ANFASSEN. Auch das Bedürfnis, kleine Kinder auf den Arm nehmen oder knuddeln zu wollen, ist eine Wirkung des Hormons Oxytocin.

Oxytocin ist das Kuschel- und Bindungshormon. Es wird im Hypothalamus (Speicherung im Hypophysenhinterlappen) gebildet.

Oxytocin

- ist das sogenannte Kuschelhormon; Menschen, die viel Oxytocin ausschütten, werden als sympathisch wahrgenommen, man möchte sie gerne anfassen.
- schafft Vertrauen.
- ist das Bindungshormon zwischen Mutter und Kind (Nestbau).
- wird nach dem Orgasmus ausgeschüttet; fördert die Bindung zwischen Partnern.
- löst Wehen aus.
- fördert den Milcheinschuss (gemeinsam mit Prolaktin).
- reguliert Blutdruck und Kortisolspiegel.
- sorgt für Gefühle wie Liebe, Vertrauen und Ruhe.
- sorgt innerhalb einer Gruppe für nach außen gerichtete Aggression zum Schutz der Gruppe.

Konsequenzen für Sie:

- Oxytocin gilt mittlerweile als **das** Wohlfühlhormon schlechthin und nicht, wie lange propagiert, Serotonin. Letzteres versetzt zwar in eine Art High-Zustand (den manch einer mit Glücklichsein verwechselt), ähnlich wie Östrogen, aber Serotonin vermittelt nicht das Gefühl von Geborgenheit und Zugehörigkeit – das kann nur Oxytocin.
- Eine ausreichende Ausschüttung von Oxytocin ist eng an die jeweilige Bindungsfähigkeit geknüpft. Ist sie gestört, verzichtet derjenige auf die wohltuende Wirkung des Hormons auf dem zwischenmenschlichen Weg. Stattdessen wird nach Ersatzbefriedigung gesucht, z.B. in Form von Schokolade oder Sex.

Prolaktin

Kurz gesagt:
Manchen Paaren passiert es durch die Familienplanung, dass sie sich irgendwann mit Mami und Papi ansprechen – dann ist Prolaktin im Spiel. Was für Eltern im Nestbau-Modus vielleicht nach Familienbindung klingt, wird für erwachsene Menschen, die einander eventuell irgendwann noch einmal sexuell anziehend finden möchten, leider oft zum Abgesang ihrer gemeinsamen Sexualität.

Prolaktin ist an der Milchproduktion beteiligt und fördert das Bindungsverhalten. Es wird im Hypophysenvorderlappen gebildet

Prolaktin

- sorgt für Wachstum des Brustgewebes (Milchdrüsen) und Produktion der Muttermilch.
- ist vor der Geburt des Kindes bei der Mutter und deren Partner hoch.
- löst Brutpflegeverhalten aus.
- ist bei Stress erhöht.
- unterdrückt den Eisprung.
- verlängert die Refraktärzeit für eine Erektion (wie schnell hintereinander der Mann kann).
- unterdrückt die Schilddrüsenfunktion.
- erhöht sich durch Bierkonsum, Cannabis und zu viel Eiweiß.

Konsequenzen für Sie:

- Prolaktin ist ein häufig verkanntes Stresshormon und ein Gegenspieler der Schilddrüsenhormone. Es lässt sich meist in Schach halten, solange die Nebennieren optimal funktionieren.
- Prolaktin ist bei Frauen an der schmerzhaften Brustschwellung vor der Regel mit beteiligt.[119]

Psyche und Hormone

Hormone regieren Körper und Psyche. Die Psyche reagiert auf den Körper und der Körper wiederum reagiert auf die Psyche. Hormone und Neurotransmitter sind für verschiedene Stimmungsbilder zuständig.[120] Eine wichtige Stellung nehmen in dieser Hinsicht die Hormone Adrenalin, Kortisol und Östrogen ein, deren Wirkung auf die Psyche im Folgenden auf meiner Erfahrung basierend zusammengefasst wird.

Für **Adrenalin** gilt:

- Kann zu Panik und Angstgefühlen führen.
- Verhindert körperliche, emotionale und mentale Entspannung.
- Kann Schlaflosigkeit verursachen oder Erwachen in der Nacht.
- Macht sich als Enge- und Einschnürungsgefühl bemerkbar (Kloß im Hals, Druck auf der Brust).
- Äußert sich in Schweißausbrüchen, Gänsehaut und trockenem Mund.
- Sorgt für Herzrasen bzw. einen hohen Puls (auch nachts, bzw. beim Einschlafen).
- Kann für Kurzatmigkeit verantwortlich sein.
- Kann für wechselnde Gesichtsfarbe sorgen (von kreidebleich bis dunkelrot).
- Hält Tränen zurück, trotz großer Trauer.
- Verhindert Erektionen und sexuellen Genuss.
- Führt zum Tunnelblick (Verlust des peripheren Sehens) und selektiven Hören.
- Verursacht Zittern.

Östrogen sorgt bereits im geringen Übermaß für schockartige Symptome wie

- emotionale und mentale Betäubung.
- fehlende Wahrnehmung wichtiger Aspekte einer Situation.
- Ausführen unangebrachter oder sinnlos erscheinender Handlungen.
- Bewusstseinseinengung, Wahrnehmungs- und Reizverarbeitungsstörung, Desorientiertheit.

- ein Gefühl, nicht man selbst zu sein.
- ein Gefühl, alles wie durch einen Filter oder eine Kamera zu erleben.
- emotionale Schwankungen wie z.B. von himmelhochjauchend bis zu Tode betrübt oder aggressiv bis teilnahmslos.

Kortisol kann die folgenden Symptome hervorrufen:

- Schwindel,
- den Eindruck, nichts zu fühlen,
- das Gefühl, nicht mit sich selbst verbunden zu sein,
- das Gefühl der Entfremdung,
- Schlaflosigkeit,
- Euphorie,
- Depressionen,
- Psychosen,
- Unterdrückung des Testosterons, wodurch beim Mann das Gefühl entstehen kann, ein Verlierer zu sein.[121]

Bei körperlichen und psychischen Leiden fällt es oft schwer, zu unterscheiden, wer »Henne« und wer »Ei« ist. Daher sollten psychische Themen idealerweise zeitgleich zu der hormonellen Balance in Angriff genommen werden – und umgekehrt.

MEINE ERFAHRUNG AUS DER PRAXIS:

Wer denkt, durch hormonelle Balance seine psychischen Probleme lösen zu können, wird enttäuscht werden. Es gibt Frauen, die sich in der Zeit vor ihrer Regel selbst nicht mehr wiedererkennen. Sie sagen vielleicht so etwas wie »Ich bin ein anderer Mensch.«. Nun, das sind sie nicht. Was ist passiert? Warum werden scheinbar sanftmütige Frauen vor ihrer Regel plötzlich weinerlich, zickig, wütend etc.? Ein gut reguliertes Hormonsystem, sprich Stressresistenz, sorgt dafür, dass das Unterbewusste weniger stark wahrgenommen wird. Dies ist schließlich eine Hauptaufgabe des Hormonsystems. Je übermächtiger nun die Nebennieren werden, desto stärker wird in der Regel auch das Östrogen. In dieser Kombination kann das Unterbewusste irgendwann in der Zeit vor der Regel nicht mehr »weggedrückt« werden.

Anfänglich kann Stress unterdrückt werden, lang andauernder oder übermächtiger Stress hingegen nicht. Das heißt also, dass die Gefühle, die während des PMS oder eines Burn-outs zutage treten, ansonsten auch vorhanden sind. Sie werden nur nicht wahrgenommen. Werden in diesem Fall die Stimmungsschwankungen mit Hormonen »wegbehandelt«, ist das Problem nicht an der Wurzel gepackt, selbst wenn man sich zunächst besser fühlt.

»Aus den Augen, aus dem Sinn« ist dabei grundsätzlich nur eine kurzfristig erfolgreiche Strategie. Denn das Unterbewusstsein findet immer Mittel und Wege, sich auf andere Weise bemerkbar zu machen. Meistens sind die Auswirkungen dann weniger freundlich als nur ein paar Stimmungsschwankungen. Nach dem Motto »Wer nicht hören will, muss fühlen.« muss dann möglicherweise mit Symptomverschiebungen in die materielle Ebene hinein (Gewebe, Organe) rechnen. Ich wäre nicht die Erste, die Krebs, insbesondere der Gebärmutter und der Brust, einerseits als eine mögliche Folge unterdrückter Gefühle sieht, und andererseits auch als Konsequenz eines lange entgleisten Hormonsystems.

Eine naturheilkundliche Regel besagt, dass eine Pathologie in den Gedanken und Gefühlen anfängt und sich in der Materie manifestiert, sollte der Konflikt auf der Emotional- oder Mentalebene nicht gelöst worden sein.

Es gibt einen Mittelbereich, in dem durch Stress emotionale Konflikte weggedrückt werden können. Adrenalin-Junkies, Workaholics und auch Magersüchtige kennen diesen Effekt. Bei zunehmender Schwäche gelingt die Verdrängung allerdings nicht mehr. Dann scheint es, man wäre über Nacht ein anderer Mensch geworden (Nebennieren können innerhalb weniger Tage zusammenbrechen). Natürlich hat sich das Problem schon seit Jahren und Jahrzehnten angebahnt und ist nicht plötzlich über den Betroffenen gekommen.

Auch bei zunehmender Gesundung wird der Körper Gefühle stärker zutage fördern. Heilung bedeutet meiner Erfahrung nach, dass Dinge aus der Versenkung geholt werden, unter anderem auch Gefühle. Das gilt für gute sowie schlechte Gefühle. Während die guten Gefühle dankend angenommen werden, gilt das für die schlechten Gefühle meist nicht. Hier wird dann gerne behauptet, dass diese Gefühle »nicht zu einem gehören würden«, schließlich hatte man sie auch früher nicht (hier wird das Prinzip der Verdrängung verkannt). Interessanterweise behauptet dies kein Patient in Bezug auf einen Zuwachs an Lebensfreude, Selbstsicherheit etc.

Kommen innerhalb der Behandlung negative Gefühle hoch, verwechseln viele Patienten eine effektive und vor allem notwendige Heilungsreaktion mit einer schlecht laufenden Therapie. Statt die Chance zu nutzen, sich unerledigte Themen anzuschauen, wollen viele ihre Emotionen schnell wieder loswerden. Patienten, die grundsätzlich verstanden haben, dass ihre Gefühle nicht willkürlich sind, kommen dann aber nicht selten auf die Idee, sie müssten gerade für dieses oder jenes aktuell leistungsfähig, präsentabel oder sonst was bleiben (mit anderen Worten: Sie wollen zwar die Heilung sofort, doch die Bearbeitung der Gefühle soll später kommen). Doch so funktioniert Heilung meiner Erfahrung nach nicht. Wer wirkliche Veränderung will, muss sich nicht irgendwann, sondern so bald wie möglich Schmerz, Wut und Trauer anschauen. Dann gibt es auch kein Stimmungstief mehr vor der Regel oder Depression im Burn-out.

Im Übrigen gibt es mittlerweile ein großes Forschungsgebiet im Bereich der Orthomolekularen Medizin, das sich auch mit der Wirkung von Aminosäuren und Mikronährstoffen auf die Psyche beschäftigt. Ein Beispiel dafür ist der Biochemiker William J. Walsh, der seit Jahrzehnten die Wechselwirkung zwischen Mikronährstoffen, Epigenetik und psychischen Erkrankungen untersucht. Seine Methode, dass sogenannte Walsh-Protokoll,[122] hat bereits vielen psychisch Kranken ermöglicht, ohne ehedem nötige Psychopharmaka auszukommen. Als ausgebildete Walsh-Therapeutin fließt die Arbeit von Walsh auch in meine therapeutischen Erwägungen ein. Wer aber denkt, durch dieses Protokoll auf magische Weise um seine eigenen ungewollten Gefühle herumzukommen, wird enttäuscht. Nährstoffe und auch mehr Energie öffnen Türen. Durchgehen muss jede/r selbs

Hormonprobleme lassen sich nur dann lösen, wenn körperliche und psychische Beschwerden als Komplex gesehen werden, in welchem Körper und Psyche miteinander interagieren.

FALLBEISPIEL:

Eine Patientin im mittleren Alter kommt mit Zysten an den Eierstöcken und Panikattacken in meine Praxis. Sie fühlt sich in Menschenmengen beobachtet, mag das Haus oft nicht verlassen. Manchmal hat sie Migräne. Insgesamt ist sie schlapp und energielos. Es fällt ihr schwer, für ihre Bedürfnisse einzustehen. Sie hat für sich ein Belohnungssystem entwickelt, das zu exzessiven Shoppingtouren führt (Konsum als Seelenpflaster).

Nach einer erfolglosen künstlichen Befruchtung besteht weiterhin ein Kinderwunsch. Die Beziehung zu ihrem Mann bezeichnet die Patientin als glücklich, allerdings klagen beide Partner über Libidoverlust. Die Patientin besucht bereits eine Psychotherapie. Wir starten die Therapie mit dem sogenanntenBasisprogramm (Ernährungsumstellung und Nahrungsmittelergänzung) sowie Homöopathie. Ihre bis dahin ausgebliebene Menstruation setzt wieder ein – als Dauerblutung. Sie wird durch ihre Frauenärztin mit Progesteron behandelt, das aufgrund niedriger Kupferwerte und einem ausgeglichenen Verhältnis der Geschlechtshormone (laut Haarmineralanalyse, dazu später mehr) gut vertragen wird. Die Blutungen hören auf. Im Laufe der Therapie geht es der Patientin körperlich und seelisch immer besser. Sie verfügt wieder über Energie. Nach etwa elf Monaten entwickelt sie allmählich wieder ein sexuelles Lustgefühl und sieht sich in der Lage, ihre Wünsche zu formulieren. Migräneanfälle erwähnt sie nicht mehr. Sie ist mit der Behandlung zufrieden. Es bestehen noch ein paar Symptömchen, eine längst therapierte Schuppenflechte spielt noch einmal auf. Die Patientin fühlt sich gut aufgestellt, sie kann sich wehren, Spaß haben und hat keine Angst mehr, das Haus zu verlassen. Sie kann inzwischen wunderbar auf fremde Leute zu gehen und muss sich nicht mehr durch Käufe belohnen.

Dieser Fall ist ein Beispiel dafür, dass die Therapie des Stoffwechsels ein entscheidender Wendepunkt in einer Psychotherapie sein kann. Es lässt sich nicht genau sagen, welche der Maßnahmen, was genau bewirkt hat, jedoch führte die Gesamtheit der Therapien dazu, dass sich psychische und körperliche Symptome erledigten.

Zusammenhänge im Hormonsystem

Nachdem die isolierte Wirkung einiger Hormone bereits geschildert wurde, geht es nun um das Zusammenspiel der Botenstoffe – und um die Probleme, die sich daraus ergeben können.

Stress ist Auslöser hormoneller Dysbalancen

Kurz gesagt:
Stress ist der unspezifische Auslöser nahezu aller Hormonprobleme.

Hormonprobleme würden ohne Stress nicht existieren, denn hormonelle Dysbalancen sind in der Regel eine unspezifische Reaktion auf Stress. Unspezifisch deswegen, weil sich Hormonstörungen unabhängig von der Stressursache einstellen. In ihrer Funktion als Botenstoffe kommunizieren Hormone den auftretenden Stress – aber sie produzieren ihn nicht.

Fast jeder ist heutzutage im Stress, aber kaum einer weiß, wer oder was dieser Stress wirklich ist. Jedenfalls ist er oft nicht das, wofür er gehalten wird.

Stress ist keine Lifestyle-Erscheinung oder ein psychisches Phänomen, das vom subjektiven

Empfinden eines Individuums abhängig ist. Medizinisch-fachlich ausgedrückt, handelt es sich um einen biochemischen Parameter, der objektiv im Körper gemessen werden kann.

Auslöser von Stress sind sogenannte *Stressoren*. Alles, was auf den Körper einwirkt (also jede Art von Reiz), kann als Stressor erfahren werden. Stressoren können von außen oder/und von innen. Berührungen, Licht, ein Luftzug sowie Hunger oder Kummer und Sorgen können genauso Stressoren darstellen wie Hitze, Erdstrahlung und vieles mehr.

Der Begriff *Stress* ist auf den österreichisch-ungarischen Forscher Hans Selye zurückzuführen.[123] Er unterschied zunächst zwischen Eustress (als positiv empfundener Stress) und Dystress (als negativ empfundener Stress). Sehr bald kam er jedoch zu dem Schluss, dass Stress immer die gleichen Auswirkungen auf das System hat, vollkommen unabhängig davon, wie der Gestresste diesen Stress bewertet.

Selye stellte fest, dass der Körper unter Stress das sogenannte *Adaptationssyndrom* zeigt, das kurzfristig das Überleben sichert, langfristig jedoch zu Starre, Schock und Tod führt.[124] Das Adaptationssyndrom tritt auf, wenn Stresshormone in einer bestimmten Reihenfolge produziert und ausgeschüttet werden. Sie kommunizieren dem gesamten System die Anwesenheit von Stressoren, kurz: Stress. Und weil das Vorhandensein von Stresshormonen objektiv messbar ist, kann auch Stress gemessen werden.

Konsequenzen für Sie:

- Zu viel Stress ist tödlich. Bevor es aber so weit ist, bringt er das Hormonsystem durcheinander. Wer ein gut reguliertes Hormonsystem haben möchte, sollte Stress reduzieren. Das gilt auch für positiven Stress, also (zu viele) Dinge, die Spaß machen. Jeder Mensch benötigt Zeit für Ruhe und Erholung.
- Ob Sie gestresst sind, bemerken Sie am besten durch einen kritischen Blick auf Ihren Zustand, denn »an den Früchten werdet ihr sie erkennen ...«: Je mehr Symptome Sie haben, desto gestresster ist Ihr Körper und desto unausgeglichener ist Ihr Hormonsystem.
- Sie können selbst dann gestresst sein, wenn Sie gerade ruhig im Bett liegen, da Stress ein innerer Vorgang ist. Er kann existieren, obwohl jemand sich nicht gestresst fühlt.
- Hormonelle Störungen werden in der Regel von verschiedenen Stressquellen verursacht. Wenn Sie Ihre hormonellen Probleme behandeln möchten, müssen Sie Ursachenforschung betreiben.
- Denken Sie daran, dass Stress ein Mechanismus ist, der das Überleben sichern soll.

Leben und Überleben

> **Kurz gesagt:**
> Wer nicht tot ist, lebt nicht unbedingt.

Übermäßiger Stress ist ein Zeichen dafür, dass ein Mensch nicht lebt, sondern überlebt.

Im Lauf der Evolution überlebte die Spezies Mensch nur, weil sie innerhalb eines weiten emotionalen, spirituellen und körperlichen Spektrums operierte. Das menschliche System aus Körper, Geist und Seele musste auch unter suboptimalen Umständen funktionieren, um nicht individuell oder kollektiv auszusterben

Und bis heute bemisst der Körper seinen Optimalzustand am Vorhandensein von (ausreichend) Ressourcen, da diese ihm erlauben, Energie herzustellen – oder auch nicht. Ressourcen entscheiden also noch immer über Leben und Tod (Abb. Seite 20).

Im Folgenden werden die Folgen eines Ressourcen- und damit Energieengpasses wiederholt, weil das Verständnis dieses Mechanismus letztendlich nach meiner Auffassung den Schlüssel für Hormonstörungen darstellt. Wenn die Lesenden nur eines aus diesem Buch mitnehmen dürften, sollte es bitte das Folgende sein: Das System hat Möglichkeiten, zwischen Leben und Überleben zu unterscheiden.

Im Modus *Leben* kann ein Mensch sein Leben aktiv gestalten, da er optimalen Zugriff auf Ressourcen jeglicher Art hat und diese optimal verwertet werden können. Energie ist reichlich vorhanden und im Körper gleichmäßig verteilt. Die Selbstheilungskraft fließt ungehindert. Kein Organ oder Gewebe wird vernachlässigt. Der Mensch ist gesund, lebt in Harmonie mit seiner Umwelt – und wie er von der Natur angelegt wurde: nach seiner *Blaupause.*

Im Modus *Überleben* **re**agiert ein Mensch mehr auf das Leben, als dass er es selbst aktiv gestaltet. Er ist damit beschäftigt, an seiner Umwelt nicht zugrunde zu gehen. Der Fokus liegt oft auf dem Schutz vor der Umgebung und ihren Anforderungen.

Metabolisch betrachtet, wird Energie konserviert (Abb. Seite 20). Das gilt selbst dann, wenn der Stress, der diesen Zustand ausgelöst hat, nichts mit einer Verknappung von Nahrungsressourcen zu tun hat. Evolutionsbedingt ist jeder Stressor aus Sicht des Organismus erst einmal potenziell lebensbedrohlich.

Leben und Überleben schließen einander aus (Abb. Seite 21). Demnach könnte ein Wechsel des Körpers in den dauerhaften Überlebensmodus bereits als beginnende Krankheit (im Sinne eines Wechsels zu suboptimalen Energiebedingungen, die in die Pathophysiologie führen) bezeichnet werden.

Diese Auffassung hat zugegebenermaßen wenig mit der bereits beschriebenen, allgemein gültigen Krankheitsdefinition der Schulmedizin zu tun, die handfeste Symptome fordert, um Diagnosen zu stellen, aber der Ansatz der natürlichen hormonellen Balance ist eben ein anderer als der übliche. Und dass Stress krank macht, wird auch von der Schulmedizin nicht bestritten.[125]

Das Botensystem des Körpers, die Hormone, kommuniziert also den jeweiligen Modus, in welchem sich der Körper befindet. Im Überlebensmodus bedeutet dies: Die Ausschüttung von Schilddrüsenhormonen wird zurückgefahren, hingegen werden die Nebennierenhormone Kortisol und Adrenalin, auch Stresshormone genannt, vermehrt produziert.[126] Die Hormone, die für die Fortpflanzung relevant sind, reagieren ebenfalls auf das Stress-Szenario:[127] Östrogen wird verstärkt freigesetzt – zulasten des Progesterons bei Frauen und des Testosterons bei Männern, wie später noch genauer ausgeführt werden wird. Diese Verschiebung des Hormonsystems kann zu einer Vielzahl von Symptomen und Krankheitsbildern führen wie z. B. dem prämenstruellen Syndrom, Haarausfall, Unfruchtbarkeit, Schilddrüsenunterfunktion, Figurproblemen, vorzeitiger Alterung u.v.m. Darüber hinaus sorgt Stress neben dem hormonellen Chaos auch für Erkrankungen und Beschwerden, die regulär oft nicht mit dem Hormonsystem in Verbindung gebracht werden.

Da Körper, Geist und Seele sich untereinander beeinflussen (Abb. Seite 17), hat der Überlebensmodus weitere Konsequenzen für den Organismus:

- Biochemisch betrachtet, wechselt der Körper von der aeroben zur anaeroben Energiegewinnung, mit der er etwa 95 Prozent weniger Energie produzieren kann.
- Emotional äußert sich der Überlebensmodus in Phänomenen wie Schock, Dissoziierung (Abspaltung) und Verdrängung.
- Mental interpretiert, verengt sich das Denkvermögen. Inspiration fehlt, Vergesslichkeit nimmt zu.
- Spirituell gesehen, verliert sich der Sinn des Lebens und es ist nicht mehr möglich, sich selbst zu verwirklichen.

Was passiert im Körper, wenn das System in den Überlebensmodus umschaltet?

Was verstärkt wird	Was gehemmt wird
Zentralisierung des Blutes in den lebenswichtigen Organen	Verdauungsleistung wird minimiert oder eingestellt
Polsterung der Rumpforgane	Fortpflanzung, Sexualität
Ausblenden/Verdrängen der Psyche	Wundheilung (Narbenbildung)
Tunnelblick, selektives Hören	Weitblick
Verbrennung von Mineralstoffen und Vitaminen	Speicherung von Mineralstoffen im Gewebe
Anlegen von Fettspeichern, Anzapfen von Eiweißreserven im Gewebe (Muskeln)	Anlage von Glykogenspeichern (Kohlenhydratspeicher)

Der Überlebensmodus ist seit jeher Teil der Natur von Mensch, Tier und Pflanze. Er sorgte über Jahrtausende beispielsweise dafür, dass die Menschheit den Winter überstand. Gab es doch ursprünglich in der kalten Jahreszeit zwangsläufig weniger zu essen. Ein Stoffwechsel, der in solchen Phasen viel Energie verbraucht, wäre seinerzeit ein Hindernis, wenn nicht gar bedroht gewesen. Auch Fortpflanzung in der Dürrezeit oder im tiefsten Winter war kein guter Plan.

Und der menschliche Organismus funktioniert noch immer so, dass Kälte und Dunkelheit Phasen der Einkehr sind, und in der Regel nicht die Unternehmungslust der Sommerzeit herrscht. Stattdessen wird Winterspeck angesetzt (durch hormonelle Umstellungen), bis der Frühling mit mehr Licht und Wärme wieder Frühlingsgefühle weckt (eine erneute Umstellung des Hormonsystems) und das ganze System wieder in den Lebensmodus schaltet.

Diese Mechanismen spiegeln sich in hormonellen Schwankungen im Laufe der Jahreszeiten wider.[128] Auch der Winterschlaf oder die Winterruhe mancher Tiere folgen diesem Rhythmus. Manche von ihnen verändern durch den übermäßigen Verzehr bestimmter Substanzen ihre Körperchemie so weit, dass sich ihr Stoffwechsel verlangsamt bis wieder Frühling ist. Diesen Effekt erreichen die Tiere vor allem mit mehrfach ungesättigten Fettsäuren (Omega 6). Diese werden bis zum Frühjahr verbrannt, und das Verhältnis zu den gesättigten Fettsäuren, die den Stoffwechsel beschleunigen, ändert sich wieder: Das Tier erwacht aus Winterschlaf oder Winterruhe.[129] So fressen Eichhörnchen Nüsse, die einen hohen Anteil an mehrfach ungesättigten Fettsäuren enthalten und Bären sedieren sich quasi mit Lachs.

Dem modernen Menschen wird der überlebenswichtige Mechanismus inzwischen leider oft zum Verhängnis: Hunger und Kälte sind längst keine Bedrohung mehr, sodass winterliche Energiekonservierung sinnlos wurde. Doch in dieser Hinsicht funktioniert der Körper weiter auf Steinzeit-Niveau, indem er gen Jahresende quasi automatisch auf Energiekonservierung schaltet. Wird er dann auch noch mit zu vielen mehrfach ungesättigten Fettsäuren gefüttert (dazu später mehr), verstärkt er sein Energie-Drossel-Programm.

Zudem führen noch zahlreiche weitere Faktoren zur Überlastung des menschlichen Systems und signalisieren ihm, dass es gut daran täte, mit seinen Energien hauszuhalten.

Trotz paradiesischer Zustände durch ein ganzjähriges Überangebot an Nahrungsmitteln geraten zusehends mehr Menschen durch den aktivierten Überlebensmodus in eine gesundheitliche Bredouille. Lebensstress ist der Nahrungsmittelengpass der Neuzeit, der Auslöser 2.0 des Überlebensmodus. Unter ihm leidet der industrialisierte Mensch viel mehr als seine Vorfahren, die gelegentlich vor einem Säbelzahntiger wegrennen mussten oder Hunger und Kälte ausgesetzt waren. Zwar wurde noch vor 100 Jahren früher gestorben, aber solange man lebte, war man im Vergleich irgendwie gesünder als die Nachkommen der Gegenwart.

MEINE ERFAHRUNG AUS DER PRAXIS:
Häufig berichten mir Patienten, dass sich ihre Beschwerden etwa um die Weihnachtszeit vermehrt hätten. Diese Beobachtung hat nicht immer etwas mit der lieben Verwandtschaft und deren Heimsuchung zu tun, sondern auch mit der Tatsache, dass auf der nördlichen Halbkugel der 21. Dezember der kürzeste Tag des Jahres ist. Dunkelheit und Kälte wirken sich im Organismus aus: Die Mitochondrien, Kraftzellen des Körpers, vermehren sich bei Licht und bauen sich bei Dunkelheit ab. Deshalb können ein paar verregnete Sommer hintereinander durchaus zu Hormonproblemen und anderen gesundheitlichen Beschwerden führen. Passend zu dieser Theorie geben viele Patienten an, dass ihre Stimmungstiefs oder körperlichen Symptome, wie Gelenkprobleme oder Nahrungsmittelintoleranzen, in der Sonne bzw. im Sommer verschwänden.

Stress nimmt im Kontext mit Hormonen eine wichtige Stellung ein. Er bestimmt, ob die Hormonproduktion sich im Lebensmodus frei entfalten kann oder ob der Körper in den Überlebensmodus wechseln muss.

An dieser Stelle sei noch einmal darauf hingewiesen, dass das Hormonsystem zwar Stress produziert und kommuniziert, jedoch nicht sein Verursacher ist.

Es ist wie in einem Unternehmen, das Autoteile produziert: Die Teile werden zwar von Menschen oder Maschinen hergestellt, aber das geschieht nicht in Eigenregie. Planungsabteilung oder Geschäftsführer erteilen vorher einen Auftrag. Konstruktions- oder Produktionsfehler können zwar durchaus fehlerhaften Maschinen oder unsachgemäß arbeitenden Menschen zugeschrieben werden (so, wie hormonelle Fehlproduktionen dysfunktionellen Organen zugeschrieben werden können – wobei eben oftmals auch gesunde Organe hormonelle Störungen produzieren können, wenn sie dafür von anderer Stelle einen Auftrag erhalten), aber auch diese Fehler lassen sich auf ein Missmanagement in der Chefetage zurückführen. Denn sowohl ein gesundes Unternehmen als auch ein gesunder Körper gleichen Fehler im System aus, ohne dass die Gesamtheit leiden muss.

Konsequenzen für Sie:

- Lernen Sie, die Zeichen Ihres Körpers zu deuten. Fragen Sie sich, ob Sie überwiegend im Lebens- oder im Überlebensmodus unterwegs sind.
- Entdecken Sie, welche Ernährungsformen, Lebensumstände etc. zu einer Aktivierung des Überlebensmodus beitragen, und verändern Sie diese Umstände in Ihrem Leben nach und nach.

Stress und seine Konsequenzen für das Hormonsystem

> **Kurz gesagt**:
> Hormonell betrachtet, bestimmen die Nebennieren über Leben und Tod. Schilddrüse, Geschlechtshormone und alle anderen Botenstoffe ordnen sich ihnen unter.

Alle Hormone interagieren miteinander.

Sie kommen als Botenstoffe im Blut an jeder Zelle vorbei. Einerseits wird die Menge eines Hormones im Blut durch Feedback-Mechanismen geregelt, andererseits begrenzen sich Hormone gegenseitig oder feuern sich an.

Die drei Hauptakteure im Hormonsystem sind Nebennieren, Schilddrüse und Geschlechtsorgane.

Dass die drei Hormonsysteme miteinander in Verbindung stehen und sich gegenseitig beeinflussen, wurde bereits in der Abbildung auf Seite 28.

Stress ist der Schalter, der das System vom Lebens- in den Überlebensmodus schaltet. Er wird von den Nebennieren vermittelt. Das Lebensprinzip hingegen ist Aufgabengebiet der Schilddrüse (siehe dazu Abb. Seite 26).

Werden die Nebennieren aktiv, führt das unweigerlich zu einer weniger aktiven Schilddrüse[130] (kurzfristig kann es allerdings zu einer Überfunktion kommen, siehe dazu *Von der Über- zur Unterfunktion*, Seite 157).

Ist die Schilddrüse als Vertreterin des Überlebensmodus entthront, übernehmen die Nebennieren das Zepter im Königreich Körper. Es kann nur einen Herrscher geben; Leben und Überleben schließen sich – wie schon häufiger erwähnt – gegenseitig aus.

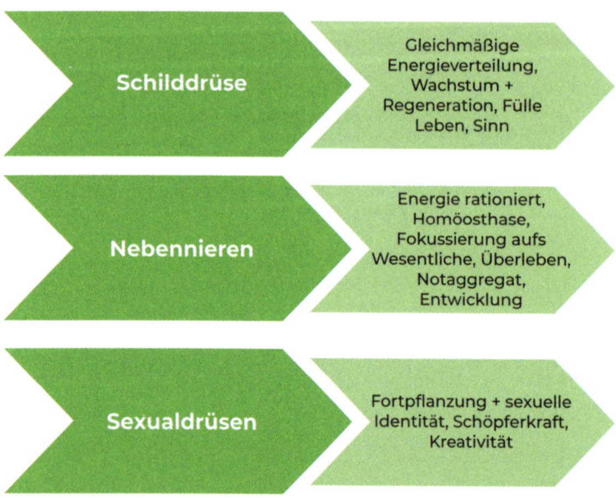

Hauptaufgaben der drei großen Hormonsysteme

Fehlt dauerhaft Energie, bleibt die Schilddrüse unteraktiv, unabhängig davon, ob die Nebennieren unter- oder überaktiv sind.[131] Entscheidend ist hier der Energiemangel, der die Nebennieren im Körper das Kommando übernehmen ließ.

Eine gesunde Schilddrüse und sogar eine mit Überfunktion und aktivierten Nebennieren ist nur möglich, wenn der Körper genug Energie zur Verfügung hat. In dieser Komponente liegt der Unterschied zwischen dem, was nach dem sogenanntem Nutritional Balancing als schneller bzw. langsamer Stoffwechsel bezeichnet wird (dazu später mehr).

Die Kombination von überaktiver Schilddrüse und überaktiven Nebennieren ist auch bei einem schnellen Stoffwechsel meistens ein vorübergehender Zustand, der im Weiteren zu einem langsamen Stoffwechsel mit Energiemangel und Schilddrüsenunterfunktion führt (Abb. 10, Seite 23). Denn der schnelle Verstoffwechsler verbraucht Nährstoffe schneller, als sie ihm (wieder) zugeführt werden können.

Damit sind, hormonell gesehen, die Nebennieren nach meiner Auffassung als Stressvermittler der Brandbeschleuniger des Zustandes Krankheit. Schilddrüsen- und Geschlechtshormone ordnen sich ihnen unter. Innerhalb dieses hormonellen Dreiecks bewegt sich die gesamte hormonelle Balance. Das heißt, auch andere Hormone ordnen sich dem Machtverhältnis von Schilddrüse und Nebenniere unter, denn von diesen beiden »Großen« kommt entweder der Befehl »Leben« oder »Überleben«. Und der gilt auch für Botenstoffe auf Zellebene sowie Neurotransmitter.

Ganz besonders genau richten sich die Geschlechtsdrüsen nach dieser Ansage. Der Überlebensmodus bedeutet, dass das Leben bedroht wird. Der Körper geht also davon aus, dass die Energie knapp ist bzw. eine Art Hungersnot/Ressourcenknappheit droht. Unter diesen Umständen ist Fortpflanzung nicht sinnvoll. Das gilt sowohl für die Gemeinschaft, die in Zukunft mehr Nahrung für einen weiteren Menschen produzieren müsste, als auch für die werdende Mutter und das Kind im Einzelnen. Im Überlebensmodus geht der Körper davon aus, dass nicht genug Ressourcen für eine Schwangerschaft oder deren Aufrechterhaltung zur Verfügung stehen.

Interessanterweise scheint die Natur dabei den gesamten Prozess im Auge zu behalten, da zwischen Eisprung und Geburt viel Energie vonnöten ist, um das werdende Leben optimal auszustatten: Einen Eisprung im Stress zu produzieren, ist noch relativ einfach (dazu später mehr), weswegen es in Hungerphasen bzw. Ländern mit Lebensmittelknappheit durchaus zu Schwangerschaften kommen kann. Aber welche Folgen eine Schwangerschaft unter diesen Umständen für die Gesundheit von Mutter und Kind hat, steht auf einem anderen Blatt. Denn Nährstoffmängel und Schwermetallbelastungen werden von der Mutter weitergegeben. Dies wirkt sich auf die Konstitution des Kindes aus.

Hinzu kommt, dass der Mutterkörper sich in einer Schwangerschaft einiger Schwermetalle entledigt (in Richtung Kind) und gleichzeitig jede Menge Nährstoffe verbraucht – eine Art Loose-Loose-Situation für Mutter und Kind. Der Organismus hat folglich ein Interesse daran, dass eine Schwangerschaft nur dann eintritt, wenn er nicht gerade von irgendeinem Ungemach wie Mangel oder anderen Belastungen geplagt wird.

Fruchtbarkeit ist damit Ausdruck des Lebensprinzips, Unfruchtbarkeit eine Folge des Überlebensprinzips (siehe dazu Abb. Seite 29). Eine verminderte Fruchtbarkeit kann also als eine Art von Artenschutz verstanden werden.

MEINE ERFAHRUNG AUS DER PRAXIS:
Immer wieder höre ich von Patientinnen, die sich relativ neu in meiner Behandlung befinden, sie seien – hoppla – schwanger. Diesen Umstand teilen sie mir nicht ohne einen leichten oder auch schweren Hauch von Panik mit. Oft haben diese Frauen vorher schon vieles versucht, um schwanger zu werden, aber bislang war ihr Kinderwunsch unerfüllt geblieben. Natürlich ist eine lang herbeigesehnte Schwangerschaft ein erfreuliches Ereignis, aber ich rate am Anfang der Behandlung dennoch und grundsätzlich zur sorgfältigen Verhütung. Wie beschrieben, können bereits leichte Verbesserungen im Hormonhaushalt einen Eisprung auslösen. Die Schwangerschaft zu erhalten und ein gesundes Kind zur Welt zu bringen, erfordert jedoch von der werdenden Mutter einiges an Ressourcen. Und je länger die Schwangerschaft fortschreitet, desto mehr Ressourcen werden gebraucht. Darüber kläre ich Patientinnen immer auf. Denn die benötigten Ressourcen fehlen ihnen in der Regel, weswegen es mit dem Kinderwunsch bislang auch nicht geklappt hat. Natürlich begleite ich die Patientinnen therapeutisch weiter, auch wenn sie aus meiner Sicht nicht unter optimalen Bedingungen gebären werden (daher zum Beispiel auch die erwähnte Panik der Schwangeren).

Der Körper braucht eine Weile für Regeneration und das Auffüllen von Nährstoffdepots. In traditionellen Kulturen wurden Frauen bis zu zwei Jahre lang aufgepäppelt, bevor sie grünes Licht für die Fortpflanzung bekommen haben. Außerdem bedeutet eine Regulationstherapie immer auch Entgiftung. Und auch eine gründliche Entgiftung braucht ihre Zeit. Zudem sollte eine Entgiftung nicht in einer Schwangerschaft oder während der Stillzeit fortgeführt oder begonnen werden. Hinzu kommt, dass die Menge an Nahrungsergänzung auf die Bedürfnisse des Kindes angepasst werden muss. Dabei geht die Mutter oft leer aus, damit das Kind versorgt ist.

Zu guter Letzt treten zum Anfang der Therapie oft Gefühle zum Vorschein, die lange unterdrückt wurden – und gerade in der Zeit zwischen Zeugung und dem zweiten Lebensjahr sind Kinder besonders auf emotional ausgeglichene Eltern angewiesen. Es ist meiner Meinung nach sinnvoll, lieber den eigenen Seelen-Ballast abzuwerfen, bevor er den Nachkommen aufgebürdet wird. Insofern betrachte ich die Erfüllung eines Kinderwunsches um jeden Preis nicht als einen Akt der Kinderliebe, sondern als ein unreifes und unüberlegtes Ansinnen der zukünftigen Eltern. Das denke ich auch in Bezug auf Frauen, deren biologische Uhr tickt. Ein paar Monate mehr wirken sich meiner Erfahrung nach weniger gravierend auf die Fruchtbarkeit aus als ein gestresster und ausgelaugter Körper. Gibt frau sich für Aufbau und Entgiftung genügend Zeit, verlaufen Schwangerschaft und Geburt umso besser und nicht selten sogar komplikationsfrei. Auch die Rückbildung ist unter idealer Nährstoffversorgung einfacher als ohne.

Da Sex eine Notwendigkeit zur natürlichen Fortpflanzung darstellt, unterdrückt Stress auch den Sexualtrieb – das gilt zumindest für Dauerstress, weil die für die Reproduktion nötigen Hormone reduziert werden, wie bereits erläutert. Akuter Stress steigert den Sexualtrieb nämlich mitunter sogar (dies ist ein weiteres Beispiel für das Prinzip aus *Von Unterfunktion kommt Überfunktion* Abb. Seite 23) spielt allerdings auch eine andere Rolle für den Organismus und seine Funktionen.

Konsequenzen für Sie:

- Die Nebenniere sollte im Zentrum einer hormonellen Therapie stehen. Ohne Stress zu beseitigen und die Nebennieren zu beruhigen, können die Schilddrüse und die Geschlechtsdrüsen nicht wieder in Balance kommen.
- Fruchtbarkeit ist ein Zeichen von Gesundheit und Ausdruck des Lebensprinzips. Jede Verminderung der Fruchtbarkeit (Pille etc.) wirkt sich negativ auf die Gesundheit aus. Ebenso können Nährstoffmängel die Fruchtbarkeit beeinflussen.
- Eine effektive Regulierung des Hormonsystems hat meiner Auffassung nach nur Aussicht auf Erfolg, wenn die hormonellen Wechselwirkungen beachtet werden. Das gilt für die Funktion von Schilddrüse, Geschlechtsdrüsen und Nebennieren, aber auch für Krankheiten wie Diabetes oder Osteoporose, die ebenfalls hormonell vermittelt werden.

Stresshormone

Adrenalin und Kortisol

Stresshormone bereiten den Körper auf Kampf oder Flucht vor – und konservieren Energie. Die Antwort des Körpers auf Stress kommt von den Nebennieren in Form von Adrenalin und Noradrenalin. Diese beiden Hormone sind danndie erste Reaktion des Körpers, wenn er eine Bedrohung spürt.

Schon zu Urzeiten wurde diese Stressantwort für die Fight-or-Flight- (Kampf oder Flucht) oder Freeze-Reaktion (Schockstarre) gebraucht. Traf ein Höhlenmensch auf einen Säbelzahntiger – und damit auf den Nr.-1-Stressor der Steinzeit –, musste das Nervensystem in Verbindung mit den Hormonen in Sekundenschnelle eine Entscheidung fällen: kämpfen, fliehen oder totstellen. Da sich diese Strategien bewährt haben, laufen sie übrigens noch immer nach dem gleichen Muster ab.

Dauert Stress über einen längeren Zeitraum an, schütten die Nebennieren Kortisol aus. Während Adrenalin und Noradrenalin sehr schnell in der Lage sind, Ressourcen für Flucht- oder Verteidigungsstrategien zu mobilisieren (konzentrierte Energieversorgung von z. B. Herz-, Lungen- und Laufmuskeln), bereitet Kortisol den Körper auf Energiekonservierung unter Erhaltung lebenswichtiger Systeme vor. Aus beiden Mechanismen ergibt sich das Adaptationssyndrom, das mittelfristig zu Defiziten in puncto Nährstoffversorgung führt und damit auch zu Problemen mit der Energieproduktion. Das Resultat ist ein Energiemangel auf Zellebene.

Konsequenzen für Sie:

- Adrenalin und Kortisol im Übermaß verhindern die Balance des Hormonsystems.
- Der Körper konserviert Energie, wenn Adrenalin und Kortisol im System überhandnehmen.
- Das Adaptationssyndrom führt mittelfristig zu einem Energiemangel auf Zellebene.

Östrogen, das heimliche Stresshormon

Östrogen spielt eine tragende Rolle bei der Stressantwort des Körpers. Es ist zwar nicht Teil des Alarmplans der Nebennieren, aber dennoch ins Adaptationssyndrom involviert.[132] Östrogen ist ein Geschlechtshormon, das unter anderem von den Eierstöcken gebildet wird. Es entscheidet maßgeblich über die Fruchtbarkeit einer Frau, indem es indirekt den Eisprung auslöst. Damit nach der Befruchtung allerdings auch die restliche Schwangerschaft erfolgreich verläuft, müssen ausreichend Progesteron und Schilddrüsenhormone vorhanden sein.[133]

Dass Östrogen der Fruchtbarkeit im Weg stehen kann, hängt mit dem Vermögen des Körpers zusammen, bei Ressourcenknappheit möglichst schnell vom Lebens- in das Überlebensprinzip wechseln zu können, in dem Fortpflanzung nicht vorgesehen ist. Daher kann Östrogen in größeren Mengen Fehlgeburten auslösen.[134]

Im Übrigen hat es auch für die Fruchtbarkeit des Mannes Konsequenzen, da zu viel Östrogen sich negativ auf das Männlichkeitshormon Testosteron auswirkt.

FALLBEISPIEL:
Eine Patientin kommt mit einer Schilddrüsenunterfunktion und einer Östrogendominanz, Progesteron- sowie Kortisolmangel und einer daraus resultierenden Unfruchtbarkeit in die Praxis. Einige Wochen nach Behandlungsbeginn und einer Ernährungsumstellung mit verbesserter Nährstoffversorgung fühlt sich die Patientin deutlich wohler. Dann zieht sie um, wechselt die Arbeit und vernachlässigt ihre Ernährung. Wenig später geht es ihr wieder wesentlich schlechter, ihr Progesteronwert ist weiter gesunken.

Weil eine Veränderung des Lebenswandels für sie anstrengender ist als die Einnahme von Präparaten, möchte die Patientin naturidentisches Progesteron substituieren.

Aller Wahrscheinlichkeit nach wird ihr das nicht helfen, da sie ihre Unfruchtbarkeit durch ihren Lebenswandel selbst herbeiführt.

Östrogen im Übermaß ist also eher ein Hormon der Geburtenkontrolle als eines der Fruchtbarkeit. Es wird verstärkt ausgeschüttet, sobald das Adaptationssyndrom auftritt. Gleichzeitig ist Östrogen ein Hormon, das Stress verursacht, indem es die Nebennieren dazu anregt, Stresshormone auszuschütten.[135] Dadurch kann Östrogen nach meiner Auffassung selbst ebenfalls als Stresshormon bezeichnet werden.

Konsequenzen für Sie:

- Östrogen macht im Zweifel eher unfruchtbar als fruchtbar. Frauen brauchen es für den Eisprung, aber nur in Maßen. Und Männer brauchen es gar nicht.
- In einer hormonellen Therapie kann Stress kaum effektiv reduziert werden, wenn Östrogen und östrogenisierende Faktoren nicht beachtet werden.
- Die Einnahme von Östrogenen (Pille, Fruchtbarkeitsbehandlung, Wechseljahre) verhindert die natürliche Balance des Hormonsystems.
- Östrogen kann zwar unter Umständen einen Eisprung auslösen, doch die folgende Schwangerschaft wird dann nicht unter den bestmöglichen Voraussetzungen für Mutter und Kind ablaufen.

Gefahren von Östrogen

Östrogen ist ein Stresshormon und kann unfruchtbar machen. Im Übermaß ist Östrogen gefährlich. Wie jedes andere Hormon hat Östrogen eine wichtige Funktion im Stoffwechselgeschehen. Ein gesunder Körper ist nicht dauerhaft von Östrogen überflutet, sondern bekommt lediglich östrogeninduzierte Impulse. Die erfolgen schnell, machen, was sie sollen, und dann verschwindet das Östrogen wieder. Sein Aufgabenbereich ist recht überschaubar:[136] Es setzt z. B. den Startschuss für den Eisprung, das Wachstum der weiblichen Brust oder den Aufbau der Gebärmutterschleimhaut in der ersten Zyklushälfte. Ein Zuviel von Östrogen führt zu Östrogendominanz[137] sowie einem Mangel an Progesteron und birgt zahlreiche Gefahren für die Gesundheit des Organismus, wie im Folgenden ausführlich dargestellt werden wird.

Ein Östrogenüberschuss

- verringert die Verfügbarkeit von Sauerstoff für das Embryo; erhöht das Risiko einer Fehlgeburt.
- wirkt kurzzeitig stimulierend (koksartig), dann dämpfend.
- führt zu Ödemen, also Schwellungen des Gewebes.
- sorgt für Gedächtnisverlust (durch Prolaktin, das Stillhormon, das bei Frauen die sogenannte *Stilldemenz* verursacht).
- stimuliert die Bildung von Prolaktin außerhalb der Schwangerschaft (das sorgt unter anderem dafür, dass der Mann nicht öfter hintereinander »kann«).
- führt zu Hypoxie, einer Unterversorgung des Gewebes mit Sauerstoff, die wiederum dafür sorgt, dass die Zellen Glukose nicht richtig verwerten können, wodurch ein Energiedefizit entsteht.
- sorgt für eine starke Ausschüttung von Insulin, wodurch Glukose sehr schnell nach den Mahlzeiten verbrannt wird, sodass es zur reaktiven Unterzuckerung kommt.
- sorgt für ein Drosseln der Schilddrüsenfunktion, da Östrogen ein Gegenspieler von T4, dem Speicherhormon der Schilddrüse, ist; bereits ausgeschüttetes T4 wird gebunden und steht dem Körper nicht mehr zur Verfügung.
- erschöpft Nervenzellen im Gehirn, wodurch unter anderem die Fortpflanzungsorgane altern.
- führt zu Unfruchtbarkeit.
- verzögert die Reifung des fetalen Gehirns.
- führt zu einer verstärkten Histaminausschüttung, die allergische Reaktionen begünstigt.
- stört die Balance zwischen Prostaglandinen und zyklischen Nukleotiden, wodurch überschüssige Entzündungsreaktionen auftreten.
- wirkt durch Zwischenmetabolite (Substanzen, die der Körper aus dem Östrogen herstellt oder herstellen kann) krebserregend; Östrogen kann sich im Körper gebärden wie ein pubertierender Teenager – und nur, weil man sich morgens ein gut gelauntes Östrogenpräparat auf der Zunge zergehen lässt, heißt das nicht, dass später daraus nicht ein bösartiges Etwas mutiert, das seine Brüder dazu anstiftet, ein paar Zellen entarten zu lassen.
- führt zur Bildung von Fibromen (gutartige Tumoren).
- führt zu Thrombosen und Embolien (Blutverklumpungen, die Gefäße verstopfen können und im schlimmsten Fall zu Herz- und Hirninfarkten führen).

- führt zusammen mit Adrenalin zu Gefäßverengungen, die beispielsweise in Form kalter Hände spürbar werden.
- verändert/erhöht Blutfette und kann dadurch Gallenblasenentzündungen verursachen.
- führt zur Alterung von Kollagen, wodurch Haut erschlafft und Gelenke schneller abnutzen.
- führt zu Schockreaktionen im Organismus.
- wird unter Stress von fast jedem Gewebe hergestellt, nicht nur in den Geschlechtsorganen; bei gleichzeitig erhöhter Ausschüttung der Nebennierenhormone wird östrogenverstärkt von der Leber synthetisiert.
- senkt die Schwelle für Krämpfe im Gehirn, was epileptische Episoden auslösen kann.
- schrumpft den Thymus und führt zu Autoimmunreaktionen, wirkt Schilddrüsenhormonen entgegen etc.[138]
- wirkt zell- und nerventoxisch.
- setzt vermehrt Fettsäuren frei und verringert den Aufbau von Glykogen (Kohlenhydratspeicher im Körper). Glykogen ist die Form des Körpers, Zucker zu speichern. Ohne Glykogen müsste ständig gegessen werden, damit der Blutzuckerspiegel aufrechterhalten wird und es nicht bei der geringsten Mehrbelastung der Muskeln, z. B. beim Sport, zum unterzuckerten Zusammenbruch kommt.[139]
- verändert die Gebärmutter, sodass sich die befruchtete Eizelle nicht einnisten kann.[140]
- verändert den Geruchsinn der Frau; aus diesem Grund kann eine Frau, die die Pille nimmt, ihrer Nase nicht mehr trauen.[141] Es gab Fälle, in denen langjährige Pillennutzerinnen nach dem Absetzen der Pille ihre Partner nicht mehr riechen konnten und diese für sie sexuell unattraktiv wurden.

Ein Östrogenüberschuss stellt nach meiner Meinung sowohl für Frauen und Männer als auch für Kinder nach eine Gefahr dar.

Verschiedene Formen von Dauerstress sowie die zusätzliche Umweltbelastung durch Xenoöstrogene machen Östrogen zum Widersacher bei der Behandlung hormoneller Dysbalancen.

Zugegebenermaßen geht diese Ansicht nicht unbedingt mit den Ansichten der Schulmedizin oder denen vieler Heilpraktiker-Kollegen konform. Doch die hier vorgenommene Einordnung des Östrogens hat sich im Laufe der Zeit durch praktische Erfahrung bestätigt – und seit vielen Jahren bewährt. Und es gibt auch Menschen, die diese Beobachtungen teilen. Im Folgenden ein Zitat zum Östrogen vom Urvater der Stressforschung, Hans Selye:

> *»Ich habe herausgefunden, dass Injektionen mit dem Eierstockhormon [hiermit muss dem Kontext nach Östrogen gemeint sein, Anmerkung der Verfasserin] das äußere Gewebe der Nebennieren von Ratten stimulierte, einen Abbau der Thymus Drüse bewirkte und Geschwüre und andere Symptome produzierte […] Die Ratten sind gestorben.«*[142]

Ein weiterer Hinweis auf die Gefährlichkeit des Östrogens wurde 2002 von der Women's Healths Initiative erbracht. Die Studie beobachtete 16 608 Frauen, die künstliche Östrogene zur Behandlung von Wechseljahresbeschwerden einnahmen. Nach nur 5 ½ Jahren wurde sie abgebrochen, da im Vergleich zur Placebogruppe signifikant höhere Zahlen an Brustkrebs, Herzinfarkten, Schlaganfällen, Lungenembolien und Thrombosen auftraten.[143] Die Ergebnisse wurden in zahlreichen medizinischen Fachjournalen veröffentlicht, wodurch sich die Verschreibung von Östrogenen bei Wechseljahresbeschwerden reduzierte – zumindest vorübergehend.[144] Die Verschreibungshäufigkeit der Antibabypille, die ebenfalls Östrogene enthält, hat sich jedoch auch nach den Beobachtungen der Studie aus unerfindlichen Gründen nicht verringert. Zwar lässt sich argumentieren, dass jüngere Frauen vitaler und gesünder als ältere seien und somit die Folgen der Östrogenbelastung besser vertragen, aber die vielzähligen Menstruations- und Fertilitätsstörungen sowie Krebserkrankungen junger Patientinnen lassen das Gegenteil vermuten.

Inzwischen beklagen die Autoren der Studie übrigens eine Fehlinterpretation ihrer Forschungsergebnisse und plädieren nunmehr für die Vorteile der Hormonersatztherapie mit Östrogenen,[145] was nach meiner Auffassung wenig verständlich ist. Auch in Deutschland heißt es wieder, es gäbe keine effektivere Therapie für klimakterische Beschwerden.[146] Es scheint, als müssten die Patientinnen sich zwischen Regen und Traufe entscheiden: Entweder sie leben mit klimakterischen Beschwerden oder sie nehmen Östrogene und setzen sich deren Risiken aus. Sollte es nicht andere Möglichkeiten geben?

MEINE ERFAHRUNG AUS DER PRAXIS:

Ich lehne die Behandlung mit Östrogenen – auch mit den *natürlichen* – komplett ab. Selbst dann, wenn scheinbar ein Östrogenmangel vorliegt. Meine Gründe hierfür und für die Überzeugung, dass Östrogene klimakterische Beschwerden nur zu einem hohen Preis lindern, werden im weiteren Verlauf erörtert.

Östrogen kann sich im Gewebe verstecken (und im Blut nicht oder kaum zu finden sein). Außerdem bin ich der Ansicht, dass es für den Körper immer möglich ist, Östrogene herzustellen. Bei Frauen ist das sogar dann der Fall, wenn sie keine Eierstöcke mehr haben. Kurz gesagt: Ich gehe davon aus, dass es ein Zuwenig an Östrogen nicht gibt.

Ausnahmen bilden natürlich schwere körperliche Erkrankungen, die z. B. mit Entwicklungsstörungen einhergehen (diese gehören ohnehin in ärztliche Hände).

Ich stärke bei meinen Patienten Schilddrüse, Nebennieren und Progesteronproduktion zur Ausbalancierung des Östrogens. Nicht selten verschwinden dann Symptome, die angeblich nur durch Östrogene kuriert werden können, wie z. B. Probleme mit den Schleimhäuten.

Konsequenzen für Sie:

- Überdenken Sie Untersuchungsergebnisse, die aussagen, Sie hätten einen zu geringen Östrogenspiegel, indem Sie sich klarmachen, was hinter dieser Aussage stecken könnte. Dies gilt zumindest dann, wenn Sie eine normale körperliche Entwicklung durchlaufen haben und nicht unter seltenen Erkrankungen leiden, die die Hormonproduktion beeinträchtigen.
- Versuchen Sie, so wenig wie möglich mit äußeren Östrogenquellen in Berührung zu kommen (Kosmetika, Kräuter, Pestizide, PET-Flaschen etc.).
- Lesen Sie als Frau die Packungsbeilage von Östrogenpräparaten wie z. B. die der Pille. Vergleichen Sie die aufgeführten Nebenwirkungen mit Ihren Beschwerden. Gehen Sie nicht davon aus, dass Nebenwirkungen und/oder Beschwerden nur einen Bruchteil der Konsumenten betreffen. Das Lesen der Packungsbeilage der Pille kann sogar für viele Männer interessant sein, denn auch diese sind heute oft unfreiwillige Nutznießer von Pillen-Östrogenen im Wasser.
- Setzen Sie die Pille ab. Es gibt durchaus alternative Verhütungsmethoden, die Ihre Gesundheit nicht schädigen. Nehmen Sie keine Östrogenpräparate gegen Wechseljahrbeschwerden. Suchen Sie Alternativen zur künstlichen Befruchtung. Lassen Sie sich nicht davon beirren, dass Östrogenpräparate in der Lage sind (zumindest scheinbar und für eine Weile), Symptome zu kaschieren (z. B. Zyklusregulation, Faltenglätten, Anfeuchten der Schleimhäute). Für diese Symptome, die oft auf Östrogenmangel zurückgeführt werden, gibt es Alternativen.
- Machen Sie sich bewusst, wie Krebs und Östrogene miteinander zusammenhängen. Östrogene »in Schach« zu halten, ist aktive Krebsvorsorge.

ZWISCHENSTOPP: MYTHEN RUND UMS ÖSTROGEN

Es gibt zahlreiche Forschungen und Berichte zu der potenziell schädlichen Wirkung von Östrogenen, von denen der Leser einige auch in der Bibliografie findet. Dennoch wird meiner Auffassung nach Östrogen noch immer schöngeredet, was dazu führt, dass sich im Bezug auf seine Wirkung Mythen gebildet und Halbwahrheiten verbreitet haben.

Trotz seiner Gefährlichkeit genießt Östrogen noch immer einen unverdient guten Ruf. Mögliche Gründe dafür mögen sein:

- Die Schattenseiten des Östrogens sind seit den 1930er-Jahren bekannt,[147] wurden aber nicht weiter beachtet, da in der Schulmedizin oft die Symptombekämpfung im Vordergrund steht, nicht so sehr die sich daraus ergebende Nebenwirkung. Zur selben Zeit wie das Östrogen wurde auch sein Gegenspieler Progesteron entdeckt. Jahrzehntelang schrieb man ihm einzig eine schwangerschaftserhaltende Funktion zu (daher auch seine Bezeichnung vom lateinischen *gestare* = tragen oder gebären).[148] Dass Progesteron in Wirklichkeit ein weitaus größeres Wirkungsspektrums besitzt, förderten Forschungen erst ab den 1960er-Jahren zutage, die im Zusammenhang mit der Entwicklung der Antibabypille aufgenommen wurden. Es wurde konstatiert, dass unverändertes Progesteron die empfängnisverhütende Wirkung der Pille nicht zuverlässig bewirken konnte. Deswegen wurden chemisch veränderte Gestagene zugesetzt. Diese wirken nicht wie Progesteron, sondern wie Östrogen oder Testosteron.

- Viele positive Eigenschaften der Geschlechtshormone, die früher mangels besseren Wissens den Östrogenen zugeschrieben wurden, sind in Wirklichkeit dem Progesteron zuzuordnen (z. B. stimmungsaufhellende Wirkung).
- Östrogen übt kurzfristig eine stimulierende, fast drogenartige Wirkung auf den Stoffwechsel und die Psyche des Menschen aus (daher wirkt es unter Umständen sogar aphrodisierend). Das verleitet dazu, Östrogen positiv zu betrachten, dabei ist jedes Stresshormon dazu da, dem Gestressten zunächst ein gutes Gefühl zu vermitteln – schließlich soll er in die Lage und Stimmung versetzt werden, den Stress zu überstehen.
- Informationen über die Schädlichkeit von Östrogen verbreiten sich in der Medizinwelt nur langsam und unvollständig (siehe die angeführte Studie der Women's Health Initiative). John Lee, Begründer der Ersatztherapie mit naturidentischem Progesteron, vermutete als Grund dafür eine indirekte Zensur, die auf wirtschaftliche Interessen gründet.[149]
- Die Verschreibung und Verwendung künstlich veränderter Hormonpräparate scheint noch immer der übliche Umgang mit Beschwerden zu sein – und die Pharmaindustrie dürfte das freuen. Schließlich spülen diese Präparate mehr Geld in die Kassen als nicht-patentierbare naturidentische Hormone oder alternative Behandlungsmethoden, die durch ebenfalls nicht patentierbare Nahrungsergänzung andere (teure) Medikamente überflüssig machen.

Mythos: Östrogene sind im menschlichen Körper absolut unersetzlich.
Fakt: Falsch. Die Aufgabe von Östrogenen kann von Histamin übernommen werden, da es in der Lage ist, Östrogen nachzuahmen.[150]

Mythos: Östrogen ist gut gegen Hitzewallungen, z. B. in den Wechseljahren.
Fakt: Richtig, allerdings zulasten des Gesamtorganismus: Östrogen kühlt den Körper ab,[151] wofür die anderen negativen Auswirkungen von Östrogen wie z.B. die Gegenspieler Aktivität in Bezug zu Schilddrüsenhormonen und Progesteron in Kauf genommen werden müssen. Dadurch wird der Stoffwechsel zur Symptomlinderung verlangsamt. Deswegen wird zwar weniger transpiriert, aber gleichzeitig hat die niedrige Körpertemperatur negative Auswirkungen auf viele andere Stoffwechselvorgänge.[152] Hitzewallungen treten häufig auf, weil das Lymphsystem überlastet ist. Sie werden von Adrenalinattacken ausgelöst (die wiederum durch Unterzuckerung entstehen; dazu später mehr). Außerdem unterdrücken die Östrogene FSH (Follikel stimulierendes Hormon) und LH (Luteinisierendes Hormon), die

beide unter anderem mit Hitzewallungen in Verbindung gebracht werden. Anfänglich erzeugt Östrogen oft ein Wohlbefinden, längerfristig lässt jedoch der positive Effekt meist nach – und der Metabolismus ist schlechter dran als zuvor, da Östrogen zu Energieverlust auf der Zellebene führt.[153] Dies verlangsamt den Stoffwechsel, wie im Weiteren noch ausgeführt werden wird.

Mythos: Östrogene helfen gegen Osteoporose.
Fakt: Falsch. Zwar unterbindet Östrogen die Aktivität von Osteoklasten (Zellen, die für den **Ab**bau der Knochensubstanz zuständig sind), gleichzeitig wird aber Kalzium eingelagert – allerdings im Weichteilgewebe, nicht in den Knochen. Typisches Symptom davon sind unter anderem (Mikro-)Entzündungen und alterndes Gewebe. Östrogene regen die Tätigkeit der Osteoblasten (Zellen, die für den **Auf**bau der Knochen verantwortlich sind) **nicht** an.[154] Zielführend wäre bei Osteoporose eher die Beachtung des Wechselspiels von Vitamin D, K2, Magnesium, Progesteron und Schilddrüsenhormonen.[155]

Mythos: Östrogene machen Frauen weiblich.
Fakt: Falsch. Progesteron macht Frauen weiblich. Östrogene unterbrechen den weiblichen Zyklus und fördern die Ausschüttung von Androgenen bei Frauen (Damenbart). Sie unterbinden die weibliche Fruchtbarkeit eher, als dass sie sie fördern. Östrogene wirken bereits in geringem Übermaß abtreibend und psychisch »verhärtend«. Außerdem mindern Östrogene im Überfluss die Qualität von Orgasmen.
Im Übrigen kann ein Mann einen genauso hohen Östrogenspiegel haben wie eine Frau,[156] wenn er hormonell nicht in Balance ist. Was genau soll an Östrogen also weiblich sein?

Mythos: Östrogene halten Frauen länger jung.
Fakt: Falsch. Östrogene führen zu Schwellungen des Gewebes. Hierdurch ist die Haut praller und wirkt faltenfreier. Die Schleimhäute werden durch Östrogen scheinbar lubrifiziert, das heißt feucht gehalten. Strukturell aber führt Östrogen nur zum Aufquellen des Gewebes, das dann schneller altert, weil Östrogen Kollagene angreift. Durch die koksartige Wirkung des Östrogens, fühlen sich Frauen – zumindest am Anfang einer Behandlung mit Östrogenen – energiegeladen.[157] Ihr Sexualtrieb wird unter Umständen ebenfalls gesteigert, nicht aber die Qualität der Sexualität.[158] Damit wirkt Östrogen *im Übermaß* wie jedes andere Stimulanz, ohne zu wirklichen Veränderungen in Psyche oder Gewebe zu führen.

Mythos: Östrogene helfen bei einer erfolgreichen Kinderwunschbehandlung.
Fakt: Halb richtig. Östrogene sorgen indirekt für den Eisprung und fördern damit die Empfängnis. Auf den weiteren Verlauf der Schwangerschaft wirken sie jedoch im Übermaß toxisch, weswegen es nach Befruchtungen unter Östrogen häufig zu Fehlgeburten und Zwi-

schenblutungen kommt. Die Beeinträchtigung der Gesundheit von Mutter und Kind vor, während und nach der Geburt sind damit fast unausweichlich. Beachtlich sind auch die anderen negativen Auswirkungen des Östrogens auf das Kind, das höchstwahrscheinlich zeitlebens von der Östrogeneinnahme der Mutter beeinflusst bleiben wird. Progesteron und Schilddrüsenhormone sind zur Steigerung der Fruchtbarkeit bestimmt sinnvolle Alternativen.

Mythos: Bioidentisches Östrogen und Phytoöstrogene sind nicht gefährlich.
Fakt: Falsch. Bioidentische Hormone mögen einen schwächeren Effekt haben als künstliche oder körpereigene Östrogene, trotzdem handelt es sich um Hormone, die östrogenisierend wirken. Die sogenannten Phytoöstrogene (aus Pflanzen gewonnenen Östrogene) besetzen die Östrogenrezeptoren, sodass eine Linderung von Östrogendominanz-Symptomen zunächst erreicht werden mag.[159] Nur, weil sie gelindert wurde, bedeutet es nicht, dass der Körper nicht trotzdem weiter unter den Auswirkungen der Östrogendominanz leiden wird, die sich nämlich wahrscheinlich an anderer Stelle manifestieren wird. Die Behandlung mit bioidentischen oder pflanzlichen Östrogenen funktioniert meist nur eine Weile scheinbar gut. Solange nicht dafür gesorgt wird, dass sich die Östrogenlast insgesamt verringert, kann das System schnell kippen. Ein Besetzen der Rezeptoren mit schwachen Östrogenen ist ein typisches Beispiel für das – in der Medizin und oft auch in der Naturheilkunde – weitverbreitete symptomatische Denken und Handeln. Die Konsequenzen für den Gesamtorganismus werden oft nicht berücksichtigt.

Konsequenzen für Sie:

- Überdenken Sie die Aussagen über die heilende Wirkung von Östrogen und forschen Sie selbst nach. Selbstverständlich hat Östrogen eine Daseinsberechtigung im Körper, aber eben nicht den Stellenwert, der ihm oft verliehen wird. Hinterfragen Sie kritisch, warum sich zwar Berichte zu den Gefahren von Östrogen häufen, die Pille jedoch weiter an bereits junge Mädchen bedenkenlos verschrieben wird. Machen Sie sich klar: Das Östrogen in der Pille ist nicht anders als das aus dem Plastik. Das Östrogen in den Wechseljahrespillen nicht wesentlich anders als das in der Pille für die Verhütung.

Machen Sie sich von der Vorstellung frei, Frauen in den Wechseljahren fehlten Hormone, die von außen zugeführt werden müssen. Die Natur hat ein perfektes System eingerichtet, das durchaus in der Lage ist, die Hormonumstellung in den Wechseljahren auch ohne Hormonersatz beschwerdefrei bewältigen zu können. Eine Hormonersatztherapie (ohne Östrogene) kann (unter bestimmten und beileibe nicht allen) Umständen zwar hilfreich sein, doch unbedingt notwendig ist sie meistens nicht.

Wofür werden Stress und Stresshormone gebraucht?

Stresshormone erlauben eine Adaptation an die Umwelt und fördern die individuelle Entwicklung – zu viele sind auf Dauer aber schädlich. Stress ist ein wichtiger Schalter für den Wechsel des Organismus vom Lebens- in den Überlebensmodus. Die Möglichkeit, in den Überlebensmodus zu wechseln, sichert dem Individuum kurzfristig – und einer gesamten Spezies langfristig – einen Überlebensvorteil.

Stresshormone im richtigen Maß bilden im täglichen Leben einen Filter für unwichtige Reize, die auf das System einprasseln (physiologische Wirkung). Ohne sie würde der Mensch sich von Reizen überflutet fühlen, könnte seinen Aufgaben nicht mehr nachkommen und wäre andauernd von Kleinigkeiten abgelenkt wie dem Luftzug vom Fenster, dem Stand-by-Licht des Fernsehers, geringstem Hunger oder jeder Art von Hintergrundgeräuschen.

Kurzfristig sorgt Stress dafür, dass auf körperlicher und psychischer Ebene riesige Energiereserven mobilisiert werden. In Extremsituationen können Stresshormone sogar Superkräfte verleihen.

Positive Wirkung von Stresshormonen

Adrenalin

- verleiht Menschen große körperliche Kraft, sodass z. B. eine Mutter plötzlich ein Auto anheben kann, um ihr eingeklemmtes Kind zu befreien.
- ermöglicht Menschen, die lebensbedrohliche Verletzungen erlitten oder eine Extremität verloren haben, stundenlang schmerzfrei herumzulaufen, ohne etwas zu fühlen oder an Organversagen zu sterben.
- verleiht im wahrsten Sinne des Wortes einen Tunnelblick und führt zu selektivem Hören: Trotz tobenden Chaos um sie herum können Menschen unter Adrenalin Prioritäten setzen. Der Fokus wird quasi hormonell auf das Wichtigste gelenkt

Kortisol

- baut den Körper um, damit er längerfristig Hunger, Kälte und physischer Aggression standhalten kann. Die Fettverteilung wird reorganisiert: Weg von den Extremitäten, hin zum Rumpf, wo das Fettpolster als Ring innere Organe vor Kälte und Stößen schützen soll. Bei einem Mangel an Kohlenhydraten muss der Körper zur Verwertung auch von Fetten übergehen und diesen Ersatznahrungsvorrat hält er möglichst nah an seinem Versorgungsziel.

Schön anzuschauen sind der Rettungsring bzw. die »Love-Handles« oder »Muffintops« natürlich nicht.

- bewirkt, dass zugeführte Nahrung nicht vollständig zur Wärme- und Energiegewinnung genutzt wird. Stattdessen legt der Körper Fettvorräte für noch schlechtere Zeiten an.
- animiert den Körper, sich zur Energiegewinnung an Geweben zu bedienen, die für die Funktion innerer Organe nicht unbedingt notwendig sind: So kann z. B. aus Muskeleiweiß – wie aus Fetten – Energie gewonnen werden. Auch aus Haaren, Nägeln, Zähnen und sogar Knochen holt sich der Körper eingelagerte Mineralien und Spurenelemente. Toxine und Schwermetalle, die nicht unmittelbar ausgeschieden werden können, werden ins Bindegewebe verschoben, um sie nicht ins Blut abzugeben.

Östrogene

- machen Frauen kurzfristig attraktiv und geben ihnen ein gutes Gefühl von sich selbst. So unterstützt die Natur die Frau zur Fortpflanzungszeit (Eisprung) dabei, einen Mann von der eigenen Gesundheit und Strahlkraft zu überzeugen, selbst wenn sie vielleicht am Tag des Eisprungs nicht so gut geschlafen hat und eigentlich ein paar Knitterfältchen und stumpfe Haut haben müsste. Östrogen erhöht zum Eisprung die Libido der Frau. Funktioniert allerdings nur dann richtig gut, wenn das System grundsätzlich in Balance ist und ein wenig Stress keinen Schaden anrichten kann. Im Dauerstress funktioniert es nicht. Dann wächst die Libido vor der Menstruation oder mittendrin. Und statt prall ist frau eher aufgequollen – pünktlich zum Eisprung und auch darüber hinaus.

Stress ist damit ein wichtiger Impulsgeber. Die Nebennierenhormone erlauben, an frustrierenden Situationen zu wachsen. Man stelle sich ein kleines Kind vor, das auf dem Schrank die Keksdose sieht und begreift, dass dort köstliche Kekse liegen. Würde das Kind durch den Wunsch nach den Keksen keinen Stress erleben, würde es nie darüber nachdenken, wie es an die Dose kommen könnte. Es müsste keine kognitiven Strategien oder seine Feinmotorik entwickeln, um einen Stuhl zu erklettern und würde möglicherweise auch nicht darüber nachdenken, dass die Keksdose deswegen auf dem Schrank steht, weil es (das Kind) dort gerade nicht herankommen soll. Es würde mangels Forderung wichtige Erfahrungen, Lernmomente und Entwicklungsschritte verpassen.

Stress ist außerdem ein Kulturförderer. Hochkulturen haben sich immer in Gegenden mit besonderen Herausforderungen gebildet: Im alten Ägypten musste die Bevölkerung die jährliche Nilschwemme, in dem ansonsten trockenen Land, so weise nutzen, dass die Menschen sich vom Ernteertrag der überschwemmten Flächen das ganze Jahr über ernähren konnten. Auch die Sesshaftigkeit der Nomaden zugunsten einer Ackerkultur wäre ohne die Frustration durch Stress

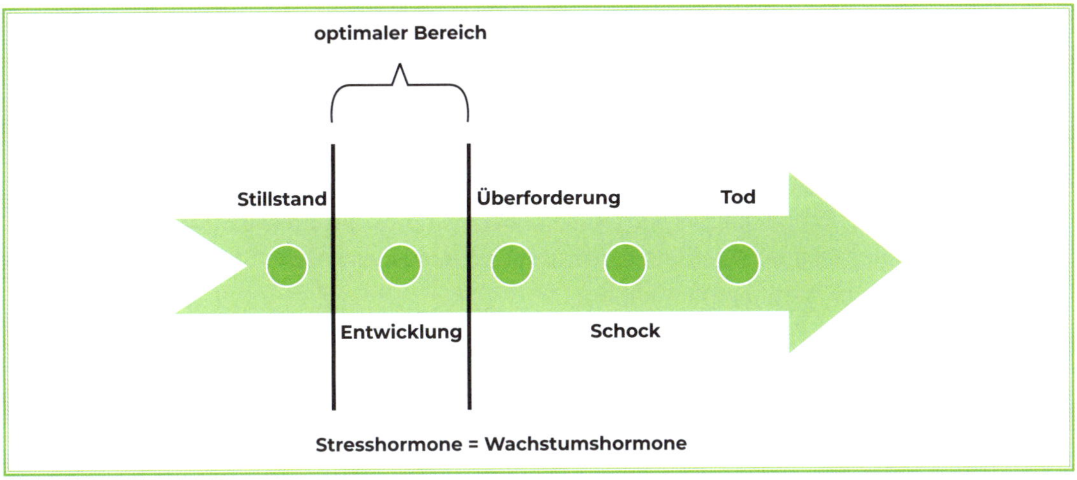

Optimaler Stressbereich

nicht geschehen. Noch heute kann man beobachten, dass Kulturen in Klimazonen, in denen Vorratshaltung und Schutz vor dem Winter überlebenswichtig sind, deutlich organisierter vorgehen als Kulturen in z. B. tropischen Gefilden. Hier ist das nackte Überleben gesichert: Erfrieren und Verdursten kommt in den Tropen üblicherweise nicht vor; wild wachsende Bananen und Kokosnüsse liefern, ohne großen Aufwand, Nahrung.

Im richtigen Maße vorhanden, können Stresshormone somit auch als Wachstumshormone betrachtet werden.

Konsequenzen für Sie:

- Da nur ein bestimmtes Maß an Stress gesund ist, sollten Sie Stresshygiene betreiben. Sortieren Sie, was im Leben Ihnen wirklich ein Hochgefühl verleiht und was Sie einfach nur auslaugt.
- Wenn Sie in Ihrem Leben keine positiven Herausforderungen mehr erkennen können, haben Sie eindeutig zu viel Stress.

Wie reagiert der Körper auf zu viel Stress?

Stress stellt für das menschliche System einen kurzfristigen Überlebensvorteil dar – aber das Maß macht's! Stress sollte nur kurzfristige Impulse im Leben eines Menschen setzen. Danach sollte das System wieder in den Lebensmodus springen, damit die gesetzten Impulse verarbeitet und genährt werden können. Auf diese Art bedeutet Stress im richtigen Maß, wie bereits beschrieben, Entwicklung und Wachstum. Ein Zuviel an Stress bedeutet mittelfristig Überforderung, dann Starre, Schock und letztendlich Tod.

Während Stresshormone dazu dienen, Schmerz auszublenden, was für das Überleben wichtig ist, kann genau dieser Mechanismus dazu führen, dass der Mensch sich übernimmt. Selbst wenn im Körper längst eine Abwärtsspirale eingesetzt hat, Nährstoffmängel zunehmen und der Organismus immer mehr Energiekonservierung betreibt, fühlt sich der Mensch noch so, als könne er Bäume ausreißen. Dadurch werden die wirklichen Konsequenzen des Stresses oft über Jahre nicht bemerkt, bis das System zusammenbricht.

MEINE ERFAHRUNG AUS DER PRAXIS:
Viele Patienten verstehen nicht, warum sie sich jahrelang energiegeladen gefühlt haben und ihnen dann scheinbar plötzlich der Stecker gezogen wird und sie sich vollkommen ausgelaugt fühlen. Auf Nachfrage stellt sich heraus, dass oft über Jahre eine chronische Stressbelastung vorgelegen hat. Phänomene wie »Ich bin morgens immer müde, aber abends bin ich wach« werden als typischer Teenager- oder Studenten-Lifestyle abgetan. Es wird nicht erkannt, dass hier bereits eine Verschiebung der natürlichen Kortisolkurve stattgefunden hat. Zahlreiche Patienten geben zu, ohne große Mengen an Kaffee nicht ansatzweise an ihre einstigen Leistungen heranzureichen. Auch Phänomene, wie im Urlaub krank zu werden oder einfach nur völlig erschöpft zu sein, beweisen, dass die Nebennieren erst auf Hochtouren liefen und sich dann im Urlaub beruhigt haben. Dahinter steckt der eigentliche Zustand des Körpers, der schon lange nicht mehr im Lebensmodus weilt.
Auch langjährige Konsumentinnen der Pille gehen oft davon aus, die hormonelle Verhütungsmethode gut vertragen zu haben. Die vielfältige Mitgift des Präparates wie z. B. Zellulite, Schilddrüsenprobleme und Haarausfall werden schlichtweg nicht mit der Pille in Verbindung gebracht. Die Entgleisung des Stoffwechsels geschieht schleichend. In anderen Fällen verdeckt die Pille den eigentlichen Zustand des Hormonsystems. Dieser tritt erst zutage, wenn das Medikament abgesetzt wird. Wichtig: Die Pille setzt die Menstruation aus und reguliert sie nicht. Viele Frauen denken, dass sie unter der Pille gesünder waren, was leider nicht der Fall ist. Das gilt auch dann, wenn einzelne Symptome durch Hormoneinnahme tatsächlich gelindert werden. Der Preis für die Symptomlinderung ist langfristig häufig hoch. Das spätere Auftreten schwerer Erkrankungen, wie z. B. Krebs, wird begünstigt – und ebenfalls selten auf die Einnahme der Pille zurückgeführt.

Ein weiterer Nachteil der falschen Hochphase besteht darin, dass der Mensch sich selbst nicht mehr wahrnimmt. Ihm ist nicht bewusst, wie viele Lebensereignisse möglicherweise darauf warten, verarbeitet zu werden. Er ist dermaßen mit dem Alltag beschäftigt, dass für Extras immer häufiger die Energie fehlt. Die Nebennieren, die eigentlich im Sinne der Energieverteilung als Notaggregate funktionieren sollen, werden zu Herrscher im Körper. Dieses Prinzip ist langfristig nicht mit dem Leben vereinbar und irgendwann bricht das System zusammen. Denn Glukokortikoide, wie Kortisol, zerstören Hirnareale, die dafür sorgen, dass ihre Produktion reguliert wird. Damit schüttet der Körper über die Zeit immer mehr Kortisol aus[160], sodass der Mensch sich immer weniger fühlt. Heilung und Persönlichkeitsentwicklung bleiben auf der Strecke. Ein wesentliches Ziel jeder hormonellen Behandlung sollte folglich darin bestehen, Stress auf ein gesundes Maß zu reduzieren. Denn nur so kann der Mensch wieder erkennen, welche Herausforderungen er für seine Entwicklung nutzen möchte, anstatt nur aus Pflichtbewusstsein zu funktionieren und dadurch auf Überforderung oder Erschöpfung zuzusteuern.

FALLBEISPIEL:
Eine Kollegin, die an der Ausbildung zum Hormoncoach teilnahm, fing selbst mit der Behandlung ihrer hormonellen Störungen an. Sie reagierte prompt mit emotionalen Ausbrüchen, die sie erschreckten. Ihr erster Impuls war, die Behandlung abzubrechen. Was war passiert? Das Programm regulierte die übermäßige Stressreaktion ihres Körpers. Dadurch kamen alte Gefühle wieder zum Vorschein. Damit ihr System durch die Heftigkeit der Gefühle nicht gleich wieder gestresst und überfordert reagierte, wurde die Behandlung in ihrer Intensität reduziert. Dadurch konnte die Kollegin die aufkommenden Gefühle für sich nutzen, ohne überfordert zu sein. Sie erkannte ihre lang gehegten Wünsche wieder und bemerkte Situationen, in denen sie dem »Funktionieren im Hamsterrad« Priorität vor ihren Träumen gegeben hatte. Schlussendlich gab sie zu, den Selbstmord ihrer Bruders nie wirklich verarbeitet zu haben. Dieser hatte an den emotionalen Ausbrüchen von Beginn der Behandlung an eine tragende Rolle gespielt.

Konsequenzen für Sie:

- 77 Prozent aller Amerikaner haben körperliche Symptome, die stressbedingt sind.[161] Diese Zahl gilt wahrscheinlich für Deutsche genauso.
- Stress ist ein unterschätzter KILLER.[162] Wer Angst hat, an Krebs zu erkranken, sollte sich vor Stress in Acht nehmen.

Typische Zeichen und Symptome einer GESTÖRTEN hormonellen Balance

Hormonelle Störungen verursachen eine Vielzahl an (unbekannten) Symptomen und begünstigen degenerative Erkrankungen. Die folgenden Symptome können meiner Auffassung nach Zeichen für eine hormonelle Dysbalance sein. Manche sind vorübergehend vorhanden (grüne Phase im vorangegangenen Schaubild), andere permanent (rote Phase).

Unter- oder Übertemperatur

- Ständige Untertemperatur
- Kalte Hände und Füße
- Temperaturregulierungsstörungen: nachts mit Wärmflasche ins Bett, morgens schweißgebadet
- Keine Temperatursteigerung während des Eisprungs
- Langes Nachschwitzen nach Sport
- Hitzewallungen

Herz-Kreislauf-Beschwerden

- Hoher Blutdruck
- Hohe Pulsfrequenz
- Angina Pectoris (Herz-Enge)
- Arterienverkalkungen
- Durchblutungsstörungen
- Krampfadern, Besenreiser etc.

Hormonelle Störungen

- Schilddrüsenunterfunktion (Umwandlungsstörung T4 zu T3)
- Nebennierenerschöpfung
- Östrogendominanz/Progesteronmangel bei Frauen, PMS (Prämenstruelles Syndrom – die Beschwerden können von leichten Bauchschmerzen über Brustspannen bis zur heftigen Migräne reichen) und Regelbeschwerden

- Östrogendominanz/Testosteronmangel bei Männern, Potenzprobleme
- Unfruchtbarkeit
- Libidoverlust, mangelnde Befriedigung, Orgasmusschwierigkeiten
- Blutzuckerschwankungen, Insulinresistenz

Erschöpfung

- Ständig
- Nach dem Sport
- Lange nach Infekten
- Trotzdem Schlaflosigkeit
- Bedürfnis nach Stimulanzien wie z. B. Kaffee

Gewichtsprobleme

- Übergewicht: Fettansammlungen besonders in der Bauchregion oder anderen Problemzonen, sport- und diätenresistent
- Untergewicht trotz reichhaltiger Ernährung

Demineralisierung/Übersäuerung

- Brüchige Fingernägel, wellige oder verfärbte Fingernägel
- Frühzeitige Alterung (Falten, graue Haare)
- Haarverlust
- Besenreiser
- Schwellungen
- Zahnverfall
- Unverträglichkeit von Gerüchen, Alkohol, Toxinen (schlechte Leberentgiftung)

Tagesrhythmusverschiebungen

- Morgens unausgeschlafen
- Langes Mittagstief
- Tagesmüdigkeit

- Nur abends und nachts produktiv
- Ein- und Durchschlafstörungen

Stimmungen

- Gefühl der Überforderung
- Depression und Ängste
- Launenhaftigkeit, Stimmungsschwankungen
- Stimmungen verändern sich durch die Einnahme bestimmter Nahrungsmittel wie z. B. Schokolade

Immunabwehr

- Autoimmunkrankheiten wie Hashimoto -Thyreoiditis, Rheuma oder Lupus erythematodes
- Allergien
- Asthma, Neurodermitis u. a.
- Chronische Infekte
- Nahrungsmittelunverträglichkeiten
- Steigerung der »Entzündlichkeit« im Sinne von subklinischen Entzündungen, die das Gewebe zerstören, oder auch Neigung zu offenen Entzündungen wie Furunkel etc.
- Belastungen mit Viren (EBV, Herpes etc.) oder Bakterien (Streptokokken)

Verdauungsprobleme

- Schwache Verdauung
- Sodbrennen
- Leaky-Gut-Syndrom (Die Darmschleimhaut wird brüchig, sodass Nahrung in die Blutbahn gelangt, wo sie nicht hingehört. Der Körper fängt an, die Nahrung und den Darm mit dem Immunsystem anzugreifen)
- Durchfall
- Verstopfung
- Blähungen

Probleme des Bewegungsapparates

- Knochenbeschwerden
- Osteoporose
- Gelenkbeschwerden
- Steifigkeit
- Verspannungen, insbesondere des Rückens
- Fibromyalgie

Nervensystem

- Sympathikusdominanz: Herzklopfen, Schwitzen, Durchfall, Schlaflosigkeit u. v. m.
- Später: Dauerparasympathikusdominanz: verlangsamter Stoffwechsel, Mangel an Magensäure, reaktive Unterzuckerungsneigung, Gewichtszunahme (oft), Reaktionsmangel, Gedächtnisstörungen

Energiegewinnung

- anaerob, statt aerob (was das genau bedeutet, folgt im Weiteren)
- Energie kann nicht mehr aus Kohlenhydraten direkt gewonnen werden
- Glukoneogenese aus Proteinen und Fetten (Zucker wird aus Not des Körpers aus Eiweißen und Fetten gewonnen)
- Glykogenspeicher sind leer bzw. werden nicht mehr aufgebaut (Blutzuckerschwankungen)
- Mitochondriopathien (die Energiekraftwerke der Zellen funktionieren nicht mehr richtig)

Erkrankungen

- Gewebsdegenerationen werden nicht abgebaut, wodurch bösartige Entartungen möglich sind (Krebs)
- Autoimmunprozesse werden chronisch wie z. B. bei Hashimoto-Thyreoiditis, Leaky-Gut-Syndrom, Lupus erythematodes
- Verminderte Lebenskraft bereits im Kindesalter möglich
- Zunahme allergischer Prozesse (Nahrungsmittelintoleranzen, Neurodermitis, Ekzeme)
- Zunahme von Syndromen wie Autismus, ADS, ADHS
- Krankheiten, die ältere Menschen befielen, sind bei Kindern feststellbar(Typ-2-Diabetes)

Konsequenzen für Sie:

- Vergleichen Sie Ihre körperlichen Symptome mit der aufgeführten Symptomenliste.
- Interpretieren Sie die Liste im Zusammenhang mit dem Stress in Ihrem Leben sowie mit eventuell vorhandenen Nährstoffmängeln.

Auswirkungen von Stress auf den gesamten Körper

Als Botenstoffe kommunizieren die Hormone an jede Zelle des Körpers »Leben« oder »Überleben«. Somit hat Stress auf Körper, Geist und Seele Auswirkungen. Wie der Körper mit einer akuten Stressantwort umgeht, das heißt, ob er sie dauerhaft aufrechterhält oder ob er von allein wieder in Balance gelangt, hängt davon ab, wie viel Energie ihm zur Verfügung steht. Wie eingangs erwähnt, wird Energie nicht vom Hormonsystem hergestellt, sondern nur verteilt (Abb. Seite 24).

Stoffwechsel

Der Stoffwechsel ist die Basis des Hormonsystems, da er die Summe aller körperlichen Vorgänge darstellt und auf Gleichgewicht ausgerichtet ist. Nur der Stoffwechsel kann Energie produzieren.

Kurz gesagt:
Der Stoffwechsel ist wie ein Staat. Die Gene in der DNS sind die Verfassung dieses Staates. In ihnen steht alles Wichtige zum Erhalt des Systems. Der Staat koordiniert die Müllabfuhr (Entgiftung) und die Polizei (Immunabwehr). Die Wirtschaft (Stoffwechselrate, Grundumsatz) des Staates kann auf Hochtouren laufen oder langsam, abhängig von Angebot und Nachfrage (Nahrung). Die Bürger (Zellen) haben verschiedene Aufgaben, jeder einzelne Bürger (Zelle) ist gleich wichtig. Manche Bürger (Krebszellen) nehmen sich allerdings wichtiger oder stecken sich das Geld (Energie) ein, das anderen Bürgern gehört. Und weil ein Staat ohne Kommunikation nicht funktioniert, gibt es Medien, Fahrradkuriere und Nachrichtendienste (Hormone). Die immerwährende Frage lautet nun: Wer regiert den Staat?

Die Herstellung von Energie findet in den Zellen statt. Diese Zellen befinden sich in jeder Struktur des Körpers, die sich in die verschiedenen Organe, Gewebe und als fester Bestandteil der Körperflüssigkeiten ausdifferenzieren. Zusammen bilden alle diese Körperstrukturen mit ihren

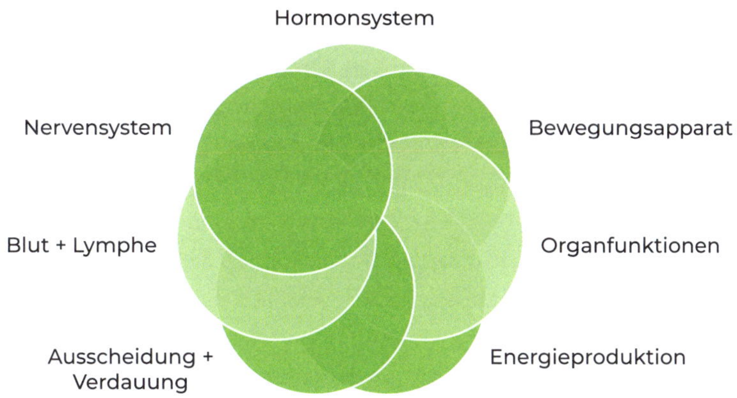

Homöostase: Stoffwechsel = die Summe des Ganzen

Funktionen den Stoffwechsel, ein hochkompliziertes Zusammenspiel aus biochemischen, biologischen und elektrischen Vorgängen, die für Auf- und Abbauprozesse sorgen.

Wenn diese Prozesse in Balance sind, Energie ausreichend hergestellt und gleichmäßig an alle Zellen verteilt wird, spricht man von *Homöostase*.

Gestört wird die Homöostase durch Stress.[163] Der Körper bedient sich des Hormonsystems, um den Stress im Körper zu kommunizieren und jede Zelle in Alarmbereitschaft zu versetzen.

Aus der Sicht des Körpers bedroht der Stressfall die Energieversorgung. Ungeachtet dessen, ob tatsächlich eine Verknappung von äußeren Ressourcen (Nahrung) vorliegt, stellt sich der Körper darauf ein. Wenn das Hormonsystem einen Stressor (von außerhalb des Systems) kommuniziert, wird erst einmal Energie konserviert, damit die Reserven des Körpers (Zuckerspeicher, Fett, irgendwann auch Eiweiße) so lang wie möglich ausreichen. Ein Teil dieser Energiereserven wird für eine mögliche Flucht zur Verfügung gestellt (Adaptationssyndrom, siehe oben).

Problematisch wird es, wenn die Reserven aufgebraucht sind und die Energie zur Neige geht. Was aber benötigt der Körper, um Energie herzustellen? Sie entsteht schließlich nicht von allein. Zur Herstellung von Energie braucht der Mensch neben Luft vor allem Nahrung. Aus ihr stellt der Stoffwechsel mit allen seinen Vorgängen und Zwischenstufen Energie und Wärme her.

Aufgenommene Nahrung wird hauptsächlich in Magen und Dünndarm in seine Bestandteile zerlegt: Eiweiß, Kohlenhydrate und Fette sowie Vitamine und Mineralien. Der Darm sorgt schließlich dafür, dass die Nährstoffe ins Blut gelangen. Von dort gelangen sie wiederum in die Zellen. Diese verwenden das aufgenommene Eiweiß, um körpereigene Eiweiße herzustellen (von der Hautzelle bis zur DNS, dem Erbgut) und Glukose (aufgespaltene Kohlenhydrate) zur Wärme- und Energieproduktion.

Ernährung bzw. die Versorgung des Organismus mit Vitaminen, Mineralien und Spurenelementen beeinflusst direkt die Stoffwechselebene. Auch schulmedizinische Präparate, pflanzliche

Präparate und alles, was im weitesten Sinne zu medizinischen Präparaten zählt, entfaltet auf der Stoffwechselebene seine Wirkung, weil es die Biochemie des Körpers verändert.

Bei Stoffwechselvorgängen entstehen Zwischenprodukte. Davon werden manche in Endprodukte umgewandelt, die der Körper verwendet. Andere Stoffwechselendprodukte scheidet er durch Organe wie Leber, Niere, Haut und Darm aus.

Stress zeigt nicht nur, wie bereits erläutert, eine Wirkung auf das hormonelle Gleichgewicht, sondern auch auf Stoffwechsel und Energieproduktion. Dieses geschieht sowohl, wenn dem Körper wirklich Ressourcen zur Energieproduktion fehlen (Luft, Nahrung), als auch, wenn der Körper – z. B. durch Stress – nur denkt, es drohe eine Durststrecke. In beiden Fällen blockieren Stressoren von außen durch übermäßig lange Energiekonservierung und Umverteilung die Energieherstellung. Ist das erst der Fall, reagiert das Hormonsystem mit einer erhöhten Stressantwort, dieses Mal von innerhalb des Körpers.

Konsequenzen für Sie:

- Ihr Stoffwechsel braucht Energie. Wenn mit der Energieproduktion etwas nicht stimmt, gerät der Organismus aus den Fugen, und das Hormonsystem kommuniziert Stress.
- Nur Luft und Nahrung sind dazu in der Lage, Energie herzustellen.

Energieproduktion: schneller oder langsamer Stoffwechsel?

Stress raubt bis zu 95 Prozent Energie. Ein wichtiger Aspekt der Stresskaskade, die bis in jede Zelle reicht, ist die Tatsache, dass auch die Energiegewinnung wesentlich von Stress beeinträchtigt wird.

Kurz gesagt:
Sie kaufen 36 Fische für Familie und Freunde anlässlich einer Sommerparty. In Ihren Topf passen aber nur zwei Fische. Diese kochen Sie. Zwei Gäste bekommen jeweils einen Fisch. Der Rest geht leer aus. Weil Sie Geld sparen wollten, haben Sie keine weiteren Töpfe gekauft. Doch was passiert mit dem ungekochten Fisch? Er vergammelt! Denn Ihr Kühlschrank ist voll mit Salaten und Snacks, es gibt keinen Platz für den restlichen Fisch. Übrig bleiben 34 hungrige Gäste, denen die Mägen knurren. Sie gehen leer aus, weil zu wenig Töpfe da sind.

Wird das Adaptationssyndrom ausgelöst, läuft die Energieproduktion auf der Zellebene zunächst auf gewohnte Weise weiter. Je länger die Stressreaktion jedoch andauert, desto schlechter läuft die Energieproduktion. Im ungünstigsten Fall liefern die Zellen nur noch fünf Prozent ihrer üblichen Energiebilanz. Spätestens dann signalisiert das Hormonsystem: Dauerstress.

Bis es so weit ist, durchläuft der Stoffwechsel unterschiedliche Stadien: Vom Adaptationssyndrom rutscht der Organismus in eine Phase schneller Stoffwechselaktivität, solange wie der Körper noch ausreichend Energie produzieren kann. Genau genommen arbeiten die Zellen jetzt sogar mehr und schneller als vorher. Die hergestellte Energie wird allerdings nicht gleichmäßig an alle Zellen verteilt, sondern an die überlebenswichtigen Systeme für »Kampf oder Flucht« geleitet (z. B. Herz, Lunge und Muskulatur). Andere Organe werden derweil energieversorgungstechnisch vernachlässigt. Der Körper versucht, mit einem Energieüberschuss, mobilzumachen und die drohende Gefahr (Hungersnot, Säbelzahntiger etc.) schnellstmöglich zu überwinden. Die Produktion von mehr Energie verlangt nach Ressourcen. Da diese nun einmal knapp sind, kann der Körper die Phase schneller Energieproduktion nicht lange aufrechterhalten, und der komplette Stoffwechsel verlangsamt sich. Nach der Überfunktion kommt eine Unterfunktion, der Stoffwechsel wird vom schnellen zum langsamen Stoffwechsel (diese Begriffe und Ideen gehen auf Beobachtungen des Nutritional Balancing[164] zurück). Im ausgeglichenen Stoffwechsel halten sich Energieproduktion und Stress die Waage, es kommt nicht zu Energieverlusten. Im schnellen Stoffwechsel übersteigt die Energieproduktion kurzfristig den Stresspegel. Langfristig aber geht durch den übermäßigen Verbrauch von Nährstoffen Energie verloren, der Stoffwechsel

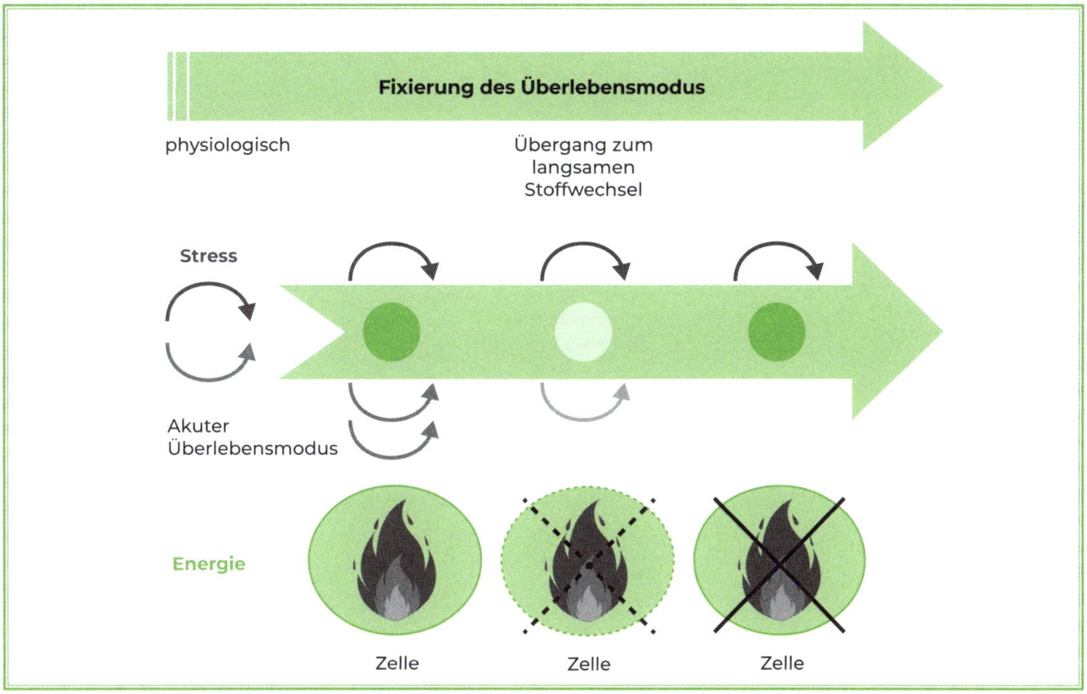

Schneller und langsamer Stoffwechsel

muss langsamer werden, und schon wird nicht mehr ausreichend Energie produziert, um den Stress zu kompensieren. Die untenstehende Abbildung stellt dies schematisch dar. Natürlich geht die Energie auf der Zellebene nie ganz aus, solange der Organismus lebt.

Der Überlebensmodus manifestiert sich sowohl hormonell als auch auf der Stoffwechselebene. Bei einem langsamen Stoffwechsel laufen die körperlichen Vorgänge verlangsamt ab. Dazu zählen der Abbau von Giften, die Aufnahme von Nährstoffen, die Zellregeneration und meist auch der Grundumsatz. Der Körper ist nicht dazu in der Lage, Zellenergie angemessen herzustellen, weil Ressourcen fehlen. Deswegen werden nach und nach auch andere körperliche Funktionen Schaden nehmen.

Bei einem schnellen Stoffwechsel sind die körperlichen Vorgänge beschleunigt. Es ist genügend Zellenergie vorhanden, aber es kommt ebenfalls zu einem Mangel an bestimmten Nährstoffen, da sie schneller verbraucht als nachgereicht werden. Die schnell verbrauchte Energie wird ineffizient, wodurch ebenfalls Symptome auftreten. Es gibt auch Menschen, bei denen einige Vorgänge beschleunigt und andere verlangsamt sind (Mischtypen).

Im Folgenden ein Überblick von charakteristischen Eigenschaften des schnellen und langsamen Stoffwechsels[165]:

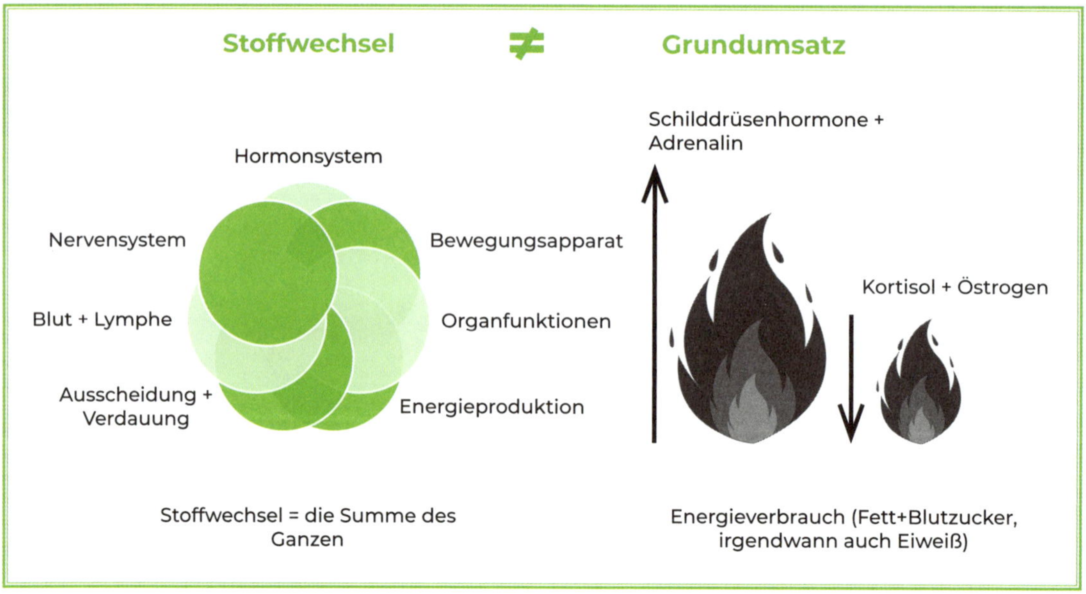

Stoffwechsel und Grundumsatz sind nicht identisch

An dieser Stelle sei noch einmal erwähnt, wofür der Begriff *Stoffwechsel* in diesem Buch verwendet wird: Stoffwechsel meint die Gesamtheit aller körperlichen Vorgänge. Der allgemeine Sprachgebrauch verwechselt häufig den Stoffwechsel mit dem Grundumsatz, der die Geschwindigkeit und das Ausmaß des Körpers beschreibt, Ressourcen für die Energieherstellung zu verbrauchen. Ein gesteigerter Grundumsatz verbrennt vermehrt zunächst Zucker, dann Fett und schließlich auch Eiweiß.

Ob der Stoffwechsel schnell oder langsam ist, richtet sich nach seiner Fähigkeit, Energie auf der Zellebene herzustellen. Der Grundumsatz wird im Wesentlichen von zwei Hormonen bestimmt: Adrenalin und Schilddrüsenhormonen.

Beachtenswert ist, dass eine hohe Ausschüttung von Adrenalin den Eindruck eines schnellen Stoffwechsels vermitteln kann, obwohl das nicht der Fall ist. Vor allem in den letzten Stadien der Nebennierenerschöpfung (Kortisolmangel) steigt der Adrenalinspiegel für gewöhnlich noch einmal an. Der Betroffene befindet sich dann im langsamen Stoffwechsel, verbrennt aber viel

Organfunktion	Langsamer Stoffwechsel	Schneller Stoffwechsel
Allgemein	Verlangsamt	Beschleunigt
Schilddrüse	Unterfunktion	Überfunktion
Nebennieren	Kortisolmangel – je größer, desto höher in der Regel der Adrenalinüberschuss	Kortisolüberschuss
Geschlechtsorgane	Östrogendominanz; Progesteronmangel bei der Frau; Testosteronmangel beim Mann	Progesterondominanz bei der Frau; Testosteronüberschuss beim Mann, hohes DHEA
Verdauung	Intoleranzen; Mangel an Magensäure; Verstopfung (wobei als Reaktion auf Intoleranzen und Leaky Gut oft Durchfall auftritt)	Allergien; Durchfall; Mangel an Verdauungsenzymen
Unterzuckerung	Mangelnde Glukoseverarbeitung auf der Zellebene führt zu reaktiver Unterzuckerung durch schnelle Insulinausschüttung nach großen Kohlenhydratmengen	Durch erhöhten Verbrauch
Psyche	Verdrängte Traumata; langsames Lernen und Verstehen; schlechte Merkfähigkeit	Traumata werden reaktiviert; schnelle Auffassungsgabe; Ungeduld; Reizbarkeit
Immunsystem	Unteraktiv; Virenbelastung	Überaktiv; Bakterienbelastung
Leber, Niere, Lymphe	Langsame Ausscheidung; Toxine bauen sich auf (schlechter Entgifter)	Schnelle Ausscheidung von Toxinen (guter Entgifter)
Temperatur	Untertemperatur; kann nicht Fiebern	Normale Temperatur, kann Fiebern
Energieempfinden	Schlappheit (außer bei Adrenalinüberschuss)	Aktivität (außer bei sehr hohen oder niedrigen Kortisolwerten)

Zucker, Fett und Eiweiß. Ein Adrenalinüberschuss wird durch seine grundumsatzbeschleunigende Wirkung auch oft mit einer Schilddrüsenüberfunktion verwechselt (dazu später mehr).

Ein Mensch mit einer Schilddrüsenüberfunktion hat einen hohen Grundumsatz, kann jedoch unter Umständen mit Gewichtsproblemen zu kämpfen haben, wenn sein Kortisolspiegel sehr erhöht ist. Genauso kann ein Mensch mit einer Schilddrüsenunterfunktion schlank sein, nämlich dann, wenn er gleichzeitig übermäßig viel Adrenalin produziert.

Mit anderen Worten: Ein schneller Stoffwechsel ist kein Garant für das Schlanksein, ein langsamer Stoffwechsel führt nicht notwendigerweise zum Übergewicht. Entscheidend ist der Grundumsatz. Der langsame Verstoffwechsler nimmt mehr um Oberschenkel und Hüften zu (aufgrund von Östrogendominanz und Schilddrüsenunterfunktion) und der schnelle mehr in der Bauchregion (wegen des Kortisolüberschusses).[166]

Der Stoffwechseltyp lässt keine Aussage über eine eventuelle genetische Disposition des Individuums zu, weil er sich durch Therapiemaßnahmen oder Stress ändern lässt. Hinzu kommt, dass nicht nur zwischen schnell und langsam, sondern auch in verschiedene Grade unterteilt wird. In der Regel fühlt sich ein Mensch mit einem schnellen Stoffwechsel besser als ein Mensch im langsamen Stoffwechsel. Ausnahmen bestätigen die Regel, z. B. Burn-out-Patienten, die sich in einem schnellen Stoffwechsel befinden, aber sich aufgrund ihrer nervlichen Aktivierung (siehe *Nervensystem*) oder suboptimaler Kortisolwerte nicht wohlfühlen.

Welche Faktoren führen zu einem schnellen bzw. langsamen Stoffwechsel?

Ausschlaggebender Faktor ist die Fähigkeit der Zellen, Energie herzustellen. Damit sie auf eine *effektive* Weise dazu in der Lage sind (hierüber im Folgenden mehr), brauchen sie in erster Linie Glukose (Zucker),[167] Sauerstoff[168] und Schilddrüsenhormone[169]. Fehlt auch nur eine dieser Komponenten, ist die Energieproduktion gestört.

Glukose ist allerdings das Zünglein an der Waage: Ob Sauerstoff verwertet wird, hängt von den Schilddrüsenhormonen ab,[170] und die Schilddrüse senkt ihre Produktion sobald sie erkennt, dass der Zuckervorrat (Glykogenspeicher) der Leber zur Neige geht. Die Sinnhaftigkeit der glukoschen Schlüsselrolle bei der Energieproduktion liegt auf der Hand: Kein Zucker ist ein Anzeichen drohender Ressourcenknappheit (Abb. Seite 20). Glukose, Sauerstoff und Schilddrüsenhormone bestimmen also, *ob* in der Zelle Energie hergestellt wird. *Wie* das geschieht, bestimmen jedoch andere Faktoren: Mineralstoffe, Spurenelemente, Vitamine u. a. Bei extremen Mängeln kann es trotz des Vorhandenseins von Glukose, Sauerstoff und Schilddrüsenhormonen zu Blockaden der Energieproduktion kommen. Manche Mineralstoffe, Spurenelemente und Vitamine feuern die Verbrennung an, während andere eher drosselnd wirken, wie an anderer Stelle noch ausführlicher dargestellt werden wird.

Konsequenzen für Sie:

- 90 Prozent der erwachsenen Patienten haben zu Beginn der Behandlung einen langsamen Stoffwechsel.
- Ein langsamer Stoffwechsel reagiert auch langsam auf Therapiemaßnahmen.
- Die Therapie des langsamen Stoffwechsels ist langwieriger als die des schnellen Stoffwechsels (Bergauflaufen ist schwieriger als Bergablaufen).
- Menschen mit einem langsamen Stoffwechsel haben oft viele Toxine im Körper, die ausgeleitet werden sollten. Das kann am Anfang der Therapie zu Entgiftungssymptomen führen. Gleiches gilt für die Psyche: Durch die Beschleunigung des Stoffwechsels melden sich alte Ängste und Traumata aus dem Unterbewusstsein und setzen dem Patienten unter Umständen zu. Nicht nur deswegen gehört die Therapie des Stoffwechsels in die Hände erfahrener Therapeuten.
- Menschen mit einem langsamen Stoffwechsel brauchen Nährstoffe, die den Stoffwechsel beschleunigen. Menschen mit einem schnellen Stoffwechsel brauchen Nährstoffe, die den Stoffwechsel drosseln (dazu später mehr unter *Behandlung*).
- Die Nebennieren sind ein Notaggregat in Bezug auf die Energieproduktion, das Energie mobilisiert und umlenkt. Viele Menschen leben jahrzehntelang, ohne es zu merken, auf Kosten dieses Notaggregats. Früher oder später führt das zu immer größeren Problemen mit der Energieproduktion und erhöht die Wahrscheinlichkeit ernsthafter Erkrankungen.

Mitochondriopathien

Kurz gesagt:

Ihr Körper ist ein Unternehmen. Durch eine Wirtschaftskrise gerät Ihr Unternehmen in eine Schieflage. Die Produktion wird heruntergefahren, weil nicht mehr genügend Rohstoffe eingekauft werden können. Mitarbeiter werden entlassen. Das Unternehmen produziert nun wesentlich weniger Waren, doch es überlebt, bis hoffentlich wieder bessere Zeiten anbrechen.

Die Mitochondrien sind die Zellorgane, in denen die Energieproduktion stattfindet. Bei Mitochondriopathien sind diese Zellorgane dysfunktional. Ein Ausdruck dafür, dass der Körper nicht mehr ausreichend Energie herstellen kann.

Können die Zellen nicht mehr ausreichend Energie herstellen, erkranken die Mitochondrien, ihre Kraftwerke. Die Folge sind sogenannte Mitochondriopathien (Erkrankungen der Mitochondrien).[171]

In einem ausgeglichenen Stoffwechsel stellen die Mitochondrien aus Glukose, Sauerstoff sowie Mineralstoffen, Vitaminen und Spurenelementen Wärme und Energie her.

Der Motor des Kraftwerkes Mitochodrium ist der sogenannte Zitratzyklus. Gespeichert und transportiert wird die hergestellte Energie in kleinen Einheiten, dem Adenosintriphosphat, kurz ATP.[172]

Manche Zellen, wie beispielsweise rote Blutkörperchen, enthalten keine Mitochondrien, wohingegen Leberzellen bis zu 2000 haben können.[173] Ihre Anzahl pro Zelle ist außerdem nicht statisch, sondern kann dem Bedarf des Organismus nach mehr Energie angepasst werden.[174] Mitochondrien vermehren sich bei vorhandenem Licht, insbesondere dem Rotanteil des Sonnenlichts. Bei Dunkelheit werden sie abgebaut.[175] Somit ist es durchaus möglich, sich durch intensive Sonnenbestrahlung einen Vorrat an Mitochondrien anzulegen, der bei zunehmender Länge eines Aufenthaltes in der Dunkelheit wieder aufgebraucht wird.

MEINE ERFAHRUNG AUS DER PRAXIS:

Licht ist für das Hormonsystem ein wichtiger Faktor. Menschen, die in einem Land wohnen, in dem mehr Licht zur Verfügung steht, sind durchschnittlich gesünder als Mitteleuropäer. Es sorgt also nicht nur im Psychischen für mehr Wohlbefinden. Regelmäßige Aufenthalte in der Sonne können entscheidend zur Erhaltung des hormonellen Gleichgewichtes beitragen, zumal ein Mitochondrienvorrat angelegt werden kann. Es ist außerdem so, dass die Schilddrüse im Sommer viel mehr Schilddrüsenhormone produziert als im Winter.[176] Südeuropa, Afrika, Südamerika und der mittlere Osten werden vom Sonnenlicht verwöhnt, und auch der nördlichste Zipfel der USA, der etwa auf dem gleichen Breitengrad wie Rom liegt, bekommt viel mehr Licht als Deutschland ab. Das bedeutet, die Bürger der Vereinigten Staaten haben trotz ihrer oftmals einseitigen Ernährung uns gegenüber einen entscheidenden Licht-Vorteil. Deswegen können Therapien, die in den USA erfolgreich sind, auch nicht einfach auf Bewohner unserer Breitengrade übertragen werden – es herrschen unterschiedliche Voraussetzungen (wovon Licht nur eine ist). Die nordeuropäische Bevölkerung muss sich bei der Behandlung hormoneller Störungen neben vielem anderen auch der Herausforderung stellen, dass sie wortwörtlich oft im Dunklen tappt. In Deutschland sind mehr Nahrungsergänzungen und eiweißreichere Ernährung nötig, um den Körper in den Lebensmodus zu bringen als in Amerika (wobei dort meistens von Haus aus mehr Eiweiß verzehrt wird als hier). Hinzu kommt, dass die durchschnittliche Körpertemperatur in den USA oft bereits zu Beginn der Therapie viel höher ist als hierzulande. Sie ist ein weiterer wichtiger Faktor bei der Behebung hormoneller Störungen und ein wichtiger Gradmesser für die Funktion des Stoffwechsels.

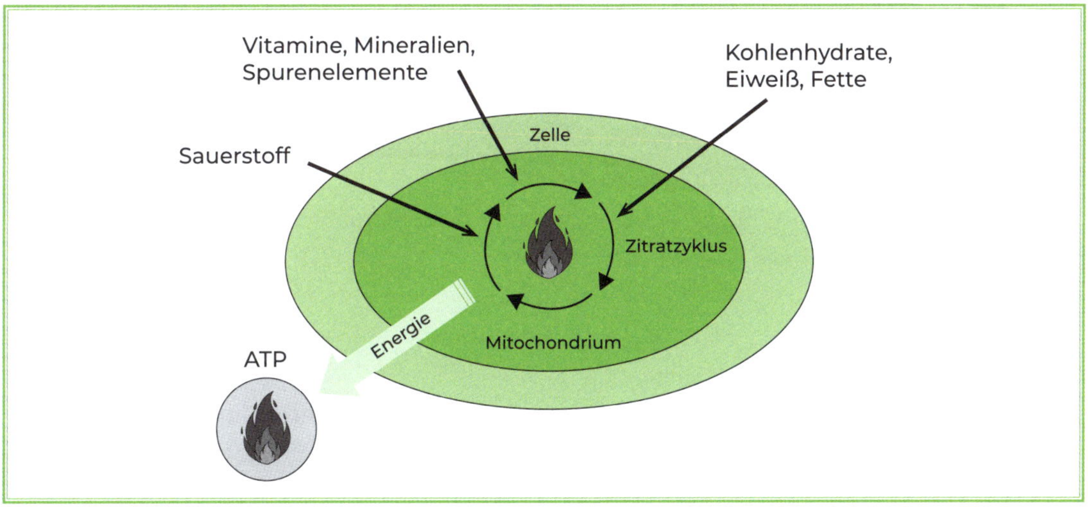

Mitochondrium: Ort der Energieproduktion in der Zelle

Primärer Brennstoff des Mitochondriums ist Glukose (Zucker), die Hauptaufgabe von Kohlenhydraten die Energieproduktion.[177] Ein gesundes Mitochondrium stellt daraus 36 ATP her[178], ein krankes hingegen im schlechtesten Fall 0. Der Körper greift im Notfall in die Trickkiste und beschreitet alternative Stoffwechselwege: Mit der anaeroben Glykolyse ringt er der Glukose außerhalb des Mitochondriums immerhin noch 2 ATP ab.[179]

Wieder einmal ist es Stress, der diesen massiven Verlust in der Energieproduktion bewirkt. Wie bereits beschrieben, wird der Stoffwechsel im Überlebensmodus langsamer, um Energie zu konservieren, bis nur noch fünf Prozent der ursprünglichen Energie aus einem Zuckermolekül gewonnen werden können.

Der Energieverlust in der Zelle zieht weitere Konsequenzen nach sich: Gelangt durch die Mitochondriopathie kein Zucker in die Zelle, tritt Kalzium ein. Diese Kalziumüberladung führt zur Zerstörung des Mitochondriums. Das frei werdende Kalzium bildet ein Erregungspotenzial. Eine solche Stimulierung, die ohne Energiegewinnung stattfindet, führt zur Zersetzung von Zelleiweißen und schließlich zum Tod der Zelle.[180]

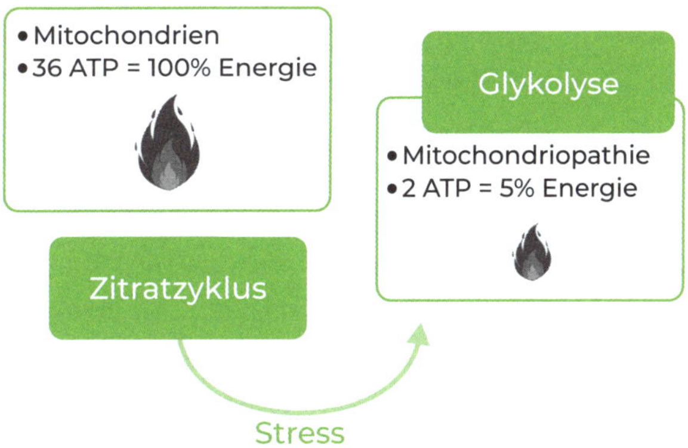

Mitochondriopathie = Energiemangel

Mitochondrien können außerdem durch Stressoren geschädigt werden, die außerhalb des Mitochondriums liegen. Dazu zählen unter anderem:

- Störungen des Nervensystems,
- psychische Störungen,
- Gifte,
- Schwermetalle,
- manche Medikamente, z.B. Statine[181],
- Strahlung, z.B. Röntgen[182],
- Dunkelheit (siehe oben).

Konsequenzen für Sie:

- Mitochondriopathien führen zu Energiemangel und Zelltod. Sterben mehr Zellen und Mitochondrien als neue gebildet werden, leidet der Körper unter Energiemangel. Hieraus können sich Krankheiten funktionaler und organischer Natur entwickeln. Alterung findet verstärkt statt.

Zellresistenzen

Im Stress bilden die Zellen Resistenzen gegen Substanzen, die Energie produzieren oder verteilen.

> **Kurz gesagt:**
> Im Stress lässt es sich vor vollen Trögen verhungern.

Wie bereits dargestellt, wird die Energie des Körpers in den Zellen hergestellt. Das heißt, dass alle Ressourcen, die zur Energiegewinnung nötig sind, in die Zelle gelangen müssen. Das gilt für Glukose, Sauerstoff und Schilddrüsenhormone sowie für die Co-Faktoren der Energieproduktion wie Vitamine, Mineralstoffe und Spurenelemente.

Mit anderen Worten: Es nützt nichts, wenn diese Stoffe zwar im Blut vorhanden sind, aber nicht in die Zellen gelangen.

Genau das aber kann passieren, wenn das System »Mensch« im Stress ist: Die Zellen machen dicht. Ein Beispiel ist Zucker, einer der Hauptbaustoffe der Energieproduktion. Ein hoher Blutzuckerspiegel ist noch lange kein Garant für eine gute Zellversorgung mit Zucker. Dieses Problem hat sogar einen Namen: Diabetes mellitus Typ 2. Diese Erkrankung geht einher mit einer Insulinresistenz der Zellen. Die meisten Zellen benötigen Insulin (übrigens auch ein Hormon), um Zucker in die Zellen zu kriegen. Es ist sozusagen eine Art Zelltüröffner für Zucker. Bei einer Insulinresistenz der Zelle bleibt die Tür zu und der Zucker draußen. Das führt einerseits zu Problemen in der Energieproduktion und andererseits zu Schwierigkeiten für die Gefäße, auf die Zucker ab einer bestimmten Konzentration toxisch wirkt. Irgendwann fängt dann die Blutversorgung des Gewebes an zu leiden. Durchblutungsstörungen und der Untergang von Zellgewebe sind einige der unschönen Folgen.

Es stellt sich die Frage, warum der Körper sich selbst den Zucker auf der Zellebene anscheinend verwehrt. Ganzheitlich betrachtet, heißt es, er verwehre sich die Süße des Lebens bzw. die Lebensgrundlage. Damit wäre Diabetes mellitus Typ 2 eine Art Selbstzerstörungsprogramm. Welche biologischen Gründe könnte es hierfür geben? Stress, lautet auch hier wieder die Antwort. Denn es ist bekannt, dass Kortisol[183] und Adrenalin[184] Insulinresistenz erzeugen können. Hinzu kommt, dass es die oberste Priorität des Körpers ist, zu überleben. Fehlt ihm Glukose, kann er zur Energieerzeugung Fette (in Form von Ketonkörpern) für den Zitratzyklus nutzen. Bei Diabetes Typ 2 passiert genau das. Diese Form von Verbrennung hat allerdings einen hohen Preis: Der Körper übersäuert.[185] Das bedeutet Zellstress. Und der ist alles andere als gesund, sondern ein absolutes Notprogramm (Abb. Seite 20) das seinerseits noch mehr Stress erzeugt.

Zudem können im Zitratzyklus Glukose und Fette nicht *gleichzeitig* verbrannt werden. Sobald sich die Fettverwertung eingestellt hat, wird nicht mehr auf Glukose zurückgegriffen, gleichgültig, wie viel davon vorhanden sein mag. Dieses Phänomen heißt Randle-Zyklus[186] und wird hauptsächlich von drei Hormonen ausgelöst: einem Wachstumshormon aus der Hypophyse sowie Kortisol und Adrenalin aus der Nebenniere.[187] In der Quintessenz bedeutet das, dass ein gestresster Organismus Glukose nicht richtig verwerten kann.

MEINE ERFAHRUNG AUS DER PRAXIS:

Der aktuelle Trend im »Biohacking«, den Körper in die Ketose zu bringen, ist aus meiner Sicht komplett sinnentleert. Viele Menschen befinden sich ohnehin bereits in der Ketose oder sind zumindest auf dem besten Weg dorthin (siehe *Hungerstoffwechsel*, Seite 231), was keinesfalls zu begrüßen ist. Einerseits werden überall die großen Gefahren von Insulinresistenz und Diabetes Typ 2 beschworen, andererseits soll der Mechanismus, der dazu führt, gesund sein? Meiner Meinung nach ist es unerheblich, dass sich manche Menschen unter ketogenen Diäten zunächst besser fühlen und abnehmen, weil die langfristigen Nebenwirkungen (die dann selten mehr auf die ketogene Ernährung zurückgeführt werden) unannehmbar sind und nicht umgangen werden können. Kohlenhydrate sind und bleiben aus meiner Sicht (und der der traditionellen Grundlagenforschung[188]) physiologischer Energielieferant. Ketose zwingt die Nebennieren in den Stressmodus,[189] weil sie normalerweise nur im Stressmodus aktiviert wird. Es bleibt mir ein Rätsel, wie behauptet werden kann, dass Ketose die Nebennieren schone. Die Aktivierung der Nebennieren vermittelt zunächst das Gefühl von Energie und geistiger Klarheit. Das ist die Wirkung von Adrenalin und keine Wunderwaffe des Biohacking! Wer nun behauptet, keine Kohlenhydrate zu vertragen und sich deswegen ketogen zu ernähren, sollte meines Erachtens nicht die Kohlenhydrate dafür verantwortlich machen. Sinnvoller ist es zu verstehen, *warum* sie nicht vertragen werden.

Der Glukoseresistenz folgen oft weitere Zellresistenzen, wobei die Idee von der Existenz allgemeiner Zellresistenzen durch Stress kein allgemein anerkanntes schulmedizinisches Konzept ist. Bekannt ist jedoch, dass Zellen im Überlebensmodus eine Schutzreaktion zeigen, durch die Wachstum unterbunden wird, indem sich die Zellen verschließen. Dadurch werden Nährstoffe weniger aufgenommen und Stoffwechselendprodukte vermindert ausgeschieden.[190] Von diesem allgemeinen Zellprinzip ausgehend, lässt sich also leicht erschließen, dass der Körper sich auch gegen alle das Wachstum fördernden Hormone (anabol wirkende Hormone) verschließen wird, solange er sich im Überlebensmodus befindet. In Studien hat sich dieser Effekt bei Progesteron bestätigt,[191] in meiner Praxis habe ich ihn auch im Hinblick auf DHEA, Testosteron u.a. beobachten können.

Laut des Nutritional Balancing gelangen auch Schilddrüsenhormone oft nicht im optimalen Ausmaß ins Zellinnere.[192] Wie durchlässig eine Zelle ist, hängt gemäß dieser Auffassung von dem Verhältnis bestimmter Mineralstoffe zueinander in ihrem Inneren ab. Kalzium macht demnach die Zelle beispielsweise weniger durchlässig für Schilddrüsenhormone.[193] Und gerade Kalzium tritt bei Stress verstärkt in die Zelle ein.[194]

Ein anderes Beispiel für zelluläre Eintrittsproblematik bei Stress ist Sauerstoff. Er wird im Mitochondrium indirekt als Helfer des Zitratzyklus gebraucht. Gelangt er nicht in die Zelle, fehlt er bei der Energieproduktion, der Stoffwechsel stellt Energie nicht mehr aerob, sondern anaerob her. Stress sperrt also meiner Auffassung nach die zur Energieproduktion benötigten Stoffe rigoros aus den Zellen aus! Da nützt es auch nichts, wenn sie im Blut ausreichend vorhanden sind.

Die Zelle entwickelt meiner Auffassung nach bei einem Mangel an Glukose, Sauerstoff oder Schilddrüsenhormonen nicht nur eine Resistenz gegen diese Stoffe selbst, sondern auch gegen die anderen Überflusshormone, nicht nur das Progesteron[195]. In Bezug auf DHEA gibt es zwar noch keine dementsprechenden Studien, doch da DHEA und Testosteron sich in der Regel mit Progesteron und den Schilddrüsenhormonen bewegen, ist dieser Effekt auch bei DHEA und Testosteron anzunehmen. Auch Pregnenolon, das im Zellinneren produziert wird, wird bei zunehmendem Zelltod knapp, weil es weniger hergestellt wird.

FALLBEISPIEL:
Eine Patientin kam mit Symptomen wie Schlaflosigkeit, PMS, Schwindel, Übelkeit und unregelmäßigem Stuhlgang in meine Praxis. Sie kümmerte sich um ihre Kinder und betrieb gemeinsam mit ihrem Mann ein Restaurant, war im Alltag also recht eingespannt. Einige Jahre vorher hatte sie eine persönliche Krise durchlebt, weswegen sie ihre Kindheit bereits aufgearbeitet hatte. Sie litt, zusätzlich zu den geschilderten körperlichen Symptomen, unter dem Verlust ihrer Kreativität. Sie wollte gerne wieder wie früher malen, traute es sich aber nicht mehr zu. In der Zeit, in der mich die Patientin aufsuchte, arbeitete ich noch oft mit Hormonersatztherapie. Daher empfahl ich ihr Progesterongel und eine von mir als effektiv erachtete Nahrungsergänzung.

Die Stoffwechselanalyse ihrer Haare legte nahe, dass die Patientin keine chronische Erschöpfung hatte, also genug Zellenergie, um die Substitutionstherapie zu verkraften. Und dadurch zählte sie zu den wenigen, bei denen die Substitutionstherapie mit Progesteron eine Besserung der Symptome bewirken konnte. Drei Wochen nach Beginn der Progesterontherapie hatte sie 18 Nächte gut geträumt, war hervorragend eingeschlafen, zwischendurch nicht aufgewacht, hatte kaum noch PMS-Symptomatik und war ausgeglichener. Allerdings hatte sie in der Progesteronpause der 1. Zyklushälfte starkes Brustspannen. Nach weiteren drei Monaten hatte die Patientin keinerlei Beschwerden mehr vor oder während der Menstruation. Nahm sie das Progesteron nicht, war ihr etwas übel (Progesteron hilft bei Unterzuckerung, zu deren Symptom unter anderem Übelkeit zählt). Trotz ihres stressigen Alltags ging es ihr gut, und sie erkannte nun, wann es Zeit war, sich etwas zurückzunehmen und sich auszuruhen. Vielleicht könnte in diesem Fall von einer erfolgreichen Substitution gesprochen werden, wenn die Regulation durch das Progesteron umfassend stattgefunden hätte. Dagegen spricht, dass die Patientin dauerhaft substituierte, um keine Symptome zu haben. Die hormonelle Balance hat sich also nicht vollkommen eingestellt.

Im Nachhinein betrachtet, gehört diese Patientin zu den einfachen Fällen in meiner Praxis, die eher die Ausnahmen von der Regel bilden. Damals habe ich auch noch nicht so strikt auf die Ernährung meiner Patienten geachtet. Nach vielen Jahren der Erfahrung mit der hormonellen Regulierung bestehe ich inzwischen als Erstes auf eine Ernährung, die den Blutzuckerspiegel unterstützt, was gerade in puncto Progesteron therapieentscheidend ist.

Zellresistenzen werden meiner Auffassung nach von Stresshormonen verursacht, manchmal auch von Co-Faktoren der Energieproduktion. Nährstoffe können die Stressreaktion in Verbindung mit der Zellresistenz laut des Nutritional Balancing auch wieder aufheben, wenn die metabolische Bremse – Kalzium – entfernt wird[196]– vorausgesetzt, es ist Glucose vorhanden. Mehr dazu im weiteren Verlauf.

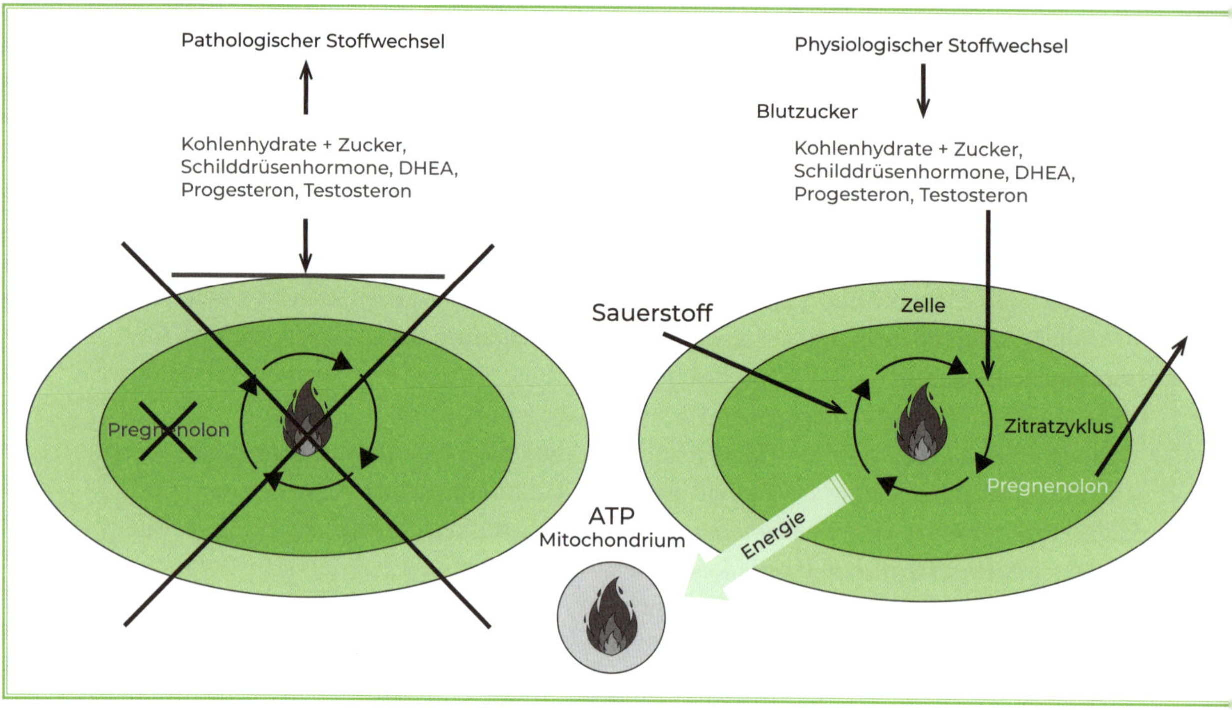

Blutzucker und Hormone

Konsequenzen für Sie:

- Kohlenhydrate sollten in keiner Ernährung fehlen, da meiner Auffassung nach ansonsten Zellresistenzen gegen Glukose erst entstehen oder nicht aufgehoben werden können. Dafür bedarf es außerdem weiterer Co-Faktoren wie Mineralien, Spurenelemente und Vitamine.
- Diabetes mellitus Typ 2 kann als Stresskrankheit bezeichnet werden. Insulinresistenz kann durch die Bewältigung von Stressoren meiner Auffassung nach rückgängig gemacht werden.
- Hormonsubstitutionen sind im Hinblick auf Zellresistenzen oft nicht sinnvoll, weil die Präparate nicht in die Zelle dringen können, wo sie gebraucht werden, sondern im Blut bleiben.

Blutzucker und Unterzuckerung

Der Körper geht bei Zuckermangel davon aus, dass eine Ressourcenknappheit herrscht, und zieht daraus seine Konsequenzen. Deswegen kommt dem Blutzucker eine herausragende Stellung im Stoffwechsel zu. Aufrechterhalten wird er je nach Versorgungslage:

- indem der Zucker durch frisch aufgenommene Kohlenhydrate aus der Nahrung über den Darm direkt ins Blut gelangt,
- dadurch, dass der Körper Zuckerreserven (Glykogenspeicher in Leber und Muskeln) aufbraucht,[197]
- indem Fette und Eiweiße in Zucker verwandelt werden. Kortisol macht dabei *eher* aus Eiweißen Zucker, Adrenalin *eher* aus Fetten.[198]

Verwendet der Körper den Zucker direkt aus der Nahrung oder greift er auf Glykogenspeicher zurück, befindet er sich im Lebensmodus. Muss er Fette und Eiweiße in Zucker umwandeln, ist er bereits im Stress[199] und damit im Überlebensmodus:

Schilddrüsenhormone werden erst ausgeschüttet, wenn ausreichend Glykogenspeicher in der Leber vorhanden sind. Werden aber Stresshormone aktiv, legt der Körper mittelfristig keine Glykogenspeicher an.[200] Ist der Blutzucker einmal verbraucht, muss der Körper entweder aus Fetten und Eiweiß neuen Zucker herstellen oder es muss ständig nachgeliefert, also gegessen werden. Das dringende Bedürfnis des Körpers, den Kohlenhydratbedarf decken zu wollen, äußert sich häufig durch Heißhungerattacken, besonders auf Süßes.

Dieser Hunger auf Kohlenhydrate ist kein Fehler im System. Auf diese Art versucht der Körper lediglich, seine Energieproduktion wieder sicherzustellen. Bei schnellen Verstoffwechslern, die im Allgemeinen in der Lage sind, Energie herzustellen, oder bei Menschen, die Kohlenhydrate gut vertragen, gelingt dieser Plan. Doch bei langsamen Verstoffwechslern und Menschen, die keine Kohlenhydrate vertragen, missglückt die Operation »Fressattacke«: Mit großen Mengen an Kohlenhydraten führt der Weg unweigerlich immer weiter in die Insulinresistenz und damit zu einer weiteren Unterzuckerung der Zellen. Ins Blut gelangt zunächst zwar Zucker, da die eigentlich bereits resistenten Zellen nach einer kohlenhydratreichen Mahlzeit aber nur **kurzfristig** noch einmal Insulin aufnehmen können, gelangt auch nur kurzfristig Zucker in die Zellen, denn die meisten Zellen brauchen Insulin, um Zucker aufzunehmen. In dieser kurzen Zeit schüttet der Körper aber viel Insulin aus, sodass viel Blutzucker in die Zellen gelangt. Für eine kurze Zeitspanne fühlt sich ein Mensch mit langsamem Stoffwechsel nun ruhig und energiegeladen. Leider sorgt die schnelle Abwanderung des Blutzuckers in die Zellen relativ zügig für das

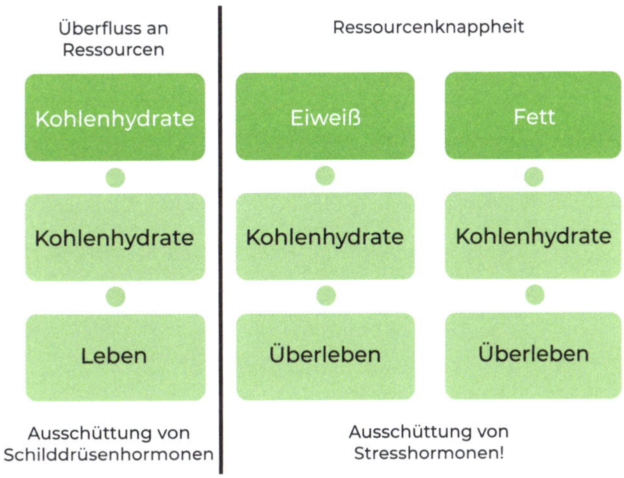

Physiologische Energieproduktion

nächste Blutzuckerloch. Das kann auch nicht ausreichend durch Glykogen gestopft werden, da der langsame Verstoffwechsler kaum über Glykogenspeicher verfügt, weil ein langsamer Stoffwechsel das Ergebnis lang anhaltenden Stresses ist, welcher Glykogenspeicher auflöst[201] (worunter auch die Schilddrüsenfunktion leidet). Es gibt nun zwei Möglichkeiten, das Blutzuckerloch zu füllen: wiederholtes Essen von Kohlenhydraten oder die Umwandlung von Fetten und Eiweißen in Zucker. Unterzuckerung bedingt eine Überaktivität von Kortisol[202] und nach dessen Erschöpfung auch Adrenalin[203], die beide wieder neuen Stress verursachen.

Die Resistenz der Zellen gegen Zucker, also die Möglichkeit der Mitochondrien, aus Zucker Wärme und Energie herzustellen, hängt von Co-Faktoren der Energieproduktion ab. Insbesondere bestimmt das Verhältnis von Kalzium zu Magnesium im Gewebe (nicht unbedingt im Blut) darüber, ob und wie Zucker in die Zellen gelangt.[204] Darüber hinaus sind auch Zink, Magnesium, Chrom, Mangan u. a.[205], Schwefel und Jod sowie zahlreiche Vitamine an der einwandfreien Zuckerverwertung der Mitochondrien beteiligt.

Es gibt also einen physiologischen, von der Natur gewollten, und einen pathologischen Zuckerhunger. Zucker ist nur für Menschen, die Kohlenhydrate auf Zellebene in Wärme und Energie umwandeln können, unbedenklich. Menschen, die dazu aufgrund ihres langsamen Stoffwechsels nicht in der Lage sind, schaden sich mit Zucker und zu viel Kohlenhydraten **auf einmal**. Es sollte mittlerweile klar sein, dass der Verzicht auf Kohlenhydrate keine Lösung sein kann.

Sowohl der langsame als auch der schnelle Stoffwechsel können unterzuckern. Der langsame Stoffwechsel unterzuckert reaktiv nach einer hohen Insulinausschüttung nach Mahlzeiten, der schnelle Verstoffwechsler unterzuckert durch einen hohen Verbrauch von Energie. Er muss einfach häufiger Kohlenhydrate nachlegen.

Ein Mensch, der akut in den Überlebensmodus kommt, jedoch kein generelles Energieproduktionsproblem hat, kann natürlich Kohlenhydrate verstoffwechseln:

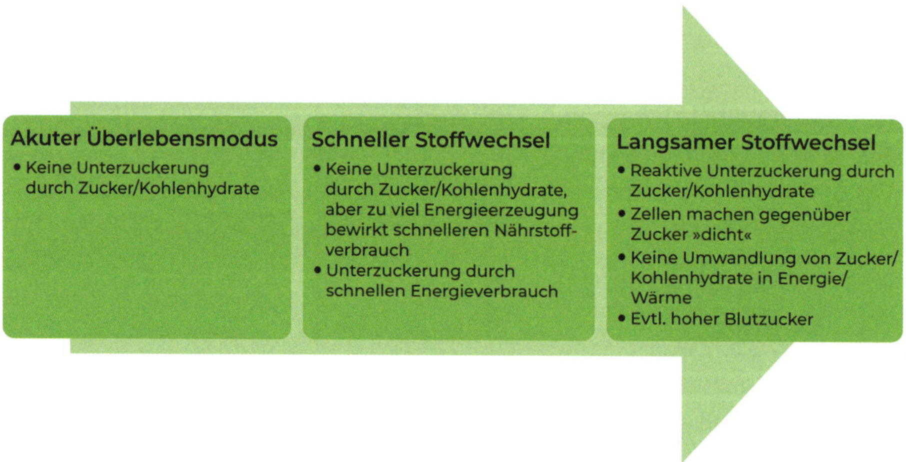

Unterzuckerung – schneller und langsamer Stoffwechsel

Daher ist das Stressessen eine eigentlich gesunde Reaktion, um die Homöostase wiederherzustellen. Doch im Ergebnis erfüllt sie ihren Zweck nicht, weil der Körper sich außerhalb der Blaupause befindet. Dort funktioniert nichts mehr, wie es soll.

Wie bereits im Abschnitt über Zellresistenzen erläutert, kann eine hormonelle Therapie (selbst bei Zuführung der entsprechenden Hormone) kaum erfolgreich verlaufen, wenn ein stabiler Blutzucker und die optimale Verwertung von Zucker in den Mitochondrien nicht gegeben sind.

MEINE ERFAHRUNG AUS DER PRAXIS:
90 Prozent der Patienten haben zu Beginn der Behandlung einen langsamen Stoffwechsel. Sie vertragen Kohlenhydrate schlecht. Auch schnelle Verstoffwechsler haben häufig Probleme mit der Verwertung von Kohlenhydraten, da sie – wie die meisten langsamen Stoffwechsler – einen Magnesiummangel aufweisen. Demnach ist die Substitution mit Magnesium eine der tragenden Säulen bei der Therapie von Stoffwechsel und Hormonen. Solange die Patienten allerdings noch zu viele Kohlenhydrate oder Zucker essen, bleibt es schwierig, den Magnesiumspiegel im Körper anzureichern, weil die daraus erfolgte reaktive Unterzuckerung wieder Stress verursacht, wodurch verstärkt Magnesium ausgeschüttet wird. Diesen Mechanismus verstehen viele Patienten nicht, wenn ich das Problem des instabilen Blutzuckers anspreche. Diese Zusammenhänge betreffen nicht nur diejenigen Patienten, die die Auswirkungen einer Unterzuckerung fühlen oder gar in ihrem Blut schwankende Zuckerwerte gemessen haben. Die Nebennieren müssen bei jedem, der sich nicht ausreichend ernährt, eine enorme Leistung vollbringen, um den Blutzucker aufrechtzuerhalten. Sie sind nämlich in erster Linie dafür da, Blutzuckerschwankungen auszugleichen. Um eine Nebennierenerschöpfung effektiv zu behandeln, ist eine Blutzuckerkontrolle unabdingbar. Sonst werden die Nebennieren immer wieder zur Überanstrengung gezwungen. Ziel der Therapie ist es unter anderem, dass der Patient irgendwann Kohlenhydrate und sogar Zucker nach Verlangen essen kann. Damit ist kein weißer Industriezucker in Form von Süßigkeiten gemeint, sondern normale Kohlenhydratportionen und Zucker aus natürlichen Quellen wie z. B. Obst.

Ein guter Zuckerverstoffwechsler kann gelegentlich ein Stück Kuchen oder Kekse essen, am liebsten aus Vollrohrzucker. Denn viel weißer Zucker beschert jedem Stoffwechsel früher oder später einen Magnesiummangel, da für die Verdauung von Zucker Magnesium vonnöten ist, das allerdings nur in Vollwertzuckern mitgeliefert wird und nicht aus dem Körpervorrat bezuschusst werden muss. Interessanterweise haben Menschen, die Zucker gut verstoffwechseln, selten Süßhunger und essen meistens nicht über ihren Hunger (nach Kohlenhydraten) hinaus. Ein guter Zuckerverstoffwechsler kann sich auf sein Gefühl verlasen, wenn es um die zu essende Menge an Kohlenhydraten oder seinen Zuckerhunger geht. Langsame Verstoffwechsler und andere Menschen, die keinen Zucker vertragen, können das nicht und müssen sich in Bezug auf Kohlenhydrate und Zucker disziplinieren, bis ihr Stoffwechsel sie vertragen kann. Disziplin im Umgang mit Kohlenhydraten heißt, keinen Zucker zu essen, nicht jedoch vollständig auf Kohlenhydrate zu verzichten (da ansonsten die Energieproduktion nicht wieder anspringt), dazu später mehr. Sollte Zuckerhunger nicht innerhalb von drei Monaten nach Behandlungsbeginn verschwinden, sollten psychische Faktoren als Auslöser in Betracht gezogen werden. Zuckerjieper, der sich nicht durch gute Ernährung von allein erledigt, spricht für eine Kompensierung von Liebe mit Zucker und kann ein Indiz für Traumata und Vernachlässigungen in der Kindheit sein.

Typische Zeichen einer Unterzuckerung:

- Grundlose Reizbarkeit, Stimmungsschwankungen bis hin zur Panikattacke (durch Adrenalinstoß)
- Jieper auf Kohlenhydrate und/oder Süßigkeiten
- Plötzliche Schweißausbrüche, Hitzewallungen (durch Adrenalinstoß)
- Plötzliche Schwächeanfälle
- Nächtliches Erwachen bzw. Schlafstörungen
- Bei sehr erschöpften Nebennieren auch Zittern, wenn länger nichts gegessen wird
- Indirekt: Resistenz gegen Insulin oder Hormontherapien

Konsequenzen für Sie:

- Ein stabiler Blutzucker ist ein wichtiger Baustein jeder Therapie von Stoffwechsel und Hormonen. Eine effektive hormonelle Therapie beachtet, dass der Blutzucker stabil bleibt und von der Zelle verwertet werden kann.
- Ein Verzicht auf Zucker und Alkohol sowie eine Reduktion der Kohlenhydrataufnahme pro Mahlzeit ist für die überwiegende Anzahl der Patienten am Anfang der Therapie unerlässlich.

- Je gestresster ein Stoffwechsel ist, desto weniger sollten Mahlzeiten übersprungen werden. Das heißt, dass häufige kleine Mahlzeiten notwendig sind, mindestens aber drei Mahlzeiten täglich, wobei das Frühstück niemals ausgelassen werden sollte.
- Die Verwertbarkeit von Kohlenhydraten hängt auch von Co-Faktoren der Energieproduktion ab. Werden diese nicht bereitgestellt, kann die Verwertung nicht gelingen. Durch Nahrung allein können diese Co-Faktoren meist nicht ausreichend aufgenommen werden, was die Einnahme von Nahrungsergänzungsmitteln erforderlich macht.

Verkalkung/Entkalkung

Kurz gesagt:
Angenommen, das Wasser in Ihrem Haushalt ist sehr kalkhaltig und Sie entscheiden, Ihr Badezimmer ein Jahr lang nicht zu putzen. In 365 Tagen sind Sie vielleicht stolzer Besitzer einer Tropfsteinhöhle. Oder Sie wagen nach ein paar Monaten Putzpause mal einen Blick in den Wasserkocher. Ähnliche Szenarien spielen sich unter ungünstigen Umständen vielleicht gerade in Ihrem Körper ab.

Verkalkungen sind ein Ausdruck mangelhafter Energieproduktion auf der Zellebene.

Kalzium gelangt bei Glukosemangel nicht nur in die Mitochondrien, sondern lagert sich ganz allgemein im Gewebe ab.[206] Die Menge an Kalzium im Gewebe lässt laut dem Nutritional Balancing Rückschlüsse auf Effektivität der Energieproduktion zu.[207] Gleichzeitig lässt sich damit erklären, warum junge Menschen mehr Kalzium benötigen (und verwerten können) als ältere Menschen, die oft einen langsameren Stoffwechsel haben als das Jungvolk. Bei einem schnellen Stoffwechsel finden Aufbauprozesse schneller statt als Abbauprozesse, somit werden auch mehr Nährstoffe wie Kalzium benötigt, die z. B. in den Knochenaufbau oder die Blutbildung fließen.

Befindet sich Kalzium in Gewebe und Zellen, fehlt es dort, wo es hingehört,[208] z.B. in Knochen und Zähnen. Mit dieser Erkenntnis ließen sich unter anderem Osteoporose und Karies nicht nur erklären, sondern meiner Auffassung nach auch effektiv behandeln.

Weitere Prozesse, die mit Verkalkungen im Zusammenhang stehen sind Versteifungen der Gelenke, Gallen- und Nierensteine, Überbeine, Hallux valgus, Arterienverkalkung und selbst dünner werdendes Haar (die Haarwurzeln verstopfen) sowie Weitsichtigkeit (die Verkalkung der Hornhaut ist diesbezüglich ein wichtiger Faktor).

Verkalkungen im Gehirn können sogar direkt zu hormonellen Verschiebungen führen. Schon ab dem 17. Lebensjahr ist bei 40 Prozent der Amerikaner auch die Epiphyse (Zirbeldrüse) verkalkt. Dieser Zustand mag durch Fluorid verstärkt werden.[209] Die Zirbeldrüse schüttet das Hormon Melatonin aus, das für die Regulierung des Schlaf-Wach-Rhythmus sorgen soll. Außerdem ist sie für die Lichtwahrnehmung des Körpers verantwortlich. Licht spielt eine wesentliche Rolle für die Funktion der Keimdrüsen.[210] Anzunehmen ist, dass die Verkalkung der Epiphyse nicht, wie bisher angenommen, physiologisch ist, sondern ein krankhafter Prozess. Denn Licht – und die Fähigkeit, dieses zu verarbeiten – ist für die optimale Funktion des Hormonsystems unerlässlich. Es ist der primäre Auslöser für die Rhythmen des Körpers. Steht es nicht zur Verfügung, springt die Temperatur als Regler ein. Sollte auch das nicht funktionieren, regelt der Körper seine Rhythmen nach Kriterien wie Luftfeuchtigkeit oder anderen Außenreizen.[211] Somit hängen die Verkalkungen unmittelbar mit einem Verlust an Rhythmus, auch hormoneller Natur, zusammen.

MEINE ERFAHRUNG AUS DER PRAXIS:
Aktuell ist die Verabreichung von hohen Dosen Vitamin D in medizinischen und komplementärmedizinischen Kreisen weitverbreitet. Sie erfolgt in der Regel dann, wenn Vitamin D 3 im Blut niedrig gemessen wird. Auch ich habe früher regelmäßig den Vitamin-D-Speicher meiner Patienten auffüllen lassen. Wenige sprachen in jeglicher Hinsicht gut darauf an, manche erfuhren auf psychischer Ebene eine Besserung und andere klagten über eine Verschlechterung ihrer Beschwerden. Insbesondere Schilddrüsensymptome traten bei vielen auf, wie z.B. Schlappheit und Gewichtszunahme. Grund dieser Verschlechterung war aus meiner Sicht ihr langsamer Stoffwechsel: Vitamin D besitzt die Eigenschaft, die Kalziumaufnahme im Darm von 10 auf bis zu 40 Prozent steigern zu können.[212]

Natürliches Vitamin D wird vorwiegend durch Sonneneinstrahlung von der Haut produziert und nur zu einem kleinen Teil über die Nahrung aufgenommen. Bei Sonnenmangel regelt der Körper automatisch die Produktion von Vitamin D herunter, schließlich ist bei Dunkelheit mit einer Verlangsamung des Stoffwechsels, z. B. durch Glukosemangel, zu rechnen. Aber auch bei intensiver Sonneneinstrahlung stellt der Körper nicht automatisch Riesenmengen an Vitamin D her, wodurch eine Überdosis Vitamin D durch Sonnenbaden kaum möglich ist[213] (es soll bei extremer Sonnenbestrahlung schon vorgekommen sein). Oral eingenommenes, künstliches Vitamin D zwingt den Körper zur erhöhten Aufnahme von Kalzium aus dem Darm. Sollte der Körper jedoch aufgrund eines verlangsamten Stoffwechsels im Überlebensmodus bereits »verkalkt« sein, verlangsamt er durch noch mehr Kalzium weiter. Ich bin daher mit der Gabe von Vitamin D äußerst vorsichtig geworden. Sehe ich einen niedrigen

Vitamin-D-Wert im Blut, gehe ich nicht automatisch von einem Mangel aus, der behoben werden muss, sondern ziehe in Betracht, dass der Körper versucht, eine weitere Verlangsamung des Stoffwechsels zu verhindern. Erst wenn ich festgestellt habe, dass der Stoffwechsel nicht langsam ist und sowohl im Blut als auch im Gewebe niedrige Kalziumwerte vorliegen, kann ich davon ausgehen, dass Vitamin D gut vertragen wird und nützlich ist. Außerdem beachte ich, dass der Körper keinen normalen Vitamin-D-Spiegel erhalten kann, solange ein Magnesiummangel besteht.

FALLBEISPIEL:
Eine Patientin hat keine Schilddrüse mehr. Sie klagte über Müdigkeit, Hautalterung, steife Finger, das Gefühl, »Watte im Kopf« zu haben und über starke Menstruationsblutungen. Die Nebenschilddrüsen wurden bei der Schilddrüsenoperation verletzt. Die Patientin nahm neben 100 mcg L-Thyroxin Kalzium (1000 mg) und Vitamin D zur Osteoporose-Vorsorge ein. Sie gab an, dass ihre Finger anfingen, zu kribbeln, sobald sie das Kalzium nicht nahm. Ein Stoffwechseltest in Form einer Haarmineralanalyse ergab, dass die Patientin Kalzium im Gewebe eingelagert hatte. Auch war die Kalzifizierungsrate ihres Gewebes laut Haarmineralanalyse sehr hoch, was im Allgemeinen mit einer Erhöhung des Parathormonspiegels einhergeht. Das ließ den Schluss zu, dass die Drüsen der Patientin möglicherweise doch noch Hormone produzierten oder dass alternative/zusätzliche Mechanismen wie z. B. Entzündungen für diesen Befund sorgten. Die Symptome der Patientin waren sowohl typisch für einen langsamen Stoffwechsel als auch für erhöhte Kalziumwerte im Gewebe. Ich schlug ihr vor, die Einnahme von Kalzium und Vitamin D zu lassen und im Gegenzug ihren Stoffwechsel in Balance zu bringen (inkl. Ernährungsumstellung). Ihr Fazit nach sieben Wochen Behandlung: »Seither kann ich wieder klar und strukturiert denken. Der Nebel ist weg. Nebenbei habe ich ganz langsam drei Kilo abgenommen und insgesamt mehr Energie.«

Konsequenzen für Sie:

- Denken Sie bei Arterienverkalkung, Gallensteinen etc. nicht symptomatisch. Verkalkungen sind Zeichen eines verlangsamten Stoffwechsels und einer mangelhaften Glukosetoleranz auf Zellebene.
- Osteoporose verschlimmert sich u. U. bei einem langsamen Stoffwechsel durch Vitamin D und Kalzium nach meiner Auffassung. Sie ist meistens kein Problem eines Kalziumman-

gels, sondern der Kalziumverarbeitung. Eine bessere Kalziumverarbeitung kann über die Korrektur des langsamen Stoffwechsels bewirkt werden (indem z. B. Gegenspieler-Nährstoffe eingenommen werden). Nur dem schnellen Stoffwechsel helfen Vitamin D und Kalzium bei Osteoporose und Kalziummangel. Dies sind allerdings gerade mal zwei bis fünf Prozent der Patienten.

- Verkalkungen sind erfahrungsgemäß reversibel. Dies gilt prinzipiell für jede Form von Verkalkung, inklusive Arterienverkalkung.

Schwellungen

> **Kurz gesagt:**
> Das Gebiet, in dem Sie wohnen ist überschwemmt. In Ihren Keller dringt langsam Wasser ein. Sie stellen Pumpen auf, damit das Wasser den Keller nicht überflutet. Das funktioniert so lange gut, bis der Strom ausfällt. Ihr Keller läuft voll. So ähnlich ergeht es den Mitochondrien bei Energiemangel.

Schwellungen sind ein Symptom dafür, dass der Körper unter Energiemangel leidet.[214] Sobald die Zellatmung unterbunden wird, nimmt die Zelle Wasser auf. Unter normalen Umständen sorgt ATP dafür, dass dieses Wasser wieder aus den Zellen herausgepumpt wird.[215] Dabei wird es unterstützt von Schilddrüsen-[216] und anderen Stress abbauenden Hormonen wie Progesteron.[217] Da die Zellen Informationen über den Gesamtenergiezustand des Körpers auch über Hormone bekommen, beeinflussen auch diese den Grad der Schwellungsneigung im Körper. Schilddrüsenhormone unterstützen die Funktion der »Wasserausschleusung«. Schließlich sind diese Hormone Kommunikatoren des Überflusses im Lebensmodus und damit einer optimalen Zellenergie. Adrenalin, Kortisol und Östrogen hingegen führen zur Schwellneigung, ebenso wie ein Mangel an den eben beschriebenen Hormonen. Die Neigung zum Schwellen ist generell ein Hinweis auf Energiemangel. Welches Hormon genau für die Schwellung verantwortlich ist, kann selten festgestellt werden.

MEINE ERFAHRUNG AUS DER PRAXIS:
Sehr hartnäckige Schwellungen lassen sich meiner Erfahrung nach meistens auf eine Störung im Histamin-Haushalt zurückführen. In den letzten paar Jahren haben Histamin-Intoleranzen massiv zugenommen. Einige Patientinnen (meist sind Frauen betroffen) können am Anfang der Behandlung kaum noch etwas essen, ohne darauf zu reagieren, bzw. hatten bis zu zehn Kilogramm Wasser eingelagert. Histamin-Intoleranzen hatten sich im Laufe der Behandlung durch anfängliche Weglassdiäten meist ganz gut reguliert. Mittlerweile betrachte ich Probleme mit Histamin als »hausgemachte« Erkrankungen, das heißt, dass sie in der beschriebenen Heftigkeit oft durch eine Verkettung von Umständen auftreten. In der Vergangenheit der Patientinnen finden sich meist die Einnahme der Pille, von Kortison und auch oft Hepatitis-Impfungen. Dies führt zu einer Verstellung der Regelsysteme von Nebenniere und Geschlechtshormonen (Östrogendominanz). Gerade die Einnahme von Kortisonderivaten, mag sie auch noch so lange zurückliegen und »nur« über Cremes, Sprays oder Tropfen erfolgt sein, kann zu den beschriebenen Symptomen führen. Dies gilt auch dann, wenn die Präparate nur wenige Tage eingenommen worden sind. Nicht immer sind die Schwellungen direkt nach der Einnahme dieser Substanzen aufgetreten. Die Präparate, die aus meiner Sicht so eine Art hysterisches Gewebe mit Entzündlichkeit verursachen können, müssen meiner Erfahrung nach konsequent ausgeleitet werden, wenn man mit der Behandlung weiterkommen möchte, da die Regelsysteme des Körpers ansonsten dauerhaft verstellt bleiben.

Konsequenzen für Sie:

- Das Vorhandensein von Schwellungen lässt Rückschlüsse auf Ihre Zellgesundheit zu. Allerdings lässt sich nicht eindeutig sagen, welches Hormon genau an der Schwellung schuld ist. Bei heftigen Schwellungen ist Histamin meist beteiligt.
- Zellulite bei Frauen wird zum großen Teil durch Lipödeme (Schwellungen des oberflächlichen Fettgewebes) hervorgerufen.
- Lymphödeme werden durch Wasser bedingt, das nicht am richtigen Platz ist (nämlich im Blut oder in den Lymphbahnen).

Immunsystem

Kurz gesagt:
Die Polizei (Ihr Immunsystem) in einem Staat (Ihr Körper) sollte für Recht und Ordnung (Ihre Gesundheit) sorgen. Sie darf nicht die alleinige Macht an sich reißen oder, im Gegenteil, ihren Job überhaupt nicht mehr ausüben. In einigen Ländern jedoch mischt sich die Polizei geradezu hysterisch in Privatangelegenheiten ein, die sie nichts angehen. In anderen Fällen kümmert sie sich nur um die »kleinen Fische«, während die großen auf freiem Fuß bleiben. So verhält sich leider auch Ihr Immunsystem.

Das Immunsystem wird durch Stress erheblich beeinträchtigt. Grundsätzlich erledigen die weißen Blutkörperchen die Hauptaufgaben der zellulären Abwehr des Immunsystems. Sie kommunizieren durch Botenstoffe miteinander, sodass die einzelnen Abwehrzellen genau wissen, was sie zu tun haben. Ein Teil der weißen Blutkörperchen ist ständig im Körper unterwegs, um eindringende Mikroorganismen unschädlich zu machen.[218]

Unter Stress kommt es zu Verschiebungen der genannten Mechanismen. Stresshormone führen dazu, dass die Immunabwehr nicht mehr zwischen Freund und Feind unterscheiden kann.[219]

Das Stresshormon Kortisol ist in Notzeiten unter anderem dafür zuständig, übermäßige Immunreaktionen zu unterdrücken, indem es das lymphatische System drosselt[220] – aus diesem Grund bekommt ein Allergiker im Fall des Falles Kortison, eine Form des Kortisols, vom Arzt. Es ist wichtig zu verstehen, dass Infektionen unter Einfluss von Kortisol vom Körper trotzdem durchgemacht werden, man spürt sie bloß nicht so sehr. Damit sind Menschen, die nie krank werden, nicht auch unbedingt die Gesünderen. In Anfangsstadien des chronischen Stresses werden Menschen am Wochenende oder im Urlaub krank, nämlich dann, wenn ihr Kortisolspiegel sinkt. In späteren Stressstadien, wenn der Körper durch eine Erschöpfung der Nebenniere nur noch wenig Kortisol produziert, kann das Immunsystem immer noch nur schlecht antworten. Kortisolmangel lässt das Immunsystem prinzipiell überreagieren, einige seiner Bestandteile verhalten sich allerdings genau gegensätzlich und reagieren fast gar nicht mehr.[221] Es kommt im Körper zu heimlichen Infektionen.

Ein Zuviel an Östrogen kann die Arbeit der weißen Blutkörperchen dermaßen beeinflussen, dass die Bildung von Auto-Antikörpern begünstigt wird,[222] wodurch Auto-Immunkrankheiten wie Hashimoto-Thyreoiditis, Rheuma usw. entstehen können.

Das Immunsystem lässt sich grob in zwei Äste unterteilen, von denen der erste (TH 1) eher Viren und intrazelluläre Bakterien (z. B. Borrelien oder Chlamydien) bekämpft, während der zweite (TH 2) sich eher um die Immunreaktion bei allergischen Geschehnissen und Parasitenbesuch[223] oder um extrazelluläre Bakterien kümmert.

Ist der Kortisolspiegel hoch, wird die Aktivität von TH 1 gebremst.[224] Der betroffene Mensch wird zu chronischen viralen oder bakteriellen Infekten neigen.

Wird ein Ast überaktiv, wird der andere gehemmt. In der Regel ist TH 2 überaktiv, womit TH 1 auf die Bank geschickt wird. Der betroffene Mensch reagiert also wahrscheinlich mit chronisch-viralen Infekten wie z. B. Gürtelrose bei reaktivierten Windpocken.[225]

Viren können innerhalb der körpereigenen Zellen überleben und sind deswegen schwer von dem Körper zu identifizieren. Ist TH 2 aktiv, gelangen die in den Zellen versteckten Viren ins Blut, vermehren sich und überfallen den Körper. Auch manche Bakterien verstecken sich in den Zellen wie z. B. Borrelien. Diese Bakterien finden sich daher so oft als chronische Infektionen in Körpern von gestressten Menschen wieder.

MEINE ERFAHRUNG AUS DER PRAXIS:
In der Praxis zeigen gerade chronisch erschöpfte sowie Allergie-Patienten ein überaktives TH-2-System. Die Ursache für die heftige Reaktion des TH-2-Systems sind häufig Allergene, meist aus Nahrungsmitteln, die nicht vertragen werden. Manchmal liegt eine hohe Kortisolbelastung vor, die verhindert, dass Symptome auftreten wie Darmkrämpfe oder Durchfälle. Stattdessen tritt ein Zustand chronischer Erschöpfung ein. Das Kortisol hat erledigt, wozu es da ist: Es hat die äußeren Anzeichen der Immunaktivität unterdrückt. Dabei ist ein Immunsystem, das noch reagieren kann – selbst durch Überreaktion – immer noch gesünder als die Systeme, die durch Reaktionsmangel auffallen. In ihnen können sich oft über Jahrzehnte klammheimlich und unauffällig chronisch-virale Belastungen ausbreiten. Auf dem Nährboden eines nicht genügend reaktiven Immunsystems können sich Erkrankungen bis hin zum Krebs schnell und unbemerkt entwickeln. Ein inadäquates Immunsystem ist meiner Erfahrung nach auch oft durch eine Verstellung der Regelsysteme durch Pille, Kortison und Impfungen entstanden. Hormonelle Probleme müssen aus meiner Sicht immer behandelt werden, bevor das Immunsystem gesondert betrachtet werden kann.

Konsequenzen für Sie:

- Ihr Immunsystem ist für viel mehr verantwortlich als nur für die Abwehr der gelegentlichen Erkältung. Ist es durcheinander, werden auf Dauer zwangsläufig auch Ihre Hormone leiden und umgekehrt. Phänomene wie Hashimoto-Thyreoiditis und Leaky Gut müssen im Kontext von hormonellen Störungen, Nährstoffdefiziten und Arzneikrankheiten betrachtet werden.

- Wenn Sie Hormonprobleme haben, die mit Verdauungsstörungen, Nahrungsmittelintoleranzen oder autoimmunen Prozessen einhergehen, kann es sinnvoll sein, Ihr Immunsystem auf Viren und Bakterien überprüfen lassen.
- Obwohl ca. 60 Prozent der Immunabwehr im Darm stattfindet, ist er NICHT ihre Steuerzentrale. Immunzellen befinden sich überall im Körper. Zwar ist der Darm häufig ein Schwachpunkt bei Störungen des Immunsystems, aber eine Darmsanierung bewirkt noch lange keine Balance des Immunsystems. Sie nimmt lediglich den Auslöser, heilt aber nicht die zugrunde liegende Ursache. Darmsanierungen haben zwar innerhalb einer Stoffwechselbalance ihren Platz, eine Lösung für sich sind sie allerdings nicht. Denn der Stoffwechsel als Ganzes steht hierarchisch über dem Darm. Damit ist die Sanierung des Darmes alleine nur eine symptomatische Behandlung.

Entzündungen

Kurz gesagt:
Die kleine Marie hat Angst vor Spinnen. Jede noch so kleine Spinne bringt sie zum Schreien. Es nützt nichts, die Spinne zu entfernen, Marie schreit weiter. Sie schreit auch oft, wenn sie nur daran denkt, es könnte irgendwo eine Spinne sein. Marie reagiert, wie ein hysterisches Immunsystem, auf Bedrohungen, die nicht existieren.

Die meisten Entzündungen sind kein Ausdruck einer gesunden Abwehr, sondern Zeichen eines gestressten Organismus.

Entzündungen haben die Aufgabe, das Immunsystem bei der Abwehr zu unterstützen. Generalisiert schaltet der Körper in den Fieber-Modus, lokal bilden sich Entzündungen. Diese Entzündungen haben in der Regel die folgenden fünf Symptome: Es entstehen (lokale) Wärme, Schmerz, Rötung, Schwellung und eine Beeinträchtigung des Gewebes.[226]

Im Stressstoffwechsel bilden sich Entzündungszeichen, ohne dass Keime vorhanden sind. Das Immunsystem reagiert auf eine unangemessene Weise.

Entstehen können diese – überflüssigen – Entzündungen auch durch einen Überschuss von Östrogenen.[227] Sie bewirken eine vermehrte Histamin-Ausschüttung, und das ruft die beschriebenen Entzündungszeichen hervor.[228]

Bei einer vom Organismus als existenziell eingestuften Bedrohung wird Kortisol ausgeschüttet. Es muss kurzfristig Immunreaktionen unterdrücken, damit die eventuell nötige Flucht gelingen kann. Bei einer chronischen Belastung mit Kortisol scheitert die Unterdrückung der Immunabwehr. Stattdessen zeigen sich unvollständig ausgeprägte Entzündungsreaktionen auf nicht vorhandene Bedrohungen, meistens auf der Zellebene.[229] Das bedeutet, von außen sind die genannten klassischen Entzündungszeichen (Rötung, Schwellung, Schmerz, Wärme und gestörte Gewebefunktion) nicht zu sehen. Bei labortechnischen Untersuchungen finden sie sich jedoch auf der Zellebene. Dies ist eine sogenannte stille Entzündung (»silent inflammation«).[230] Stille Entzündungen werden in der Regel nicht anhand von klassischen Entzündungsparametern (wie z. B. CRP) im Blut identifiziert, sondern durch spezielle Blutuntersuchungen.

Ein Arzt könnte diese anordnen, unterlässt es aber in der Regel, weil wahlweise die Krankenkassen sie nicht bezahlen, der Mediziner an die Aussagekraft der Ergebnisse nicht glaubt oder mit ihnen nichts anfangen kann (diese speziellen Blutuntersuchungen sind Teil der Mikroimmuntherapie, siehe gleichnamiges Kapitel, Seite 416).

MEINE ERFAHRUNG AUS DER PRAXIS:
Die Auswirkungen von stillen Entzündungen zeigen sich oft wie folgt:

- Darmprobleme: Die Darmschleimhaut ist stellenweise entzündet und dadurch nicht mehr voll funktionstüchtig. Der sogenannte brüchige Darm (*Leaky Gut*) ist eine unmittelbare Folge solcher Entzündungen.
- Wundheitsgefühle: vorübergehende (während der Regel, durch Östrogenbelastung) oder chronische (wie z. B. bei Fibromyalgien).
- Autoimmunerkrankungen: Sie sind ein typisches Zeichen für chronische Entzündungen.
- Histaminprobleme wie Schwellungen und Verdauungsprobleme
- Chronische Erschöpfung: Sie hat häufig ihre Ursache in entzündlichen Prozessen, bei denen Nährstoffe verstärkt verbraucht werden und Stresshormone aktiv sind.
- Alle Prozesse, die auf freie Radikale geschoben werden, auch Alterung an sich. Dazu gehören auch Hautflecken jeglicher Natur, weißes Haar, Sonnenbrand, Zellulite, Akne etc.

Der Stressstoffwechsel trägt immer in einem gewissen Maß zu einer Veränderung des Immunsystems bei, die bis zu stillen Entzündungen reichen kann.

Noch einmal: Das Immunsystem sollte immer zusammen mit dem übrigen Stoffwechsel und dem Hormonsystem behandelt werden.

Konsequenzen für Sie:

- Stille Entzündungen sind nicht nur bei autoimmunen Prozessen wie dem Leaky-Gut-Syndrom relevant, auch Zellulite hat meistens einen entzündlichen Grund. Und Arterienverkalkung ist weniger Folge eines hohen Cholesterinspiegels, sondern mehr Zeichen von Mikroentzündungen der Zellwände, in deren Narben sich Kalk absetzt.[231]
- Histaminintoleranzen sind häufig auf Mikroentzündungen zurückzuführen und sollten daher im Zusammenhang mit einem hysterischen Immunsystem betrachtet werden.

Krebs

Kurz gesagt:
Innerhalb der Gesellschaft gibt es Menschen (Zellen), die sich nicht an die Regeln und Gesetze halten wollen. Sie nehmen, was Ihnen nicht gehört. Nicht selten entstammen sie einem Milieu, das von Armut, Ziellosigkeit und Mangel geprägt ist. Schon wenige dieser Individuen können auf die gesamte Gesellschaft einen großen Einfluss haben, besonders wenn sie anfangen, militant zu werden.

Es gibt viele Faktoren, die zu der Entstehung von Krebs beitragen können. Auf Stoffwechsel- und Hormonebene lassen sich bestimmte Veränderungen feststellen, bevor die Krankheit ausbricht:

Der Warburg-Hypothese zufolge entstehen und gedeihen Tumoren vor allem unter glykolytischen Bedingungen,[232] die in der Regel auf Mitochondriopathien hindeuten. Außerdem haben viele Krebsarten Rezeptoren für Östrogene.[233]

Krebs entsteht mit Vorliebe in einem übersäuerten Milieu.[234] Und Übersäuerung wird von einem Mangel an basischen Mineralstoffen sowie einem Überschuss an sauren Stoffwechselendprodukten ausgelöst. Laktat, die linksdrehende Milchsäure, wird wiederum vermehrt bei einem Mangel an Schilddrüsenhormonen hergestellt.[235]

In einem übergeordneten Zusammenhang wird mittlerweile von einigen Forschern angenommen, dass Krebszellen dann entstehen, wenn die Kohärenz im Organismus verloren geht,[236] was man auch als Verlust an Integrität im Sinne dieses Buches bezeichnen könnte. Geht Integrität verloren, fallen einige Zelle aus dem Verband, wodurch die Kommunikation gestört wird. Insofern wird Krebs in diesem Buch als die Endstufe eines entgleisten Stoffwechsel- und Hormonsystems gesehen.

Konsequenzen für Sie:

- Ein gesunder (nicht zu langsamer oder zu schneller) Stoffwechsel sowie ein gesundes Hormonsystem sind ein wesentlicher Baustein der Krebsvorsorge.
- Krebs entsteht in seiner Endform nicht über Nacht, sondern ist das Ergebnis jahrelanger Entgleisungen des Stoffwechsels.

Das Nervensystem

Kurz gesagt:
Vergleicht man die Wasserleitungen eines Hauses mit dem menschlichen Hormonsystem und die elektrischen Leitungen mit dem Nervensystem, käme man vielleicht zunächst zu der Annahme, dass beide nicht viel mehr miteinander zu tun hätten außer der Tatsache, dass sie im selben Haus verlegt worden sind. Und doch würde das gesamte Haus – auch das jeweils andere System – in Mitleidenschaft gezogen, wenn auch nur eine Funktionseinheit ausfiele. Der Körper ist noch viel vernetzter als ein Haus. Also denken Sie sich eine zentrale App dazu, die in Zukunft alle Systeme des Hauses steuern kann. Fehlfunktionen der App würden sich durchaus auf beide Systeme auswirken. Ein Bindeglied von Nerven- und Hormonsystem ist z. B. die Adrenalin-Funktion der App.

Hormone und Nervensystem sind miteinander verbunden. Das Nervensystem überträgt Informationen mittels elektrischer Impulse, Hormone funktionieren als chemische Botenstoffe. Beide Systeme existieren nebeneinander, wobei das Nervensystem schneller reagiert, das Hormonsystem langsamer, aber dafür nachhaltiger. Es gibt das zentrale Nervensystem (bestehend aus Gehirn, Rückenmark und Medulla oblongata) und das periphere Nervensystem mit allen weiteren Strukturen.[237]

Vereinfacht lässt es sich folgendermaßen darstellen (s. Seite 152).[238]

Sowohl das Nervensystem als auch das Hormonsystem reagieren auf Stressoren. Unterschiedliche Gehirnareale sind dabei für die verschiedenen Reaktionen des Adaptationssyndroms zuständig. Kampf oder Flucht sind die offensichtlichsten Mechanismen, die mit einer Stressreaktion einhergehen. Sie werden vom sympathischen Nervensystem vermittelt. Der Körper kann jedoch noch auf eine dritte Aktion im Stress- bzw. Verteidigungsfall zurückgreifen: den »Totstellreflex« (Freeze). Diese Reaktion wird von dem evolutionär ältesten Gehirnareal gesteuert.[239] Dabei gilt, je höher entwickelt der Organismus, desto mehr Verteidigungsmechanismen stehen zur Wahl.

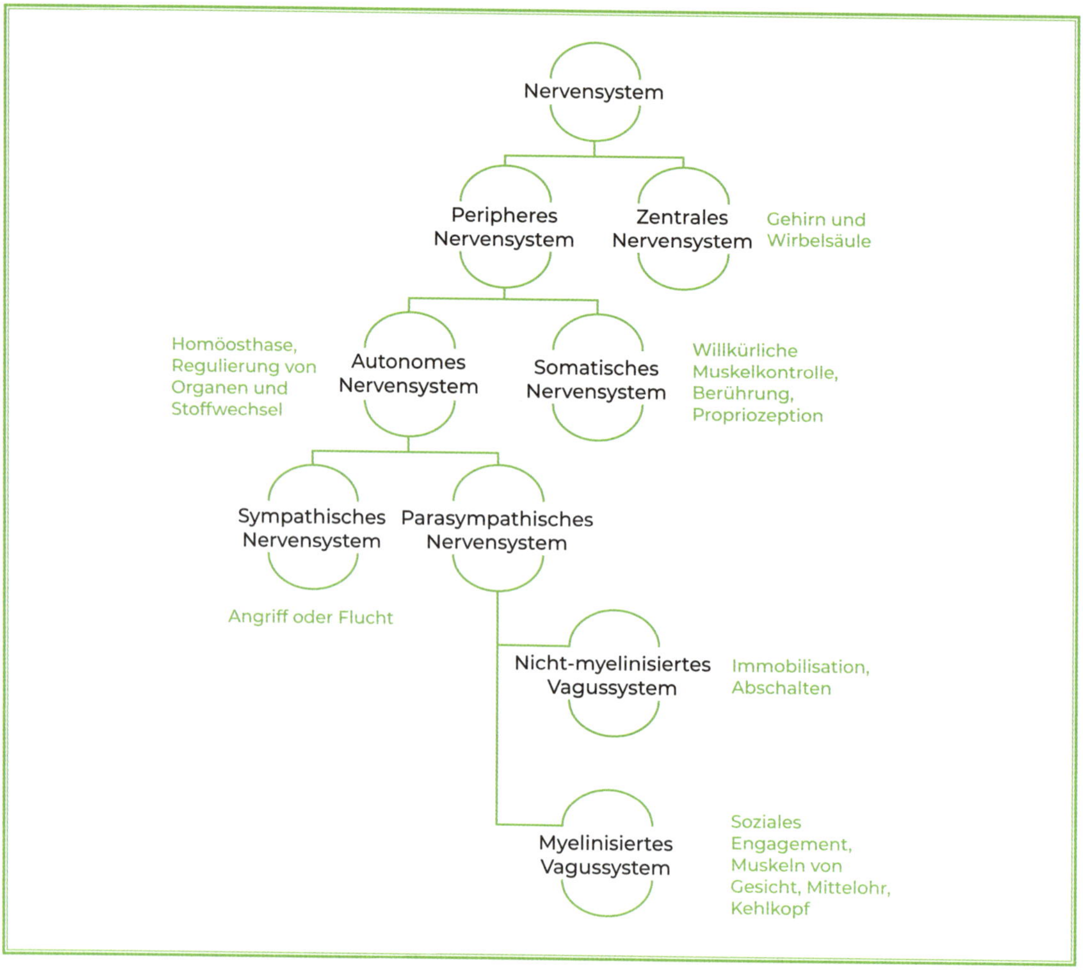

Übersicht des Nerven,systems mit entsprechenden Hormonsystemen

Ein verbaler Schlagabtausch ist nur Menschen möglich, während selbst Würmer sich totstellen können.

Das Problem mit dieser letzten Stressreaktion besteht darin, dass der Organismus bei einer heftigen Aktivierung desselben sein Beziehungs- und Bindungsverhalten blockiert.[240] Dieses wird von einem Ast des parasympathischen Nervensystems vermittelt. Ihn brauchen Säugetiere für die Zwischentöne der Kommunikation wie beispielsweise die Veränderung von Stimmlage oder Gesichtsausdruck[241] und den eben erwähnten Schlagabtausch. Somit können Stress und die zugehörigen Verteidigungsmechanismen, Bindung und Kommunikation im Nervensystem unmöglich machen. In solchen Fällen greift das Gehirn auf die nächsttiefere Entwicklungsstufe zurück, in diesem Fall Kampf oder Flucht, und wenn gar nichts mehr geht, auch den Totstellreflex.

Adrenalin ist der gemeinsam genutzte Vermittler des Hormonsystems und des sympatho-adrenergen Systems (bestehend aus Sympathikus und Nebennierenmark).[242] Es wird häufig mit dem sympathischen Nervensystem gleichgesetzt, was aber nicht richtig ist. Adrenalin hat eine Hybridstellung zwischen Hormon- und Nervensystem, es kann sowohl vom Nervensystem als auch von den Nebenniern stimuliert ausgeschüttet werden.

Stress hat auf das Nervensystem aber leider nicht nur einen vorübergehenden Effekt. Es kann durch Stress richtiggehend programmiert werden. Sollte diese Programmierung bereits in frühen Jahren erfolgt sein, reagiert der Mensch fortan durch eine veränderte Reaktion der Hypophysen-Nebennierenachse auf Stress möglicherweise stärker.[243]

Konsequenzen für Sie:

- Ihre Psyche wird durch Stress beeinflusst und sogar programmiert.
- Kommunikation und Bindung können unter Stress nur suboptimal oder gar nicht stattfinden. Insofern führt Stress für viele Menschen indirekt zu unbefriedigenden Beziehungen. Zwischenmenschlich bewegt man sich voneinander weg (Flucht) und nicht aufeinander zu – und wenn doch, dann meist nicht in friedvoller Absicht (Kampf).

Psychologie und Neurologie

Kurz gesagt:
Stellen Sie sich ein Haus mit sehr alten, maroden Stromleitungen vor. Sie haben sich in den Kopf gesetzt, das Haus zu einer Disko umzufunktionieren. Für die Lautsprecher brauchen Sie Starkstrom. Damit sind die alten Leitungen komplett überfordert, das gesamte System muss erst saniert werden. Dieses Bild lässt sich auf ein Nervensystem übertragen, das im fortgeschrittenen Alter immer noch mit frühkindlichen Reflexen ausgestattet ist. Selbst, wenn die Leitungen saniert werden, kann es weiterhin zu einer Überladung des Stromnetzes kommen. Dann springen die Sicherungen raus, um Schlimmeres zu verhindern. Im Nervensystem entspricht dieser Shutdown dem Trauma.

Psychische und neurologische Defizite erzeugen Stress und verändern Hormon- und Nervensystem sowie den Stoffwechsel.

Das Nervensystem sollte vollständig entwickelt und nicht durch übermäßige Ladungen (Traumata) belastet sein. Doch Stress führt dazu, dass sich das Nervensystem nicht so entwickeln kann, wie es das sollte.[244] Auch die Toleranzgrenze für Traumata (Resilienz) sinkt im Stress.[245]

- Im Falle einer ungestörten, gesunden Reifung entwickelt sich die Stressresistenz des Nervensystems innerhalb der ersten zwölf Monate im Leben eines Menschen aus den frühkindlichen Reflexen.[246] Die Sinnesentwicklung hingegen hält noch bis zum ca. siebten Lebensjahr an.[247] Innerhalb des ersten Lebensjahres lernt der Säugling jeden Tag dazu. Er rollt, robbt, sitzt und steht idealerweise, bevor er irgendwann beginnt zu laufen. Jedes seiner Entwicklungsschritte führt das Kind ein Stückchen weiter aus der symbiotischen Beziehung mit seinen Eltern weg und zu größerer Unabhängigkeit. Hand in Hand mit der physischen und psychologischen Abnabelung vollzieht sich ein Wandel auf Reflexniveau: Einige werden abgebaut, weil sie überflüssig werden, andere prägen sich aus. Schließlich muss ein Baby, was den ganzen Tag liegt, ganz andere Dinge »können« als ein stehendes Wesen.

Reflexe sind automatisierte, unwillkürlich und gleichartig ablaufende Antworten auf bestimmte Reize.[248] Sie üben unter anderem auf folgende Bereiche Einfluss aus:

- Schreckreaktion,
- Gleichgewichtssinn,
- Orientierungssinn,
- Unterscheidung von rechts und links,
- räumliches Sehen,
- Wahrnehmung von Berührung,
- Steuerung von Muskeln (Kontraktion),
- Koordinierung von Bewegungen (Feinmotorik).

Stress, dem das ungeborene Kind bereits im Mutterleib ausgesetzt ist und der z. B. durch eine stressige Geburt oder auch durch ein niedriges Geburtsgewicht[249] (was unter anderem auf Nährstoffmängel bei der Mutter hinweist), ausgelöst werden kann, führt u. U. dazu, dass die Entwicklung des Nervensystems nicht optimal stattfindet. Auch jede Einschränkung der Mobilität sowie Frühgeburten, Verletzungen des Gehirns, erbliche Faktoren, Impfungen, elektromagnetische Felder sowie Handystrahlung, Toxine und Krankheiten können die Entwicklung des Reflexsystems behindern.[250] In diesem Fall persistieren die frühkindlichen Reflexe, was bei dem betroffenen Menschen im späteren Leben neben vielen anderen Symptomen einerseits zu einer geringen Stresstoleranz führt und andererseits in eine fortwährende Stimulierung der Nebennieren resultiert, die ihrerseits noch mehr Stress erzeugt.[251] Ein dermaßen unausgereiftes Nervensystem ist ein leichtes Opfer des Stresses, was sich bei den Betroffenen oft schon in jungen Jahren durch ausgebrannte Nebennieren bemerkbar macht.[252] Sie neigen früher und schneller zu chronischen Hormonstörungen als Menschen mit intaktem Nervensystem, dazu später mehr.

Unabhängig von seiner Entwicklung kann das Nervensystem auch später noch durch Stress überladen werden. Es reagiert auf Stress, ähnlich wie das Hormonsystem, in Eskalationsstufen, die nach Peter Levine von verschiedenen Gehirnarealen gesteuert werden[253]:

1. Übererregung (Kampf),
2. Anspannung (Kampf),
3. Dissoziation (Abspaltung von Gefühlen, Entfremdung vom Körper) und Verleugnung (Flucht nach innen),
4. Gefühle der Hilflosigkeit, Bewegungsunfähigkeit und Erstarrung (Freeze).

Diese Stufen sollen das Überleben des Individuums sichern. Der Körper komprimiert und verklappt traumatische Erlebnisse, sollte er gerade nicht genügend Ressourcen zur Bewältigung parat haben, das bedeutet, er spaltet ab und verdrängt. Durch diese Desintegration gelangt das Verdrängte ins Unterbewusstsein und reduziert zunächst seine unmittelbare Wucht (Abb. Seite 22).

Aus Sicht des Überlebens ist Stress für das Nervensystem gefährlicher als für das Hormonsystem, da jemand, der das Bewusstsein verliert, gar nicht erst in die Lage versetzt wird, sich Gefahren durch Kampf oder Flucht zu stellen. Hierdurch ergibt sich die hierarchische Vormachtstellung des Nervensystems im Körper.

Übererregung und Anspannung sind hyperaktive Phasen des Nervensystems. Wohingegen Dissoziation und Erstarrung Zeichen einer Hypoaktivität desselben Systems sind, der Körper wird unempfindlich. Unteraktivität folgt also wieder einer Überaktivität, wie bereits eher am Beispiel der Nebennieren beschrieben – ein typisches Muster im menschlichen Stoffwechsel.

Die ins Unterbewusste abgespaltene Information wird leider nicht ein für alle Mal entsorgt. Stattdessen muss der Körper permanent Energie aufwenden, um sie komprimiert zu halten. Ähnlich wie bei einem PC, der komprimierte Dateien auf seiner Festplatte hat. Die mögen zwar klein sein, aber Speicherplatz und Energie nehmen sie trotzdem in Anspruch.

Ein weiterer Nachteil der Verklappung ins Unterbewusstsein ist eine dauerhafte Programmierung des Nervensystems durch das wortwörtlich belastende Material. Diese Programmierung heißt *Trauma*. Neurobiologisch betrachtet, beschreibt die Bezeichnung »Trauma« die Art, auf die das Nervensystem auf ein Ereignis reagiert, nicht das Ereignis selbst. Durch ein Trauma fühlt sich das Nervensystem existenziell bedroht. Es versucht, sich – mittels der dargestellten Über- und später Untererregung – zu verteidigen. Traumatisch wird es dann, wenn das Ereignis im Nervensystem immer wieder zur Erregung führt (Über- oder Untererregung), auch wenn es längst vorbei ist. Die Ladung, die das ursprüngliche Ereignis ausgelöst hat, kann so über Jahre im Nervensystem gespeichert werden. Entgegen einer weitverbreiteten Auffassung ist ein Trauma also nicht mit einem schlimmen Ereignis gleichzusetzen, sondern mit einer unverarbeiteten Bedrohung.

Da Nerven- und Hormonsystem eng miteinander verbunden sind, Hormone als Botenstoffe funktionieren und das Nervensystem zudem noch der »Boss« ist, kommunizieren sie fortan die Botschaft des Nervensystems. Und jedes Mal, wenn das Nervensystem traumabedingt durch die Über- und dann Unteraktivierungskaskade läuft, reagiert das Hormonsystem entsprechend mit der Ausschüttung von Adrenalin (Überaktivierung) und dann Kortisol (Unteraktivierung). Bei einer Unterfunktion der Schilddrüse sorgt ein Mangel an Schilddrüsenhormonen, der den Organismus ohnehin unempfindlicher werden lässt, für eine zusätzliche Förderung des hypoaktiven Nervenkostüms. Die bereits beschriebene Verkalkung meißelt das Ganze dann buchstäblich noch in Stein.

Noch ein Problem der Aufbewahrung von Traumata im Unterbewussten ist der Umstand, dass sie für Ereignisse als Trigger dienen, die auch nur entfernteste Ähnlichkeit mit dem Ursprungsereignis haben.

Wenn jemand z. B. eine Situation erfahren hat, die das Nervensystem als lebensbedrohlich empfunden hat, völlig unabhängig davon, ob das Ereignis auch wirklich lebensbedrohlich war oder nicht, wird diese vermeintliche Todesangst sehr wahrscheinlich als Trauma gespeichert werden. Jedes Mal, wenn dieser Mensch nun mit einem Ereignis konfrontiert wird, das auch nur ansatzweise existenziell ist (Hunger, der Verlust eines Jobs oder das Ende einer Beziehung) wird die Ladung im Nervensystem ausgelöst. Das wiederum denkt, es müsse (schon wieder) sterben. Die Nebennieren reagieren dementsprechend, kommunizieren »wir müssen sterben!« und schütten Stresshormone aus. Im Körper entsteht eine völlig übertriebene Stressantwort als Reaktion auf – objektiv betrachtet – vollkommen ungefährliche Ereignisse. Nerven- und Hormonsystem schießen mit Kanonen auf Spatzen. Das verbraucht große Mengen Energie und Nährstoffe.

Symptome für Traumatisierung können alle sein, die sich auch bei einem chronisch gestressten Hormonsystem einstellen: von psychischen Beschwerden über die Veränderung der Körpertemperatur bis hin zu Darmbeschwerden.[254]

Ein schneller Stoffwechsel entspricht und reagiert eher mit einer Aktivierung auf ein Trauma und bleibt möglicherweise auch eine Weile aktiviert. Ein langsamer Stoffwechsel geht sehr schnell in die Unteraktivität, der traumatisierte stumpft schneller ab.

MEINE ERFAHRUNG AUS DER PRAXIS:

Ein langsamer Stoffwechsel und insbesondere der Verkalkungsgrad des Gewebes sind Indizien für Erstarrung auf psychischer Ebene. Diese kann dazu führen, dass z. B. die Aufarbeitung alter Kümmernisse oder Traumata nicht so schnell und umfassend vonstattengehen wie bei einem ausgeglichenen Stoffwechsel. Hier verläuft auch die Integrationszeit von Erfahrungen viel schneller als beim langsamen Stoffwechsel. Gleiches gilt für Lern- und Aufnahmefähigkeit von neuen Inhalten. Insofern kann es zielführend sein, bei ins Stocken geratenen Psychotherapien, die Verfassung des Stoffwechsel- und Hormonsystems zu überprüfen. Schließlich ist es bei einem Menschen, der gerade im Überlebensmodus verkehrt, nicht überlebenswichtig, alte Traumata zu überwinden. Und manchmal ist die Vitalität des Patienten so weit herabgesetzt, dass alte Gefühle zwar angeschaut, jedoch nicht verarbeitet und losgelassen werden können. Selbst die Integration von frühkindlichen Reflexen funktioniert beim langsamen Verstoffwechsler auch langsamer. Umfassende Regulierung – auch in psychischer Hinsicht – kann nur im Lebensmodus passieren.

Konsequenzen für Sie:

- Persistierende frühkindliche Reflexe und Traumata können wesentliche Faktoren hormoneller Störungen sein. Der Abbau frühkindlicher Reflexe und die Heilung von Traumata können Meilensteine auf dem Weg zur hormonellen Gesundheit sein.

Hormonelle Störungen

Von der Über- zur Unterreaktion

Kurz gesagt:
Bevor wir aufgeben, geben wir noch einmal alles.

Bei Stress geraten Organe und Körpersysteme erst in eine Überreaktion, bevor sie in der Unterfunktion landen.

Der Körper ist bei Ressourcenknappheit gezwungen, Energie zu konservieren. Bevor es aber so weit ist, kann er im Falle einer sich anbahnenden Gefahr noch ein letztes Mal Energieproduktion und -verteilung richtig hochfahren. Auf diese Weise versucht der Körper durch erhöhte Anstrengung, der Gefahr zu entkommen.[255] Vor der Unter- kommt damit die Überfunktion. Das ist meiner Auffassung nach ein logisches und allgemeines, wenn auch schulmedizinisch nicht anerkanntes Prinzip (Abb. Seite 23) im Körper, und es gilt auch für Stoffwechsel und Hormonsystem.

Beispiele für das Stadium der Überfunktion:

- Verliebtheit: vermehrtes Schwitzen; Schmetterlinge im Bauch; Erröten
- Unfälle, Katastrophen: Menschen stemmen schwere Gewichte und laufen mit Wunden herum, ohne sie zu bemerken, wie bereits angeführt
- Bühnenangst, Prüfungsangst: vermehrtes Wasserlassen; Schwitzen; Stammeln; Black-out; Durchfälle; Zittern
- Durchwachte Nacht: extrawach am nächsten Morgen; Gefühl wie auf Strom; leicht dumpfes Gefühl; vermehrter Hunger
- Intensives Arbeiten: Vergessen von Raum und Zeit; kein Hungergefühl; kein Gespür für Müdigkeit oder Temperatur.

Die Überfunktion geht so lange gut, bis dem Körper die Glukose, der Sauerstoff oder die für ihre Verarbeitung nötigen Co-Faktoren ausgehen. Für die vorhandene Glukose nutzt der Körper Co-Faktoren aus Gewebespeichern. Je nachdem, wie diese gefüllt sind, kann dieser Zustand der Überfunktion auch länger anhalten. Gehen Co-Faktoren-Speicher zur Neige, schaltet der Körper um auf Energiekonservierung. Die Organe und Körpergewebe geraten in die Unterfunktion, der schnelle Stoffwechsel wird zum langsamen, bis wieder Glukose und Co-Faktoren der Energieproduktion in ausreichender Menge zugeführt werden.

Die Extremform der Energiekonservierung ist der Schock. Sein Zweck besteht in der Aufrechterhaltung der lebenswichtigen Körperfunktionen durch minimalen Energieaufwand. Das Leben zieht sich vollkommen nach innen. Eine andere Form extremer Energiekonservierung ist das Koma.

Zu Anfang einer Stressbelastung, im Überlebensmodus, ist die Überaktivität sämtlicher Hormone möglich – von den Schilddrüsen- über die Nebennieren- bis zu den Geschlechtshormonen. Diese Überfunktion ist ein Zeichen für akuten Stress. Einigen der Überfunktionsstadien hat die Medizin einen Namen gegeben, ein Beispiel hierfür ist die Erkrankung *Morbus Basedow*, die in der Regel nach der Überfunktion der Schilddrüse in die Unterfunktion umschlägt. Die Schilddrüse ist mit den Geschlechtsorganen, wie schon erwähnt, das erste System, das die Funktion herunterreguliert, wenn der Körper in den Überlebensmodus gerät.

Wie die folgende Grafik zeigt, hat der Körper im Stadium der Überfunktion zwei Möglichkeiten, sich zu gebärden. Am gesündesten wäre es, wenn er nach der Überaktivität wieder in den Normalzustand zurückkehrte, also zum mäßig schnellen Stoffwechsel des Lebensprinzips, inklusive Schilddrüsenstoffwechsel. Ist die Nährstoffversorgung gut, könnte er auch für eine Weile in der Überfunktion verweilen. Doch die Erschöpfung wird sich einstellen, sollte die Nährstofflage gleichbleiben oder sich verschlechtern.

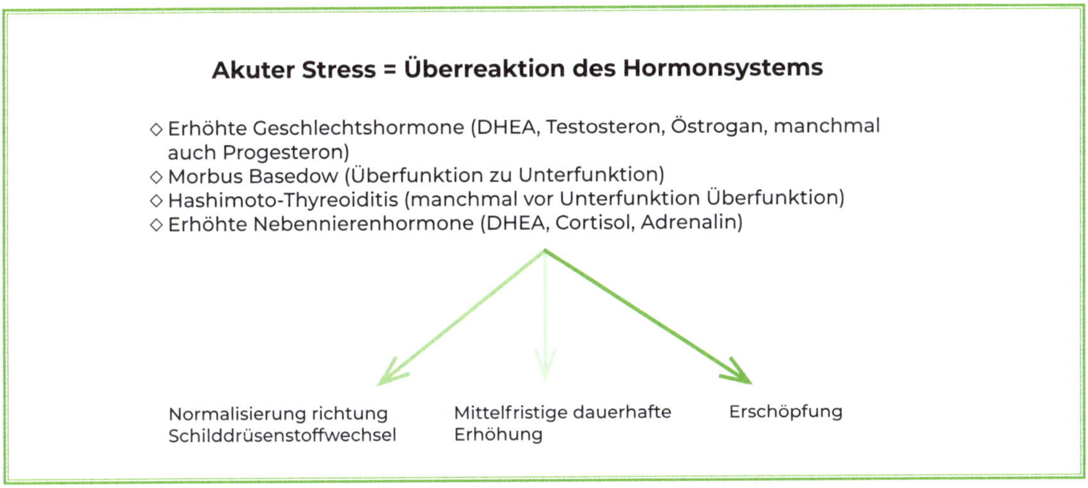

Prinzip der Kompensierung

Das folgende Schaubild zeigt die Stufen, die der Körper von der ausgeglichenen Funktion über die Überfunktion und bis in die Unterfunktion durchläuft.

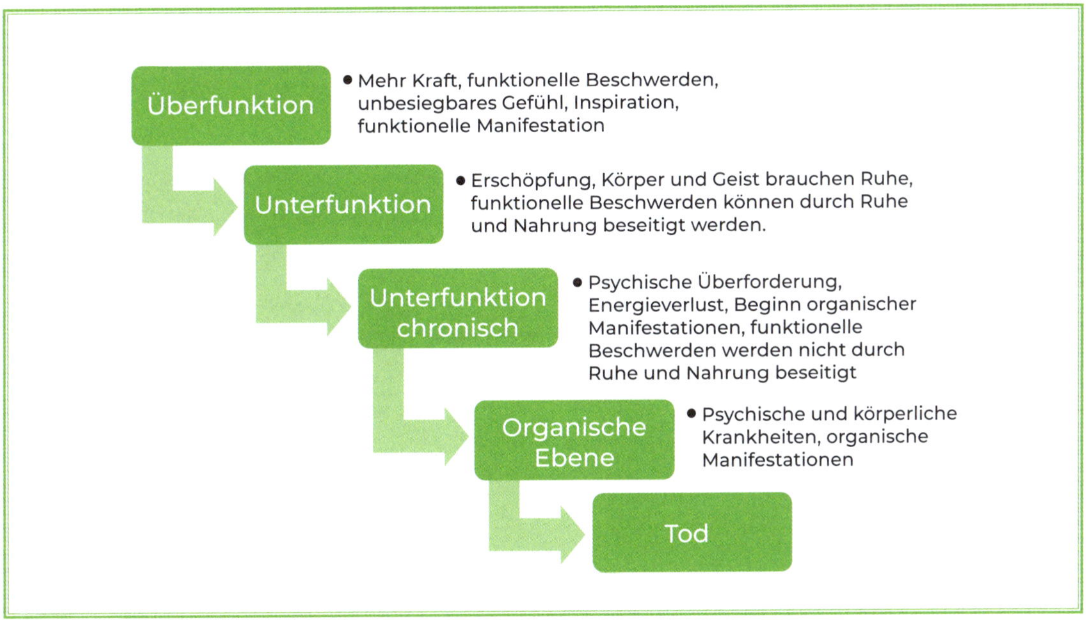

Stufen von der Überfunktion bis zur Unterfunktion und zum Tod

Stress dezimiert im langsamen Stoffwechsel und im Überlebensmodus die Depots der Co-Faktoren. Der Körper befindet sich in einem dauerhaften Abbaumodus. Es treten nun spezifische Symptome zutage, die sich organisch als Krankheiten manifestieren können.

FALLBEISPIEL:
Ein männlicher Patient, der akut an einer Thyreoiditis de Quervain (Entzündung der Schilddrüse mit Unterfunktion) litt, war auf dem Weg der Genesung. Er hatte neben seiner Schilddrüsenproblematik eine Östrogendominanz und einen Progesteronmangel. Plötzlich zeigte ein Test »normale« Testosteronwerte und erhöhte DHEA-Werte. Ein solches Ergebnis war durch die Therapie nicht zu erwarten gewesen. Ich wunderte mich, bis herauskam, dass der Patient drei Wochen zuvor einen grippalen Infekt gehabt hatte. Dieser zusätzliche akute Stress hatte bei dem Patienten zu einer kurzzeitigen Erhöhung von Testosteron und DHEA geführt. Kurze Zeit darauf zeigte ein erneuter Test wieder die gewohnten DHEA-Werte, und auch das Testosteron war nun eher wieder zu tief.

Konsequenzen für Sie:

- Erkennen Sie, dass man Erkrankungen, die mit einer Überfunktion der Schilddrüse einhergehen (wie z. B. Morbus Basedow), aus meiner Sicht nicht unbedingt »drosseln« muss, da der Körper sowieso schon einen drohenden Energiemangel anzeigt (es sei denn, es besteht akute Gefahr für Leben oder Gesundheit). Sehen Sie Überfunktionen als Hilferufe des Körpers. Eine Regulationstherapie der Körpersysteme zielt darauf ab, sowohl Unter- wie auch Überfunktionen in Balance zubringen. Natürlich sollten Überfunktionen behandelt werden, da sie eben potenzielle Gefährdungen der Gesundheit mit sich bringen. Allerdings ist mein therapeutischer Ansatz ein anderer, als die dementsprechenden Organe medikamentös zu beruhigen oder sie zu entfernen.
- Unterscheiden Sie, wann Sie wirklich Kraft haben und wann Sie nur auf Kosten Ihrer Nebenniere aktiv sind.

Kompensierung und Dekompensierung

Kurz gesagt:
Sie stopfen Ihre Socken. Jedes Mal, wenn ein Löchlein hinzukommt, stopfen Sie es. Irgendwann ist das Gewebe so dünn, dass das Stopfen nichts mehr nützt. Außerdem haben Sie kaum noch etwas von der ursprünglichen Sockenwolle übrig. Das Gewebe wird immer älter und maroder. Nun ziehen Sie die Socke an und sie fällt auseinander.

Im Stress verteilt der Körper Energie so, dass bevorzugt überlebenswichtige Organe mit Energie und Nährstoffen versorgt werden. Diese Strategie soll das bestmögliche Überleben des Organismus sicherstellen. Der Körper kompensiert in gewisser Weise den Energieverlust, indem er Ressourcen verlagert und von A nach B verschiebt (Abb. Seite 22).

Das Schaubild im vorherigen Kapitel hat gezeigt, dass sich im Stress erst in einem vorgerückten Stadium Veränderungen der Organe einstellen, nämlich dann, wenn der Körper schon lange alle Co-Faktoren-Speicher geleert hat und keine Glukose mehr verstoffwechseln kann. Dass Tod ein Ergebnis der letzten Stufe (Erschöpfungsphase der Nebennieren im Adaptationsprinzip) ist, ist mittlerweile allgemein anerkannt.[256] Der Energieverlust kann durch nichts mehr kompensiert werden. Anders ausgedrückt, beginnt der Körper in seiner Not jetzt, die Organe zwecks Energiegewinnung zu verdauen. Da Organe aus Fetten und Eiweißen bestehen, die mithilfe von Adrenalin und Kortisol in Energie verwandelt werden können, wäre dieser Ansatz nicht schlecht, hätte er nur nicht solche verheerenden Konsequenzen. Organschaden bedeutet ja nichts anderes, als dass etwas abgebaut wird, was nicht mehr oder nicht schnell genug wieder aufgebaut wird. Organschäden können natürlich auch durch Entartungen oder Tumoren ihre Funktion verlieren. Hier wird das, was überflüssigerweise aufgebaut wird, nicht schnell genug abgebaut. Kompensationsmaßnahmen erlauben dem Körper, zu überleben, bis wieder bessere Zeiten anbrechen. Und auf die wartet das gesamte System. In Stoffwechselsprache übersetzt, sind gute Zeiten die, in denen Nährstoffe wieder verfügbar und verwertbar sind.

Man könnte meinen, je schneller der Überlebensmodus beendet würde, desto besser. Doch ein zu schneller Wechsel zum Lebensmodus wird vom gesamten Organismus schlecht toleriert. Er dekompensiert. Das ist in etwa so, als würde man durch marode Stromleitungen Starkstrom schicken, bevor die Leitungen saniert sind. Das gilt insbesondere dann, wenn das Hormonsystem entstresst wird, der Stoffwechsel aber (noch) nicht so weit ist, wieder angemessen Energie über die Mitochondrien herzustellen.

Beispiele:

- Ein Mensch, der viel Adrenalin im Blut hat, bekommt Betablocker. Diese blockieren die Adrenalin-Rezeptoren – hauptsächlich am Herz und im geringeren Maß im restlichen Körper. Wahrscheinlich ist jemand, der Betablocker bekommt, nicht gesund, sondern leidet unter Energieverlust auf der Zellebene. Anzunehmen ist auch, dass seine Schilddrüsenleistung besser funktionieren könnte, als sie es tut. Eine der Nebenwirkungen, die dieser Mensch von den Betablockern bekommen könnte, ist das Gefühl von Erschöpfung. Diese Erschöpfung wurde bisher vom Adrenalin kompensiert, und der Betreffende hatte das Gefühl, energiegeladen zu sein – wenn auch eventuell mit unangenehmen Nebenwirkungen wie Herzklopfen etc.
- Ein sehr adrenerger Mensch fühlt sich möglicherweise nach dem Essen von Kohlenhydraten müde, da Zucker – zumindest kurzfristig – die Adrenalinausschüttung unterbindet. Nun kommt die zugrunde liegende Schilddrüsenunterfunktion zum Vorschein. Adrenalin hat auch hier dem Menschen vorher das Gefühl gegeben, Energie zu haben. Wird das Adrenalin beruhigt, merkt der Mensch erst, dass eigentlich Erschöpfung da ist.
- Ein Mensch mit hohen Kortisolwerten nimmt Kortisolsenker oder fährt in den Urlaub. Sobald das Kortisol sinkt, wird er krank. Nun zeigt sich die vorher unterdrückte Infektion.
- Ein Mensch mit hohen Adrenalinwerten war immer schlank. Jetzt beruhigen sich die Nebennieren, und der Mensch nimmt zu, weil das Adrenalin seine fettverbrennende Wirkung nicht mehr entfaltet. Der Mensch wird erst wieder abnehmen, wenn sich seine Schilddrüse erholt, denn Schilddrüsenhormone erhöhen den Grundumsatz wieder. Anmerkung: Schilddrüsenhormone einzunehmen würde dem Prozess auch nicht unbedingt helfen. Wäre der Mensch bereit für eine bessere Schilddrüsenleistung, würde der Körper von selber wieder die Schilddrüsenleistung regulieren.
- Einem Menschen mit hohen Kortisol-Werten ist immer warm. Kortisol fördert die Eiweißverbrennung, die Wärme erzeugt. Nach der Senkung seiner Kortisol-Werte ist dem Menschen kalt.
- Ein Mensch mit hohen Adrenalin- oder Kortisolwerten funktioniert emotional in einem Hamsterrad. Nachdem beide Hormone gesenkt werden, wird der Mensch wesentlich empfindlicher für seine eigene Psyche. Seine Gefühle werden nicht mehr von Stresshormonen weggedrückt. Er erkennt sich plötzlich nicht wieder. Oder wird scheinbar über Nacht depressiv.
- Ein Mensch reanimiert seine Energieproduktion auf Zellebene. Seine Schilddrüsenleistung erholt sich. Der Körper beginnt, Gewebe zu heilen. Dabei entledigt er sich der dort ansässigen Gifte und Schwermetalle. Diese verlassen den Körper, verursachen aber auf dem Weg hinaus Ausleitungssymptome (Kopfschmerzen, Müdigkeit etc.)

- Ein Mensch mit Histamin-Regulierungsstörungen senkt sein Adrenalin. Adrenalin ist ein Gegenspieler des Histamins. Die Histamin-Symptome verstärken sich. Dies ist wahrscheinlich, zumal hohe Adrenalinmengen meist erst ins Spiel kommen, wenn der Kortisolspiegel sinkt. Dieser könnte ansonsten die überschießende Wirkung des Histamins auch noch unterdrücken.

Anhand dieser Beispiele sollte deutlich werden, warum Veränderungen im Körper grundsätzlich langsam erfolgen sollten. Denn mit Energie muss man umgehen können. Sobald die Energie gesteigert wird, wird der Körper anfangen, sie wieder gleichmäßig zu verteilen (Abb. Seite 32 und 23). Das führt zur Reinigung von Körper, Geist und Seele. Die Senkung der Stresshormone und die Regulierung der Schilddrüsenfunktion gehen dabei nicht immer nahtlos ineinander über. In diesem Übergangsbereich entstehen oft Symptome der Dekompensierung (siehe *Meine Erfahrung aus der Praxis*, Seite 165). Diese lassen sich nicht ganz verhindern oder umgehen. Die beste Art, mit einer Dekompensierung umzugehen, ist, sie ernst zu nehmen und sich die Wahrheit anzuschauen, also den dekompensierten Zustand. Je schneller die Ursachen dessen erkannt werden, was zur Entstehung und späteren Unterdrückung von Symptomen in der Kompensierung geführt hat, desto schneller kommt der Körper in die Balance. Doch selbst bei aller Ursachenforschung ist Geduld vonnöten, unter anderem um Dekompensierungen nicht zu forcieren. Hier heißt es in der Therapie: Fuß vom Gas!

Wer den zweiten vor dem ersten Schritt setzt, landet eher auf dem Bauch als im Ziel. So verhält es sich auch bei der hormonellen Balance des Organismus.

Die angestrebten Veränderungen brauchen Ressourcen, auf die der Organismus zurückgreifen kann. Platt ausgedrückt: ohne Mampf kein Kampf. Ohne Kraftstoffe wird der Körper eher (wieder) desintegrieren als integrieren.

Ein anderer Kollateralschaden der Kompensierung ist die langjährige Minderversorgung vieler Gewebe und Organe. Im desintegrierten Zustand leidet zwangsläufig die zweite Reihe, also diejenigen, die nicht bevorzugt mit Energie versorgt werden. Plastisch beschrieben, wird ein Mensch mit erheblichen Organschäden wahrscheinlich keine schönen Haare oder Nägel, strahlende Zähne oder Haut haben. Leider werden solche sogenannten *kosmetischen Makel* selten mit der Entstehung von Krankheiten in Verbindung gebracht. Nur das Unterbewusstsein weiß es besser. Nicht umsonst empfinden Menschen Körper als schön, die gesund sind: Schöne und glänzende Haare, straffes Gewebe, glatte Nägel und eine gute Figur sind Zeichen innerer Gesundheit. Den Rückschluss, dass wahre Schönheit wirklich von innen kommt, zieht kaum jemand. Stattdessen investieren viele ihr Geld in kosmetische Maßnahmen.

Ein gewisser Grad von Dekompensation ist unumgänglich für Therapien, bei denen der Stoffwechsel vom Stress- in den Schilddrüsenstoffwechsels geführt werden soll. Um etwas zu verändern, muss erst der wahre Grund der Stressüberlagerung zutage treten. Erst dann zeigen sich meist auch die Ursachen für den Stress. Dekompensierungen im therapeutischen Rahmen sind ein Heilzeichen, ganz anders als Dekompensierungen, die durch völlige Erschöpfung des Systems passieren und sich als scheinbar plötzliche Verschlechterung des Gesundheitszustandes äußern.

Die Energie auf der Zellebene sollte also grundsätzlich erst allmählich gesteigert werden. Hier eine Zusammenfassung:

- Nährstofflücken brauchen mehrere Wochen, teilweise Monate, um aufgefüllt zu werden.
- Wenn ein System lange unter Adrenalin stand und dann sehr viel Magnesium bekommt (das Adrenalin entgegenwirkt), wird der Mensch sich matt fühlen, weil ihm das Adrenalin genommen wurde, bevor der Körper in der Lage war, das Gesamtsystem so auszubalancieren (z. B. durch das Auffüllen der Nährstofflücken), dass es das Adrenalin nicht mehr nötig hat für seinen Energiehaushalt.
- Toxinbelastungen und Schwermetalle liegen oft tief im Gewebe eingeschlossen und werden erst allmählich ins Blut abgegeben, um dann über die Ausscheidungsorgane ausgeschieden zu werden, damit es nicht zur Überladung des Blutes kommt.
- Die Ausscheidungsorgane arbeiten meistens zu langsam, bedingt durch Nährstoffmängel, Hormonbelastung und/oder Schwermetalle.
- Die Sensibilität des Nervensystems steigt. Ist es vorher schwach oder traumatisiert, würde eine zu schnelle Zunahme an Energie zu einem Kurzschluss im System führen (Unruhe, Überforderung etc.).
- Emotionale Traumata werden durch den Energiezuwachs an die Oberfläche geholt. Die Psyche kann aber nur Schritt für Schritt alte Kümmernisse, Ängste etc. verarbeiten.
- Der mengenmäßige Rückgang eines Hormons sorgt oft dafür, dass dessen Rezeptoren im Gewebe vom Gegenspieler zerstört werden.[257] Die übrig gebliebenen Rezeptoren reagieren dafür umso empfindlicher auf das Hormon.[258] Das ist besonders dann problematisch, wenn mit dem Gegenspieler-Hormon schnell dafür gesorgt wird, dass ein Hormon gesenkt wird. Dadurch kann es passieren, dass vorübergehend (trotz eigentlicher Senkung seines Spiegels) die Auswirkungen eines Hormones viel intensiver wahrgenommen werden. So kann es z. B. bei der Einnahme großer Progesteronmengen anfänglich zu einer empfundenen Verschlechterung der Östrogensymptome kommen (wobei Progesteron bei einer ungünstigen Stoffwechsellage tatsächlich oft in unerwünschte Östrogene umgewandelt wird). Nicht zuletzt deswegen bedient sich die vorgestellte Methode nicht so gerne der Substitution von Hormonen.
- Schilddrüsenhormone machen Körper und Geist empfindlicher, auch für die Wirkung der anderen Hormone, insbesondere Adrenalin.[259] Dadurch kann es bei plötzlicher Anhebung der Schilddrüsenhormon-Konzentration im Blut (besonders durch das aktive T3) zu sensiblen Reaktionen auf Adrenalin kommen (selbst, wenn die absolute Menge des Adrenalin durch Gegenspieler gesenkt wird). Dies führt zu typischen Symptomen einer Adrenalinbelastung wie z.B. Reizbarkeit, Schweißausbrüchen und Herzklopfen. Das ist der Hauptgrund dafür, dass Schilddrüsenhormone oft schlecht vertragen werden.

- Die Einnahme von Schilddrüsenhormonen kann außerdem eine Östrogendominanz bedingen: Verlief der Zyklus während der Schilddrüsenunterfunktion relativ unauffällig, ist er unter Substitution oftmals kürzer (meist ein Zeichen der Östrogendominanz) und wird vor der Menstruation nicht selten von Brustspannen begleitet. Dies klingt paradox, ist aber unter Umständen auf eine verstärkte Entgiftung zurückzuführen oder auf eine erhöhte Stressempfindlichkeit (Starkstrom) unter der Substitution.

MEINE ERFAHRUNG AUS DER PRAXIS:

Ein anschauliches Beispiel für Dekompensation liefert der Zustand eines Patienten, der aufhört, Kaffee zu trinken. Er wird sich ohne Koffein müder fühlen als mit. Trinkt er Kaffee, stimuliert er seine Nebennieren, quetscht sozusagen noch das letzte Bisschen aus ihnen heraus. Er fühlt sich zwar mit dem Kaffee fit, aber eine Heilung seines Zustandes ist so unmöglich.

Ein anderes Beispiel für Dekompensation sind die Symptome, die jemand zeigt, der Kortisol-Senker einsetzt, die innerhalb von Minuten den Kortisol-Wert herunterregulieren. Zieht jemand seine ganze Kraft aus dem Kortisol, wird er sich entweder vollkommen schwach fühlen oder es massiv mit Adrenalin kompensieren und infolgedessen aufgekratzt und nervös sein. Daher plädiere ich in puncto Therapie des Stoffwechsels und der Hormone auch für eine Behandlung beim Fachmann. Viele Patienten doktern mit Informationen, die sie im Internet oder in Büchern gefunden haben, an sich herum und verschreiben sich selbst Therapien, die auf reinen Annahmen basieren und in denen Zusammenhänge nicht erkannt wurden.

Während der Beginn einer Dekompensation bereits als Zeichen der Heilung gedeutet werden kann, sollte diese unter fachkompetenter Anleitung stattfinden, um auftretende Symptome richtig einschätzen zu können. Dekompensierungen bringen nämlich im therapeutischen Rahmen Heilungszeichen mit sich. Höchstwahrscheinlich wird sich ein Patient mit weniger Adrenalin im System insgesamt besser und ruhiger fühlen. Außerdem wird er voraussichtlich erholsamer schlafen. Es ist demnach wichtig, in der Therapie Zustände vorübergehender Dekompensation zuzulassen.

Ein Patient mit hohen Kortisol- und Östrogenwerten wird durch die Dekompensation eher an Gewicht verlieren. Dafür wird er durch die Senkung des Kortisolspiegels wahrscheinlich dünnhäutiger und anfälliger für Infekte. Frauen leiden durch die Senkung des Östrogenspiegels möglicherweise zu Trockenheit von Haut und Schleimhäuten, bis der Körper wieder in der Lage ist, die Struktur der Haut durch einen ausgeglichenen Progesteron- und DHEA-Wert zu verbessern. Frauen, die die Anti-Baby-Pille einnehmen, scheuen sich oft davor, diese abzusetzen. Denn dann würde sich das Ausmaß der hormonellen Dysbalance zeigen wie Regelstörungen, Haarausfall etc. – in einigen Fällen sogar stärker als vor der ersten Einnahme der Pille, weil der Stoffwechsel inzwischen nicht besser geworden ist. Wird die Pille abgesetzt, kann eine Zeit lang gar nicht richtig therapiert werden, weil die ursprünglichen Symptome noch nicht ausgemacht werden können. Auch dieses Therapie-Tal ist nicht immer, aber manchmal, unumgänglich. Die unschöne Wartezeit lässt sich vielleicht mit einigen Entgiftungsmaßnahmen überbrücken.

Ähnlich ergeht es Patienten, die Kortison ausschleichen und anschließend ihr Immunsystem reanimieren möchten. Bis dieses sich erholt hat und erste Tests Aufschluss geben, muss Geduld geübt werden.

FALLBEISPIEL:
Eine meiner Patientinnen begann, Schilddrüsenhormone zu substituieren, inklusive der aktiven Form T3. Sie berichtete, dass sie nun viel mehr Bewusstsein für die Menschen um sich herum hätte. Dadurch bekam die Patientin manchmal sogar Herzklopfen. Einerseits zeigt sich an ihrer Reaktion, wie Schilddrüsenhormone Körper und Wahrnehmung empfindlicher werden lassen, andererseits lässt sich vermuten, dass eine Überforderung der Patientin einer der Gründe gewesen sein mag, warum sie ihre Schilddrüsenunterfunktion entwickelt hat – nämlich, um sich vor zu vielen Eindrücken zu schützen (wahrscheinlich liegt eine Traumatisierung zugrunde).

Konsequenzen für Sie:

- Viel hilft nicht immer viel: Auch wenn Sie sich eine schnelle Heilung wünschen, Ihr Körper würde sie wahrscheinlich nicht verkraften. Eine jahrzehntelange Kompensierung braucht Zeit zur Heilung. Je größer das Energieloch und je erschöpfter die Nebennieren, desto langsamer muss auch die Therapie gehen.
- Wenn Sie mit der Balance Ihres Körpers beginnen, werden wahrscheinlich alte Themen auftauchen, sowohl in psychischer als auch in körperlicher Hinsicht. Manchmal geht es dem Patienten deswegen während der Therapie vorrübergehend schlechter. In diesem Fall ist das keinem Behandlungsfehler geschuldet, sondern dem Umstand, dass der Körper sich mit altem Mist auseinandersetzt.

- Die Hormonsubstitution beschleunigt Therapien nicht unbedingt und kann sogar Symptome unterdrücken, welche über die Ursache der Störung Aufschluss geben könnten. Sie verändert die Verhältnisse im Körper zu schnell, was keine Abkürzung ist, sondern in der Regel eine Therapieblockade darstellt.

Über- und Unterfunktion der einzelnen Drüsensysteme

Ausführungsdrüsen

Schilddrüsenerkrankungen

Schilddrüsenunterfunktion/Hypothyreose

Grund:

- Entweder zu geringe Ausschüttung von T4/T3 aus der Schilddrüse oder Umwandlungsstörung von T4 in T3 im Gewebe (T4 im Übermaß drosselt den Stoffwechsel)

Auswirkungen:

- Erniedrigte Körpertemperatur und verlangsamter Puls (Rückkopplung)
- Alterndes Zellgewebe
- Produktion von Laktat (ist giftig für Zellen)
- Verlangsamung des Stoffwechsels (Leber baut z. B. Östrogene nicht mehr ab; Verstopfung; geringe Schweißsekretion; verlangsamte Reflexe; schnelle Ermüdung; langsames Denken; mangelnder Sexualtrieb)
- Eventuell Kropfbildung (Struma durch Jodmangel)
- Körper wird unempfindlicher (auch für andere Hormone); Dämpfung der Psyche
- Körper kann weder vollständig an- noch entspannen
- Verschiebungen des pH-Wertes im Körper (zu sauer oder zu basisch)
- Haarausfall; Verdickung der Haut; Verhornung; übermäßiges Ohrenschmalz
- Meist Fettleibigkeit (durch Kortisolüberschuss); Schlankheit ist jedoch kein Zeichen dafür, dass keine Unterfunktion besteht (Adrenalinüberschuss).
- Entwicklungsverzögerungen beim Fötus bei Schilddrüsenunterfunktion der Mutter

Gut zu wissen:

- Kleine Schilddrüsen sind nicht gleichbedeutend mit einer Unterfunktion. Die Größe kann sich im Laufe des Lebens verändern. Auch Menschen mit teiloperierten Schilddrüsen können unter günstigen Umständen mit wenig bis gar keinen substituierten Hormonen auskommen.

Häufige Nebenschauplätze:

- Symptome von Kortisol- oder Adrenalinüberschuss; Östrogendominanz; Insulinresistenz; Parathormondominaz; Überaktivität der Hypophysenhormone

Hashimoto-Thyreoiditis (autoimmun)

Grund:

- Autoimmune Zerstörung der Schilddrüse durch Thyreoperoxidase-Antikörper (TPO-AK), auch Mikrosomale Antikörper (MAK) genannt und/oder Antikörper gegen Thyreoglobulin (Tg-AK), durch die sich eine Schilddrüsenunterfunktion einstellt, da das zerstörte Gewebe nicht mehr ausreichend Schilddrüsenhormone produziert.

Auswirkungen:

- Eventuell zeigt sich am Anfang der Erkrankung eine Schilddrüsenüberfunktion.
- Zusätzlich zur Schilddrüsenunterfunktion auftretende Symptome sind nicht immer eindeutig zuzuordnen, ähnlich wie beim Morbus Basedow, z. B. Myxödem, Orbitopathie.
- Manchmal knotige Veränderungen der Schilddrüse (Diagnose basiert oft auf Ergebnis der Ultraschalluntersuchung.)
- Vergrößerung der Schilddrüse; bei Verkleinerung heißt die gleiche Erkrankung eigentlich *Ord-Thyreoiditis*, wird aber auch oft genauso als *Hashimotho-Thyreoiditis* bezeichnet.

MEINE ERFAHRUNG AUS DER PRAXIS:

Patienten mit einer Hashimoto-Thyreoiditis bekommen oft gesagt, dass ihre Krankheit unheilbar wäre und dass sie für immer mit den Antikörpern leben müssten. Das stimmt natürlich so lange, wie die Ursachen der Erkrankung nicht gefunden und beseitigt werden. Die Anwesenheit von Antikörpern ist nicht unbedingt eine Diagnose für die Ewigkeit. Ich selbst hatte vor einigen Jahren eine recht hohe Zahl von Antikörpern im Blut (möglicherweise durch eine vier Wochen dauernde Erkältung oder Experimente mit hohen Jod-Dosen). Ein Vierteljahr später ergab ein erneuter Bluttest, dass keine Antikörper mehr vorhanden waren.

Progesteron kann Antikörper innerhalb von acht bis zwölf Wochen sinken lassen (wenn die Therapie anschlägt, also, liebe Leser, Progesteron ist hier keine Wunderpille). Allerdings kann die Senkung auch wesentlich länger dauern, wenn der Stoffwechsel sehr durcheinander ist (meist durch erhöhte Kupfer-

oder Kalziumeinlagerungen im Gewebe). In diesen (häufigen) Fällen ist eine Gabe von Progesteron, meiner Erfahrung nach, eher kontraindiziert, weil die Gefahr einfach zu groß ist, dass der Körper das Progesteron als Baustein für neue Östrogene verwendet.

Antikörper verschwinden häufig, sobald der Mineralstoffhaushalt ausgeglichen ist, Schwermetalle ausgeleitet wurden *und* die psychischen Muster der Autoimmunität bearbeitet wurden (Selbstzerstörung).

Da durch die Pille fast immer eine Östrogendominanz ausgelöst oder gefördert wird, ist ihre Einnahme übrigens ein häufiger Auslöser einer Hashimoto-Thyreoiditis.

Thyreoiditis de Quervain

Grund:

- Entzündung der Schilddrüse; kein autoimmuner Prozess (keine Antikörper), dafür Riesenzellen in der Bildgebung

Auswirkungen:

- Oft zunächst Über-, dann Unterfunktion der Schilddrüse
- Schluckbeschwerden; Schmerzen in der Schilddrüse
- Eventuell Vergrößerung der Schilddrüse
- Erhöhte Entzündungswerte (CRP)
- Oft stressiges Ereignis als Auslöser
- Gute Heilprognose innerhalb weniger Wochen bei Eindämmung der Entzündung

Schilddrüsenüberfunktion/Hyperthyreose

Grund:

- Erhöhung der Ausschüttung von T4 und T3 durch die Schilddrüse

Auswirkungen:

- Körpertemperatur und Puls normal bis erhöht
- Grundumsatz erhöht, dadurch oft Gewichtsabnahme
- Unterzuckerung durch hohen Verbrauch

- Der Körper läuft auf Hochtouren: Schweiß, Verdauung etc.
- Ruhelosigkeit; Schlafprobleme
- Der Körper ist überempfindlich für andere Hormone (Adrenalin, Östrogen etc.).
- Wird oft mit Adrenalinüberschuss verwechselt, da die Symptome ähnlich sind.
- Führt fast immer zur Unterfunktion: Die Schilddrüse gibt noch einmal alles, bevor sie aufgibt.

ZWISCHENSTOPP: SCHILDDRÜSENÜBERFUNKTION ODER ADRENALINÜBERSCHUSS?

Bei Symptomen wie Ruhelosigkeit, Reizbarkeit und Herzklopfen wird häufig angenommen, dass eine Schilddrüsenüberfunktion die Ursache sei. Tatsächlich teilen sich Adrenalinüberschuss und Schilddrüsenüberfunktion folgende Symptome aber brüderlich:

- Ruhelosigkeit
- Nervosität; Überforderung
- Abmagerung
- Schlafstörungen
- Herzklopfen
- Erhöhte Transpirationsneigung

Es kommt hinzu, dass Schilddrüsenhormone – vor allem bei einer Schilddrüsenüberfunktion – den ganzen Körper empfindlicher für die Auswirkungen von Adrenalin machen. Wie lassen sich die beiden Aktivlinge nun klinisch voneinander unterscheiden? (Labortests können natürlich zusätzliche Auskunft über die Funktion der Schilddrüse geben.) Die folgenden typischen Symptome geben Aufschluss darüber:

Typisch für den Adrenalinüberschuss:

- Erschöpfung mit gleichzeitiger Ruhelosigkeit
- Symptome bessern sich kurzzeitig durch hohe sportliche Belastung oder das Essen von Zucker /großen Kohlenhydratmengen.
- Ruhelosigkeit eher *schubweise*, z. B. Herzklopfen beim Einschlafen
- Körpertemperatur unter 37 Grad
- Konzentrationsmangel
- Menschen, die nach Einnahme des Schilddrüsenhormons T3 unruhig werden, Herzklopfen bekommen und nicht schlafen können, manchmal auch schon nach T4

Typisch für die Schilddrüsenüberfunktion:

- *Konstanter* Energielevel ohne Erschöpfung
- Kaum Ermüdungsanzeichen, auch nicht nach Anstrengungen
- Temperatur von 37 Grad oder mehr
- Ruhelosigkeit *konstant*, nicht in Schüben
- Kohlenhydratverzehr/Zucker führt nicht zu Müdigkeit, eher zu noch mehr Energie.

Adrenalin ist somit in gewisser Weise ein Schilddrüsennachahmer. Das stört die meisten Menschen so lange nicht, wie sie sich gut fühlen. Der »Adrenalinjunkie« ist in der Gesellschaft sogar oft positiv besetzt. Adrenalin wird nämlich mit einem aufregenden Leben gleichgesetzt. Viele Menschen stimulieren die Ausschüttung von Adrenalin auch unbewusst, um Erschöpfung nicht zu fühlen, z. B. durch Extremsportarten. Fangen dann die Schlafprobleme, das Herzklopfen oder auch die Panik-Attacken und die Brustenge an, zeigt sich die Kehrseite des Hormons. Mit einer Schilddrüsenüberfunktion stehen diese Symptome in den seltensten Fällen im Zusammenhang. Und selbst wenn es sich um eine Schilddrüsenüberfunktion handeln sollte, spielt Adrenalin eine große Rolle.

FALLBEISPIEL:

Einer meiner Patienten brachte vor ca. fünf Jahren ein Höchstgewicht von 140 Kilogramm auf die Waage. Damit unzufrieden, begann er, sich vegetarisch zu ernähren, machte Diäten und fuhr ausgiebig Rad. Im selben Jahr bekam er die Diagnose Morbus Basedow. Drei Jahre später wurde ein Burn-out diagnostiziert. Nach weiteren zwei Jahren kam er mit den Symptomen Kurzatmigkeit, geringe Ausdauer, schnelles Schwitzen, Nachtschweiß, großer Appetit und Gewichtszunahme sowie geringe Stressbelastbarkeit in meine Praxis. Er nahm Situationen in seinem Leben dramatischer wahr, als sie es waren. Außerdem war er sehr antriebslos und erschöpft. Seine Arbeitswoche beschrieb er als so dermaßen anstrengend, dass er sich am Wochenende zu nichts mehr aufraffen konnte.

Die Stoffwechselanalyse über seine Haare ergab einen mäßig schnellen Stoffwechsel, einen Adrenalinüberschuss, erschöpfte Nebennieren, eine Kohlenhydratintoleranz auf der Zellebene und eine **Schilddrüsenunterfunktion**. Diese Ergebnisse passten viel besser zu seiner Symptomatik als die Diagnose der Schilddrüsenüberfunktion, die anfänglich mit Morbus Basedow vergesellschaftet ist und anhand einer Blutuntersuchung gestellt wurde. Möglicherweise befand sich der Patient zum Zeitpunkt der Diagnosestellung tatsächlich in der Schilddrüsenüberfunktion, doch seine Symptomatik hatte sich seither nicht verändert. Gegen den Morbus Basedow nahm er das Medikament Thiamazol, um die Schilddrüse zu unterdrücken. Er begann mit der Ernährungsumstellung und Nahrungsergänzung. Ich empfahl dem Patienten, ausreichend Eiweiß zu sich zu nehmen und nur sehr leichten Ausdauersport zu machen. Vier Monate später war er ausgeglichener, hatte mehr Energie und weniger Zuckerhunger. Auch Kurzatmigkeit und die Tendenz zum Schwitzen waren besser. Er entwickelte wieder mehr Interessen, spielte wieder Klavier. Seine Schilddrüsenwerte im Blut verbesserten sich auch. Er nimmt nun fast kein Thiamazol mehr.

Morbus Basedow

Grund:

- Überfunktion der Schilddrüse, geht in Unterfunktion über

Auswirkungen:

- Klassische Zeichen Merseburger Trias: Exophthalmus (Glubschaugen), Kropf und Tachykardie (Herzklopfen), die aber nicht jeder Betroffene zeigt
- In einigen Fällen prätibiales Myxödem (teigige Schwellung, die nicht durch Wassereinlagerungen, sondern durch Verzuckerungen des Gewebes auf dem Schienbein entstehen) und TSH-Rezeptor-Autoantikörper (TRAK-AK)
- Medikamente zur Drosselung der Schilddrüse: Carbimazol, Thiamazol u. a.

Probleme bei fehlender Schilddrüse

Die Schilddrüse ist ein lebenswichtiges Organ. Ohne ihre Hormone würden körperliche und geistige Funktionen über kurz oder lang zum Erliegen kommen.[260] Daher ist ein Patient ohne Schilddrüse lebenslang auf medikamentöse Substitution angewiesen. Ihm fehlen nicht nur die bekannteren Schilddrüsenhormone T4 und T3, sondern auch T1, T2 und Calcitonin. Möglicherweise finden sich in der Schilddrüse auch noch andere Faktoren, die für den Körper wichtig sind, aber bisher noch nicht erforscht wurden. Das einzige Hormon, das nach der Entfernung der Schilddrüse in der Regel verabreicht wird, ist T4 (die inaktivere Depotform der Schilddrüsenhormone). Die natürliche Ausschüttung von Schilddrüsenhormonen sieht allerdings anders aus, wie bereits dargestellt wurde. Problematisch an der Substitution ist unter anderem die Tatsache, dass ein Überangebot von T4 ohne ein bestimmtes Verhältnis zu T3 den Körper dazu bewegt, den Stoffwechsel zu drosseln.[261] Aus Sicht des Körpers besteht dann eine Hungersnot (sonst würde nämlich in einem konstanten Verhältnis T4 in T3 umgewandelt werden). Selten werden Medikamente verschrieben, die zusätzlich zu T4 auch etwas aktives T3 enthalten, was eher dem vom Körper selbst hergestellten Verhältnis entspräche. Und selbst dann fehlen ihm durch die Ersatztherapie immer noch andere für die Gesundheit wichtige Hormone.

Des Weiteren ist oft der Kalziumstoffwechsel gestört, wenn keine Schilddrüse mehr da ist. Das in ihr produzierte Calcitonin ist ein Gegenspieler des Parathormones, das Kalzium aus den Knochen löst, sobald der Kalziumspiegel im Blut sich zu weit senkt. Calcitonin beschränkt das Herauslösen von Kalzium. Damit ist ein ausgeglichenes Verhältnis zwischen Parathormon und Calcitonin ein wichtiger Schutz vor Osteoporose und sämtlichen Formen der Gewebeverkalkung. Das Parathormon wird in den Nebenschilddrüsen hergestellt, die sehr nahe an der Schilddrüse liegen und dementsprechend häufig mitentfernt werden – ob bewusst (aufgrund eines Karzinoms) oder unbewusst (aus Versehen oder weil sie bei der Operation der Schilddrüse beschädigt werden). Sind die Nebenschilddrüsen bei der Entnahme der Schilddrüse intakt geblieben, können sie weiter ungehindert Parathormon herstellen. Um Osteoporose zu verhindern, wird Patienten mit hohen Parathormon-Werten im Blut oft Vitamin D und Kalzium verabreicht. Doch durch die suboptimale Versorgung des Körpers mit Schilddrüsenhormonen nach der Operation kommt es zeitgleich in der Regel sowieso zu einer Verlangsamung des Stoffwechsels mit Einlagerung von Kalzium im Gewebe (was bedeutet, dass es *deswegen* gleichzeitig aus Knochen, Zähnen etc. gelöst wird, nicht weil Kalzium fehlt). Auf diese Weise verlangsamt sich der Stoffwechsel durch Vitamin D und Kalzium immer weiter.

MEINE ERFAHRUNG AUS DER PRAXIS:

Ich kenne niemanden, der sich nach der Entfernung der Schilddrüse wirklich wohlfühlt, auch wenn die Blutwerte angeben, dass der Körper ausreichend mit Schilddrüsenhormonen versorgt ist. Thyroxin (das künstliche, wenn auch naturidentische T4) ist zwar durchaus in der Lage, den TSH-Wert der Hypophyse zu senken, aber meistens kann es nicht das Wohlbefinden des Patienten wiederherstellen. Schlappheit, Gewichtsprobleme und zunehmende Erschöpfung der Nebennieren sind nur einige Probleme, mit denen sich Menschen ohne Schilddrüse oft auseinandersetzen müssen. Ich selbst würde meine Schilddrüse nur dann entfernen lassen, wenn ein *ausgesprochener* und akuter Notfall vorliegt (z. B. ein fortgeschrittenes Karzinom). Künstliche Schilddrüsenhormone können die natürliche Funktion der Schilddrüse nicht ersetzen, und zudem geraten Patienten, die sich die Schilddrüse entnehmen lassen, in eine lebenslange Medikamentenabhängigkeit. Außerdem behebt die Entfernung nicht das ursprüngliche Hormon- und Stoffwechselproblem, im Gegenteil, es wird sich meistens durch die suboptimale Versorgung mit Schilddrüsenhormonen nach der Operation noch weiter verschlechtern.

Einer Überfunktion der Schilddrüse liegt oft eine Belastung mit Schwermetallen, besonders mit Kupfer, zugrunde. Die Ausleitung dieser Schwermetalle führt in der Regel zur Normalisierung der Schilddrüsenfunktion (bei einer hohen Kupferbelastung kann es eine Weile dauern).

Überdies wird ein Teil der Überfunktionssymptomatik von Adrenalin produziert, das auch nach der Entfernung der Schilddrüse wirken wird.

Trotz allem werden Patienten häufig zur Entfernung ihrer Schilddrüse gedrängt, ohne ausreichend Bedenkzeit für diese wichtige Entscheidung zu geben. In einigen Fällen wird die Operation selbst dann angeraten, wenn der Patient längst eindeutige klinische Symptome der Schilddrüsenunterfunktion zeigt.

Es geht mir nicht darum, eine Schilddrüsensymptomatik unbehandelt zu lassen. Ich rate lediglich zum Aufspüren der Ursachen, was meiner Erfahrung nach in vielen Fällen zur Normalisierung der Schilddrüsenfunktion führen und eine Entfernung der Schilddrüse unnötig machen könnte.

Sollte ein Patient keine Schilddrüse mehr haben, ist die Behandlung von Stoffwechsel und Hormonsystem dennoch durchaus möglich, wenn auch unter erschwerten Bedingungen. Es wird möglicherweise kein Optimum an Gesundheit mehr erreicht, aber trotzdem in vielen Fällen eine wesentliche Verbesserung der Symptome sowie eine deutliche Reduktion der Medikation. Um der natürlichen Funktion der Schilddrüse möglichst nahe zu kommen, ist hier eine Ersatztherapie mit natürlichen Schilddrüsenhormonen oft sinnvoll (siehe Abschnitt *Natürliche Drüsenpräparate*, Seite 431).

Nebennierenfehlfunktionen

Nebennierenschwächen oder -erschöpfungen gehen nicht sofort mit einer Verminderung der Kortisolproduktion einher. Die ersten Stadien zeigen entweder eine dauerhafte Überfunktion der Nebennieren oder eine unregelmäßige bzw. »umgekehrte« Kortisolproduktion. Trotz einer anfänglichen chronischen Überproduktion von Hormonen handelt es sich hier bereits um einen pathologisch bedingten Mechanismus, da die Situation nicht mehr durch einfache Maßnahmen wie Nahrung oder Schlaf beruhigt werden kann (worin der Unterschied zwischen der physiologischen und der pathophysiologischen Nebennierenaktivität liegt). Der Begriff »Schwäche« mag deswegen zwar nicht der richtige Ausdruck sein, aber er hat sich für einen Zustand der Nebennieren etabliert, indem sie im Stoffwechselgeschehen eine Dominanzstellung einnehmen.

Einer der häufigsten Gründe für die Dauerarbeit der Nebennieren ist ihr Bemühen um die Aufrechterhaltung des Glukosespiegels im Blut. Der Körper kann verhältnismäßig lange in diesem Stadium der Kompensierung verweilen, in dem der Patient meist nicht merkt, dass er in eine Pathophysiologie abgeglitten ist – subjektiv betrachtet, geht es ihm gut. Erst in den letzten Stadien fällt die Kortisolproduktion ab, die Nebenniere ist tatsächlich schwach oder erschöpft. Erst wenn das System anfängt zu dekompensieren, stellen sich in der Regel Beschwerden ein, die den Patienten dazu bewegen, therapeutische Hilfe aufzusuchen. In vielen Fällen tritt diese Dekompensierung aus Patientensicht plötzlich und manchmal ohne ersichtlichen Grund ein. Dabei befand sich der Betroffene bereits Jahre bis Jahrzehnte unbemerkt in den ersten Stadien der Nebennierenschwäche.

Die folgende Grafik zeigt die Entwicklung einer Nebennierenschwäche:

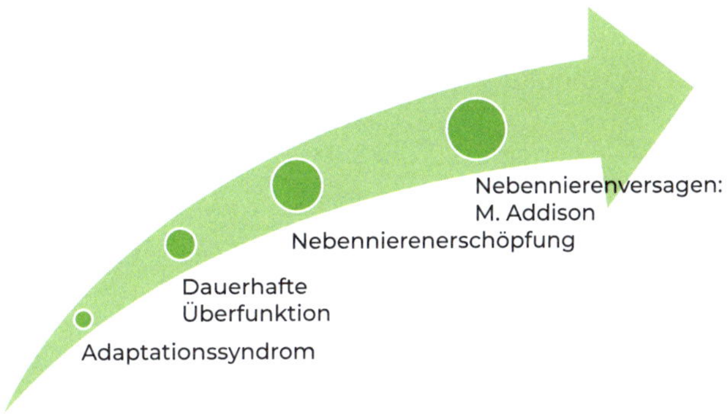

Nebennieren: Stadien der Erschöpfung

Nebennierenerschöpfung ist *keinesfalls* mit einem Nebennierenversagen gleichzusetzen. Ersteres ist eine Beeinträchtigung der Funktion der Nebennieren, während Letzteres mit organischen Funktionseinbußen einhergeht. Das Nebennierenversagen ist äußerst selten und geschieht entweder akut, z. B. während einer Operation oder im Schock oder chronisch z. B. durch eine dauerhafte autoimmune Zerstörung der Nebennieren (durch Komplikationen von Infektionskrankheiten wie das Waterhouse-Friderichsen-Syndrom z. B.). Während die Nebenniereninsuffizienz durch organisches Versagen (wie bei Addison-Krise oder Addison-Krankheit) schulmedizinisch anerkannt ist, sind die funktionell bedingte Nebennierenschwäche und -erschöpfung schulmedizinisch als Syndrome es bisher nicht, obwohl das Adaptationssyndrom als solches unbestritten ist. Nebennierenerschöpfung ist im Grunde nichts anderes als ein chronisches Verweilen in dessen Resistenzstadium. Eine Erklärung für die mangelnde Akzeptanz der frühen Stadien funktioneller Nebennierenerschöpfung könnte sein, dass sichtbare Folgen – wie fast überall im Körper – erst dann entstehen, wenn etwa 90 Prozent des Organs ihre Funktion eingestellt haben.[262] Weder Nebennierenschwäche noch -erschöpfung führen regulär in die Addison-Erkrankung. Sie ist eine sehr seltene Pathologie und bedarf dringender Substitution durch Kortisol.

Eine chronisch hohe Ausschüttung von Kortisol wird auch nicht automatisch zu einem sogenannten *Morbus Cushing*. Diese Erkrankung geht mit organischen tumorösen Veränderungen im Gehirn einher. Das *Cushing-Syndrom* hingegen ist eine Bezeichnung für zu hohes Kortisol im Blut, was in der Regel entweder durch die Nebennieren selber (auch hier möglicherweise durch

Tumoren bedingt) oder durch Medikamentenmissbrauch von Kortison zustande kommt. Die Nomenklatur (Morbus/Syndrom) wird in der Medizin allerdings nicht einheitlich verwendet. Morbus Cushing und das Cushing-Syndrom sind offiziell schulmedizinisch anerkannte Erkrankungen, wobei die Schulmedizin nicht jedem, der einmal in seinem Blut- oder Speicheltest erhöhte Kortisolwerte nachweisen kann, diese Diagnose ausstellen würde. Das Ganze muss in der Regel entweder ein gewisses Ausmaß oder eine gewisse Dauer aufweisen, um sich als ein Cushing zu charakterisieren.

Die Symptomatik in den ersten Stadien der Nebennierenschwäche lassen oft schwer zwischen einer Über- oder Unterfunktion der Nebennieren unterscheiden, da zu unterschiedlichen Zeiten mal das eine und mal das andere vorliegen kann. Mitunter kann Adrenalin überaktiv sein und das Kortisol unteraktiv.

Die folgende Grafik zeigt die Hormonausschüttung in den verschiedenen Stadien der Nebennierenerschöpfung schematisch:

Nebennieren

physiologisch (Stadium I) – funktionell (Stadium II–IV) – organisch (Stadium V)

Hormone	Stadium I	Stadium II	Stadium III	Stadium IV	Stadium V
Adrenalin	+++	+	+(+)	+++	-
Cortisol	++	+++	-	-	-
DHEA	++	-	-	-	-
Pregnenolon	+	-	-	-	-
	Adaptationssyndrom: Alarmstadium, idealerweise danach mit Erholungsstadium	Adaptationssyndrom: chron. Resistenzstadium (Nebennierenerschöpfung)	Adaptationssyndrom: Adaptationsstadium (Nebennierenerschöpfung)	Adaptationssyndrom: Erschöpfungsstadium (Nebennierenerschöpfung)	Nebennierenversagen

Ausschüttung von Stresshormonen in verschiedenen Stadien der Nierenerschöpfung

Bei Stress verschieben sich, wie bereits beschrieben, die Verhältnisse der Steroidhormone im Körper wie folgt:

Cholesterin	Pregnenolon	Progesteron	Cortisol	Testosteron	Östrogen
0	00	00	0	00	0
00	0	0/00	00	00	00
000	0	0	000	00/000	000

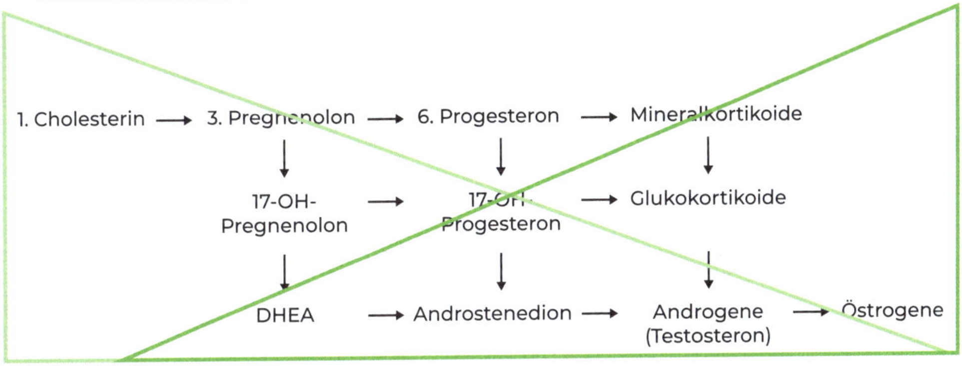

Stress: Verschiebung des Gleichgewichts der Steroidhormone

ZWISCHENSTOPP: DIE KORTISOLKURVE

Der Kortisolspiegel im Blut sollte am frühen Morgen zwischen 6 und 8 Uhr, also zum Zeitpunkt des Erwachens, am höchsten sein und im Laufe des Tages sinken.[263] Auch Adrenalin ist jetzt am höchsten (unter anderem durch das Fasten in der Nacht) und sorgt in der Regel dafür, dass jemand überhaupt aufwacht. Danach sollte die Schilddrüse die »Kraftverteilung« übernehmen (hierfür ist das Frühstück sehr wichtig). Die Kortisolkurve sinkt im Laufe des Tages. Gen Abend sinkt die Kurve idealerweise noch weiter und sobald Melatonin übernimmt, setzt die Müdigkeit ein. Funktioniert die Schilddrüse am Morgen nicht ideal (kommt man nicht in die Gänge), steigt im Laufe des Tages die Kortisolkurve immer weiter und ist dann oft abends am höchsten. Dadurch kann der Melatoninspiegel nicht ansteigen und statt müde ist man wach. Der Schlaf ist gestört und oftmals setzt ein Teufelskreis ein: immer später schlafen, immer später aufwachen (übrigens ein typisches Phänomen bei Studenten und Kreativen). Auf diese Weise erschöpft der Körper, der verschobene Rhythmus etabliert sich und wird chronisch. Die Betroffenen bezeichnen sich selbst als Nachteulen, der Soundtrack ihres Lebens ist der Schlager von Trude Herr *»Morgens bin ich immer müde, aber abends bin ich wach.«*

Im Folgenden der Verlauf einer idealen Kortisolkurve:

Stress: Verschiebung der Kortisolkurve

»Ich bin morgens immer müde, aber abends bin ich wach.«

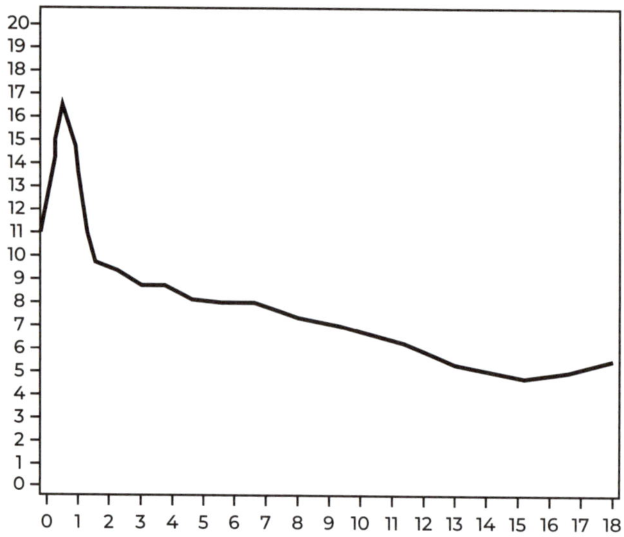

Kortisolkurve – Normalverlauf

Im Falle einer Nebennierenschwäche oder -erschöpfung kann die Kortisolkurve fast jeden erdenklichen Verlauf nehmen. Sie muss nicht unbedingt zum Abend steigen, manchmal bricht sie auch über Tag ein. Diese Tiefs können sich durch Schwäche, Unterzuckerung oder Panikgefühle äußern. Typische Zeitpunkte der Einbrüche sind 11 Uhr vormittags, 15 Uhr nachmittags und 3 Uhr nachts. Häufig berichten betroffene Patienten, dass sie zwischen 3 Uhr und 4 Uhr mit klopfendem Herz erwachen und nicht wieder einschlafen können.

Pregnenolon

Pregnenolon wird hauptsächlich in den Mitochondrien der Nebennieren, der Geschlechtsorgane und des Gehirns gebildet. Das Hormon entfaltet seine größte Wirkung vor allem als Gegenspieler der Stresshormon der Nebenniere. Daher wird es an dieser Stelle des Buches thematisiert.

Pregnenolonmangel

Kommt es, aus welchen Gründen auch immer, im Körper zu einem Mangel an Pregnenolon, äußert sich dieser mit den folgenden Symptomen:

- Schlaffes Weichteilgewebe und Haut,
- Verlust des schöngeistigen Wahrnehmens (das Blümchen am Wegesrand wird übersehen),
- Mangel an Steroidhormonen, für die Pregnenolon ein Baustein ist,
- hohes Stressempfinden, keine Resilienz, Gefühl von Überforderung,
- Gelenkprobleme,
- verschwommene Sicht.

Pregnenolonüberschuss

An dieser Stelle mal eine gute Nachricht:

Eine übermäßige Bildung von Pregnenolon kommt in der Natur nicht vor. Es sei denn, sie wird medikamentös verursacht. Bemerkt wird dieser Überschuss aber in der Regel nicht durch eine Auswirkung des Pregnenolons selbst, sondern weil dann oft der Kortisolspiegel ansteigt.

Nebennierenunterfunktion

Adrenalinmangel

Ein chronischer Mangel an Adrenalin kommt selten natürlich vor, kann aber nach einer hohen Dosis von Beruhigungsmitteln wie Valium eintreten.

Adrenalin ist das Hormon, das als Letztes aufgibt, deshalb wird es in der Medizin auch als »Totenerwecker« bei Herzstillstand eingesetzt.

Bei plötzlichem Adrenalinmangel entsteht ein hypovolämischer Schock: Die Gefäße erweitern sich, wodurch das Blut in die Peripherie sackt und das Herz stehen bleibt. Das ist allerdings nichts, was spontan passiert, sondern z. B. bei Unfallopfern beobachtet wird, die zwar nicht körperlich verletzt sind, aber unter psychischem Schock stehen. Der hypervolämische Schock ereilt sie dann, wenn der unmittelbare Schreck, der mit der Ausschüttung extremer Adrenalinmengen einhergeht, abklingt. Dann muss Adrenalin vom Körper verstoffwechselt werden, wozu dieser aber nicht in der Lage ist, und gleichzeitig in kurzer Zeit neues Adrenalin oder andere Regulationsmechanismen bereitzustellen, die eine plötzliche Weitung der Gefäße verhindern könnte.

Symptome für zu wenig Adrenalin im Körper können sein:

- Abstumpfung des Systems; mangelnde Reaktionsfähigkeit; Apathie; wie betrunken
- Blutzuckerschwankungen
- Extrem verlangsamte Herzfrequenz
- Der Parasympathikus (Hauptregulator für Ausruhen und Verdauung) ist dominant (der Betroffene ist eine menschgewordene Schlaftablette)
- Gewichtszunahme.

Gut zu wissen: Neurotransmitter im Urin bilden nicht den Gesamtkörperstatus ab, sondern die Situation im Darm. Echter systemischer Adrenalinmangel ist äußerst selten.

Kortisolmangel

- Keine Stressresistenz mehr; alles wird zu viel
- Aufblühen von Infektionen (Bakterien, Viren, Pilze)
- Schwankende Körpertemperatur
- Blutzuckerschwankungen
- Nebelgefühl im Kopf (auch bei Kortisol-Überschuss möglich).

MEINE ERFAHRUNG AUS DER PRAXIS:
Ob ein Kortisolmangel oder -überschuss vorliegt, lässt sich oft nicht allein aufgrund der Symptome eindeutig feststellen. Beides geht in der Regel mit Erschöpfung einher. Auch »Kopfnebel« ist sowohl für einen Mangel wie auch für einen Überschuss charakteristisch. Spezielle Tests können Klarheit schaffen. Ich halte es für nicht ratsam, eine allgemeine Nebennierenschwäche zu therapieren, ohne zu wissen, ob ein Hypo- oder Hyperkortisolismus vorliegt. Auch sogenannte »adaptogene« Arzneimittel sehe ich in diesem Fall kritisch: Die Kräuter und andere Substanzen sollen die Funktion der Nebennieren regulieren, unabhängig davon, ob diese über- oder unteraktiv sind. Meiner Erfahrung nach funktioniert diese Regulation nicht zuverlässig in die richtige Richtung. Ein häufig verwendetes Adaptogen ist die Süßholzwurzel. Sie ist in vielen Tees

enthalten, da ihre natürliche Süße Zucker ersetzt. Tee ist längst zu einem alltäglich konsumierten Getränk avanciert, und kaum jemand macht sich Gedanken darüber, dass Tee ursprünglich ein Arzneimittel war – mit entsprechender Wirkung. Gerade Frauen trinken oft und viel Tee, um warm zu bleiben, Hunger zu unterdrücken oder Kaffee zu ersetzen. Die Süßholzwurzel erhält Steroide wie z. B. Östrogene, Progesteron und Kortisol im Blut, weil sie ihren Abbau verhindert. Für einen Patienten mit Kortisolmangel könnte Süßholzwurzeltee also durchaus ein nützliches Therapeutikum sein, wenn denn die Süßholzwurzel nicht auch ein potentes Phytoöstrogen wäre und daher generell mit viel Vorsicht zu genießen ist – und im Zweifel gar nicht.

Nebennierenüberfunktion

Adrenalinüberschuss

- kann Panik- und Angstgefühle auslösen,
- verhindert körperliche und mentale Entspannung,
- kann Schlafprobleme verursachen,
- macht sich als Enge- und Einschnürungsgefühl bemerkbar (Kloss im Hals, Druck auf der Brust),
- äußert sich in Form von Schweißausbrüchen, Gänsehaut und einem trockenen Mund,
- sorgt für Herzrasen bzw. einen hohen Puls (auch nachts bzw. beim Einschlafen),
- kann für Kurzatmigkeit verantwortlich sein,
- kann wechselnde Gesichtsfarben verursachen (von kreidebleich bis krebsrot),
- schränkt die Verdauungsleistung ein (kurzfristig oft Durchfall, langfristig chronische Verstopfung); unterdrückt das Hungergefühl,
- unterdrückt Müdigkeit,
- sorgt für kalte Hände, Füße (im Extremfall bis zum Morbus Raynaud) und eine kalte Nase, kann aber auch Hitzewallungen auslösen,
- trotz Traurigkeit kann der Betroffene oft nicht weinen,
- führt zur erektilen Dysfunktion und verhindert sexuellen Genuss,
- sorgt für einen Tunnelblick (Verlust des peripheren Sehens) und selektives Hören,
- löst Zittern aus,
- äußert sich oft in Hinterkopfschmerzen.

Kortisolüberschuss

- hält Körper in Glykolyse- und Entzündungsstatus,
- Symptome: Vollmondgesicht, Hirsutismus (Damenbart, männliche Körperbehaarung bei Frauen), Stiernacken, Stammfettsucht (Bauchfett, dünne Arme und Beine), Dehnungsstreifen, Bluthochdruck,
- wirkt katabol (eiweißabbauend),
- sorgt für Schlafstörungen (Rhythmusverschiebungen),
- lässt benebelt sein,
- unterdrückt (gemeinsam mit Östrogen) das Gefühl für einen selbst; man wird dumpf,
- unterdrückt nur die Immunreaktion, nicht aber die Entzündung,
- Erkrankungen: Morbus Cushing und Cushing -Syndrom (siehe Seite 174).

Fehlfunktionen der Geschlechtshormone – Mangel und Überschuss

Progesteronmangel

- führt bei Frauen zur Östrogendominanz, es sei denn, der Östrogenspiegel ist extrem niedrig,
- sorgt für Unfruchtbarkeit, Fehlgeburten, Baby-Blues und Schwangerschaftsübelkeit,
- verursacht Blutzuckerschwankungen,
- verantwortet unter anderem den Verlust des Sexualtriebes,
- macht das Gefühl, sich selbst verloren zu haben; man fühlt sich nicht mehr als Frau,
- lässt »pralles« Aussehen schwinden (Das blühende Aussehen von schwangeren Frauen ist eine Wirkung des Progesterons, nicht des Östrogens.),
- verursacht Depressionen,
- sorgt für zahlreiche Arten von Menstruationsbeschwerden und PMS (siehe Östrogendominanz),
- führt bei Männern zu Anzeichen der Östrogendominanz (Östrogen unterdrückt Testosteron und die Schilddrüsenunterfunktion.).

Östrogenmangel

- bedingt eine mangelnde Entwicklung der Geschlechtsmerkmale bei Frauen,
- verhindert den Eisprung,
- unterbindet den Aufbau des Endometriums,
- extremer Mangel resultiert in allgemeiner Antriebsschwäche,
- sorgt mit für Libidoverlust bei Frauen.

Testosteronmangel

- führt bei Männern zum Verlust männlichen Verhaltens: Weinerlichkeit; Anlehnungsbedürftigkeit; Wegfall des Konkurrenzverhaltens,
- bedingt den Verlust des Bartwuchses,
- lässt Muskelmasse schwinden; erhöht die Stimme (Piepsstimme),
- sorgt für Erektions- und Libidoverlust,
- verursacht eine Östrogendominanz; Bauchglatze; Gynäkomastie (Entwicklung einer weiblichen Brust bei Männern) etc.,
- führt bei Frauen zu Libidoverlust; Depressionen; Cellulitis (eher/auch durch Schilddrüsenunterfunktion und/oder Östrogendominanz).

DHEA-Mangel

- führt zu vorzeitigen Alterungsprozessen: Verlust der Haarfarbe; Fettverteilung auf die sogenannten Problemzonen; welke Haut; Falten; nicht mehr prall,
- verursacht den Ausfall der Schambehaarung (bei Frauen),
- resultiert in Testosteronmangel, eingeschränkt auch Östrogenmangel, der allerdings durch Aromatisierung kompensiert wird (bei Männern).

MEINE ERFAHRUNG AUS DER PRAXIS:
In der Psychologie gibt es den Begriff des »kastrierten Mannes im übertragenen Sinn«. Hiermit ist gemeint, dass ein Mann seine Männlichkeit nicht leben kann, weil er durch die Partnerin – und möglicherweise bereits von seiner Mutter – kritisiert und gedemütigt wird oder wurde. Das kann zu psychologischen Beschwerden sowie sogar zu einer psychosomatisch bedingten, erektilen Dysfunktion führen. In einigen Fällen verursachen diese Erfahrungen eine Reduzierung des Männlichkeitshormons Testosteron. Dann kann es sogar zu einem Minderwuchs der Genitalien kommen, wobei hierbei auch andere Faktoren eine Rolle spielen dürften wie z. B. Xeno- oder Phytoöstrogene oder auch Nährstofflücken, insbesondere Zink oder sogar Cannabisconsum im Wachstum. Bei einem Testosteronmangel verändern sich äußere männliche Attribute wie Gesichtsbehaarung, Muskelverteilung und -masse sowie die Stimmlage. Auch Konkurrenzverhalten ist eine typische Wirkung des Testosterons, die schwindet, wenn Kortisol das Testosteron unterdrückt, solange der Basalwert zu niedrig ist.[264] Der

betroffene Mann wird unterwürfig. Leben Männer in Angst, sorgen Adrenalin und Kortisol für dauerhaft reduzierte Testosteronwerte. Statt Durchsetzungsvermögen zeigen Männer mit einem Testosteronmangel eher Weinerlichkeit oder ein ausgeprägtes Anlehnungsbedürfnis. In anderen Fällen trauen sie sich nicht ins Leben und geben anderen (Männern) gegenüber häufig klein bei.

Von fehlenden Eierstöcken und entnommenen Gebärmüttern

Eine Frau ohne Eierstöcke büßt die Hauptlieferanten an Progesteron, Testosteron und DHEA ein. Sie entwickelt Wechseljahrssymptome. Ein kleiner Teil an Progesteron, Testosteron und DHEA stammt aus der Nebennierenrinde und wird auch ohne Eierstöcke weiterproduziert. Dennoch kann es, vor allem für junge Frauen, die altersmäßig noch fern der Wechseljahre sind, in einem solchen Fall wichtig sein, zu substituieren, wobei die Notwendigkeit der Substitution sich am Einzelfall orientieren sollte. Oft reicht etwas Progesteron, da der Körper aus diesem einen Hormon andere selbst herstellen kann. Der Ersatz von Östrogen ist – rein biologisch betrachtet – nach meiner Auffassung unnötig, da dieses Hormon in größeren Mengen durch den Aromatisierungsprozess vom Körper hergestellt werden kann (außerdem benötigt er Östrogen sowieso nur in geringen Mengen).

Ray Peat sagt dazu Folgendes:

> *»Die Wirkung von Aromatase ist insbesondere bei Brustkrebs, Endometriose, Gebärmutterkrebs, Lupus, Gynäkomastie und vielen anderen Erkrankungen wichtig. Aromatase im Brustgewebe scheint Östrogenrezeptoren und Brustgewebe zu vermehren, unabhängig von dem Vorhandensein ovarialen Östrogens.*[265] *Frauen, deren Gebärmutter entfernt wurde, kriegen oft gesagt, sie müssten Östrogene nehmen. In Tierversuchen wurde allerdings wiederholt festgestellt, dass Östrogene zu einer Vermehrung der Aromataseaktivität im Gewebe führen. Der Verlust an Progesteron und ovarialen Androgenen ist wahrscheinlich für diese Vermehrung verantwortlich.«*[266]

Ungeachtet dessen, ob jemand Eierstöcke hat oder nicht, sollten die Geschlechtsorgane nicht isoliert betrachtet und behandelt werden, sondern im Zusammenspiel mit Nebennieren und Schilddrüse sowie dem gesamten Stoffwechsel. Durch eine Behandlung aller dieser Aspekte lassen sich in den meisten Fällen die Einnahmemengen der Ersatzhormone reduzieren oder ganz streichen.

Bei fehlender Gebärmutter produzieren die Eierstöcke weiterhin Hormone, die Menstruation findet jedoch nicht mehr statt.

MEINE ERFAHRUNG AUS DER PRAXIS:
Theoretisch dürften sich durch die Entfernung der Gebärmutter für die betroffene Frau keine hormonellen Probleme einstellen. Die Erfahrung zeigt jedoch, dass viele Frauen nach der Entfernung ihrer Gebärmutter Symptome eines unbalancierten Hormonsystems feststellen. Sie geben z. B. an, schneller zu altern oder Figurprobleme zu haben. Hinzu kommt, dass sich viele emotional in ihrer Weiblichkeit beschnitten fühlen, selbst wenn kein Kinderwunsch (mehr) besteht. Zwar mag es »praktisch« sein, ab einem bestimmten Alter keine Menstruation mehr zu haben bzw. sich nicht mehr um Verhütung kümmern zu müssen, aber auch hier gilt meiner Meinung nach, dass Organe nicht umsonst im Körper sind – selbst, wenn sie nicht unmittelbar gebraucht zu werden scheinen. Zu einer Entfernung der Gebärmutter rate ich daher nur bei wirklich triftigen Gründen wie z. B. im Fall eines fortgeschrittenen Karzinoms, nicht jedoch vorsorglich bei einem schlechten PAP-Abstrich (dieser ist in der Regel ein Problem des Immunsystems, das durch die Entfernung der Gebärmutter nicht behoben wird).

Das Verhältnis der Hormone zueinander ist oft wichtiger als deren absolutes Vorhandensein im Körper. Sie sollten in Balance sein. Nichtsdestotrotz gehen von einem Überschuss an Östrogen Gefahren für die Gesundheit aus, während ein Überschuss an Progesteron[267] und Pregnenolon[268] nicht direkt schädlich ist. Wenn andere Hormone durch diesen Überschuss in einen relativen Mangel geraten oder wenn sie »weiter verwandelt« werden, was laut Studien passiert,[269] treten scheinbare Nebenwirkungen von Progesteron und Pregnenolon auf. Diese (meist durch Substitution hervorgerufen) ergeben sich also nicht aus einer Toxizität dieser Hormone, sondern aus einer Dysbalance des Stoffwechsels sowie des Hormonsystems insgesamt. So werden Überschüsse an Pregnenolon und Progesteron als Baustein für ohnehin überschüssige und unerwünschte Hormone wie Östrogen und Kortisol verwendet. Oder sie regulieren durch das Gegenspieler-Prinzip ihre Gegenspieler so herunter, dass der Körper durch diese erst Mängel, dann Symptome entwickelt. Bei DHEA ist man noch nicht sicher, ob von ihm selbst auch Gefahren ausgehen[270] oder ob es sich um die beschriebene Umwandlungsproblematik handelt, denn die Vergabe von DHEA führt unter anderem zu einer Erhöhung an Östrogenen im System. Es kann angenommen werden, dass niedrige Dosierungen an DHEA an sich nicht gefährlich sind.[271] Die grundsätzliche Unschädlichkeit dieser Hormone (im Sinne einer Belastung) für die Gesundheit ergibt sich eigentlich schon durch ihre Stellung als positive Feedback-Hormone.

Progesteronüberschuss

- hat keine bekannte gefährliche Nebenwirkung im Sinne einer Toxizität,
- macht in sehr hohen Dosen benommen (wirkt anästhesierend während einer Geburt),
- unterdrückt den Sexualtrieb (besonders bei Männern), was aber schnell reversibel ist,
- kann unter ungünstigen Stoffwechselumständen in Östrogene umgewandelt werden (Umwandlungswahrscheinlichkeit ist nicht abhängig von der vorhandenen Menge des Hormons).

Die folgende Übersicht wird dem aufmerksam Lesenden bekannt vorkommen, da sie eine Wiederholung darstellt. Dennoch ist die Aufzählung von Konsequenzen eines Östrogenüberschusses an dieser Stelle angebracht.

Östrogenüberschuss

- verringert die Verfügbarkeit von Sauerstoff für das Embryo; erhöht das Risiko einer Fehlgeburt,
- wirkt kurzzeitig stimulierend (koksartig), dann dämpfend,
- führt zu Ödemen, also Schwellungen des Gewebes,
- sorgt für Gedächtnisverlust (durch Prolaktin, das Stillhormon, das bei Frauen die sogenannte Stilldemenz verursacht),
- stimuliert die Bildung von Prolaktin außerhalb der Schwangerschaft (das Osteoporose-Risiko steigt),
- führt zu Hypoxien, einer Unterversorgung des Gewebes mit Sauerstoff, was wiederum dafür sorgt, dass die Zellen Glukose nicht richtig verwerten können, wodurch ein Energiedefizit entsteht,
- sorgt für eine starke Ausschüttung von Insulin, wodurch Glukose sehr schnell nach den Mahlzeiten verbrannt wird, sodass es schnell zur reaktiven Unterzuckerung kommt,
- ist ein Gegenspieler von T4, dem Speicherhormon der Schilddrüse; auch die Schilddrüsenfunktion wird unterdrückt; bereits ausgeschüttetes T4 wird gebunden und steht dem Körper nicht mehr zur Verfügung,
- erschöpft Nervenzellen im Gehirn, wodurch unter anderem die Fortpflanzungsorgane altern,
- führt letztendlich zu Unfruchtbarkeit,
- verzögert die Reifung des fetalen Gehirns,
- führt zu einer verstärkten Histaminausschüttung, was allergische Reaktionen begünstigt,

- stört die Balance zwischen Prostaglandinen und zyklischen Nukleotiden, die dafür sorgt, dass keine überschüssigen Entzündungsreaktionen entstehen,
- kann mit seinen Zwischenmetaboliten (Substanzen, die der Körper aus dem Östrogen herstellt oder herstellen kann) krebserregend wirken (das bedeutet, es kann sich im Körper gebärden wie ein pubertierender Teenager – und nur, weil man sich morgens ein gut gelauntes Östrogenpräparat auf der Zunge zergehen lässt, heißt das nicht, dass daraus nicht ein böser Gremlin mutiert, der seine Brüder dazu anstiftet, ein paar Zellen entarten zu lassen),
- führt zur Bildung von Fibromen (gutartigen Tumoren),
- führt zu Thrombosen und Embolien (Blutverklumpungen, die Gefäße verstopfen können und im schlimmsten Fall zu Herz- und Hirninfarkten führen),
- führt zusammen mit Adrenalin zu Vasokonstriktionen, Gefäßverengungen, die beispielsweise in Form kalter Hände spürbar werden,
- verändert/erhöht Blutfette und kann dadurch zu Gallenblasenentzündungen führen,
- führt zur Alterung von Kollagen, wodurch Haut erschlafft und Gelenke sich schneller abnutzen,
- führt zu Schockreaktionen im Organismus,
- wird unter Stress von fast jedem Gewebe hergestellt, nicht nur in den Geschlechtsorganen; bei gleichzeitig erhöhter Ausschüttung der Nebennierenhormone wird es verstärkt von der Leber synthetisiert,
- senkt die Schwelle für Krämpfe im Gehirn, was epileptische Episoden auslösen kann,
- schrumpft den Thymus und führt zu Autoimmunreaktionen, z. B. Leaky-Gut-Syndrom (durchlässiger Darm), Hashimoto-Thyreoiditis, Lupus erythematodes etc.[272],
- wirkt als Zelltoxin und Nerventoxin,
- vermehrt die Freisetzung von Fettsäuren und verringert den Aufbau von Glykogen[273] (Kohlenhydratspeicher im Körper; Glykogen ist die Form des Körpers, Zucker zu speichern. Hätten wir kein Glykogen, müssten wir ständig essen, um unseren Blutzucker aufrechtzuerhalten, und würden bei der geringsten Mehrbelastung der Muskeln, z. B. beim Sport, unterzuckert zusammenbreche.),
- verändert die Gebärmutter, sodass die befruchteten Eizelle sich nicht einnisten kann[274],
- verändert den Geruchssinn der Frau für Pheromone; damit kann die Pille zu einem veränderten Geruchsempfinden der verwendenden Frauen führen. Das bedeutet, die Betreffende kann ihrer Nase nicht mehr trauen.[275] Es kam dadurch sogar schon zu Fällen, wo langjährige Pillennutzerinnen nach dem Absetzen der Pille ihren Partner nicht mehr riechen konnten, wodurch diese sexuell unattraktiv wurden.

MEINE ERFAHRUNG AUS DER PRAXIS:
Denken Sie bitte daran, dass ein Östrogenüberschuss auch durch eine überaktive Aromatase hervorgerufen werden kann. Noch einmal zur Erinnerung: Aromatase bewirkt, dass Testosteron in Östrogen umgewandelt wird. Das ist wahrscheinlich der Fall, wenn Sie hohe Östrogen- und niedrige Testosteronwerte haben. Vor allem Fettgewebe ist ein Aromataseprofi und kann eine ergiebige Östrogenquelle sein. Auch Nahrungsmittel können sich als Aromatisierer auswirken, z. B. Bier.

Wenn die Eierstöcke in den Wechseljahren ihre Arbeit verlangsamen und sie schließlich fast einstellen, steigt die Aromatasetätigkeit, getriggert durch den dann vorliegenden Progesteronmangel sowie eine wechseljahrestypische LH- und FSH-Stimulierung im Gehirn. Es ist also in meinen Augen falsch, dass Eierstöcke unbedingt gebraucht werden, um genügend Östrogene zu produzieren. Auch für Männer spielt Aromatisierung eine Rolle – ein Blick auf viele Bierfreunde (und ihren Brustansatz) spricht in dieser Hinsicht für sich.

ZWISCHENSTOPP: ÖSTROGENDOMINANZ

Der Begriff der Östrogendominanz wurde von dem bereits erwähnten Pionier der Progesteronsubstitution, John Lee, geprägt.[276] Sie beschreibt das Verhältnis von Östrogen zu Progesteron bei Frauen bzw. von Östrogen zu Testosteron bei Männern, nicht aber den absoluten Östrogenspiegel eines Körpers.

Östrogen und Progesteron sind Gegenspieler, sie regulieren sich gegenseitig. Idealerweise ist in der zweiten Zyklushälfte verhältnismäßig weniger Östrogen als Progesteron vorhanden. Progesteron sollte sozusagen die zweite Zyklushälfte regieren (s. Abbildung S. 189).

Das perfekte Verhältnis von Progesteron zu Östrogen wird bei Frauen als zwischen 100:1 und 200:1[277] angegeben, damit das System der Geschlechtshormone ordnungsgemäß funktionieren kann. Menstruierende Frauen sollten den Test sieben bis neun Tage vor der erwarteten Periode durchführen. In einem 28 Tage langen Paradezyklus entspräche das dem 21. Zyklustag. Etwa dann sollte das Progesteron seinen Höhepunkt erreichen, wobei viele Labore auch zwischen dem 19. bis 21. Zyklustag testen.

Natürlich kann ein ungünstiges Verhältnis von Östrogen zu Progesteron auch bei Frauen in den Wechseljahren vorliegen. In diesem Fall spielen zwar die Zyklusphasen keine Rolle,

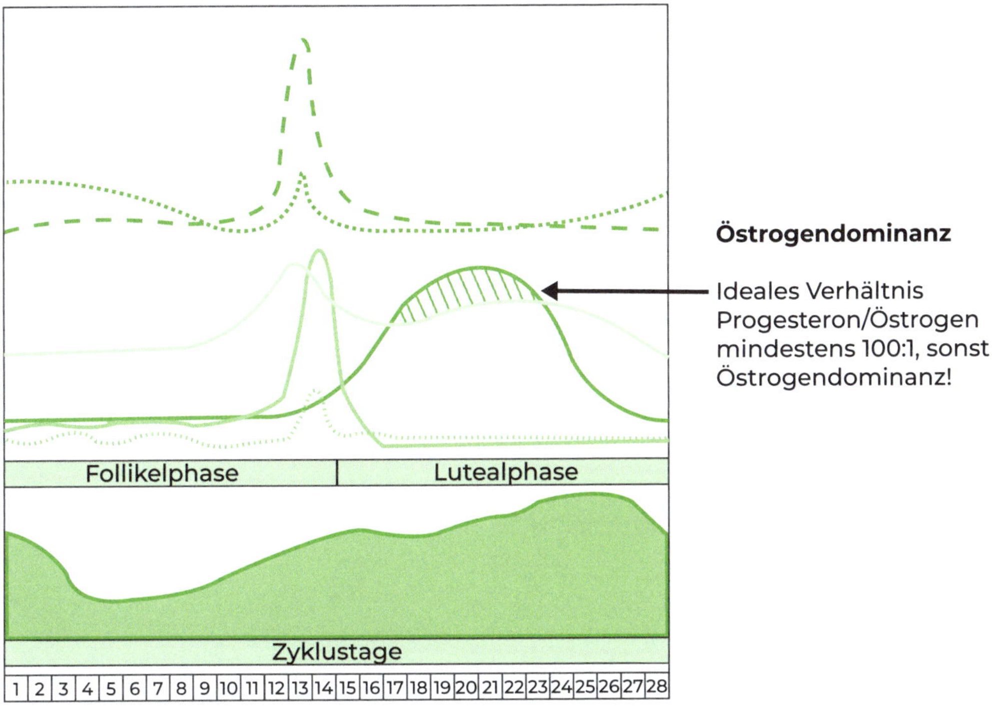

Östrogendominanz

dennoch ist der Körper mit zu viel Östrogen und zu wenig Progesteron beschäftigt. Beim Mann sollte das Verhältnis Progesteron zu Östrogen bei 30:1 liegen.[278] Es heißt, dass das Verhältnis von Östrogen zu Progesteron für das Wohlbefinden wichtiger sei als die absolute Menge an Progesteron oder Östrogen im Körper.[279]

Bei einer Östrogendominanz herrscht ein relativer Progesteronmangel im Verhältnis zum Östrogen. Es werden daher sowohl Symptome des Östrogenüberschusses als auch des Progesteronmangels auftreten. Das bedeutet auch, dass bei einer Testung die **absoluten** Werte von Östrogen und Progesteron nicht unbedingt niedrig sein müssen.

Testosteronüberschuss

- Vermännlichung von Frauen (Hirsutismus, das heißt männliche Behaarung; kann auch bei einem Kortisolüberschuss auftreten)
- Ausgeprägtes Konkurrenzverhalten; Aggression
- Haarausfall bei Männern
- Bei Frauen meist Trittbrettfahrer der Östrogendominanz

DHEA-Überschuss

- Bei Stress Umwandlung in Östrogene oder Testosteron
- Gefahr der Östrogendominanz

Gehirndrüsen

Melatoninfehlfunktionen

Melatoninmangel

- Schlafprobleme
- Verschiebung des Tag- und Nachtrhythmus
- Gedächtnisstörungen

MEINE ERFAHRUNG AUS DER PRAXIS:
Die Substitution mit Melatonin bei Schlafstörungen und Jetlag hat in den letzten Jahren zugenommen. Nach meinen Erfahrungen führt das mittel- bis langfristig zu suboptimalen Ergebnissen, da Hypophysenhormone (Melatonin ist ein solches) im Übermaß den Stressstoffwechsel auslösen.[280] Außerdem verliert die Substitution nach kurzer Zeit meist ihre Wirkung.

Der Anstieg des Melatoninpegels (und damit das Einsetzen von Müdigkeit) gegen Abend ist abhängig vom Sinken der Kortisolkurve und vom Vorhandensein von Dunkelheit. Blauanteiliges Licht, wie es von Computer- und Fernsehbildschirmen ausgestrahlt wird, regt jedoch die Kortisolproduktion an. Und auch Unterzuckerung oder Magnesiummangel (oft einhergehend mit einem Kalziumüberschuss im Gewebe) spielen bei Schlaflosigkeit oft eine Rolle. Tipp für Menschen, die abends nicht ohne PC oder TV sein möchten: Orangefilter (Programme wie f.lux) und Filterfolie für Computer und Fernseher gegen Blaulicht.

Melatoninüberschuss

- Depressionen
- Schlafstörungen

- Müdigkeit (Winterdepression)
- Heruntergefahrener Stoffwechsel
- Schwächung der Immunabwehr
- Verringerte Funktion der Sexualorgane[281]

Oxytocinfehlfunktionen

Oxytocinmangel

- Mangelendes (Ur-)Vertrauen
- Gestörte Bindungsfähigkeit
- Schwierigkeiten beim Entspannen (Oxytocin ist Gegenspieler von Kortisol)
- Hoher Blutdruck
- Gestörte Wundheilung
- Höheres Krebsrisiko
- Verringerte Orgasmusfähigkeit
- Gesteigerte Ängstlichkeit[282]
- Schwierigkeiten mit sozialer Interaktion[283]

Oxytocinüberschuss

- Übersensibiliät für die Gefühle anderer Menschen; zu viel Empathie (Mitleid statt Mitgefühl)
- Wirkt antidiuretisch, das heißt dem Urinieren entgegen

Prolaktinfehlfunktionen

Prolaktinmangel

- Bei Stillenden: Probleme mit der Milchproduktion
- Bei Frauen: Zyklusbeschwerden durch ovariale Dysfunktion
- Bei Männern: erektile Dysfunktion, vorzeitiger Samenerguss, Fehlfunktionen der Androgenproduktion

Prolaktinüberschuss

- Unterdrückung der Schilddrüsenfunktion
- Libidoverlust bei Frauen und Männern
- Erektile Dysfunktion
- Unterdrückung des Eisprungs
- Zyklusstörungen
- Milchproduktion bei Frauen außerhalb der Stillzeit
- Erhöhung der Refraktärzeit (Abstand zwischen der Erektionsfähigkeit)

Der Einsatz von Hormonen in der Schulmedizin

Kurz gesagt:
Sie wollen eine Suppe machen und wissen: Wichtig ist das Salz in der Suppe (= Hormone im menschlichen Körper). Sie kochen Ihre Suppe und kosten. Die Suppe schmeckt nicht. Sie geben mehr Salz hinzu. Die Suppe schmeckt immer noch nicht. Das liegt zwar unter anderem daran, dass noch Salz fehlt, aber auch ein wenig Schärfe (andere Hormone), Säure (Vitamine) und eine Prise Süßes (Mineralstoffe) würden der Suppe gut tun. Doch Sie salzen einfach immer weiter und hoffen, dass die Suppe irgendwann doch noch schmeckt. Das wird nicht passieren.

Hormone werden meist nicht nach einem ganzheitlichen Behandlungskonzept eingesetzt, sondern um Symptome zu managen. Die Schulmedizin und viele Naturheilkundler setzen Hormone ein, weil sie denken, dass der Körper einfach einen Mangel hätte, der ausgeglichen werden müsse. Nach dem Motto: Wenn etwas kaputt ist, muss es ersetzt werden – als wäre der Mensch eine Maschine. Der einzige Fall, bei dem aus meiner Sicht ansatzweise derart vorgegangen werden kann, ist der Umstand eines fehlenden Organs. In allen anderen Fällen wird eine solche Therapie der Komplexität des menschlichen Körpers nach meiner Auffassung nicht gerecht.

Einige Naturheilkundler gehen davon aus, dass sie mit Hormonen regulierend in den Stoffwechsel eingreifen können. Dass das selten der Fall ist, sollte inzwischen deutlich geworden sein und wird an anderer Stelle auch noch weiter ausgeführt.

Da die meisten Menschen mit Hormonproblemen bereits Bekanntschaft mit einer schulmedizinischen Behandlung gemacht haben, soll im Folgenden dargestellt werden, wie die schulmedizinische »Denke« nach Erfahrung dieser Methode in Bezug auf Hormone funktioniert.

Es folgt eine Übersicht der bereits beschriebenen Hormone und der Art, wie sie in der Schulmedizin eingesetzt werden. Natürliche Hormone werden heute in der konventionellen Medizin kaum noch verwendet (früher z. B. Östrogene aus Pferdeurin). Naturidentische Hormone werden kaum verwendet, sondern eher künstliche Abwandlungen der ursprünglichen Hormone:

Hormon	Naturidentisch ja/nein	Einsatzgebiet
Schilddrüsenhormone	Ja, aber nicht in der von der Schilddrüse bevorzugten Form, sondern als isoliertes L-Thyroxin (T4). In seltenen Fällen wird T3 dazugegeben. Es fehlen T1, T2 und Calcitonin.	Schilddrüsenunterfunktion Interessanterweise aber auch bei Schilddrüsenüberfunktion, da L-Thyroxin angeblich eine »regulierende« Wirkung auf die Schilddrüsenfunktion ausübt. Maßgabe bei Substitution ist in der Regel ausschließlich der TSH-Wert. Eine Therapie wird als »erfolgreich« eingestuft, wenn der TSH-Wert im Normalbereich ist.
Östrogene	In der Regel nicht.	In Kombipräparaten mit künstlichen Gestagenen (Pille und andere hormonelle Verhütungsmethoden) Bei Fruchtbarkeitsbehandlungen zur Auslösung des Eisprungs Zur Linderung von Wechseljahrsbeschwerden wie Hitzewallungen, vaginaler Trockenheit usw. Off-Label-Use in der Kosmetik, z. B. in Anti-Falten-Präparaten Zur »Regulierung« des Zyklus, sprichkünstlichen Induzierung eines zyklusähnlichen Zustandes; bei zu starker Menstruation Bei PMS Als Therapeutikum bei Akne Als Prävention gegen Osteoporose In einigen Fällen bei zyklusbedingter Migräne
Kortisol	Teilweise ja, als naturidentisches Kortison, künstliches Hydrokortison oder Prednison sowie andere künstliche kortisolähnliche Präparate.	Zur Unterdrückung des Immunsystems bei Autoimmunerkrankungen oder Organtransplantaten, um Abstoßung zu vermeiden Bei Hautausschlägen wie Neurodermitis oder Schuppenflechte Bei jeglichen Entzündungen unbekannter Genese Teilweise zur Leistungssteigerung; präventiv bei Erschöpfungszuständen (halblegale Anwendung)
Progesteron	Meistens nein; oft in Verhütungspräparaten eingesetzt, verwendet wird biochemisch verändertes Progesteron in Form künstlicher Gestagene, da so die Verhütungswirkung zuverlässig wird; bei Fruchtbarkeitsbehandlungen wird zunehmend natürliches Progesteron verwendet	Als Zusatz der Pille und anderer hormoneller Verhütungspräparate Als Zusatz mancher Wechseljahrspräparate Fruchtbarkeitsbehandlungen In der Schwangerschaft bei drohender Fehlgeburt Immer noch selten: bei Östrogendominanz

Hormon	Naturidentisch ja/nein	Einsatzgebiet
Testosteron	Meist künstlich, selten naturidentisch	Bei Erektionsstörungen Bei Osteoporose Bei unterentwickelten männlichen Genitalien in der Pubertät zur Ausreifung der Geschlechtsteile Selten zur Fruchtbarkeitsbehandlung
Adrenalin	In vielen Fällen ja, wenn die komplette Wirkung von Adrenalin gewünscht ist, wobei dem Präparat oft Zusatzstoffe wie Sulfite beigemischt sind. Wird nur eine selektive Wirkung gewünscht, kommen Sympathomimetika zum Einsatz, die künstlich verändert wurden.	Bei Herzstillstand, wenn Reanimation mit Elektroschocktherapie erfolglos bleibt Auf der Intensivstation oder bei Operationen, wenn der Organismus kollabiert Bei Kreislaufschock und Sepsis Bei anaphylaktischem Schock Bei Atemwegserkrankungen wie Asthma Zur lokalen Gefäßverengung bei Verletzungen oder um den Abbau von Betäubungsmitteln zu unterbinden
Melatonin	Meistens ja	Bei Ein- und Durchschlafstörungen Bei Jetlag
Oxytocin	Nein	Zur Verstärkung von Wehen oder zur Geburtseinleitung Zur Förderung der Milchproduktion
Prolaktin	Nein, naturidentisches Prolaktin ist lediglich in der Veterinärmedizin zugelassen, aber es werden Präparate verwendet, die auf die Prolaktinrezeptoren wirken.	Zur Förderung der Milchproduktion

Konsequenzen für Sie:

- Mediziner haben sehr oft eine vollkommen andere Sicht auf das Thema Hormone als ich, nach deren Überzeugung die Schulmedizin oft gegen den Körper arbeitet, anstatt ihn zu verstehen und ihn adäquat zu unterstützen.
- In der Schulmedizin wird nicht zwischen Leben und Überleben unterschieden, sprich physiologische Verhaltensweisen der Stresshormone und pathophysiologische Verhaltensweisen der Stresshormone, insbesondere chronisch manifestierte Auswirkungen des Adaptationssyndroms, sind meistens nicht relevant (Nebennierenerschöpfung mit all seinen Konsequenzen). Der Zusammenhang zwischen Hormonen und Stoffwechsel (Energieproduktion, Mitochondriopathien) wird selten beachtet.
- Hormonstörungen gelten in der Schulmedizin oft als nicht regulierbar, weil einfach davon ausgegangen wird, dass Hormone bis ans Lebensende substituiert werden müssen.
- Künstliche und auch manchmal natürliche Hormone greifen erfahrungsgemäß oft nachhaltig in Regelsysteme ein, was eine natürliche Regulationsfähigkeit erschwert.

Symptome hormoneller Störungen und sinnvolle Behandlungsansätze

Im Folgenden geht es um typische Erkrankungen und Syndrome, die eine Therapie des Hormonsystems nötig machen. Die aufgeführten Gründe für gewisse Symptome und Syndrome beziehen sich in erster Linie auf das Hormonsystem, schließen aber alternative Ursachen oder zusätzliche Gründe nicht aus.

An dieser Stelle sei noch einmal erwähnt, dass die Naturheilkunde den ganzen Menschen behandelt und nicht Symptome oder Diagnosen. Es sei daran erinnert, dass die im Folgenden aufgeführten Zusammenhänge in der Regel nicht mit der schulmedizinischen Meinung übereinstimmen, sondern mit meinen Erfahrungen.

Prämenstruelles Syndrom (PMS)

Prämenstruelle Beschwerden sind auf eine Östrogendominanz zurückzuführen, die ihre Ursache in anderen hormonellen Systemen haben kann.

- Verursachen Reizbarkeit: Adrenalinüberschuss
- Äußern sich in Abgeschlagenheit: Östrogendominanz/Schilddrüsenunterfunktion
- Bedingen Traurigkeit: Östrogendominanz/Schilddrüsenunterfunktion/Progesteronmangel
- Machen Brustspannen: Progesteronmangel, Schwellung der Brust: Östrogendominanz
- Geben das Gefühl, krank zu sein: Immunschwäche/Entzündung durch Östrogendominanz
- Machen Süßhunger: Unterzuckerung durch Stressstoffwechsel
- Machen Salzhunger: Nebennierenschwäche
- Äußern sich in Aufgeblähtsein: Östrogendominanz
- Machen Pickel: Schilddrüsenunterfunktion/Östrogendominanz, Überlastung der Leber (Störungen im Fettstoffwechsel)
- Sind im langsamen Stoffwechsel hartnäckig, im schnellen Stoffwechsel schneller vorbei. Besonders das Verhältnis von Kupfer zu Zink ist bei prämenstruellen Beschwerden relevant, da ein Kupferüberschuss zur Östrogendominanz führt.

Konsequenzen für Sie:

- Betrachten Sie prämenstruelle Beschwerden nicht als alleiniges Problem Ihrer Geschlechtshormone.
- Da sich die Geschlechtshormone bei Stress der Nebenniere unterordnen müssen, kann auch ein ansonsten gut funktionierender Stoffwechsel bei Überlastung kurzzeitig ein PMS entwickeln. Spätestens dann sollte etwas kürzergetreten werden.

- Überprüfen Sie, ob Sie einen Kupferüberschuss (oder eine Kupferregulationsstörung) bzw. relativen Zinkmangel im Gewebe haben.
- Denken Sie auch an Haltungsschäden, eine schwache Beckenmuskulatur oder psychische Themen rund um Sexualität und Weiblichkeit als mögliche Ursachen des PMS.

Menstruelle Beschwerden

Menstruelle Beschwerden sind auf eine Östrogendominanz zurückzuführen, die ihre Ursache in anderen hormonellen Systemen haben kann.

- Bedingen das Gefühl, sich zurückziehen zu wollen: Nebennierenüberforderung/Schilddrüsenunterfunktion
- Verursachen Abgeschlagenheit: Östrogendominanz/Schilddrüsenunterfunktion
- Fördern Traurigkeit: Östrogendominanz/Schilddrüsenunterfunktion/Progesteronmangel
- Machen das Gefühl, krank oder wund zu sein: Immunschwäche/Entzündung durch Östrogendominanz
- Verursachen Süßhunger: Unterzuckerung durch Stressstoffwechsel
- Machen Glieder- oder Rückenschmerzen: Immunschwäche/Entzündung durch Östrogendominanz
- Entfachen sexuelles Verlangen: Abfall des Östrogens während der Regel
- Verursachen Krämpfe: Östrogendominanz/Entzündungen
- Äußern sich in Form von Migräne = Östrogendominanz (Kupferüberschuss), Adrenalin
- Sind im langsamen Stoffwechsel hartnäckig, im schnellen Stoffwechsel schneller vorbei
- Besonders das Verhältnis von Kupfer zu Zink ist bei menstruellen Beschwerden relevant, da ein Kupferüberschuss zur Östrogendominanz führt. Auch Kalium- und Magnesiummangel sowie ein Mangel an Vitamin A und den B-Vitaminen sind besonders häufig ein Thema bei PMS. Denken Sie aber daran: Jeder Mangel verursacht Stress und kann somit auch menstruelle Beschwerden auslösen.

Konsequenzen für Sie:

- Betrachten Sie menstruelle Beschwerden nicht als alleiniges Problem Ihrer Geschlechtshormone.
- Da sich die Geschlechtshormone bei Stress der Nebenniere unterordnen müssen, kann auch ein ansonsten gut funktionierender Stoffwechsel bei Überlastung kurzzeitig menstruelle Beschwerden entwickeln. Spätestens dann sollte etwas kürzergetreten werden.
- Überprüfen Sie, ob einen Kupferüberschuss bzw. relativen Zinkmangel im Gewebe haben.

- Auch Toxine können menstruelle Beschwerden verschlimmern, da der Körper versucht, diese durch die Blutung zu entsorgen. In den ersten drei Monaten einer Stoffwechselbalance können sich menstruelle Beschwerden verschlimmern.
- Es gilt in Bezug auf Nährstoffe das unter PMS Beschriebene.
- Denken Sie auch an Haltungsschäden, eine schwache Beckenmuskulatur oder psychische Themen rund um Sexualität und Weiblichkeit als mögliche Ursachen der menstruellen Beschwerden.

Sexualität

- Für sexuelle Lust und Orgasmusfähigkeit bedarf es einer funktionierenden Schilddrüse, eines guten Maßes an Östrogen und Progesteron – und bei Männern genug Testosteron. Auch eine gesunde Libido (häufiges Verlangen) setzt eine funktionierende Schilddrüse voraus.
- Stress unterbindet durch die Unterdrückung der Sexualhormone den Sexualtrieb (»Na klar, mag ich Sex! Nur heute Abend nicht, da bin ich zu müde.«).
- Frauen: Östrogen/Progesteron im richtigen Verhältnis; gutes Maß an Testosteron; bei zu viel Östrogen oft nur Verlangen vor/während der Regel; Orgasmen nicht befriedigend, daher eventuell ständige Suche nach sexueller Befriedigung (wegen Schilddrüsenunterfunktion kann Anspannung/Entspannung nicht wirklich erfolgen).
- Scheidentrockenheit ist eine Folge des Progesteronmangels oder des DHEA-Mangels. Dennoch verschreiben Ärzte in der Regel Östrogencremes (Östradiol oder Östriol).
- Männer: Impotenz bei Östrogendominanz, aber auch bei zu viel Progesteron oder Prolaktin; Testosteron fördert Fantasieren und typisch männliches Sexualverhalten; zu viel Prolaktin verlängert Refraktärzeit; möglicherweise ebenfalls Beeinträchtigung der Orgasmen.
- Der Sexualtrieb ist die Vorstufe der Fortpflanzung und damit eng an die Fortpflanzungsfähigkeit gekoppelt. Diese wiederum orientiert sich an den Energiereserven bzw. der Fähigkeit des Körpers, auf Stoffwechselebenen Energie herzustellen.

Konsequenzen für Sie:

- Betrachten Sie sexuelle Beschwerden nicht als alleiniges Problem Ihrer Geschlechtshormone. Meist steckt Stress hinter einer akuten Unlust. Sexualität ist eine Vorstufe der Fortpflanzung – und die soll unter Stress nicht stattfinden.
- Was selbstverständlich klingen mag, ist für viele oft eine Überraschung: Insbesondere Frauen leiden häufig an sexueller Unlust, weil sie entweder nicht mit dem richtigen Partner zusammen sind (in solchen Fällen hilft natürlich keine Therapie der Welt) oder weil ihr Part-

ner sie emotional oder mangels sexueller Expertise nicht befriedigt (hier kann Therapie helfen, wird jedoch meist nicht in Anspruch genommen).
- Auch die vergangene Einnahme von Medikamenten kann dauerhaft zu sexuellen Störungen bis zur Anorgasmie führen. Dies gilt selbst dann, wenn diese nur wenige Tage eingenommen wurden. Bekannt ist dies bei selektiven Serotonin-Wiederaufnahmehemmern (SSRI) wie Fluoxetin (Antidepressiva).[284]
- Denken Sie auch an Haltungsschäden, eine schwache Beckenmuskulatur sowie psychische Traumata in Bezug auf die Themen Sexualität und Weiblichkeit bzw. Männlichkeit als mögliche Ursachen sexueller Unlust und Orgasmusschwierigkeiten. Auch religiöse Prägungen können sexuelle Lust negativ beeinflussen.

Wechseljahre

In den Wechseljahren zeigt sich der Stressstoffwechsel besonders durch zunehmende Östrogendominanz, die zu weiteren hormonellen Entgleisungen führt. Der Anstieg von FSH und LH lässt die Ovarien altern; dies bedingt Progesteron- und Testosteronmangel.

- Der stetige Anstieg der Stresshormone verursacht eine zunehmende Schilddrüsenunterfunktion.
- Die Aromataseaktivität nimmt zu, was zu mehr Östrogen im Körper führt.
- Hitzewallungen treten auf: Folgen eines Adrenalinstoßes durch Unterzuckerungen (besonders nachts, wenn gefastet wird) und eines überlasteten Lymphsystems.
- Scheidentrockenheit tritt auf: Progesteron- und/oder DHEA-Mangel.
- Ruhelosigkeit durch Adrenalinüberschuss.
- Falten, Haarausfall etc. werden mehr durch die Verfestigung des Stressstoffwechsels sowie durch Pregnenolon-, DHEA- und Progesteronmangel.
- Erschlaffen des Busens durch Progesteronmangel.
- Fettumverteilung gen Bauch und Hüfte: Östrogendominanz und Kortisolüberschuss, DHEA-Mangel.
- Männer kommen in die Andropause: Östrogendominanz, Testosteronmangel, meist ausgelöst durch Nebennierenstörungen.
- Das größte Problem in den Wechseljahren sind die Nebennieren, nicht die nachlassende Hormonproduktion in den Geschlechtsorganen.

Konsequenzen für Sie:

- In den Wechseljahren und der Andropause zeigen sich oft die Probleme des Stoffwechsels, die auch schon vorher existierten, aber nicht beachtet wurden. Sie sind eine Herausforderung des gesamten Stoffwechsels und nicht nur eine Schwierigkeit mit den (fehlenden) Geschlechtshormonen.
- Setzen Sie sich mit der Sinnhaftigkeit Ihres (weiteren) Lebens auseinander. Wechseljahre und Andropause werden nicht umsonst als »emotionales Reste-Essen« bezeichnet.
- Denken Sie auch an Haltungsschäden und eine schwache Beckenmuskulatur als Ursache für Wechseljahrsbeschwerden.

Diabetes Typ 2

Diabetes Typ 2 ist eine stressbedingte Erkrankung, meist mit erhöhter Ausschüttung von Kortisol sowie Mitochondriopathien. Dies führt zu

- Insulinresistenz durch Stressstoffwechsel und Mitochondriopathie,
- Verbrennung von Fetten und Eiweiß zur Energiegewinnung,
- Unterdrückung der Schilddrüse.
- Auf der Stoffwechselebene muss vor allem die Verträglichkeit von Kohlenhydraten wiederhergestellt werden (Wie es hierum im Organismus bestellt ist, verrät das Verhältnis von Kalzium zu Magnesium sowie anderen Co-Faktoren der Energieproduktion auf der Zellebene.).

Konsequenzen für Sie:

- Lassen Sie sich nicht einreden, dass Diabetes Typ 2 und Insulinresistenz definitiv unumkehrbare Diagnosen wären und dass es zur Entstehung dieser beiden Phänomene keine Erklärungsansätze gäbe außer vielleicht Übergewicht und der Konsum von zu viel Süßem. Da Kortisol und Adrenalin bekanntermaßen zur Insulinresistenz führen können, gibt es zumindest einen Erklärungsansatz, der sich auch behandeln lässt. Mehr ist an Erklärungsansatz meiner Erfahrung nach auch nicht unbedingt nötig. Doch da Störungen der Nebennieren natürlich schulmedizinisch nur selten anerkannt sind, erklärt sich die schulmedizinische Erklärungsnot von selbst.
- In vielen Fällen lässt sich die Funktion Ihres Stoffwechsels auch ohne Insulingaben so weit wiederherstellen, dass hohe Blutzuckerwerte nicht mehr auftreten. Dafür müssen Sie sich natürlich einen Lebenstil zulegen, der Ihrer Physiologie entspricht: ausreichend Bewegung,[285] kein Alkohol, wenig Zucker und eine nährstoffdichte Ernährung. Auch um Nahrungsergänzung werden Sie nicht herumkommen.

- Machen Sie sich klar, welche Spätfolgen bei Diabetes auf Sie zukommen (Neuropathien, Blindheit, Nierenversagen etc.), wenn Sie sich nicht um Ihre Gesundheit kümmern.
- Erinnern Sie sich, dass Glukose (Zucker) nicht gut in die Zellen kommt, wenn der Stoffwechsel anaerob arbeitet und verlangsamt ist.
- Denken Sie daran, dass die mangelnde Akzeptanz von Zucker auch auf der psychischen Ebene eine Entsprechung finden kann. Sehr häufig steckt hinter einer Insulinresistenz eine Bindungsstörung; der Betroffene kann häufig Liebe nicht akzeptieren.

Polyzistisches Ovarialsyndrom (PCOS)

PCOS ist eine komplexe Hormonstörung mit Östrogendominanz, Schilddrüsenunterfunktion und meist erhöhter Ausschüttung von Stresshormonen. Die Folgen sind

- Schilddrüsenunterfunktion,
- Östrogendominanz mit »Trittbrettfahrer« Testosteron, dadurch oft kein Eisprung,
- Stressstoffwechsel: Insulinresistenz, Erhöhung der Triglyzeride,
- Übergewicht: erhöhte Aromataseaktivität,
- unerfüllter Kinderwunsch,
- männliche Behaarung (Damenbart, Verlust des Kopfhaars) durch Kortisol, Testosteron,
- Akne (Testosteron, Schilddrüse),
- Übergewicht durch Schilddrüsenunterfunktion,
- erhöhte Blutfettwerte, erhöhtes Cholesterin,
- gestörter Zuckerstoffwechsel bis hin zu Diabetes Typ 2,
- Hypertonie (Adrenalin, Kortisol),
- zahlreiche Zysten an den Eierstöcken (Östrogendominanz),
- Syndrom unbekannter Herkunft, Therapie: Pille, Metformin, Antiandrogene.
- PCOS ist in der Regel eine Begleiterscheinung des langsamen Stoffwechsels und eher ein Problem mit der Schilddrüse, nicht primär mit den Geschlechtshormonen.

Konsequenzen für Sie:

- PCOS ist meiner Erfahrung nach und mancher Patientinnen nicht unheilbar. Es braucht Geduld und den Willen, an sich arbeiten zu wollen. Verdichtungen jeglicher Natur, also auch Zysten, haben meiner Meinung nach neben einer hormonellen Komponente, oft einen Zusammenhang mit verdrängten Traumata. Auch die Zellgesundheit spielt, wie bei allen hormonellen Störungen, eine große Rolle.
- Metabolische Störungen im Zink/Kupfer-Haushalt liegen bei PCOS fast immer vor.

FALLBEISPIEL:
Eine 37-jährige Patientin kam mit den Symptomen Unfruchtbarkeit, instabiler Zyklus (ununterbrochene Blutung) und Damenbart in die Praxis. Schulmedizinisch waren vor 15 Jahren ein PCOS und unlängst ein Papillomavirus mit anhaltend schlechten PAP-Testergebnissen diagnostiziert worden. Die Patientin hatte auf Drängen ihres Gynäkologen einige Jahre die Pille genommen, um einen »normalen« Zyklus zu haben. Ihr Kinderwunsch hatte sich durch eine hormonelle Behandlung mit Clomifen (Östrogenpräparat) erfüllt, Schwangerschaft und Geburt waren mit allerlei Komplikationen verlaufen.

Die Stoffwechselanalyse über die Haare zeigte hohe Kalzium-Werte sowie die Einlagerung von Kupfer im Gewebe. Darüber hinaus lagen eine Schilddrüsenunterfunktion, eine Nebennierenerschöpfung und eine Östrogendominanz vor. Der Stoffwechsel war langsam, die Kohlenhydrattoleranz auf der Zellebene schlecht. Die Patientin gab an, sich oft nicht konzentrieren zu können und eine kurze Aufmerksamkeitsspanne zu haben. Nach zwei Jahren intensiver Therapie war der PAP-Test unauffällig, die Diagnose PCOS wurde von der Gynäkologin zurückgenommen, die Menstruation verlief zwar in langen Zyklen, aber regelmäßig und ohne Beschwerden. Die Kalzium- und Kupferwerte im Gewebe normalisierten sich. Die Patientin hatte mehr Energie, konnte sich wieder konzentrieren. Sie äußerte einen erneuten Kinderwunsch. Es stellte sich heraus, dass trotz regelmäßiger Zyklen und organischer Gesundheit kein Eisprung stattfand. Da nicht ausgeschlossen werden konnte, dass es ein Problem auf psychischer Ebene war, das den Eisprung verhinderte, vereinbarten wir ein paar Traumatherapie-Sitzungen. Und tatsächlich konnte die Patientin nach kurzer Zeit wieder einen Eisprung verbuchen.

Endometriose

Endometriose wird im Wesentlichen durch eine Östrogendominanz ausgelöst, die jedoch meist in anderen Hormonsystemen ihren Ursprung hat. Die Folgen sind:

- Das Endometrialgewebe wandert in die Bauchhöhle, reagiert auf Östrogene, schwillt während der Menstruation an und blutet.
- Entzündungen durch Östrogendominanz.
- Die Gebärmutterschleimhaut manifestiert sich außerhalb der Gebärmutter, besiedelt die Bauchhöhle und andere Organe.
- Oft sehr schmerzhaft.
- Östrogendominanz ist ein relevanter Faktor bei Endometriose, weil Schwellung und Zellteilung das tragende Prinzip der Östrogenwirkung sind, das im Falle der Endometriose entartet ist.

Konsequenzen für Sie:

- Endometriose ist meiner Auffassung nach nicht zwangsläufig unheilbar. Es braucht Geduld und den Willen, an sich arbeiten zu wollen. Verdichtungen jeglicher Natur, also auch die umherwandernden Endometriealzellen, haben meiner Meinung nach neben einer hormonellen Komponente oft einen Zusammenhang mit verdrängten Traumata. Auch die Zellgesundheit spielt, wie bei allen hormonellen Störungen, eine große Rolle.
- Metabolische Störungen im Zink/Kupfer-Haushalt liegen bei Endometriose fast immer vor.

Unerfüllter Kinderwunsch

Ein unerfüllter Kinderwunsch ist häufig Folge einer Östrogendominanz, meist kombiniert mit einer Schilddrüsenunterfunktion und erschöpften Nebennieren.

- Da Östrogen in der Lage ist, den Eisprung zu stimulieren, ist es bei den meisten Fruchtbarkeitsbehandlungen das erste Mittel der Wahl. Das Hauptaugenmerk gilt in der Regel der Forcierung des Eisprungs. Dem Erhalt der Schwangerschaft wird leider meist in zweiter Linie Aufmerksamkeit geschenkt – in hormoneller Hinsicht als auch was die Versorgung der werdenden Mutter mit ausreichend Nährstoffen betrifft. Mehr als Folsäure und vielleicht noch etwas Jod – mehr Nahrungsergänzung für die werdende Mutter gibt es nicht. Durch die klassischen Fruchtbarkeitsbehandlungen bekommen die Frauen meist eine Östrogendominanz – wenn sie nicht schon ohnehin vorher eine hatten, die durch die verabreichten Östrogene noch verstärkt wird. Die gängigen Symptome sind zahlreich: von A wie Abort über M wie Migräne bis Z wie Zwischenblutungen u. v. m. Die hormonelle Balance mit allen dazu nötigen Therapien steht im deutlichen Gegensatz zu konventionellen Fruchtbarkeitsbehandlungen und sind mit diesen unvereinbar. Die beste Voraussetzung, ein Kind zu empfangen, ist nach meiner Meinung eine gesunde Mutter.
- Das kleine hormonelle Einmaleins des Eisprungs und was danach geschieht: FSH (bringt die Eier zur Reifung), Östrogen stimuliert kurz vor dem Eisprung das LH (das schlägt die Eier auf).
- Progesteron unterdrückt einen zweiten Eisprung und erhält die Schwangerschaft. Ab der Einnistung der Eizelle wirkt Östrogen abtreibend.
- Eine Östrogendominanz der Mutter wirkt sich auf das gesamte Leben ihres Kindes aus: von der Entwicklung der Geschlechtshormone bis hin zum Risiko, an Krebs zu erkranken.
- Der Progesteronspiegel muss wenige Stunden nach der Befruchtung steigen und darf nicht mehr abfallen, sonst droht ein Abort. Ab dem dritten Schwangerschaftsmonat übernimmt die Plazenta einen Großteil der Progesteronproduktion.

- Das HCG-Hormon sorgt dafür, dass alle Vorräte von Vitaminen, Spurenelementen etc. an den Fötus gehen. Da viele Mütter schon ausgelaugt schwanger werden, bestätigen sich volkstümliche Weissagungen wie z. B. »Jedes Kind kostet einen Zahn.«.
- Die Schilddrüse muss optimal funktionieren, um den Stress für Mutter und Kind kompensieren zu können, den Schwangerschaft und Stillzeit mit sich bringen.
- Der Blutzucker sollte stabil sein. Ein instabiler Blutzuckerspiegel äußert sich oft in Form von Schwangerschaftsübelkeit, in der Regel vor allem in den ersten drei Monaten der Schwangerschaft. Er sorgt außerdem für einen Mangel an Progesteron, weil er es darin hindert, aus dem Blut in die Zellen zu kommen, wo es gebraucht wird. Schwangerschaftsübelkeit bedeutet auch häufig einen Mangel an Progesteron. Ein instabiler Blutzucker gefährdet somit auch die Schwangerschaft. Machen die Zellen mangels Zucker dicht, kann auch die Substitution mit dem Hormon nicht mehr helfen.
- Die Erfüllung eines Kinderwunsches sollte idealerweise einer langfristigen Strategie folgen. Schwermetalle im Körper der Mutter müssen vorher ausgeleitet werden, weil sie sonst an das Kind weitergegeben werden, Mineralstoffe und Spurenelemente sollten substituiert werden und das Hormonsystem ausgeglichen sein. Besondere Beachtung sollten Kupfer und Quecksilber im Gewebe der Mutter geschenkt werden, da sie oft Schuld an einem unerfüllten Kinderwunsch tragen.
- Auch der Vater des geplanten Kindes sollte hormonell ausgeglichen sein.
- Meistens ist ein unerfüllter Kinderwunsch auf einen langsamen Stoffwechsel der Frau zurückzuführen, dem Energie und Ressourcen in Form von Co-Faktoren für die Energieproduktion fehlen.
- Auch die Psyche kann sich vor den Kindersegen stellen, wenn ein starker Kinderwunsch deswegen besteht, weil eine Frau selbst keine oder zu wenig mütterliche Liebe erfahren hat und sie nach Symbiose mit einem menschlichen Wesen sucht, die mit einem eigenen Kind gegeben sein soll. Das ist keine gute Voraussetzung für eine Schwangerschaft – weder für die werdende Mutter noch für das werdende Kind.
- In der Vergangenheit durchgeführte Fruchtbarkeitsbehandlungen verstellen laut Erfahrung dieser Methode oft dauerhaft Regelsysteme, die den Körper in eine Fruchtbarkeit führen sollen.

MEINE ERFAHRUNG AUS DER PRAXIS:
Patientinnen mit unerfülltem Kinderwunsch bitte ich, sich vorzustellen, sie wollten liebe Verwandte oder Freunde zu sich einladen. Ihre Vorratsschränke sind jedoch komplett leer, in den Ecken sammle sich Dreck. Außerdem wollten sie am nächsten Tag in den Urlaub fahren, überall steht etwas herum, weil sie noch packen wollten. Ist das wirklich der richtige Zeitpunkt, ihre Liebsten zu sich einzuladen? Sicher nicht. In den Körpern sehr vieler Frauen sieht es genauso aus, wie in meinem Beispiel beschrieben: Es herrschen Nährstoffmängel, Toxine werden nicht richtig ausgeschieden, Schwermetalle sitzen im Gewebe, der Körper unterzuckert ständig vor Stress.

Kaum jemand denkt daran, dass eine Schwangerschaft ein sehr stressiges Ereignis ist, das mit einem erhöhten Nährstoffbedarf einhergeht. In einigen Völkern wurde der Körper einer Frau oft bis zu zwei Jahren durch Sättigung mit Nährstoffen auf eine Schwangerschaft vorbereitet. Geschieht nichts dergleichen, ist der oft nicht nur sprichwörtliche Zahn, den jede Schwangerschaft kostet, noch das geringste Übel, das auf die werdende Mutter wartet. Auch postnatale Depressionen, die mit einem Mangel an Progesteron und laut der Walsh-Methode auch einem Kupferüberschuss[286] im Zusammenhang stehen, können eine Folge sein. Außerdem bekommt das Ungeborene sowohl Schwermetalle und Darmflora als auch die Nährstoffmängel seiner Mutter weitergereicht. Eine schlechte Nährstoffversorgung der Mutter ist damit eine unmittelbare Gefährdung für das Kind. Die Mutter legt mit einem ungünstigen Stoffwechsel ihrerseits die Grundlage für eine schlechte Konstitution ihres Kindes.[287] Es ist mittlerweile bekannt, dass bereits geringe Nährstoffmängel eines weiblichen Körpers Auswirkungen haben auf die Fortpflanzungsfähigkeit. Sie erhöhen zudem das Risiko auf Fehl- oder Totgeburten, Blutarmut, Infektionen und eine ungenügende Milchproduktion. Das meist untergewichtige Neugeborene einer unterversorgten Mutter ist vermehrt betroffen von Fehlbildungen und neurologischen Beeinträchtigungen.[288] So lassen sich beispielsweise Schreikinder sowie Intoleranzen für Lebensmittel und Neurodermitis im Kindesalter erklären.

Ich glaube, dass eine Schwangere mit Östrogendominanz das Risiko ihres Kindes erheblich vergrößert, späterunter anderem an Krebs zu erkranken, sogar wenn dieses Kind selbst nie künstliche Östrogene einnehmen sollte.

Sollte der Stoffwechsel der Mutter nicht gut aufgestellt sein, kommt es meiner Erfahrung nach auch häufiger zu Einleitungen der Geburt oder auch Kaiserschnitten. Damit wird das Kind zwangsläufig von einem Chemiecocktail der

Mutter »begrüßt«, da dieser Eingriff mit Narkose, Schmerzmitteln, Antibiotika etc. einhergeht. Dies wiederum hat Auswirkungen auf die neurologische und hormonelle Entwicklung des Kindes.

Meiner Erfahrung nach verbessert sich die Chance auf eine Schwangerschaft trotz tickender biologischer Uhr erheblich, wenn sich eine Frau die Zeit nimmt, erst gesund und dann schwanger zu werden. Die Nährstoffversorgung sollte optimiert und das Hormonsystem reguliert werden. Eine junge Frau, deren Hormonsystem durcheinander ist, hat im Grunde eine ähnliche Stoffwechsellage wie eine Frau in den Wechseljahren. Während das Anti-Müller-Hormon, das als Indikator für die Fruchtbarkeit der Frau gilt (es lässt Rückschlüsse darauf zu, wie viele Eier übrig sind), laut Schulmedizin keinen Schwankungen erliegt, habe ich sehr wohl Beobachtungen machen dürfen, dass diese Werte nicht gesetzt sein müssen. Vielmehr scheint auch der Rest-Ei-Posten nicht nur unwesentlichen Schwankungen zu unterliegen und damit beeinflussbar zu sein.

Konsequenzen für Sie:

- Eine natürliche Fruchtbarkeitsbehandlung hat in erster Linie ein einziges Ziel: eine gesunde Mutter. Denn ein gesundes System ist zumindest biologisch betrachtet dazu in der Lage, sich fortzupflanzen. Es soll nicht um jeden Preis der Eisprung forciert werden, denn er ist nicht das größte Kunststück innerhalb des Prozesses von der Zeugung bis zur Geburt eines gesunden Kindes und dem gleichzeitigen Gesundbleiben der Mutter.
- Es heißt: »Jedes Kind kostet einen Zahn.« Dem zugrunde liegt der erhöhte Kalziumbedarf zum Knochenaufbau des ungeborenen Kindes. Der Körper räumt der Versorgung des Kindes mit Nährstoffen Priorität ein. Die Mutter rutscht auf den zweiten Platz. Das gilt für alle Nährstoffe, nicht nur für die in Deutschland als wichtig erachtete Folsäure. Der Körper bedient sich also an den Nährstoffdepots der Mutter, sollte sie nicht laufend genügend Nährstoffe zu sich nehmen.
- Schwangerschaft und Geburt sind von Natur aus stressige Ereignisse. Sorgen Sie dafür, dass Ihr Stoffwechsel in Topform ist, bevor Sie sich auf diesen Extrastress einlassen.
- Nur wenige Frauen sind bei aufkeimendem Kinderwunsch metabolisch und dementsprechend auch hormonell in einem zufriedenstellenden Zustand. Die Balance des Stoffwechsels kann durchaus mehrere Monate und in Extremfällen auch Jahre dauern. Diesen Umstand sollten Frauen berücksichtigen, die auf natürlichem Weg schwanger werden wollen und Schwangerschaft sowie Geburt so durchstehen wollen, wie von der Natur vorgesehen (nämlich ohne jegliche negativen Konsequenzen). Warten Sie mit der Balance von Stoff-

wechsel und Hormonen nicht bis zum Rentenalter oder bis Ihre biologische Uhr 5 vor 12 anzeigt.

- Beachten Sie auch die psychologischen Aspekte der Empfängnis. Ein biologisch perfekt funktionierender Körper möchte sich manchmal aufgrund psychischer Blockaden nicht fortpflanzen. Es ist überraschend, welche Ängste oft hinter einem fehlenden Eisprung stecken.
- Kinder sind für die meisten Menschen ein wunderbares Geschenk. Und wenn ein Kind kommen will, dann macht es sich auch ungeachtet des Nährstoffprofils seiner Mutter manchmal auf den Weg. Nichtsdestotrotz rate ich zur Verhütung, solange es der Mutter metabolisch nicht gut geht. Gerade Schwermetalle werden von der Mutter an das Kind weitergegeben. Zwar können auch während der Schwangerschaft noch Maßnahmen ergriffen werden, um das Kind einigermaßen vor solchen Belastungen zu schützen, aber ideal ist das nicht.
- Lassen Sie sich keine Angst machen, wenn Sie zu den sogenannten Spätgebärenden zählen sollten. Wer nicht gesund ist, dem bringt auch Jugend in puncto Fortpflanzung nicht viel. Ein Jahr mehr oder weniger bedeutet qua Fruchtbarkeit in der Regel keinen großen Unterschied. Allerdings können Sie innerhalb dieses Jahres sehr viel für Ihre metabolische Gesundheit tun. Das soll natürlich nicht heißen, dass Sie sich bis Anfang vierzig Zeit mit Ihrer Gesundheit lassen sollten.
- Auch die Gesundheit des Mannes sollte bei einem unerfüllten Kinderwunsch überprüft werden. Meist richtet sich der Fokus lediglich auf die Frau. Dabei werden Spermien ein Männerleben lang neu gebildet, sodass der Lebenswandel sich unmittelbar auf die Fruchtbarkeit auswirkt. Schwermetalle, Östrogendominanz, Drogenkonsum usw. können einen erheblichen Einfluss auf das männliche Fortpflanzungspotenzial ausüben.

Burn-out

- Ein Burn-out ist eine rasante Dekompensierung der Nebennieren, die oft als Zusammenbruch wahrgenommen wird.
- Wahlweise führen eine Über- oder eine Unterproduktion der Nebennieren zu einer Entgleisung der Hormonproduktion von Schilddrüse und Geschlechtsorganen.
- Eine Überproduktion von Hormonen der Nebennieren hat in der Regel eine bessere Prognose als eine Unterfunktion.
- Die Erholung von sensiblen Reaktionen auf Umwelttoxine, die Unverträglichkeit von Alkohol, Nahrungsergänzung etc. ist im Burn-out ein langwieriger Prozess.
- Ein Burn-out trifft Menschen, die längere Zeit Raubbau an ihren Energiereserven betrieben haben. Der physische Körper hat nun einmal Grenzen, und diese müssen respektiert werden. Menschen mit starkem Willen neigen dazu, ihre Grenzen ständig zu überschreiten, indem sie alle Erschöpfungssignale ausblenden. Es würde auch nicht ausreichen, diese Sig-

nale (wieder) zu erkennen. Vielmehr sollten die Gründe für das selbstzerstörende Verhalten aufgedeckt und das Leben von Grund auf umgestellt werden. Meist ignorieren die Betroffenen eigene Bedürfnisse komplett. Chronisch Erschöpfte brauchen viel Ruhe. Am besten, sie liegen einfach in einer ruhigen dunklen Umgebung, bis sie sich langsam besser fühlen. Das Letzte, was sie machen sollten, ist Ausdauersport!

- Die Heilung eines Burn-outs braucht Zeit, da der Patient lernen muss, vollkommen anders mit sich und seinem Körper umzugehen bzw. seine eigenen Grenzen zu respektieren.
- Eine psychologische Begleitung im Sinne von Traumatherapie kann sinnvoll sein, da Traumamuster dazu führen, dass Stress sich im Nervensystem manifestiert. Das macht anfällig für einen Burn-out.
- Ein unreifes Nervensystem spielt bei Burn-out oftmals eine große Rolle (siehe *INPP*).
- Sowohl ein schneller als auch ein langsamer Stoffwechsler kann im Burn-out landen. Ein Burn-out im schnellen Stoffwechsel wird oft intensiver erfahren, weil das System heftiger reagiert als das eines langsamen und daher ohnehin trägeren Stoffwechsels.

Konsequenzen für Sie:

- Ein Burn-out kann meiner Meinung nach nicht durch Ruhe allein bewältigt werden, da er das Produkt einer Nebennierenerschöpfung ist. Nicht nur, dass die Betroffenen ihr Leben ändern und eine gesunde Work-Life-Balance finden müssen, sondern sie sollten auch unbedingt Entgiftungsmaßnahmen ergreifen, ihre Nährstoffversorgung optimieren und eine Psychotherapie sowie den Abbau persistierender frühkindlicher Reflexe in Erwägung ziehen (zu Letzterem später mehr). Wer einmal im Burn-out war und nicht dafür gesorgt hat, dass die Zellenergie regeneriert wurde, bleibt im Grunde im Burn-out, selbst wenn man sich durch Erholung besser fühlt. Burn-out heißt ja nichts anderes als ausbrennen. Und das findet im wahrsten Sinne des Wortes statt.
- Je mehr Ruhe Burn-out-Betroffene halten, desto besser.
- Aerobe Bewegung ist bei metabolischer Erschöpfung oft nicht ratsam. Wenn überhaupt, sollte es sich um leichte Ausdauersportarten handeln, idealerweise Chi-Gong, Tai-Chi etc.
- Bei den meisten ausgebrannten Menschen handelt es sich um Wiederholungstäter. Es ist, als läge es in ihrer Persönlichkeit, dass sie sich ständig verausgaben. Diese Persönlichkeitsstruktur muss geändert werden. Typischerweise stellen solche Charaktere ihren Willen über ihre körperlichen Ressourcen bzw. merken es einfach nicht, wenn die Kräfte aufgezehrt sind.
- Nicht immer wird ein Burn-out übrigens vom Arzt diagnostiziert – schon allein deswegen, weil sich die ausgebrannten Menschen nicht unbedingt in eine Praxis begeben (sie denken lange, ihnen ginge es gut).

Chronische Erschöpfung

Chronische Erschöpfung ist eine langsam fortschreitende Nebennierenerschöpfung, durch die auch andere Hormonsysteme entgleisen.

- Eine chronische Erschöpfung hat viele Ähnlichkeiten mit einem Burn-out, ist jedoch mehr ein schleichender Prozess (allerdings kann ein Burn-out in eine chronische Erschöpfung übergehen).
- Wahlweise führen eine Über- oder eine Unterproduktion der Nebennieren zu einer Entgleisung der Hormonproduktion von Schilddrüse und Geschlechtsorganen.
- Oft ist das Immunsystem beteiligt, indem es überaktiv und/oder durch scheinbar unsichtbare virale Belastungen wie pfeiffersches Drüsenfieber belastet ist.
- Das Immunsystem ist sowieso beim Thema Erschöpfung ein wichtiger Punkt. Unterdrückte Emotionen wie Wut und mangelnde Abgrenzung können ein auslösender Faktor für autoimmune Reaktionen des Immunsystems sein, die dann zu Schwächezuständen führen.
- Körper- und Traumatherapie sowie INPP sind für eine langfristig anhaltende Genesung oft unerlässlich, da meist nur so »innerer« Stress (emotional, metabolisch) wirklich dauerhaft ausgeglichen werden kann.

FALLBEISPIEL:
Eine Patientin hatte in der Vergangenheit mehrere Virusinfektionen, verschleppte des Öfteren die eine oder andere Grippe, wies schlechte Blutwerte auf und klagte über geschwollene Lymphknoten im Nacken, die, wie sich zeigen sollte, von einer Toxoplasmose hervorgerufen wurden. Schon in ihrer Jugend hatte die Patienten häufig Angst, das Haus zu verlassen und in Ohnmacht zu fallen. Seit einigen Jahren litt sie zudem unter Schlafstörungen, Schweißausbrüchen, Durchfall, Übelkeit, starker Benommenheit, Muskelschwäche, Herzrasen, Konzentrationsstörungen und Stimmungsschwankungen. Zwischenzeitlich war es ihr aufgrund ihrer Symptome nicht mehr möglich gewesen, Ihrer Arbeit nachzugehen, und sie hatte sich über einen längeren Zeitraum krankschreiben lassen. Als sie in meine Praxis kam, bedauerte sie am meisten, dass sie keinen Sport treiben könne und längere körperliche Anstrengungen generell nicht durchhielte. Urlaub in wärmeren Gegenden könnte sie nicht mehr machen, da sie die Temperaturen nicht aushielte. Sie beschrieb lang andauernde Erschöpfungsphasen, eine unruhige Schilddrüse, die häufig schmerze, und ein fortwährendes Krankheitsgefühl. Außerdem hätte sie zahlreiche Nahrungsmittelintoleranzen.

Ihren Schilderungen konnte ich bereits entnehmen, dass die Patientin zu den Menschen gehörte, die schlecht entgiften. Sie würde also unter Umständen bereits auf kleinste Mengen an Nahrungsergänzung (Mineralien und Vitamine) mit Entgiftungssymptomen reagieren. Also begann sie mit Minimaldosen der Supplemente und machte zudem Salzfußbäder und Kaffee-Einläufe.

Nach drei Jahren Therapie ging es der Patientin gut. Sie fuhr wieder in den Urlaub, vertrug mäßige Hitze. Sie war nur noch selten krank, und wenn sie krank war, verliefen die Infekte viel milder. Sie erholte sich davon viel schneller. Da sie kaum noch von den beschriebenen Symptomen heimgesucht wurde, konnte sie ihrer Arbeit wieder geregelt nachgehen. Die Angstsymptomatik hatte sie unter anderem durch Coachingmaßnahmen ebenfalls in den Griff bekommen. Bemerkenswert an dieser Patientin war ihre selbstständige anhaltend gute Mitarbeit zum Gelingen der Therapie. Ihr war von Anfang an bewusst, dass ihre Heilung in kleinen Schritten vonstattengehen würde. Sie hatte stetig ihre Nahrungsergänzung ergänzt, ersetzt und Entgiftungserscheinungen ausgehalten und sich immer wieder diszipliniert durchzuhalten.

Konsequenzen für Sie:

- Die Behandlung der chronischen Erschöpfung gleicht in vielerlei Hinsicht der des Burnouts und kann meiner Meinung nach ebenfalls nicht allein durch Ruhehalten erfolgen. Oft vergesellt sich die zugrunde liegende Nebennierenerschöpfung mit unerkannten (viralen) Infektionen und einer defizitären Zellenergieproduktion. Auch Traumata und persistierende frühkindliche Reflexe können im Verlauf der Zeit zu einer chronischen Erschöpfung führen.

Osteoporose

Östrogendominanz ist zwar ein Wegbereiter für Osteoporose, der Transrapid zur Knochenentkalkung sind jedoch Mitochondriopathien.

- Osteoporose wird meiner Auffassung nach nicht durch einen Mangel an Östrogenen ausgelöst. Das Gegenteil ist in der Regel der Fall: Zu viele Östrogene und zu wenig Progesteron und andere ausgleichende Faktoren fördern die Entstehung von Osteoporose. Zwar verlangsamen Östrogene – wie bereits erwähnt – die Osteoklasten (Zellen, die für den Knochenabbau zuständig sind), aber auf die knochenaufbauenden Zellen, die Osteoblasten, haben Östrogene keinen fördernden Effekt.
- Östrogendominanz ist demnach ein Wegbereiter für die Osteoporose, ebenso wie seine Schilddrüsenunterfunktion.

- **Ver**kalkungen des Gewebes gehen mit **Ent**kalkungen von Knochen, Zähnen (hier heißt es *Karies*), Haaren, Nägeln etc. einher.
- Die Fähigkeit des Körpers, Kohlenhydrate zu verarbeiten, bestimmt nach Auffassung des Nutritional Balancing auch die Art der Kalkeinlagerung im Körper.[289] Bei schlechter Kohlenhydrattoleranz entkalken die Knochen, dafür verkalkt das Gewebe. Kalzium und Vitamin D sollten nicht von langsamen Verstoffwechslern eingenommen werden, selbst wenn sie einen scheinbaren Vitamin-D-Mangel aufweisen (dazu später mehr).

Konsequenzen für Sie:

- Kalzium und Vitamin D sind für einen langsamen Stoffwechsel selbst bei Osteoporose nach meiner Auffassung in der Regel kontraindiziert. Es handelt sich in den meisten Fällen nicht um einen Mangel an diesen beiden Stoffen, sondern um eine Verwertungsstörung. Nur bei einem schnellen Stoffwechsel (die zehn Prozent der Patienten, die am Anfang der Behandlung überaktive Nebennieren und eine Schilddrüsenüberfunktion haben) sind Kalzium und Vitamin D indiziert und unschädlich.[290]
- Sportliche Betätigung ist für die Knochendichte sehr wichtig.
- Senken Sie eine Östrogendominanz durch die ganzheitliche Regulierung des Stoffwechsels.
- Auch ein durch medizinische Tests bestätigter Östrogenmangel muss keiner sein, wenn man, wie hier vertreten, davon ausgeht, dass Östrogen ein gewebegängiges Hormon ist und unter ungünstigen Umständen im Blut nicht auftaucht.
- Machen Sie sich klar, dass die Fähigkeit Ihres Körpers, auf der Zellebene mit Zucker umzugehen, viel damit zu tun hat, ob Kalzium in den Knochen bleibt oder ins Gewebe ausgelagert wird.

Darmprobleme, Lebensmittelintoleranzen und Leaky Gut

Ein Leaky Gut und Lebensmittelintoleranzen sind auf Probleme im Immunsystem zurückzuführen, die durch gestresste Nebennieren verursacht werden.

- Leaky Gut gilt als Autoimmunerkrankung.
- Eine niedrige Körpertemperatur fördert das Entstehen von Autoimmunerkrankungen.
- Kalzium- und Kupferüberschuss sind oft an der Entstehung eines Leaky Gut beteiligt.
- Histaminüberschuss ist oft mit diesem Phänomen vergesellschaftet.
- Östrogendominanz erzeugt Blähungen, die bei Nahrungsmittelintoleranzen und Leaky Gut oft eine Rolle spielen.

- Eine Schilddrüsenunterfunktion und eine Schwäche der Nebennieren, die allgemein beim langsamen Stoffwechsel vorliegen, begünstigen Nahrungsmittelintoleranzen und die Herstellung von zu wenig Magensäure[291].
- Häufig produziert die Nebenniere Kortisol als Reaktion auf die Entzündungsgeschehnisse im Darm. Das Kortisol sorgt für Raubbau am Gewebe und damit für die Brüchigkeit des Darms.
- Mitochondriopathien führen zum Absterben der Darmzellen.
- Eine gestörte Darmflora ist ebenfalls Folge einer Entgleisung des Stoffwechsels, nicht umgekehrt.
- Kalziumeinlagerungen, besonders im langsamen Stoffwechsel, korrelieren häufig mit Störungen des Darmes.

ZWISCHENSTOPP: SIND NAHRUNGSMITTELINTOLERANZEN ZWANGSLÄUFIG EINE DAUERHAFTE ANGELEGENHEIT?

Aus meiner Sicht sind Nahrungsmittelintoleranzen nicht grundsätzlich gekommen, um zu bleiben. Entscheidend ist, ob jemand bereit ist, sich die Themen hinter der Unverträglichkeit anzuschauen. Ernährungsumstellung, Nährstofftherapie und Darmsanierung können meiner Meinung nach allein keinen wirklichen Wechsel herbeiführen. Es sind sehr wichtige anfängliche Maßnahmen, damit das System entlastet wird, aber dann beginnt die eigentliche Arbeit, die zur Heilung der Nahrungsmittelintoleranzen führen kann, die ja so eine Art Autoimmunerkrankung darstellen.

Wer eine Nahrungsmittelintoleranz beschwichtigen möchte, sollte sich an dem folgenden Stufenprogramm orientieren:

1. Nahrungsmittelintoleranzen kontrollieren lassen. Häufige Unruhestifter sind Milch, Gluten, Fruktose und manchmal Eier.
2. Karenzzeit einleiten. Das bedeutet, dass die nichttolerierten Nahrungsmittel gemieden werden. Dadurch kann der Körper seine Immunreaktion auf den bisherigen Störfaktor einstellen. Damit werden auch Nebennieren und Hormonsystem entlastet. Mittelbar wird dadurch Energie frei, die der Körper nun zur Heilung verwenden kann. Die Betroffenen fühlen sich meist schon durch die Karenz deutlich besser.
3. Leicht verdauliche und nährstoffreiche Ernährung (Schonkost) zuführen. Der Körper sollte nicht zu viel Energie für die Verdauung aufwenden und Nährstoffe leicht im Darm resorbieren können. Parallel werden Nährstoffdefizite mit Mikronährstoffen ausgeglichen.

4. Gezielte Maßnahmen zum Aufbau des Darmes kommen zum Einsatz. Probiotika sind hier nur ein Teil des Maßnahmenpaketes und nicht als Dauermaßnahme zu verstehen.
5. Histamin-Intoleranz überprüfen. Sollte diese ein Thema sein, muss nach vergangener Einnahme von Pille, Kortison und Co. geschaut werden. Diese Präparate müssen laut Erfahrungen in dieser Methode zwangsläufig ausgeleitet werden.
6. In einigen Fällen liegen meiner Auffassung nach auch Reifeverzögerungen des Darmes vor, die durch Dauerstress im Mutterleib zustande kommen. Aus naturheilkundlicher Sicht ist es möglich, diese Verzögerungen zu beheben.
7. Ursachenbehebung. Meine Erfahrungen belegen, dass Verdauungsprobleme und Nahrungsmittelintoleranzen in der Regel durch Bindungsstörungen zwischen Mutter und Kind im Mutterleib begründet wurden. Die Psyche muss also, wie so häufig, mitbearbeitet werden.

Eine normale Verdauung kann sich oft nur einstellen, wenn auch der siebte Punkt angegangen wird. Meist geht es Patienten nach den ersten drei Maßnahmen des Stufenprogramms schnell besser. Denn natürlich verschwinden die Symptome, wenn der unverträgliche Reizfaktor entfällt. Doch die Symptomfreiheit ist leider oft Geschichte, sobald die nichttolerierten Substanzen wieder konsumiert werden. Darmsanierung und Mikronährstoffe sind wesentliche Schritte in Richtung einer Verbesserung der Lage, doch diese Maßnahmen führen in der Regel nicht zu einer Ausheilung der Intoleranz, solange noch Baustellen auf der psychischen Ebene offen sind – und die betreffen bei Intoleranzen meiner Auffassung nach oft die Bindungserfahrungen.

Inwiefern kann ein Zusammenhang zwischen Bindung und Intoleranzen bestehen?

- Intoleranzen basieren auf einer fehlerhaften Immunreaktion. Nicht immer werden autoimmune Antikörper im Körper gefunden, und doch greift er sich durch eine Überreaktion des eigenen Immunsystems selbst an. Dadurch wird oft der Darm brüchig (Leaky Gut). Es kommt zu Verdauungsbeschwerden wie Blähungen, Mal-Absorption, Veränderungen der Stuhlbeschaffenheit. Müdigkeit und Energiemangel sind die Folgen. Hohe Kortisolwerte sorgen dafür, dass der Körper Eiweißraubbau betreibt. Das greift den Darm an.
- Der Darm ist der physische Ort, an dem Ernährung faktisch stattfindet. Alle dem Darm vorgelagerten Organe sind Vorbereitungsinstanzen, die ihm, dem Hauptakteur der Verdauung, zuarbeiten.
- Bindung ist ein biologisch-psychologischer Vorgang bei Säugetieren, der die Grundlage bildet für Gefühle und Zustände wie Geborgenheit, Sicherheit, Wärme, Zugehörigkeit und Kontakt. Die Fähigkeit zur Bindung prägt sich in den ersten Lebensjahren aus. Aktiviert wird sie von der Mutter und später auch vom Vater oder von anderen Bezugsper-

sonen. Bei den meisten Menschen wurde die Bindungsfähigkeit nicht vollständig oder ausreichend aktiviert – das gilt selbst für Kinder, die von ihren Eltern geliebt wurden und deren Umfeld sein Bestes zum behüteten Aufwachsen der Kleinen gab. Denn Bindung zwischen Eltern und Kindern kann nur dann wirklich glücken, wenn die Eltern selber auch bindungsfähig sind. Jemanden zu lieben und in eine Bindung zu gehen sind zwei unterschiedliche Paar Schuhe.

- Der Körper ist ein ganzheitliches System und überträgt deswegen im Sinne einer Psychosomatik Themen der Psyche auf körperliche Vorgänge, das heißt, er *somatisiert*. Ist jemand also psychisch nicht ausreichend genährt worden oder nicht dazu in der Lage, psychische Nahrung anzunehmen, zeigt sich das oft an einer Stelle, an der er materiell und physisch genährt werden sollte. Vor allem Milch und Eier haben als erste Nahrung tierischer Sprösslinge diesbezüglich eine besondere Symbolik. Aber auch Gluten ließe sich als wichtiger Bestandteil der großen Sattmacher bzeichen. Es befindet sich in allen Seelentrösterspeisen wie Spaghetti, Kuchen und Keksen. Durch eine Intoleranz kann es zu immer größeren Einschränkungen des Familien- und Soziallebens kommen. Auf diese Weise manifestiert sich die intoleranzbedingte Nahrungsentsagung der Betroffenen oft auf mehreren Ebenen ihres Lebens. Wieder findet eine Rückkopplung vom körperlichen zum sozialen und psychischen Erleben statt.

Die Frage, die Menschen mit einer Intoleranz sich stellen könnten, lautet: »Warum weise ich etwas zurück, das mich nähren sollte?«

Konsequenzen für Sie:

- Ein Leaky Gut ist ein Problem, das sich im Darm bemerkbar macht, jedoch nicht im Darm entsteht. Das Immunsystem ist eine Angelegenheit des **gesamten** Stoffwechsels, auch wenn 60 Prozent der Immunabwehr im Darm angesiedelt sind.
- Darmsanierungen sind meiner Meinung nach nur dann sinnvoll, wenn Immunsystem und Stoffwechsel vorher behandelt worden sind. Die Darmsanierung ist in meiner Praxis eher Feinabstimmung, wenn der Rest (wieder) funktioniert. Die Darmflora kann binnen 24 Stunden verändert werden, positiv wie negativ. Das heißt, eine geglückte Darmsanierung ist eine solche, wo die Maßnahmen auch ohne weitere Zugabe an Probiotika etc. greifen und der Patient nicht immer wieder in den vorherigen Zustand zurückfällt. Gerade die üblichen Probiotika sind daher aus meiner Sicht oft eher ein Tropfen auf dem heißen Stein und werden von vielen als Breitbandprobiotikum sowieso eher schlecht vertragen (z. B. bei einer Histaminintoleranz oder Milchsäureunverträglichkeit).
- Auf reizende Lebensmittel sollte auf jeden Fall bis auf Weiteres verzichtet werden. Streichen Sie Gluten, Zucker und Milchprodukte sowie Milch von der Kuh nach Möglichkeit

ganz von Ihrem Speiseplan. Noch besser ist es, Sie verzichten komplett auf Milch. Meiner Meinung nach werden Hormonprobleme NICHT durch Lebensmittel ausgelöst. Jedoch umgekehrt: Wenn das Immunsystem schwach ist und es Probleme mit der Zellenergie gibt, besteht eine erhöhte Wahrscheinlichkeit für Intoleranzen und auch für einen Leaky Gut.

- Wichtig ist die gezielte Behandlung des gesamten Immunsystems.
- Intoleranzen von Lebensmitteln sind eine Folge des Leaky Gut, nicht die primäre Ursache (wobei sich das System irgendwann durch hohen metabolischen Stress eines Teufelskreislaufs selbst erhält).

Anmerkung:

Der Verzicht auf nicht vertragene Lebensmittel ist sehr wichtig. Nach Schwermetallausleitung, Nebennieren- und Östrogendominanzregulierung, Neu-Versiegelung des Darmes, einer Behandlung des Immunsystems und der Auflösung von Bindungsstörungen mittels Traumatherapie und der Integration von frühkindlichen Reflexen bestehen Intoleranzen meiner Erfahrung nach oft nicht mehr. Gerade der psychische Aspekt muss behandelt werden, wenn auf das betroffene Lebensmittel nicht lebenslang verzichten werden soll. Laut meiner Erfahrung spiegelt sich in der Unverträglichkeit von eigentlich harmlosen und nahrhaften Speisen ein allgemeines Prinzip wider, wonach das zurückgewiesen wird, was gleichzeitig gebraucht und begehrt wird. Mehr dazu im Kapitel Psychotherapie (Stichwort: Traumabrille).

Akne

- Ist oftmals die Folge von Östrogendominanz und Schilddrüsenunterfunktion.
- Zeigt eine Leberüberlastung und/oder eine Störung des Darmes an.
- Kann sich durch Mangelzustände äußern, z. B. Eiweißmangel.
- Ein »hässliches« Äußeres spiegelt unter Umständen ein inneres Empfinden des Betroffenen wider. Jemand, der denkt, nicht liebenswert zu sein, produziert oft kosmetische »Makel«.
- In manchen Fällen zeigen sich hier Störungen des Kupfer/Zink-Haushaltes sowie ein erhöhter Bedarf an Antioxidanzien.

Konsequenzen für Sie:

- Akne ist ein Ausleitungsumweg des Körpers: Toxine werden nicht wie sonst über Leber, Niere und Lymphe entsorgt, sondern über das größte Organ des Körpers: die Haut. Behandlungserfolge stellen sich leider meistens nicht so schnell ein, wie die Patienten es gerne

sähen, aber sobald die Ausleitung wieder auf dem vorgesehenen Weg erfolgt, ist auch die Akne vorbei. Der Versuch, die Natur mit der Pille oder Ähnlichem auszutricksen, erweist sich dahingehend als Rohrkrepierer, und der Preis für die schöne Haut ist hoch.
- Auch Nährstoffmangel spielt bei der Entstehung von Akne eine Rolle.
- Setzen Sie sich mit Ihrem Selbstbild auseinander. Viele denken: »Ich würde mich ja hübsch fühlen, wenn nur die Akne nicht wäre.« Doch so funktioniert das nicht. Das Nervensystem, in dem auch Traumata und negative Glaubenssätze gespeichert sind, ist der Boss des ganzen Stoffwechsels. Denkt das Nervensystem »hässlich«, reagiert auch der Körper mit »hässlich«, z. B. indem entsprechende Stresshormone ausgeschüttet werden.

Migräne

- Wird hervorgerufen durch Östrogendominanz und Schilddrüsenunterfunktion.
- Entsteht durch einen Adrenalinüberschuss.
- Geht oft einher mit einem Kupferüberschuss im Gewebe.
- Ist oft mit Histaminintoleranz vergesellschaftet.

Konsequenzen für Sie:
- Auslöser von Migräne können neben Hormonstörungen auch Haltungsfehler und toxische Belastungen sein.
- Auf psychischer Ebene steckt hinter der Migräne häufig ein unbewusstes psychisches Paradox[292], z. B. das Hin- und Hergerissensein zwischen den Elternteilen.

Schlafstörungen

- Einschlafstörungen werden häufig durch hohe Kortisolwerte am Abend verursacht, die verhindern, dass der Melatoninspiegel ansteigt.
- Herzklopfen und Unruhe rühren von einem Adrenalinausstoß, der auch das übrige System in Alarmbereitschaft versetzt.
- Erwachen in der Nacht kann durch Unterzuckerung passieren. Adrenalin kompensiert, es kommt zu Hitze- oder Kälteschaudern, manchmal auch Herzklopfen, und man wacht auf.
- Essen vor dem Schlafengehen kann Unterzuckerung verhindern und das Durchschlafen ermöglichen (daher auch die ursprüngliche Funktion des Betthupferls).
- Das Gleichgewicht von Magnesium und Kalzium ist wichtig für das Ein- und Durchschlafen.

Konsequenzen für Sie:

- Entlasten Sie Ihre Nebennieren, finden Sie zur Ruhe.
- Gehen Sie davon aus, dass Sie Nährstoffmängel haben, vor allem was Kalzium und/oder Magnesium betrifft (Achtung: Die Einnahme von Kalzium ist nur bei einem nachgewiesenen Mangel sinnvoll).
- Vermeiden Sie ab 21 Uhr »aufregende« Tätigkeiten, dazu gehört auch Ausdauersport, das Anschauen von Actionfilmen etc.
- Wenn Sie abends noch mit Bildschirmen zu tun haben (Fernseher, Handy, PC), nutzen Sie Blaufilter (z. B. die App f.lux). Machen Sie Tageslichtlampen aus, und nutzen Sie notfalls Lampen, die rötliches Licht verbreiten (»Feuerschein« macht müde), oder zünden Sie Kerzen an.
- Eliminieren Sie nach Möglichkeit WLAN, Elektrosmog und Handystrahlung in Ihren Schlafräumen.
- Schlafen Sie im Dunklen. Licht beeinträchtigt auch schon in geringen Mengen die Produktion und Aufrechterhaltung des Melatoninspiegels.
- Die Psyche meldet sich über das Unterbewusstsein häufig zwischen Schlaf- und Wachzuständen, was Menschen mit verdrängten emotionalen Themen am Ein- und Durchschlafen hindert.
- Gehen Sie nie hungrig ins Bett. Nächtliche Unterzuckerungen sorgen oft dafür, dass die Nebennieren aktiv werden, um den Blutzuckerspiegel anzuheben, und dann wacht der Mensch auf. Damit ist nicht gemeint, dass Sie sich vor dem Zubettgehen eine schwere Mahlzeit gönnen sollten, aber ein Abendsnack kann hilfreich sein.

Fasten, Hungern und der Jo-Jo-Effekt

Eine Unterversorgung mit Kalorien führt zu einer erhöhten Ausschüttung von Adrenalin und früher oder später zu einer Schilddrüsenunterfunktion.

- Jede schnelle Fettverbrennung durch Fasten, Hungern oder Diäten (HCG-Diät, Lipoweg, Low-carb etc.) findet durch den Hungerstoffwechsel statt: Die Schilddrüsenfunktion wird gesenkt.
- Das ausgeschüttete Adrenalin verbrennt Fett, gibt kurzzeitig Energie, man fühlt sich anfänglich super, später treten Reizbarkeit, Zittern und Abgeschlagenheit auf. Doch sobald Kortisol dazukommt, ändert sich das Bild wieder und die Gewichtsabnahme stagniert.
- Durch Aktivierung des Stressstoffwechsels und die eingetretene Schilddrüsenunterfunktion senkt sich die Geschwindigkeit des Stoffwechsels dauerhaft. Dadurch kommt es z. B. zum Jo-Jo-Effekt und einer schlechten Verwertung von Kohlenhydraten nach der Diät.

- Zeichen einer aufgetretenen Östrogendominanz sind unter anderem das verfrühte Einsetzen der Menstruation, Zwischenblutungen u. v. m., die sich durch das Hungern manifestiert.
- Beim Hungern versagt man sich nicht nur Fett, Zucker und Eiweiß, sondern natürlich auch Mineralien und Vitamine. Eine solche Unterversorgung an Mikronährstoffen ist manchmal das Zünglein an der Waage, um den Stoffwechsel zum Entgleisen zu bringen.

Konsequenzen für Sie:

- Reduzieren Sie die Kalorienzufuhr nicht radikal. Fasten Sie nicht. Indianer, Veden und auch Wikinger konnten konsequenzlos fasten, weil sie eine vollkommen andere Konstitution hatten als der digitalisierte Gegenwartsmensch. Fasten ist etwas für gesunde und nichts für kranke Menschen!
- Während Fasten durch einen erzwungenen Katabolismus (krankhafte Zellen werden verdaut) in einem stabilen Stoffwechsel seine Vorteile haben könnte, ist es als Rosskur meiner Auffassung nach selten die beste oder einzige Methode, um der Gesundheit etwas Gutes zu tun.
- Fallen Sie nicht auf moderne »Wunderdiäten« herein, die durch die Stimulierung von Adrenalin Fett verbrennen (auch nicht als Einstieg, bevor Sie in gemäßigtere Ernährungsweisen übergehen). Ein solches »Biohacking« bringt dauerhaft aus meiner Erfahrung immer unerwünschte Nebenwirkungen mit sich. Wenn diese Diäten überhaupt funktionieren, dann nur für den Preis eines verlangsamten Stoffwechsels, niedriger Körpertemperatur und einer Schilddrüsenunterfunktion. Haben Sie während einer solchen Diät streng auf Kohlenhydrate verzichtet, werden Sie im Anschluss möglicherweise schon zunehmen, wenn Sie eine Torte nur anschauen. Verzichten Sie weder auf Eiweiß noch auf Fett – und schon gar nicht auf Kohlenhydrate (auch nicht am Abend). Hungern Sie nie. Essen Sie mindestens drei Mahlzeiten täglich. Frühstücken Sie unbedingt, auch wenn Sie keinen Hunger haben. Für weitere Informationen siehe *Hungerstoffwechsel*.
- Fallen Sie nicht auf Präparate rein, die damit werben, die Adrenalinproduktion zu steigern, um dadurch Fett zu verbrennen (z. B. Meerträubel). Dabei handelt es sich um Substanzen, die ähnlich wie Amphetamine wirken. Sie würden sicher auch kein Chrystal Meth nehmen, nur um abzunehmen, nicht wahr? Und wenn doch, haben Sie ganz andere Probleme mit Ihrem Selbstwert.
- Wenn Sie in der Vergangenheit viele Diäten gemacht haben, werden Sie Ihren Körper möglicherweise eine Weile durch gute Ernährung erziehen müssen, bis er versteht, dass er keine Reserven mehr anzulegen braucht. Daran führt kein Weg vorbei, diesen Prozess kann man nicht abkürzen.

Übergewicht

- Gleichmäßiges Übergewicht (im Unterschied zu lokalisiertem Bauchfett) ist meistens Folge einer Schilddrüsenunterfunktion.
- Kortisol sorgt zusätzlich dafür, dass der Rumpf mit Fettzellen gepolstert wird (Bauchfett).
- Fettzellen produzieren Östrogene aus Testosteron durch Aromataseaktivität.

Konsequenzen für Sie:

- Übergewicht hängt meist mit Nährstoffmängeln zusammen.
- Versuchen Sie nicht, durch übermäßigen Ausdauersport abzunehmen. Damit zwingen Sie Ihren Körper, im Anschluss sehr viel Kortisol auszuschütten. Das hemmt die Fettverbrennung und drosselt die Schilddrüsenleistung noch Stunden nach dem Sport und irgendwann auch nachhaltig.
- Sollte Ihr Übergewicht allein durch Nährstoffmängel und Ernährungsfehler begründet sein, können Sie, ohne zu hungern, mit einer ausgewogenen Ernährung (siehe *Nebennierenkur*) auf gesunde Weise *langsam* abnehmen.
- Wenn sich nach drei bis sechs Monaten noch nichts an Ihrem Gewicht geändert haben sollte, suchen Sie nach weiteren Gründen für Ihr Übergewicht – beispielsweise könnte Ihr Immunsystem durcheinandergeraten sein. Auch die vergangene (selbst kurzfristige oder minimale) Einnahme von Kortison, Pille und sogar Antidepressiva können meiner Auffassung nach dazu führen, dass die Pfunde nicht purzeln (weswegen eine Ausleitung dieser Substanzen oft unerlässlich ist). Sehr häufig stecken auch psychologische Blockaden hinter dem Kampf mit den Kilos. In dem Fall sollten Sie sich psycho- bzw. traumatherapeutisch behandeln lassen. Eventuell wird Ihr Körper etwas Zeit brauchen, um zu begreifen, dass er wirklich abnehmen *darf*. Auch hier gilt: Wer »hässlich« denkt und fühlt, wird dies auch körperlich ausdrücken. Sie sind nicht liebenswerter, weil Sie schlank und schön sind. Das beweisen in meiner Praxis täglich zahlreiche attraktive und schlanke Menschen. Sie drücken zwar ihr Unglück nicht über Übergewicht aus, haben dafür haben Sie Pickel. Oder Depressionen. Oder keinen Spaß bei Sex. In all diesen Fällen gilt: Zuerst muss das innere Problem mit sich selber gelöst werden, dann folgt auch das Äußere. Es nützt nichts, das Pferd von hinten aufzäumen zu *wollen*. Ein anderer Aspekt ist der Körperbau: Viele Menschen sind alleine von ihrem Knochen- oder Muskelbau her nicht dazu gebaut, auf eine gesunde Weise als Frau in Kleidergröße 34/36 hineinzupassen, eine Wespentaille zu haben oder Gazellenbeine. Bleiben Sie also realistisch.
- Ein Jieper auf Süßes entsteht häufig durch mangelnde Blutzuckerstabilität. Naschen ist die schlechteste Art, das Problem zu beheben. Sollte Ihr Zuckerhunger nach ca. zwei bis drei Wochen Nebennierenkur nicht verschwunden sein, sind Sie wahrscheinlich ein *emotionaler*

Esser und suchen im Zucker einen Liebesersatz. Dieses Verhalten spricht möglicherweise für eine Bindungsstörung und sollte trauma- bzw. psychotherapeutisch gezielt behandelt werden – vorausgesetzt, hinter dem Jieper stecken nicht auch noch ernstere Erkrankungen wie z. B. ein Diabetes mellitus Typ 1.

Untergewicht

- Untergewicht kann bei einer Über- oder Unterfunktion der Schilddrüse vorliegen.
- Schwierigkeiten, Gewicht zuzulegen, sind oft auf einen Adrenalinüberschuss zurückzuführen (Adrenalin ist ein schneller Fettverbrenner).

Konsequenzen für Sie:

- Meinen Beobachtungen zufolge hat Untergewicht fast immer etwas mit einem Adrenalinüberschuss zu tun.
- Dem Untergewicht zugrunde liegen oft Probleme mit der Nährstoffaufnahme und auch psychische Komponenten wie z. B. eine Angststörung oder unbewältigte, aktive Traumata.
- Persistierende frühkindliche Reflexe können für Adrenalinstöße verantwortlich sein.
- Patienten mit Untergewicht würde ich davon abraten, ihr Gewicht mit Zucker zu halten. Das würde sehr wahrscheinlich irgendwann zu Problemen mit dem Blutzuckerspiegel führen. Zucker (vor allem Vollwertzucker) ist nur für Menschen unbedenklich, die eine optimale Blutzuckerkontrolle haben (und die hat leider kaum jemand). Besser ist es, häufig kleine Portionen Eiweiß und Kohlenhydrate zu essen und den Fettkonsum zu steigern. Menschen mit großer Adrenalinausschüttung brauchen mehr Kohlenhydrate als andere. Sie sollten aber nicht zu riesige Kohlenhydratportionen **auf einmal** zu sich nehmen, um ihren Blutzucker stabil zu halten.

Post-Pill-Syndrom

- Nach Absetzen der Pille bleiben oft eine Östrogendominanz und eine Schilddrüsenunterfunktion.
- Eine gute Leberfunktion vorausgesetzt, brauchen Hormone etwa sechs Wochen, bis sie nach Absetzen des Präparats den Körper wieder verlassen haben.
- Nach drei Monaten sollte sich der Körper regeneriert und die Menstruation wieder eingependelt haben.

- Nach Absetzen der Pille dekompensiert das Hormonsystem häufig. Die Probleme treten scheinbar über Nacht auf – dabei wurden sie bis dato einfach durch die Hormone von außen gedeckelt.
- Hauptursache des Post-Pill-Syndroms ist eine Östrogendominanz.
- Entgiftungsmaßnahmen vor oder auch noch nach dem Absetzen der Pille können den Übergang zu einer normalen Hormonfunktion wesentlich erleichtern.
- In vielen Fällen halten die künstlichen Gestagene laut Beobachtungen dieser Methode Rezeptoren für das Progesteron dauerhaft besetzt, wodurch körpereigenes Progesteron nicht mehr andocken kann.

Konsequenzen für Sie:

- Sie sollten Ihre Ausscheidungsorgane stärken, insbesondere die Leber, bevor – oder spätestens nachdem – Sie die Pille absetzen, um bestmöglich die von der Pille unterdrückten Symptome (Akne, Haarausfall etc.) zu lindern.
- Möglicherweise wird es eine Übergangszeit mit unangenehmen Symptomen geben, bis alles zutage getreten ist, was die Hormone übertüncht haben. Das ist nicht zu ändern und der Preis dafür, dass Sie mit der Pille versucht haben, Ihren Körper zu manipulieren.
- Machen Sie sich keine Sorgen, wenn Ihre Regelblutung erst sechs Wochen nach dem Absetzen der Pille einsetzt. Die ersten drei Monate nach der Pille dürfen Sie ruhig etwas nachsichtig mit Ihrem Körper sein. Je länger Sie die Pille genommen haben, desto länger braucht der Organismus, um seinen Rhythmus wiederzufinden.
- Ich empfehle, die besonders empfängliche Phase nach dem Absetzen der Pille (ca. sechs Wochen) nicht zur Empfängnis zu nutzen (siehe *Kinderwunsch*).

Autoimmunerkrankungen

- Autoimmunerkrankungen werden durch eine Nebennierenerschöpfung ausgelöst, und auch andere Hormonsysteme entgleisen.
- Eine Veränderung der Kortisolwerte sorgt für eine dauerhafte Beeinträchtigung des Immunsystems (siehe *Entzündungen*).
- Mikroentzündungen sorgen für einen Östrogenüberschuss – und umgekehrt.
- Im Endeffekt sinkt die Schilddrüsenfunktion, wobei anfänglich, z. B. bei Hashimoto-Thyreoiditis, eine Überfunktion vorliegen kann.

Konsequenzen für Sie:

- Sehen Sie Autoimmunerkrankungen als Schieflage des gesamten Systems und nicht als Leiden eines einzelnen Organs.
- Beachten Sie den Zusammenhang zwischen der Gesundheit des Darmes und Autoimmunerkrankungen (siehe *Leaky Gut*). Verzichten Sie auf Gluten und Milch sowie Milchprodukte.
- Autoimmunerkrankungen sind ein Angriff auf sich selbst. Finden Sie heraus, was psychisch dazu geführt haben könnte, dass Ihr Körper sich selbst angreift, und widmen Sie der möglichen Ursache ein paar Therapiestunden.
- Kortison kann Autoimmunerkrankungen nicht heilen, wenn auch auftretende Symptome unterdrücken. Im Notfall praktisch und unter Umständen (über-)lebenswichtig, für Reparaturprozesse und Regulierung aber kontraproduktiv (siehe *Stress und Überlebensmodus verändern Stoffwechsel* Seite 27).

Faktoren für die Entstehung einer hormonellen Dysbalance

Verschiedene Faktoren spielen bei der Entstehung hormoneller Störungen eine Rolle. Allen gemein ist eine Wirkung auf den Energiestoffwechsel, der die Weichen für die Funktion des Hormonsystems stellt. Bei den meisten Menschen, die von Hormonproblemen betroffen sind, liegen erfahrungsgemäß mehrere, wenn nicht gar *alle* aufgezählten Möglichkeiten der Verursachung ihrer Problematik zugrunde.

Die Behandlung von Stoffwechsel und Hormonen: Ausgangssituation

Kurz gesagt:
Sie sind bei Ihrer Bank bereits im Dispo, indem Sie mit 1000 Euro im »Minus« sind. Damit schulden Sie Ihrer Bank 1000 Euro. Diese zahlen Sie nun ein. Damit sind Sie mit Ihrem Konto zwar auf »null«, doch kaufen können Sie dafür nichts. Die Lage wird erst besser, wenn Sie weitere 1000 Euro auf Ihr Konto einzahlen. Die meisten Menschen starten mit einem Gesundheitsdispo in die Therapie und müssen erst einmal eine Weile in die Gesundheit investieren, bis sie positive Ergebnisse verbuchen können.

Ein Mangel an Ressourcen für die Stressverarbeitung führt dazu, dass grundlegende Vorgänge des Körpers und der Psyche nicht mehr stattfinden können.

Leider ist die Ausgangssituation in Bezug auf die Behandlung der Hormone und des Stoffwechsels bei den meisten Patienten nicht die beste. 90 Prozent aller Patienten haben einen langsamen Stoffwechsel und damit eine mangelhafte Energieproduktion auf der Zellebene und einen Mangel an Ressourcen, diesen zu beheben, indem ihnen die Co-Faktoren der Energieproduktion fehlen und oft sogar die groben Bausteine wie Kohlenhydrate, Eiweiß oder Fett. Zehn Prozent weisen einen schnellen Stoffwechsel auf, der zwar Energie produziert, jedoch durch Mangel an Ressourcen nicht auf eine optimale Weise.

Davon ausgehend, dass Gesundheit des Stoffwechsels und der Hormone dann gegeben sind, wenn die Ressourcen, Stress zu bewältigen, größer sind als der Stress, so liegt dies Verhältnis von Ressource und Stressor bei der überwiegenden Anzahl der Menschen umgekehrt vor. Sie haben zu viel Stress und zu wenige Ressourcen, diesen zu bewältigen (Abb. Seite 32).

Der sich daraus ergebende Energiemangel hält Menschen in der Vergangenheit. Sie haben einfach nicht genug Kraft, sich der Zukunft zu stellen.[293] Doch Leben findet vorwärts statt, nicht rückwärts.

Die Summe aller Ressourcen, die einem Menschen in Bezug auf die Stressbewältigung zur Verfügung stehen, nennt man im Nutritional Balancing auch Vitalität. Vitalität ist die Fähigkeit, die uns eine Anpassung an die Umwelt erlaubt, also unsere Stresstoleranzgrenze.[294] Die meisten Patienten beginnen die Therapie mit gestressten Nebennieren und der Vitalität eines Hünengrabes.

Die **Vitalität** umfasst verschiedene Aspekte:

1. **Anpassung an Stress**, sprich die Herausforderungen des Lebens. Während die Nebennieren und das Nervensystem einen Teil dieser Anpassungsleistung übernehmen, geht es bei der Vitalität zusätzlich darum, wie groß unsere Stresstoleranz insgesamt ist, das heißt, wie viel Stress ertragen wird, ohne dass die Gesundheit darunter leidet.
2. **Die Aufnahme von Nährstoffen und die Abgabe von Giften.** Durch einen Mangel an Vitalität werden zwangsläufig die Organe, die sowohl für die Aufnahme von Stoffen zuständig sind, wie der Darm, als auch die Ausscheidungsorgane, wie die Leber, verlangsamt bzw. in ihrer Funktion beeinträchtigt. Damit funktioniert die Nährstoffaufnahme nicht effizient, selbst wenn objektiv von außen genügend Nährstoffe zugeführt werden. Auch die Entgiftung wird erschwert. Es kommt zu einer Anhäufung von Schwermetallen, schädlichen Hormonen wie Östrogen, Pestiziden, Medikamenten etc. im Gewebe. Dies beeinträchtigt im Sinne einer »Abwärtsspirale« die Funktion der Zellen und Organe zusätzlich. Der Körper ist dadurch gezwungen, das nicht für das unmittelbare Überleben wichtige Gewebe zu demineralisieren (Haut, Haare, dann Knochen) oder auch Eiweiße zu »kannibalisieren« (aus der Haut und den Muskeln z. B., in Extremfällen auch aus dem Blut). Der Stoffwechsel wird

langsam. Die meisten Patienten beginnen die Therapie mit einem langsamen Stoffwechsel und toxischen Ablagerungen im Gewebe, die manch einen Altmetallhändler strahlen lassen würden.

3. **Die Verarbeitung und Verdauung unserer Erlebnisse**. Ein Organismus, der eine geringe Stresstoleranz hat oder durch überwältigenden Stress nicht mehr adäquat auf Stress reagieren kann, verliert die Fähigkeit, sowohl den Alltag als auch alte Traumata zu verarbeiten. Dafür sorgen einerseits die Nebennieren als auch ein verlangsamtes Nervensystem. Auf psychischer Ebene finden Abspaltungen und Dissoziierung im Sinne von Trauma leichter statt (geringe Resilienz). Heilung wird somit insgesamt auf einen späteren Zeitpunkt verschoben.

Bei einem Mangel an Vitalität fehlt uns sozusagen das Werkzeug, um gesund zu sein und unser Potenzial zu leben, da wir im Grunde schon mit grundlegenden Stoffwechselvorgängen und unserem Alltag Schwierigkeiten haben.

Besonders greifbar wird dieser Mangel an Vitalität auf vier Gebieten:

- Mangel an Energie (auf der Zellebene, aber auch subjektiv empfunden),
- Mangel an einer angemessenen Immunantwort,
- Mangel an einer angemessenen nervlichen Funktionsweise,
- Mangel an Fähigkeit, emotionale und mentale Probleme »loszulassen« und zu reifen.

Der Mangel an Energie ist hierbei die Wurzel einer mangelhaften Immunantwort, einer mangelhaften nervlichen Funktionsweise und auch an der Fähigkeit, mentale und emotionale Dinge einfach »loszulassen«.

Durch einen Mangel an Energie kann das Immunsystem sich nicht mehr richtig nach außen abgrenzen, das Nervensystem Sinneseindrücke nicht mehr richtig verarbeiten und die Psyche lebt dauerhaft in der Vergangenheit eines meist traumatisierten »inneren Kindes«.

Einfach gesagt, die Vitalität bestimmt die Fähigkeit zur Aufnahme von Neuem und zur Ausscheidung von Altem. Die Fähigkeit zur »Verdauung« des eigenen Lebens bedeutet nichts anderes als die Balance dieser beiden Vorgänge auf der Ebene des Körpers und der Psyche:

Körper:

- Ausscheidung von Toxinen, Schwermetallen und Stoffwechselendprodukten,
- Aufnahme von Kohlenhydraten, Eiweißen und Fetten sowie von Spurenelementen, Mineralien und Vitaminen.

Psyche:

- Ausscheidung von negativen Glaubenssätzen, Komplexen, Traumata, Schocks etc.
- Aufnahme von Selbstliebe, Bewusstsein, Verantwortung, Ermächtigung, Zufriedenheit etc.

Damit geht es bei einer ganzheitlichen Therapie der Hormone und des Stoffwechsels einerseits darum, die Vitalität wiederherzustellen, und andererseits um den Abbau von Stressoren. Bei dem Abbau von Stressoren muss beachtet werden, dass Stress sich grundsätzlich selber erhält. Hans Selye, der inzwischen bekannte Urvater der Stressforschung, drückt es so aus:

> *»Stress ist zusätzlich zu seiner Existenz auch die Ursache von sich selbst und das Ergebnis von sich selbst«*[295]

Mit anderen Worten: Stress und seine Negativspirale entwickeln sich immer weiter, wenn nicht aktiv etwas dagegensetzt wird. In den Anfangsstadien des Stresses reichen Ruhe, Schlaf und gesunde Ernährung aus. Später nicht mehr. Und in diesem späteren Stadium befinden sich die meisten Menschen heutzutage, spätestens ab der Pubertät.

Die Gründe für diesen Mangel an Vitalität einerseits und dem Übermaß an Stress andererseits sollen im Folgenden näher erläutert werden.

Konsequenzen für Sie:

- Machen Sie sich eher auf einen langen Heilungsverlauf gefasst, und gehen Sie davon aus, dass Sie mehrere therapeutische Werkzeuge benötigen werden, um wieder in die Balance zu kommen. Vitalität ist nichts, was »herbeigezaubert« werden kann. Sie muss zurückerobert und erarbeitet werden.

Typischer Verlauf hormoneller Störungen

> **Kurz gesagt:**
> Hormonprobleme begleiten Menschen von der Wiege bis zur Bahre.

Bevor näher auf die Gründe von Stoffwechselstörungen und hormonellen Störungen eingegangen wird, folgt zunächst ein typischer Verlauf hormoneller Störungen, der vielfach durch Beobachtungen bestätigt wurde.

Hormonelle Störungen beginnen heutzutage oft schon bei der Zeugung, nämlich bei den hormonellen Problemen der Eltern. Der Fruchtbarkeit wurde in vielen Fällen durch Hormontherapien nachgeholfen, was Auswirkungen auf die Gesundheit der so entstandenen Kinder und sogar deren Kinder haben kann (siehe Kapitel zu den Folgen hormoneller Störungen am Anfang). Durch die Plazenta bekommt der Säugling dann die Schwermetalle und Toxine der Mutter übermittelt. Ein Trend, der sich in der Muttermilch fortsetzt. Da nur sehr wenige Mütter eine angemessene Nährstoffversorgung für sich selber aufweisen, überträgt sich der Nährstoffmangel auf das Kind.

Die meisten Mütter haben durch ihren langsamen Stoffwechsel eine Unterfunktion der Schilddrüse und eine Östrogendominanz. Dies kann neben einem nach meiner Auffassung gesteigerten Krebsrisiko im späteren Leben bei Jungen zusätzlich einen negativen Einfluss auf die Geschlechtlichkeit haben, da die Entwicklung der Geschlechtsorgane durch das Testosteron der Mutter beeinflusst wird. Testosteron wird durch eine Östrogendominanz reduziert. Vermehrte Ausschüttung von Stresshormonen programmiert das Gehirn des Säuglings mittels Traumatisierung auf eine verstärkte und übertriebene Antwort auf Stress im späteren Leben (dazu später mehr). Frühkindliche Reflexe wie der »Furcht-Lähmungsreflex« und der »Moro-Reflex« (Klammerreflex) persistieren und verhindern so auch die Integration der auf ihnen aufbauenden Reflexe. Die Kumulierung all der oben aufgeführten Ursachen plus auftretende Irritationen des Immunsystems, z. B. durch Impfungen, erklärt die gestiegene Rate an Schreikindern, Kindern mit Verhaltensauffälligkeiten wie ADS, ADHS, aber auch mit Neurodermitis und Intoleranzen auf Nahrungsmittel u. a. Auch die Autismusrate hat in den letzten Jahren erschreckend stark zugenommen. Waren es vor 15 Jahren noch 1 in 10 000 Kindern, die zu Autisten wurden, wird mittlerweile 1 von 45 Kindern zum Autisten. Hochrechnungen ergeben, dass im Jahr 2025 bereits jedes zweite Kind Autist sein könnte.[296]

All diese Phänomene werden in diesem Alter allerdings noch nicht so sehr als Problem des Hormonsystems und des Stoffwechsels wahrgenommen. In der Pubertät kann es dann zum ersten Mal zu Müdigkeit kommen und zu Hautproblemen. Hautprobleme werden zwar den Hormonen zugeschrieben, jedoch als normaler Teil der Pubertät wahrgenommen und nicht als Störung des Hormonsystems. Mädchen bekommen ihre erste Regel, die in vielen Fällen schmerzhaft verläuft. In diesem Alter können Regelstörungen durch minimale Nahrungsergänzung und eine ausgewogene Ernährung (meist fehlt Eiweiß) oft noch relativ schnell und unproblematisch reguliert werden. Doch die Regelstörungen werden einerseits als normaler Teil des weiblichen Lebens wahrgenommen, gegen den nur die »Pille« hilft. Damit ist dann scheinbar auch das Hautproblem erledigt. Bei Jungen sind zunehmend Wachstumsstörungen in Bezug auf die Körpergröße oder die Genitalien auffällig.[297] Nur selten werden diese beiden Probleme jedoch frühzeitig als Störungen des Stoffwechsels erkannt, weswegen nicht gehandelt wird. Die Körpergröße eines Mannes kann nach dem 21. Lebensjahr nicht mehr reguliert werden. Davor ist dies oft möglich, z. B. wenn ein Kupferüberschuss ausgeleitet wird oder mehr Eiweiß gegessen wird. Die Genitalien können zwar unter Umständen, aber nur, wenn sie wirklich unterentwickelt sind, auch im Erwachsenenalter noch nachreifen,[298] doch die Rezeptoren für Testosteron sind im Erwachsenenalter nicht mehr so zahlreich wie in der Pubertät, was eine Behandlung wesentlich erschwert und vielleicht auch unmöglich macht.

Sollte jemand ein unreifes Nervensystem im Sinne frühkindlich persistierender Reflexe haben, kommt meist zwischen 16 und 19 Jahren der erste Zusammenbruch als früher Burn-out (wenn nicht die Themen Lernstörung oder Hyperaktivität bereits vorher aktuell waren). Da die Betroffenen selbst in Ruhe ca. 30 Prozent mehr an Energie für normale Lebensvorgänge aufwenden müssen, erschöpfen sich die Nebennieren schneller als bei den Altersgenossen.

Die »normalen« Altersgenossen merken in der Regel erst mit Anfang zwanzig, dass sie nicht mehr feiern und eine Nacht durchmachen können, ohne die Konsequenzen dieser Anstrengung zu merken. Dieser Punkt kann auch erst mit Mitte oder Ende zwanzig kommen. Bei Frauen tritt er meist früher ein als bei Männern. Frühes Anzeichen dieser Hormonkrise ist oft die Umkehrung der Kortisolkurve. Betroffene sind morgens müde und abends topfit. Dies wird in der Regel als »Studentenkrankheit« abgetan und nicht als Zeichen einer Nebennierenbelastung gesehen.

In diesem Alter manifestieren sich auch Lebensmittelintoleranzen, chronische Erschöpfung und psychische Themen. Viele der Betroffenen brauchen allerdings bis Ende zwanzig oder Anfang dreißig, bis sie ihr Problem ernst nehmen und sich in Nostalgie schwelgend ins Früher zurückwünschen, als sie scheinbar konsequenzlos Raubbau an ihrem Körper betreiben konnten. Doch diese Zeiten werden nie wieder zurückkommen.

Mit spätestens Anfang zwanzig endet der biologische Nestschutz. Das heißt, von nun an ist Gesundheit nur möglich, wenn man auch Verantwortung für sich und seinen Körper übernimmt. Die Ernährung ist nach dem Auszug aus dem Elternhaus und durch ein stressiges Studium oder einen stressigen Job oft (noch) schlechter als im Elternhaus. Doch das Geld ist in jüngeren Jahren oft knapp – sowohl für vollwertige Ernährung als auch für Nahrungsergänzung.

Einen Hormonspezialisten sucht man in dieser Zeit wahrscheinlich wegen Regelbeschwerden oder Zeichen einer Schilddrüsenunterfunktion auf. Es werden beim Schulmediziner erneut die Pille oder auch L-Thyroxin verschrieben. In manchen Fällen bessern sich die Symptome etwas, in anderen Fällen nicht. Jedenfalls ist das eigentliche Problem nicht behoben, und der Stoffwechsel verlangsamt sich durch Nährstoffmängel und Probleme mit der zellulären Energieproduktion zusehends. Zusätzlich werden die natürlichen Regelsysteme durch diese Präparate wie auch durch heutzutage allgemein übliche Kortisongaben, Antibiotika und Antidepressiva nach meiner Auffassung in vielen Fällen dauerhaft verstellt.

Der langsame Stoffwechsel hat sich meistens spätestens mit Mitte zwanzig festgesetzt, Männer haben mit Glück vielleicht noch fünf Jahre länger etwas von ihrem schnellen Stoffwechsel. Dies zeigt sich im Extremfall durch Burn-out oder chronische Erschöpfung. In den übrigen Fällen werden die sich einstellenden Zipperlein einfach dem Alter zugeschrieben. Es kommen in vielen Fällen noch Migräne, eine Verschlechterung von Nahrungsmittelintoleranzen und andere Probleme hinzu, die mit hormonellen Störungen vergesellschaftet sind.

Die Probleme des langsamen Stoffwechsels und dem Ausdruck des Überlebensprinzips im Hormonsystem setzt sich dann bei Männern und Frauen beim Kinderwunsch fort. Die Betroffenen, die nicht einmal den eigenen Körper mit Nährstoffen versorgen können, wollen ihren Körpern auch noch Nachwuchs zumuten. Was oft natürlich nicht klappt. Und wenn doch, leiden die Gesundheit des Kindes und der Mutter. Schwangerschaftsübelkeit als Zeichen von Unterzuckerung und Progesteronmangel sind nur eines der Übel, die durch dies Problem verursacht werden können. Klappt es dennoch mit dem Schwangerwerden, werden die Körper der Mütter durch jede weitere Schwangerschaft ausgelaugt.

Frauen haben es mit der hormonellen Balance und deren Gesundung schwerer als Männer. Schließlich ist der weibliche Körper durch die Menstruation bis zur Menopause großen Schwankungen unterworfen. Während viele gesundheitliche Probleme bis dato nicht mit dem Stoffwechsel oder Hormonsystem in Verbindung gebracht wurden, kommen nun bei der Frau zumindest die Wechseljahre. Nun wird wirklich jedes Problem mit den Wechseljahren gerechtfertigt. Dabei sind die Wechseljahre nichts anderes, als dass bei der Frau die Menstruation aufhört. Hitzewallungen, Stimmungsschwankungen, trockene Schleimhäute werden oft mit einem Östrogenmangel, seltener mit einem Progesteronmangel gleichgesetzt. Spätestens in den Wechseljahren zeigen einem die Nebennieren, dass sie wirklich, wirklich nicht mehr können, was auch die Geschlechtsorgane zu spüren bekommen. Dass es sich bei Wechseljahrsproblemen in der Regel um Probleme handelt, die schon sehr viel früher begonnen haben, wird nicht beachtet. Begonnen haben diese Probleme in den meisten Fällen schon im Mutterleib.

MEINE ERFAHRUNG AUS DER PRAXIS:
Die meisten Patienten sind ratlos, warum sie sich plötzlich und scheinbar ohne erkennbaren Anlass dermaßen schlecht fühlen. In der Regel stellt sich schnell heraus, dass es einen greifbaren Auslöser für den Zusammenbruch des Systems gibt: Stress im Job, eine Impfung, eine Low-Carb-Diät usw. Dieser Auslöser ist selten die Ursache bzw. der Beginn der (hormonellen) Probleme.

Nach dem Verlauf ihrer ersten Regelblutung gefragt, gibt die Mehrheit der Frauen an, diese nicht in guter, das heißt reibungsloser, Erinnerung zu haben. Meist war sie schmerzhaft oder begleitet von anderen Beschwerden. Eine auf welche Art auch immer gestörte Periode ist ein Indiz auf eine hormonelle Dysbalance. In einigen Fällen sind die Hormonstörungen bis zu den Vorfahren zurückzuverfolgen: Schon Großmutter und Mutter hatten z. B. Migräne, Myome und andere Beschwerden.

Angeborene Faktoren: die ursprüngliche Konstitution

Kurz gesagt:
Früher wurden Häuser für die Ewigkeit gebaut, heute liegen Fertigbauhäuser im Trend. Sie sind hübsch anzusehen und dienen ihrem Zweck, aber ihre Substanz ist eine andere als die der Massivbauten. Ähnliches gilt für die Konstitution der meisten Menschen in diesem Kulturkreis.

Die Konstitution der Menschen hat sich in den letzten 100 Jahren verschlechtert, sodass sie heute stressempfindlicher ist als früher.

Das Hormonsystem gehört, genau wie der Stoffwechsel, zu einem Betriebssystem, das mehrere Hunderttausend Jahre alt ist. Die Funktionsweise hat sich im Laufe der Zeit nicht wesentlich verändert, wohl aber die Lebensbedingungen.

Die Definition des Begriffs *Konstitution* lautet: »Die Gesamtheit der körperlichen, seelischen und geistigen Verfassung eines Menschen, wie sie sich in seinen Eigenschaften äußert, und die damit zusammenhängenden Reaktionsweisen (z. B. Anfälligkeit gegen Krankheiten). Die Konstitution ist teils ererbt, teils erworben.«[299] Zu ihr zählen positive Eigenschaften wie »schnelle Fettverbrennung« und negative wie »frühzeitiges Ergrauen«. Eine Ergänzung zur Konstitution bildet die *Disposition*: »In der Medizin und der Psychologie wird der Begriff Disposition als entweder ererbte oder erworbene Anlage bezeichnet, welche es ausmacht, dass manche Menschen auf bestimmte Faktoren mit Krankheitserscheinungen reagieren und andere nicht.«[300] Manche Dispositionen können mittels epigenetischer Wirkmechanismen an nachfolgende Generationen weitergegeben werden, sodass deren Konstitution geschwächt wird. Mangelernährungszustände über Generationen können auf diese Weise zur Kleinwüchsigkeit der Nachfahren führen.

Weston A. Price, Zahnarzt und Erforscher der Gesundheit indigener Völker, fand heraus, dass sich die Konstitution einer Bevölkerung innerhalb von drei Generationen grundlegend ändern kann, sollten sich Umweltbedingungen und vor allem die Nährstoffversorgung wandeln.

Price fiel auf, dass seine Forschungssubjekte eine bemerkenswerte Konstitution aufwiesen:[301]

- Sie hatten weite Gesichter: Hohe Wangenknochen und ausgeprägte Gaumen mit genügend Platz für die Zähne (Zahnfehlstellungen kamen nicht vor).
- Ihre Zähne waren gesund und weiß: Der fleischverzehrende Teil der Untersuchten hatte im Grunde keine Karies, wohingegen die untersuchten Vegetarier im Durchschnitt einen kariesbefallenen Zahn aufwiesen. Keine der Gruppen lebte vegan.
- Durchweg hatten alle einen gesunden Knochenbau: An keiner Stelle beschreibt er Fälle von Osteoporose etc.; die Frauen hatten Becken, die ihnen natürliche Geburten erlaubten.

- Bei allen herrschte eine positive Lebenseinstellung.
- Ihm fielen nur sehr selten degenerative Erkrankungen wie beispielsweise koronare Herzerkrankungen, Autoimmunerkrankungen, Asthma, Allergien, Krebs, Übergewicht oder Stoffwechselstörungen wie das metabolische Syndrom auf.

MEINE ERFAHRUNG AUS DER PRAXIS:
Ich beobachte immer wieder, dass Patienten, die in einem weniger industrialisierten Land als Deutschland aufgewachsen sind und sich als Kinder und Heranwachsende noch von eigener Viehhaltung und aus dem eigenen Garten ernährten, eine deutlich andere Widerstandsfähigkeit haben als andere. Diese Annahmen belegen die Testergebnisse der Haarmineralanalyse. In Deutschland hat die Degeneration meines Erachtens etwa zu Zeiten der Urgroßelterngeneration angefangen, was in meinem Fall etwa Anfang des 20. Jahrhunderts war. Damals nahm die Industrialisierung der Ernährung ihren Anfang. Seither wurde häufig Margarine statt Butter verwendet und Weißmehl sowie weißer Zucker wurden zu täglich verzehrten Produkten. Hinzu kam seit Beginn des 20. Jahrhunderts die Bodendüngung,[302] bei der den Äckern nur drei Nährstoffe zugeführt wurden und werden: künstlicher Stickstoff, Phosphor und Kalium (Kunststoffdünger gab es zwar schon vorher, doch ab dann kam die Industrialisierung auch in der breiten Bevölkerung an). Mensch, Tier und Pflanze brauchen jedoch zum gesunden Funktionieren fast das gesamte Spektrum elementarer Nährstoffe – zumindest in Spuren.[303] Jedenfalls waren Allergien, Nahrungsmittelintoleranzen, Neurodermitis und selbst Kurzsichtigkeit noch vor ein paar Generation praktisch unbekannt. Es wäre allerdings sträflich, sich auf seiner »schlechten Konstitution« auszuruhen. Schließlich ließe sich zumindest an der Disposition noch etwas verändern und hierdurch die optimierbare Konstitution positiv in Richtung Gesundheit beeinflussen – auch die der folgenden Generationen.

Konsequenzen für Sie:

- Wahrscheinlich sind Sie weit weniger widerstandsfähig als Ihre Großeltern. Damit müssen Sie insofern leben, als dass Sie akzeptieren, dass Sie nicht so belastbar sind wie Ihre Vorfahren.
- Werden Sie gesund, und sorgen Sie auf diese Weise dafür, dass Ihre Kinder weniger »degeneriert« leben müssen, als Sie es mussten.

- Ernähren Sie Ihre Kinder von Anfang an nährstoffreich, damit sie gar nicht erst in den zweifelhaften Genuss von Stoffwechseldefiziten kommen. Sorgen Sie schon vor und während der Schwangerschaft für eine optimale Ernährung beider Eltern. Sie können keine körperlich und psychisch gesunden Kinder aufziehen, wenn Sie diese von Toast und Marmelade ernähren und sich vormachen, die gelegentliche Karotte gleiche die tägliche Fehlernährung schon irgendwie aus. Es bereitet Mühe, gesunde Ernährung durchzusetzen, aber Sie legen damit tatsächlich die Basis für die aktuelle und auch die zukünftige Gesundheit Ihrer Kinder. Die besitzen noch nicht die emotionale Reife, langfristige Konsequenzen ihrer momentanen Ernährungsvorlieben zu überblicken. Die meisten Kinder entscheiden sich übrigens für Kekse und Fastfood anstatt für eine ausgewogene Ernährung, weil sie Letztere nicht kennen und mit Ersterem viel zu früh in Kontakt gebracht werden. Schuld ist der innere Schweinehund im Elternteil, der (verständlicherweise) auch mal Pause haben möchte und nicht stundenlang in der Küche stehen mag. Verantwortung zu übernehmen – auch für die Ernährung und damit für die Gesundheit seiner Kinder –, ist nichts für Menschen, die es schnell und einfach haben wollen. Ich bin oft entsetzt davon, dass die Ernährung von Kindern durchaus aufgeklärter Eltern, was die Nährstoffe anbelangt, an Unterernährung grenzt.
- Noch ein anderer Aspekt, der Kindern als späteren Erwachsenen oft das Leben schwer macht, sind von den Eltern vermittelte Verhaltensweisen wie sich mit Essen zu belohnen oder zu trösten oder Essen als Ausdruck von Liebe zu begreifen oder gar einzusetzen. Ein anderes Beispiel wäre das Fernsehschauen mit Naschen zu verbinden. Das alles kann einen möglicherweise ein Leben lang verfolgen. Echte Liebe in puncto Ernährung zeigen Eltern meiner Meinung nach, die dafür sorgen, dass ihre Kinder gesunde und nahrhafte Speisen zu sich nehmen.
- Auch Traumata, Schwermetalle und nicht integrierte Reflexe werden an die nächste Generation weitergegeben. Denken Sie daran, bevor Sie Ihren Kinderwunsch umsetzen.

Erworbene Faktoren

Wohlstandsgesellschaft

Kurz gesagt:
Wer durch den Regen läuft, braucht sich nicht zu wundern, dass er nass wird.

Der moderne Lebensstil führt zu Fehlernährung, Nährstoffmängeln und einem falschen Stellenwert sportlicher Aktivitäten.

Die industrialisierte Wohlstandsgesellschaft hat auf den ersten Blick freien Zugriff auf ein Überangebot an Nährstoffen. Man sollte meinen, dass es ein Leichtes wäre, die fortschreitende gesundheitliche Degeneration aufzuhalten. Das Gegenteil ist jedoch der Fall: Nährstoffmängel sind die Regel, nicht die Ausnahme. Allergien, Nahrungsmitteltoleranzen, Neurodermitis sowie Stoffwechselstörungen wie Diabetes Typ 2 gelten als »normal« bzw. werden als übliche Alterserscheinung betrachtet. Dabei ist es nicht das Alter, das die Degenerationssymptomatik verursacht (dazu sind inzwischen zu viele junge Menschen betroffen), sondern das Verhungern vor vollen Trögen:

Hungerstoffwechsel

Bei einer drastischen Einschränkung der Kalorienzufuhr geschieht im Körper immer wieder das Gleiche: Der Organismus schaltet um auf den Hungerstoffwechsel.

Im Hungerstoffwechsel passieren folgende Stoffwechselvorgänge:[304]

- Katabolismus (Abbau der Stoffwechselprodukte von komplexen zu einfachen Molekülen, besonders Eiweiß, zwecks Entgiftung und Energiegewinnung). Katabolismus ist das Gegenteil von Anabolismus. Hier wird aufgebaut, insbesondere Muskeln. Daher nehmen einige Bodybuilder auch Anabolika (= Steroidhormone), um dem Prozess nachzuhelfen. Dass ihr Lebensstil allgemein zum Katabolismus führt, wollen diese in der Regel nicht sehen.
- Senkung des Grundumsatzes; Verlangsamung des Stoffwechselgeschehens.
- Energie zum Erhalt überlebenswichtiger Funktionen wird aus Energiespeichern gewonnen: Erst kommt der Abbau von Kohlenhydraten (aus Glykogen, dem Speicherzucker), dann folgen Fette (z. B. aus dem Unterhautfettgewebe), und zum Schluss werden die Eiweiße verbrannt (z. B. aus der Muskulatur, im schlechtesten Fall auch Herzmuskelgewebe).

- Senkung des Blutzuckerspiegels (der Körper signalisiert damit die beginnende Unterzuckerung mit allen bekannten Symptomen); Steigerung der Glukagonwerte (Glukagon hat die Aufgabe, den Blutzucker anzuheben und den Abbau des Speicherzuckers in der Leber zu steigern), Senkung des Insulinspiegels (signalisiert dem Körper, dass er seine Energie ab sofort aus der Fettverbrennung beziehen muss; Glukagon und Insulin sind Gegenspieler-Hormone).
- Abhängig von der Kalorienzufuhr: Abbau von bis zu 150 g Triglyzeriden (Körperfett) täglich.
- Anstieg an Glukoneogenese (aus Fetten und Eiweißen wird Zucker zur Energiegewinnung hergestellt).
- Mit wachsendem Hunger kommt es zur Übersäuerung des Körpers durch die Entstehung von Ketonkörpern aus der Fett-Energiegewinnung und zum Anstieg der Harnsäure-Werte (dadurch evtl. Ablagerung in den Gelenken: »Gicht«).

Es ist gleichgültig, ob der Hungerstoffwechsel durch echtes Hungern, eine drastische Diät, bewussten Verzicht auf Kohlenhydrate oder Fasten anspringt. Auch eine unausgewogene Ernährung mit zu wenig Eiweiß, Kohlenhydraten oder Fetten führt zum Hungerstoffwechsel. Eine klassische Folge ist übrigens der Jo-Jo-Effekt, bei dem der Grundumsatz nach der Rückkehr zur ausreichenden Kalorienzufuhr nicht wieder steigt. Ursachen sind Nährstoffmängel, die dauerhafte Ausschüttung von Stresshormonen und die Unterdrückung der Schilddrüsenleistung. Die Stresshormone funktionieren als Wegbereiter des Hungerstoffwechsels,[305] dessen Steigerung der Stressstoffwechsel und das Überlebensprinzip sind.

MEINE ERFAHRUNG AUS DER PRAXIS:
Der Verzicht auf Kohlenhydrate ist derzeit in aller Munde und wird als Geheimrezept für schnelles Abnehmen angepriesen sowie als regulierend auf den Stoffwechsel einwirkend. Bei manchen dieser Diäten werden Diätbeschleuniger wie das Hormon HCG eingesetzt oder das pflanzliche Präparat Ephedra (ähnelt der Struktur von Adrenalin). Es stimmt, dass damit unter Umständen eine schnelle Fettverbrennung erzielt werden kann, denn nichts verbrennt so viel und so schnell Fett wie ein Adrenalinüberschuss. Dieser geht allerdings mindestens mit der Anfangsphase des Hungerstoffwechsels einher. Und sein Preis ist die Senkung der Schilddrüsenfunktion. Sollte jemand vor einer derartigen Diät eine sehr gute Konstitution gehabt haben bzw. nicht im Stressstoffwechsel gewesen sein, wird dieser Mensch nach Beendigung der Diät wieder eine gesunde Schilddrüsenfunktion und einen normalen Grundumsatz haben. Die Wahr-

scheinlichkeit, dass der Grundumsatz schon vor der Diät gesenkt war, ist jedoch groß – warum hätte der Mensch sonst eine Diät für nötig befunden? Er hätte ja ohnehin genug verbrannt. Der Durchschnittsstoffwechsler langsamer Art lernt an dieser Stelle den besagten Jo-Jo-Effekt kennen: Durch den gesenkten Grundumsatz steckt der Körper unter Zuhilfenahme von Kortisol und Östrogen jedes Kohlenhydrat in die Speicher.

Ich halte den Versuch, den Körper durch Hungern zum Abnehmen zu bewegen, für eine kurzfristige und ungesunde Taktik, die ich in meiner Praxis keinesfalls unterstütze. Auch von Fastenkuren rate ich generell ab. Die Vorteile (Entgiftung, Zwang zum Abbau krankhaften Gewebes) und die Nachteile (Hungerstoffwechsel) halten sich nicht die Waage. Im Übrigen ist das »Fasten-High«, das viele Menschen erfahren, durch die massive Ausschüttung von Adrenalin (Energiegefühl, Wachheit) und Endorphinen zu erklären – und inzwischen dürften dem interessierten Lesenden die Folgen klar sein. Zwar wurde in fast allen alten Kulturen Fasten als Reinigungsritual praktiziert, aber die hatten eine komplett andere Konstitution als der Gegenwartsmensch. Sie waren im Schilddrüsenstoffwechsel und hatten genügend Nährstoffreserven, um nach dem Ende der Fastenkur in den selbigen zurückzukehren. Kranke wurden schon damals von Fastenkuren ausgeschlossen. Und das gilt auch für religiöse Fastengebote wie z. B. den Ramadan. Aus der Perspektive der Kulturen, die regelmäßige Fastenzeiten verwendeten, wären Mitglieder unserer Gesellschaft sicherlich als krank eingestuft worden.

Konsequenzen für Sie:

- Beherzigen Sie die Ratschläge unter »*Fasten, Hungern und Jo-Jo-Effekt*«, Seite 216.

Nährstoffmängel

Nährstoffmängel kommen auf zwei Ebenen vor: auf der Makroebene, wenn Fette, Kohlenhydrate und/oder Eiweiße fehlen, oder auf der Mikroebene, wenn Vitamine, Mineralstoffe und/oder Spurenelemente fehlen. Hierzulande werden Nährstoffmängel auf Makroebene nur selten durch unfreiwillige Mangelernährung verursacht. Die bewusste oder unbewusste Reduktion von Makronährstoffen kann geschehen durch

- Fasten,
- Diäten – medizinisch verordnet (z. B. bei Leber- oder Darmproblemen) oder zum Abnehmen,
- Detox-Kuren,
- unbewusste und unausgewogene Ernährung (in der Regel Mangel an Eiweißen oder Kohlenhydraten),
- alternative Ernährungsformen wie Veganismus und Vegetarismus, vor allem dann, wenn der Verzicht auf tierisches Protein nicht durch alternative Eiweißquellen ausgeglichen wird (sogenannte Puddingvegetarier),
- Magersucht, Bulimie,
- besondere Ernährungsformen, z. B. im Fitnessbereich (extremer Eiweißkonsum),
- eingeschränkte Ernährung aufgrund von Unverträglichkeiten.

Nährstoffmängel auf der Mikroebene können selbst dann eintreten, wenn die Nährstoffversorgung auf der Makroebene ausreichend und ausgewogen ist und sogar, wenn bewusst und ökologisch gegessen wird. Mögliche Gründe hierfür sind:

- Eine Auslaugung der Böden: Der Nährstoffgehalt in Obst und Gemüse ist die letzten 20 Jahre vielfach um mehr als 50 Prozent zurückgegangen.[306] Dies ist nicht weiter verwunderlich, weil der seit etwa Anfang des 20. Jahrhunderts geläufige Stickstoffdünger dem Boden lediglich Phosphor, Kalium und Stickstoff zuführt, nicht jedoch alle anderen wichtigen Spurenelemente und Mineralstoffe.
- Die Industrialisierung der Nahrungsmittel: Beispielsweise geht das hitzeempfindliche Vitamin B 12 durch Pasteurisierung von Milch verloren.
- Die Raffinierung: Weißmehl und Weißzucker statt Vollkornprodukte und Vollrohrzucker.
- Veränderte Zubereitungsmethoden: Das volle Korn wird nicht mehr durch Gärung oder Einweichen geöffnet, wodurch selbst durch den Verzehr von Vollkornprodukten Nährstofflücken auftreten können.
- Fleisch wird nicht mehr durch Knochenbrühe ergänzt (es wird nur der reine Muskel gegessen), dies führt zu einem Ungleichgewicht zwischen den Aminosäuren Cystein, Methionin und Glyzin (was Entzündlichkeiten fördert).
- Alternative Ernährungsformen wie Veganismus und Vegetarismus können zur Überladung an bestimmten Mineralien führen, z. B. Kupfer. Ein Überschuss an Kupfer steht unter anderem mit der Östrogendominanz in Verbindung.
- Der zugenommene Konsum von Fastfood, Müsli und Brotmahlzeiten, bei denen der Anteil an Frischkost fehlt.
- Ein erhöhter Nährstoffbedarf zur Kompensation einer toxisch belasteten Umwelt.
- Ein erhöhter Nährstoffbedarf durch die vermehrte Ausschüttung von Stresshormonen (die z. B. viel Zink und Magnesium »verbrauchen«).

- Die unzureichende Aufklärung der Bevölkerung über den täglichen Nährstoffbedarf bzw. auch aus Sicht dieses Buches unberechtigte Warnungen vor bestimmten Nährstoffen (z. B. Vitamin A, Kalium).

Zum Vergleich das Ernährungsmuster der von Price beobachteten indigenen Völker, deren Versorgung mit Nährstoffen auf allen Ebenen optimal schien:[307]

1. keine künstlichen Aroma- oder Zusatzstoffe und Konservierungsmittel,
2. keine raffinierten Lebensmittel,
3. keine hydrogenisierten/gehärteten Pflanzenfette (Transfette),
4. keine pasteurisierten und homogenisierten Produkte,
5. Verzehr von viermal mehr wasserlöslichen und zehnmal mehr fettlöslichen Vitaminen (Vitamin K2),
6. Verzehr gekochter und roher Speisen,
7. enzymreiche und probiotische/fermentierte Lebensmittel,
8. tierische Produkte; Verbrauch des ganzen Tieres (Knochenbrühe, Gelatine),
9. Getreide und Nüsse werden aufgrund der in ihnen enthaltenen Phytinsäure vorbehandelt,
10. Fettanteil in der Ernährung von 30 bis 80 Prozent, davon ist nur ein geringer Grad ungesättigte Fettsäuren (Omega 6 und Omega 9), der Rest sind gesättigte Fettsäuren (Butter, Rindertalg, Kokosfett),
11. gleiches Verhältnis (1:1) von Omega-6- zu Omega-3-Fettsäuren,
12. Verwendung von ausreichend Salz,
13. Knochen werden genutzt (für Brühe; wichtiger Lieferant für Kollagen und Mineralstoffe),
14. besondere Ernährung für Schwangere und Kranke (Aufbaukost).

Konsequenzen für Sie:

- Führen Sie ein Ernährungstagebuch, und beschäftigen Sie sich wirklich mit dem Nährstoffgehalt Ihrer Ernährung. Sie werden wahrscheinlich überrascht sein, von dem, was Sie essen und von dessen Nährstoffgehalt – selbst, wenn Sie bisher dachten, sich gesund zu ernähren.
- Da die Böden ausgelaugt sind, sind – aus meiner Sicht – selbst bei einer gesunden Ernährung Nahrungsergänzungsmittel unumgänglich.
- Überdenken Sie Ernährungstrends, und beschäftigen Sie sich mit traditionellen Ernährungsformen und physiologischen Prinzipien. Diese können zwar auch nicht eins zu eins auf uns moderne Menschen übertragen werden, doch die grobe Richtung stimmt aus meiner Sicht. Die derzeitige Ernährungspyramide mit den dazugehörigen Empfehlungen für Nährstoffe ist allerdings nach meiner Erfahrung gerade einmal dazu geeignet, bestimmte Krankheiten nicht zu entwickeln, nicht so sehr, um wieder gesund zu werden.

Sport

Sport ist fester Bestandteil eines gesunden Lebensstils. Regelmäßige körperliche Ertüchtigung trainiert das Herz-Kreislauf-System, beugt Osteoporose vor und kräftigt die Muskulatur. Bewegung ist außerdem maßgeblich an der Entwicklung des Gehirnes beteiligt. Ohne Bewegung leiden Motorik und auch kognitive Fähigkeiten. Wer sich als Baby und Kind nicht bewegt, entwickelt sich weder physisch noch kognitiv.[308] Wer sich als Erwachsener nicht bewegt, altert kognitiv,[309] verliert seine aufrechte Körperhaltung und Beweglichkeit.[310] Frühkindliche Reflexe können sich ohne Bewegung nicht integrieren. Jede Einschränkung der Bewegung kann sogar die Integrierung der frühkindlichen Reflexe unterbinden. Dazu zählt z. B. schon die Verwendung von Babysitzen, bevor ein Baby von sich aus sitzen kann.

Wichtig zu wissen ist auch, dass sportliche Ausdauerbetätigung für den Körper einen Stressreiz darstellt. Und je intensiver der Sport, desto größer ist die Menge der ausgeschütteten Stresshormone. Aber Achtung: Solange ein System nicht zu tief im Stressstoffwechsel steckt, überwiegen die Vorteile der Stressreduktion während der sportlichen Betätigung gegenüber den Nachteilen. Der Vorteil kehrt sich jedoch um, sollte der Organismus bereits zu gestresst sein. Bewegung ist also immer gut, solange sie den energetischen Möglichkeiten des Patienten entsprechen. Heftiger Ausdauersport ist für chronisch Erschöpfte ein absolutes No-Go.

- Ausdauersport leert in erster Instanz die Glykogenspeicher in Muskeln und Leber, danach werden Adrenalin und Kortisol ausgeschüttet, um die Glukoneogenese (die Energiegewinnung aus Fetten und Eiweißen) zu betreiben. Solange Adrenalin im System vorherrscht, wird Fett verbrannt. Da Adrenalin relativ schnell abgebaut wird (nach ca. zehn Minuten[311]), tritt Kortisol an seine Stelle. Unter Kortisol wird Muskelmasse zur Gewinnung von Glukose abgebaut (Muskelaufbau geschieht nach dem Sport, nicht währenddessen). Zudem wird die Produktion des aktiven Schilddrüsenhormons T3 für die Dauer der sportlichen Betätigung unterbrochen,[312] was noch Stunden nach der Aktivität anhalten kann. Dieser Zustand wird durch unzureichende Ernährung verstärkt, wenn z. B. vor dem Sport nicht gegessen wurde oder die Mittagspause zum Laufen anstatt zur Nahrungsaufnahme genutzt wird. Das beschriebene Szenario variiert mit den entsprechenden Möglichkeiten zur Energiegewinnung über die Mitochondrien und auch mit der Fähigkeit, Glykogen speichern zu können.
- Bei sehr erschöpften Menschen (im fortgeschrittenen Stressstoffwechsel) schütten die Nebennieren oft noch Stunden nach dem Sport hohe Kortisolmengen aus. Die Folgen können starkes Nachschwitzen, Schlafstörungen und massive Unterzuckerung sein.
- Ein sogenanntes Sportlerherz entsteht durch die Erniedrigung des Grundumsatzes. Der Ruhepuls ist in diesem Fall ein Indiz für eine zugrunde liegende Schilddrüsenunterfunktion. Während der sportlichen Betätigung wird der Puls hauptsächlich durch die Ausschüttung von Adrenalin erhöht.

- Bei Leistungsportlern kann es zum Burn-out in Form häufiger Sportverletzungen und schlecht heilender Wunden kommen. Im Ruhezustand »dekompensieren« sie mitunter, weil die Nebennieren nicht mehr im gewohnten Maß überbeansprucht werden und die zugrunde liegende Schilddrüsenunterfunktion sich im vollen Umfang äußert (Die Betroffenen wirken aufgequollen und werden möglicherweise geradezu depressiv.).
- Kortisolüberschuss erschwert den Aufbau von Muskelmasse, da es ein kataboles Hormon ist.
- Zu Beginn der Nebennierenerschöpfung fühlt man sich nach dem Sport voll Kraft, da die Nebennieren auf Hochtouren arbeiten. In späteren Stadien braucht der Körper lange Erholungszeiten nach der Belastung, und man fühlt sich wie zerschlagen.

MEINE ERFAHRUNG AUS DER PRAXIS:
Viele meiner erschöpften Patienten bekommen den ärztlichen Rat, regelmäßig Sport zu treiben. Ich empfehle diesen Menschen moderate Sportarten wie Tai-Chi, Yoga oder Spaziergänge, da diese im Stressstoffwechsel nützlich und wohltuend sein können, Ausdauersportarten dagegen belasten in der Regel das Hormonsystem zu sehr. Oft wird den völlig erschöpften Menschen ein schlechtes Gewissen eingeredet, weil sie sich zu wenig bewegen, dabei kann Ausdauer sich nur dann aufbauen, wenn die nötigen Voraussetzungen vorhanden sind (Nährstoffe, Selbstregulierung usw.). Aus einer Erschöpfung heraus kann niemand etwas aufbauen. Meiner Erfahrung nach kehrt die Lust an Bewegung bei zunehmender Wiederherstellung des Schilddrüsenstoffwechsels ganz von allein zurück. Ich rate meinen Patienten, sich bis dahin nicht mit Sport zu quälen, sondern Bewegungsformen zu wählen, die ihnen wirklich guttun. In manchen Fällen gibt es sogar ein Sportverbot, weil der Patient sich zunächst einmal schonen sollte.

Konsequenzen für Sie:

- Sehr erschöpfte Patienten sollten nur moderate Sportarten, jedoch keinen Ausdauersport betreiben. Wenn Sie sich trotz mäßiger Betätigung nach dem Sport wie zerschlagen fühlen, sollten Sie dringend eine Sportpause einlegen.
- Sport ist zum Abnehmen meiner Erfahrung nach bei Weitem nicht so wichtig, wie die meisten Menschen denken. Gewichtsverlust hängt vor allem von einem funktionierenden Stoffwechsel mit hohem Grundumsatz ab.
- Im Hinblick auf sportliche Betätigung und ihre Folgen wird deutlich, dass die Spartaner zu Zeiten der Olympischen Spiele im Jahre 700 v. Chr. eine andere Konstitution gehabt haben müssen als die Menschen der Gegenwart.

Schneller, weiter, höher: die Leistungsgesellschaft und der Zwang zum Übermenschlichen

Leistung wird in der Gesellschaft als hohes Gut betrachtet. Das geht so weit, dass Leistung und Erfolg Parameter für den (Selbst-)Wert eines Menschen darstellen können. Wie sich Leistung ausdrückt, ist von Fall zu Fall und von Mensch zu Mensch verschieden, abhängig von familiären, kulturellen und persönlichen Hintergründen. Stressig wird es, wenn Leistung zum inneren Kompass wird, der das Leben bestimmt. Der Drang nach Perfektion ist dann oft mit einem hohen Anspruch an sich selbst kombiniert. Die innere Messlatte liegt allerdings oft dermaßen hoch, dass sie nie erreicht werden kann.

Psychologisch betrachtet, besteht die Schattenseite dieser Mentalität aus dem ewigen Hamsterrad, dem der Mensch kaum mehr entkommen kann. Hinzu kommen vollkommen überzogene Vorstellungen von der Belastbarkeit des menschlichen Organismus im Allgemeinen sowie der eigenen im Besonderen. Die Signale des Körpers und das Bedürfnis nach Ruhe werden entweder bewusst mit einer Reiß-dich-zusammen-Einstellung übergangen oder durch die hohe Leistung der Nebennieren gar nicht erst wahrgenommen (zumindest bis zum Zusammenbruch).

MEINE ERFAHRUNG AUS DER PRAXIS:
Ich bin oft erstaunt, welchen Druck sich viele meiner Patienten machen: Da gibt es eine vollkommen erschöpfte Patientin, Mitte dreißig, die zwei Kinder großzieht, einem Vollzeitjob nachgeht und ein schlechtes Gewissen hat, dass die Wohnung nicht immer blitzeblank ist. Sie wundert sich, dass für Gemeinschaft und Sexualität kein Raum mehr ist. Ihr Mann arbeitet etwa 80 Stunden pro Woche, kümmert sich regelmäßig um seine Eltern und leidet darunter, nicht mehr als dreimal in der Woche zum Sport zu kommen. Dieses Paar ist keine Ausnahme, sondern ein typisches Beispiel zweier Existenzen im Hamsterrad. Oft fühlen diese Menschen sich unzulänglich. Sie fragen sich, warum die anderen den Alltag offensichtlich problemlos meistern, sie aber nicht. Aber was wissen die Menschen schon wirklich über diese anderen, mit denen sie sich so häufig vergleichen?

Jeder hat eine unterschiedliche Belastungsschwelle (Frauen sind durch die Zyklustätigkeit der Hormone weniger belastbar als Männer). Das Leistungsprinzip sorgt dafür, dass Menschen so lange wie möglich durchhalten, gute Miene zum bösen Spiel machen, Belastung und Unsicherheit **nicht** zeigen. Der Körper ist nur scheinbar in der Lage, über einen längeren Zeitraum große Belastungen zu verkraften – in Wirklichkeit merkt der Betroffene einfach nicht, dass die Erschöpfung längst da ist. Wie sehr sie von einem angelernten Muster zur totalen

Selbstaufgabe gezwungen werden, wird vielen erst nach und nach klar. Schließlich handelt es sich meist um ein über Generationen vererbtes Familienmuster, in dem Zuneigung und Zustimmung an Leistung geknüpft wurden.

FALLBEISPIEL:

Eine Patientin äußerte sich mir gegenüber zum Thema Liebe gegen Leistung folgendermaßen:

»Ich habe mein ganzes Leben lang sehr leistungsorientiert agiert – arbeiten, arbeiten, arbeiten, viel Geld verdienen, ›sich etwas leisten können‹ (…) und auch in der Freizeit kaum nachgelassen, einen großen Freundeskreis, häufige Einladungen zu aufwendigen Essen bei mir, Party, Spaß, Tanzen, Alkohol, wenig Schlaf, Ruhe wird überbewertet und Kaffee macht es wieder gut (…) ein Leben auf der Überholspur. Meine stärksten Antreiber sind ›sei stark‹ und ›sei perfekt‹, diesen zu genügen prägt mich mein ganzes Erwachsenenleben lang. Meine momentane Befindlichkeit verstehe ich als Zeichen, zu mehr Ruhe und Gelassenheit zu kommen, meine spirituelle Seite zu pflegen, mich der Suche nach tatsächlich sinnstiftenden Dingen zuzuwenden, statt im Haben und Schein zu verharren. Mein Leben ist auch schon deutlich ruhiger geworden (zumindest im privaten Bereich).«

Zu diesem allgegenwärtigen Thema gleich noch ein **sehr** typischer Fall:

Eine junge, herzliche, sympathische und attraktive Frau, die sich beruflich in jungen Jahren eine Topposition in der Juristerei erarbeitet hat, kam völlig aufgequollen in meine Praxis. Sie war verzweifelt und wusste nicht mehr, was sie anziehen sollte, weil alle Kleidungsstücke zu eng geworden warden. Das Thema Histaminintoleranz war neben der vermuteten hormonellen Dysbalance ein möglicher Auslöser ihrer Schwellungen. Die Nährstofftherapie schlug nicht wirklich an. Also suchten wir nach psychischen Ursachen. Es stellte sich heraus, dass die Patientin zwar anderen gegenüber liebevoll war, nicht jedoch sich selbst gegenüber. Hinter der selbstbewussten Fassade lag ein bedürftiger, verängstigter und verunsicherter Persönlichkeitsanteil. Mit diesem Anteil stand die Patientin emotional nicht in Kontakt (Dissoziierung). Aufgrund meiner Erfahrungen ging ich davon aus, dass die Patientin somatisierte. Das bedeutet, ihr Körper würde so lange rebellieren, bis sie es schaffen würde, ihr sogenanntes ängstliches inneres Kind anzunehmen und zu erlösen. Ihre üblichen mentalen Strategien funktionierten in diesem Fall allerdings nicht, weil nicht Perfektion, Kontrolle, Disziplin beim Einhalten der Ernährungsvorschläge oder gar rationale Erklärungen ausschlaggebend sein würden, sondern eine Hinwendung zur eigenen Emotionalität, Bedürftigkeit und Verletzlichkeit. So etwas ist gerade für Kopfmenschen kein leichtes Unterfangen und oftmals angstbesetzt.

Konsequenzen für Sie:

- Das Leistungsprinzip ist in Europa tief verankert. Seine Überwindung ist eine der größten Hürden auf dem Weg zur hormonellen Balance. Die meisten Patienten erkennen früher oder später, dass sie kürzer treten müssen, aber die Umsetzung dessen ist für viele sehr schwer. Es gibt aber kein Drumherum für diejenigen, die gesund sein wollen, denn der Körper funktioniert nun einmal so, wie er funktioniert. Wer Leistung zum höchsten Gut macht, vergewaltigt im Prinzip ständig sein »inneres Kind«, welches die verdrängten menschlichen Bedürfnisse darstellt.
- Viele denken, dass die Gesellschaft ihnen Leistung abverlangt. Vielleicht kennen Sie das: Sie sind selbstständig, selbst und ständig im Einsatz, immer online? Sie bieten ihre Dienstleistung sieben Tage die Woche, 24 Stunden täglich an oder beantworten geschäftliche E-Mails auch im Urlaub? Das muss nicht sein. Es handelt sich »nur« um eine Entscheidung, die jeder selbst treffen kann. Es geht um Ihr Leben. Kein Mensch dankt es Ihnen, wenn Sie sich aufopfern. Sie müssen für Ihre Gesundheit Verantwortung übernehmen – die anderen werden es nicht.

Verlust des Instinkts

Kurz gesagt:
Wann haben Sie das letzte Mal ein Nickerchen gemacht, als sie müde waren, anstatt zu Kaffee zu greifen? Sind Sie noch regelmäßig sexuell erregt? Wissen Sie, was ein Bauchgefühl sein könnte? Waren Sie schon einmal dermaßen wütend, dass Sie am liebsten einen Mord begangen hätten (und es natürlich gelassen haben, weil Sie kein Psychopath sind)?

Die Verurteilung instinktiven Verhaltens führt zum Ungleichgewicht im Hormonsystem.

Bei der Beobachtung von Tieren und Kindern fällt auf, dass sich Aktivitätsphasen mit Ruhepausen abwechseln. Ruhephasen werden instinktiv eingelegt und nicht durch den Willen zum Weitermachen übersprungen. Kindern wird dieser gesunde Instinkt für die eigenen Bedürfnisse abtrainiert. Spätestens in der Schule müssen sie stillsitzen und dürfen sich nicht ausruhen, wenn ihnen danach ist, oder sich bewegen, wenn sie das Bedürfnis danach haben. Diese Reglementierungen von außen durch Schul- und Arbeitszeiten sind ein Merkmal sogenannter zivilisierter Kulturen, denen im Gegenzug zwangsläufig das instinktive Verhalten abhandengekommen ist. Der Körper samt Hormonsystem bleibt unabhängig von geistig-evolutionären Prozessen und kulturellen Errungenschaften ein instinktives Konstrukt und wird auch noch im 21. Jahrhundert von Ruhebedürfnis, Hunger, Durst, Aggression und Sexualtrieb gelenkt.

Setzt man sich über instinktive Bedürfnisse des Körpers hinweg, reagiert er mit der Ausschüttung von Stresshormonen. Auf diese Weise wird z. B. Hunger in einer Fluchtsituation unterdrückt. Die langfristige Missachtung instinktiver Bedürfnisse führt immer zum chronischen Stressstoffwechsel. Es ist unmöglich, den Instinkt mit dem Willen auszuschalten.

Instinktives Verhalten genießt oftmals (und zu Unrecht) einen schlechten Ruf. Ihm haftet etwas Niederes, Disziplinloses an, das nach Möglichkeit überwunden werden sollte. Deutlich wird diese Einstellung beispielsweise im Paradox »Kultur gegen Natur« oder dem Bibelzitat »Der Geist ist willig, aber das Fleisch ist schwach.« Letzteres belegt die religiöse Einflussnahme auf die Beurteilung des Instinktes – in den meisten Religionen bedeutet er ein Hindernis auf dem Weg zur Erleuchtung.

Heutzutage sind es weniger religiöse Gründe, die zu einer Abkehr von der Körperlichkeit und ihren Bedürfnissen führen, sondern eher als spirituell bezeichnete und empfundene Lebensweisen. Nicht selten existieren z. B. in esoterischen Kreisen Glaubenssätze, die instinktives Handeln untersagen, wie z. B.:

- die Modifizierung der Ernährungsweise, meist in Form von Fleischverzicht bis hin zum Ideal des Lichtessens.
- die Sublimierung und Transformierung der Sexualität, die entweder gar nicht gelebt wird und durch Meditationstechniken o. Ä. ersetzt und vergeistigt wird oder zu Bedingungen bzw. mit Einschränkungen stattfinden darf wie z. B. Geschlechtsverkehr ohne Orgasmus.
- die Verdrängung von als negativ empfundenen Gefühlen wie Wut, Aggression und Trauer. Stattdessen wird eine Kultur scheinbar uneingeschränkter Liebe gelebt (»Licht und Liebe«).

Eine andere Art, sich von seinen Instinkten abzuwenden, ist das »Leben im Kopf«. Ein klassisches Beispiel dafür ist der Typus des zerstreuten Professors, der zwar genial seine Theorien entwickelt, jedoch mit fleckiger Hose herumrennt, vergisst zu essen, handwerklich und sportlich ungeschickt ist und sich nicht an die Namen seiner Kinder erinnern kann, geschweige denn, wie sie überhaupt entstanden sind. Die beschriebene Kopflastigkeit wird gegenwärtig durch folgende gesellschaftliche Faktoren gefördert:

- Abkopplung von der Natur; Leben in Städten,
- virtuelle statt wirkliche Gesellschaft,
- Intellektuelle und Geisteswissenschaftler genießen hohes Ansehen,
- die oben schon beschriebenen Leistungs- und Perfektionskultur.

Tückisch am Stressstoffwechsel ist, dass der Stress lange nicht bemerkt wird und die eigenen Instinkte und Bedürfnisse auf diese Weise lange Zeit ignoriert werden können.

FALLBEISPIEL:
Ein 19-jähriger Patient wurde in seiner Kindheit als hyperaktiv bezeichnet, hatte sich jedoch in der Pubertät zu einem entspannten Typen entwickelt, der im Freundeskreis durch sein freundliches und harmonisches Wesen auffiel. Für seine Ziele setzte sich der Patient mit viel Ehrgeiz und Energie ein. Uni, Job und soziales Leben jonglierte er scheinbar mühelos, an neuen Projekten und Ideenreichtum mangelte es ihm nie. Scheinbar von einem Tag auf den anderen wurde der junge Mann von totaler Erschöpfung, Schlafstörungen, wirren Gedanken, Selbstzweifeln und Konzentrationsschwierigkeiten heimgesucht. Er steckte bis über beide Ohren in einer Sinnkrise. Auf Nachfragen gab der Patient zu, Ruhe- und Schlafbedürfnis über eine lange Zeit ignoriert zu haben. Gefühle wie Aggression und Angst waren ihm bis zu seinem Zusammenbruch unbekannt. Dieser Fall ist ein gutes Beispiel für die mögliche Folge einer langfristigen Unterdrückung des Instinktes: eine Dekompensation der Nebennieren, die in verhältnismäßig jungem Alter in ein Burn-out mit Nebennierenerschöpfung mündete. Der Patient fühlte sich nach seinen eigenen Worten, als hätte er »alles verloren«, aber in Wirklichkeit hatte er einfach die frühe und heftige Rechnung für sein unausgewogenes Leben präsentiert bekommen. Als er sich seinen Bedürfnissen und der Balance von Stoffwechsel und Hormonen widmete, sich mit regelmäßiger und ausgewogener Ernährung beschäftigte sowie Ruhephasen einhielt, ging es ihm bald wieder besser.

Konsequenzen für Sie:

- Die meisten Menschen verwechseln das Wahrnehmen ihrer Instinkte mit dem Zwang, ihnen jederzeit nachzugeben (Letzteres ist natürlich nicht gemeint – vor allem der Sexualtrieb würde einen (und andere) sonst womöglich in die Bredouille bringen.).
- Instinkte können nicht dauerhaft unterdrückt werden, ohne dass das System Schaden nimmt. Schon deren Wahrnehmung führt oft zu einer Änderung des eigenen Verhaltens. Wenn Sie mit Ihrem Instinkt verbunden sind, werden Sie nicht in den Burn-out geraten. Sie sind von der Natur als Frühwarnsystem gedacht, da sie viel früher als der Kopf auf Missstände im Körper aufmerksam machen können.
- Viele Menschen brauchen über Jahre psychologische Begleitung, um wieder in ihren Körper zurückzukommen, Sinnlichkeit zu entdecken, ihre Gefühle wieder wahrzunehmen und Instinkte nicht mehr abzuwerten. Lassen Sie sich nicht entmutigen, Zeit und Einsatz lohnen sich! Ein Leben mit gesunden Instinkten ist reicher als eines ohne sie. Eine Unterdrückung der Lust ist laut Wilhelm Reich, einem Schüler von Sigmund Freud, sogar der Ursprung psychiatrischer Erkrankungen.[313]

Haltungsfehler

Es mag nicht offensichtlich sein, inwiefern Fehlstellungen des Skeletts mit hormonellen Störungen zusammenhängen, aber gerade die Fehlstellung des Beckens kann sowohl zu Problemen mit den Geschlechtshormonen als auch mit den Geschlechtsorganen führen: Steht das Becken schief, wird die Blutversorgung der Organe beeinträchtigt. Außerdem können sie durch das veränderte (asymmetrische) Muskelspiel oft nicht an der richtigen Stelle gehalten werden. Hierdurch leiden Nerven. Für die korrekte Stellung des Beckens sind Gesundheit und Kraft des Beckenbodens von großer Bedeutung. Er verleiht dem Becken im wahrsten Sinne des Wortes Haltung – und die ist nicht nur für Frauen wichtig.

Typische hormonelle Symptome einer Beckenfehlstellung und/oder Schwäche des Beckenbodens sind:[314]

Bei Frauen:
- Inkontinenz
- Schlaffer Bauch/Busen
- Reiterhosen
- Bauchfett
- Schmerzen beim Geschlechtsverkehr
- Mangelnde Orgasmusfähigkeit
- Verlust sexueller Empfindung
- Verdauungsbeschwerden
- Menstruationsbeschwerden
- Wechseljahrsbeschwerden
- Migräne

Bei Männern:
- Erektionsstörungen
- Verlust sexueller Empfindung
- Bauchfett
- Vergrößerte Prostata
- Inkontinenz

Konsequenzen für Sie:
- Für beinahe jedes Problem gibt es eine passende Therapie. Haben Sie eine Beckenfehlstellung, werden Sie neben der Behandlung Ihres Stoffwechsels noch weitere Maßnahmen in die Wege leiten müssen, um vollkommen gesund zu werden.

- Haltungsfehler sind nicht immer angeboren, sondern häufig ein Resultat ungünstiger Bewegungsmuster, die typisch sind für Büroinsassen und zahlreiche andere sich einseitig bewegende Berufsgruppen. Im Übrigen hat auch die Integration frühkindlicher Reflexe einen wesentlichen Einfluss auf die Körperhaltung. Sind und bleiben Reflexe integriert, resultiert das automatisch in einer guten Körperhaltung.[315]

Das fehlgeleitete Immunsystem: Viren, Bakterien, Impfungen, Allergien und Intoleranzen

Kurz gesagt:
Die Polizei (Immunsystem) ist immer mehr mit Bagatelldelikten (Reaktionen auf harmlose Substanzen) wie z. B. Vandalismus (Nahrungsmittelintoleranzen) beschäftigt. Deswegen bleibt keine Zeit für die Verfolgung der wirklich schweren Übeltäter (Krankheitserreger).

Immunsystem und Nebennieren hängen miteinander zusammen. Deswegen bringt Stress das Immunsystem durcheinander.

Das Immunsystem ist in der heutigen Zeit in vielerlei Hinsicht im Dauereinsatz. Seine eigentliche Aufgabe, die Neutralisierung von Pathogenen wie Viren, Bakterien und Pilzen, ist dabei nur eine von vielen täglichen Herausforderungen. Das Immunsystem wird jedes Mal aktiviert, wenn eine Fremdinformation in den Körper gelangt. Besondere Alarmbereitschaft herrscht, wenn eine Information für den Körper neu ist. Viele Erreger kennt er seit Jahrtausenden wie z. B. den Lepra-Erreger. Doch durch die zahlreichen chemischen, biologischen und physikalischen Belastungen der Gegenwart prasseln tagtäglich neue Informationen auf den Körper ein, die er erst einmal als komplett fremd bewertet. Deswegen herrscht in vielen Körpern rund um die Uhr Alarm.

Weizen ist ein gutes Beispiel für diese Art des Informationsalarms: Weizen ist ein Getreide, das seit der Steinzeit durch Kreuzungen von Kamut und Dinkel langsam zu dem Weizen weiterentwickelt wurde, den die Menschheit in Europa bis Anfang des 20. Jahrhunderts zur Ernährung nutzten. Die Weizen-Werdung dauerte einige Tausend Jahre, sodass jede Generation sich an die kleinen Veränderungen des Korns anpassen konnte.

Heutzutage werden Kreuzungsvorgänge in Laboren optimiert und in die Genetik des Korns eingegriffen. Innerhalb von nur einer Generation kam es auf diese Weise zu wesentlichen Veränderungen im Weizen: Man züchtete Getreidesorten, die weniger schädlingsanfällig sind und die in Regionen wachsen können, in denen bis dahin kein Weizenanbau möglich war. Zudem wurde der Nährstoffgehalt des Korns gesteigert, um mehr Menschen mit weniger Getreide satt zu kriegen. Das Ergebnis davon ist ein deutlich höherer Glutengehalt im Weizen als noch vor 100 Jahren.[316] Dieses Klebeeiweiß reagiert zum einen mit Hefe und sorgt damit dafür, dass Gebäck aufgeht, zum anderen verleiht es Konsistenz. Gluten macht außerdem satt. Für einen gesunden Stoffwechsel stellt es kein Problem dar, sobald aber Störungen auftreten, wird es für den Körper schwer verdaulich. Schließlich ist die Verdauung in der Regel die erste Instanz, die vom Stressstoffwechsel beeinträchtigt wird. An dieser Stelle kommt aus meiner Sicht unter Umständen die Retorteneigenschaft des Weizens hinzu: Der gestresste Körper stuft das genetisch modifizierte Getreide als fremd ein, aktiviert das Immunsystem und dieses versucht, den als bedrohlich empfundenen Eindringling zu bekämpfen. Das ist der Geburtsmoment einer Nahrungsmittelintoleranz, in diesem konkreten Beispiel einer Weizen- bzw. Glutenunverträglichkeit.

Durch den permanenten Krisenherd »Intoleranz«, verändert sich das Immunsystem. Die Folge sind entzündliche Prozesse. Der Körper hat keine freien Kapazitäten mehr, sich zeitgleich um die klassischen Eindringlinge (Krankheitserreger aller Art) zu kümmern und öffnet Tür und Tor für weiteres Ungemach.

Auch Impfungen können nach Ansicht dieses Buches den Körper auf ähnliche Weise belasten wie Nahrungsmittel bzw. deren Intoleranz. Bei aktiven Impfungen werden geringe Mengen (abgeschwächter oder toter) Keime einer als besonders gefährlich eingestuften Krankheit injiziert. So wird der Körper nicht von Erregern überschwemmt, aber dennoch mit der »Krankheits-Information« konfrontiert. Er bildet Antikörper. Sollte er in seiner zukünftigen Existenz noch einmal mit den gleichen Krankheitserregern in Kontakt kommen, verfügt er bereits über Antikörper und ist somit gewappnet. Im Idealfall bricht die Krankheit dann gar nicht aus oder sie nimmt einen verhältnismäßig milden Verlauf. Der Körper ist immun.

Soweit die Theorie. In der Praxis werden Impfungen in der Regel sehr jungen Menschen verabreicht, deren Immunsystem oft noch nicht vollständig ausgereift ist (es dauert einige Jahre, bis es das ist).[317] In den ersten Lebensjahren können daher auch Kleinstmengen pathogener Keime das Immunsystem nach hiesiger Ansicht stärker beanspruchen als gewollt. Außerdem enthalten Impfstoffe nicht nur abgeschwächte Keime, sondern auch eine Bandbreite an Hilfsstoffen, worunter Schwermetalle (z. B. Quecksilber) sind. Diese sind für den Stoffwechsel grundsätzlich eine Belastung. Gemeinsam mit Konservierungsstoffen sorgen sie dafür, dass dem Körper bekannte Keime plötzlich fremd erscheinen. Ist das Immunsystem durch andere Stressoren bereits aktiviert, kann die dazukommende Impfinformation nicht mehr richtig verarbeitet werden und wirkt unter diesen Umständen möglicherweise noch Jahre nach der Impfung als permanenter Reiz für das System weiter.

Oft kommt es dann innerhalb des Immunsystems zu einer Dominanz des TH-2-Astes der Immunabwehr (siehe *Immunsystem*): Der Körper ist nicht mehr dazu in der Lage, adäquat auf Viren und andere Keime zu reagieren, die sich bevorzugt im Zellinneren aufhalten. Sie können sich folglich in Ruhe vermehren und den Körper überschwemmen. Besonders häufig kommt es in diesen Fällen zu (reaktivierten) Infektionen mit dem Ebstein-Barr-Virus (Mononukleose oder pfeiffersches Drüsenfieber), Zytomegalie, Varizella-zoster-Virus (Windpocken und

Gürtelrose), Herpes-Virus-6 (Dreitagesfieber), Herpes-simplex-Typ-1 und -2 (Lippen- und Genitalherpes).

Bakterienstämme, von denen sich einige in den Zellen aufhalten, wie Borrelien, Chlamydien und Chlostridien verbreiten sich ebenfalls bevorzugt, wenn der TH-2-Ast das Kommando übernimmt. Sowohl Bakterien als auch Viren können außerdem Organe wie Leber oder Bauchspeicheldrüse befallen, die dadurch in ihrer Funktion eingeschränkt werden können.

Erschwerend kommt zum Dauereinsatz des Immunsystems noch hinzu, dass die meisten Babys inzwischen mit einer geschwächten Konstitution und Nährstoffmängeln auf die Welt kommen. Beides Faktoren, die es für das Immunsystem nicht einfacher machen.

Konsequenzen für Sie:

- Vermeiden Sie Weizen in Ihrer Ernährung. Schränken Sie auch den Konsum anderer glutenhaltiger Getreidesorten ein, selbst wenn Sie keine Intoleranz haben.
- Versuchen Sie, falls Sie Milchprodukte vertragen, möglichst Rohmilchprodukte zu verzehren.
- Machen Sie sich mit den Vor- und Nachteilen von Impfungen vertraut, und wägen Sie ab, ob Sie oder Ihre Kinder die jeweilige Impfung wirklich wollen.
- Ziehen Sie versteckte Infektionen als mögliche Ursache Ihrer Problematik in Betracht (siehe *Entzündungen*, Seite 148).

Das unreife Nervensystem

Kurz gesagt:
Schließt man einen Verstärker samt Disko-Lautsprechern an ein marodes Leitungssystem, ist ein Kurzschluss vorprogrammiert. Dem Nervensystem geht es ähnlich wie den elektrischen Leitungen: Wenn frühkindliche Reflexe nicht abgebaut werden, drohen Überladungen.

Viele Menschen leiden unter persistierenden frühkindlichen Reflexen – oftmals, ohne es zu merken.

Ist ein Reflex bei einem Erwachsenen nicht reif, muss das Gehirn den ansonsten automatisch ablaufenden Prozess mit dem Willen und einer extra Rechenleistung ausgleichen: Der betroffene Mensch ist gezwungen, daran zu denken, z. B. beim Fallen die Arme nach vorne zu strecken, um das Gesicht vor dem Aufprall zu schützen. Normalerweise läuft dieser sogenannte Stützreflex unwillkürlich ab. Diese Extraleistung des Gehirns kann eine riesige Zusatzbelastung bedeuten, sein Arbeitsspeicher ist – im Gegensatz zu den Arbeitsspeichern nicht betroffener Menschen – ständig am Anschlag. Da die fehlerhaft ausgeführten Reflexe regelmäßig kompensiert werden müssen, springen die Nebennieren biochemisch regulierend ein und sorgen mittels Ausschüttung von Stresshormonen dafür, dass das System leistungsfähig bleibt. So führt z. B. ein fehlender Gleichgewichtssinn zu Schwindel, der seinerseits einen Adrenalin- oder Kortisolschub notwendig macht, um den Schwindel zu kompensieren. Menschen mit unterentwickelten (erwachsenen) Reflexen werden sehr wahrscheinlich (eher früher als später) hormonelle Probleme bekommen, da die Nebennieren permanent für das Nervensystem einspringen und sich über die Zeit erschöpfen werden. Einzelne Reflexe sind sogar direkt mit einer erhöhten Ausschüttung an Adrenalin und Kortisol verbunden.[318] Hinzu kommt, dass im Laufe des Lebens fehlende erwachsene Reflexe vorübergehend mit alternativen Nervenverknüpfungen kompensiert werden, die aber irgendwann durch Umbauarbeiten im Hormonsystem (Burn-out, Pubertät, Lebenskrisen, Wechseljahre, Schwangerschaften) zumindest teilweise zerstört werden können. In diesem Fall kann das Fehlen erwachsener Reflexe für den Betroffenen ganz plötzlich zum Verhängnis werden. Auf diese Art sind schon Menschen quasi über Nacht zu Legasthenikern geworden oder sie konnten sich nicht mehr in der Stadt orientieren, in der sie seit Jahren wohnen.

Da die Betroffenen meist daran gewöhnt sind, fehlende erwachsene Reflexe zu kompensieren, ist ihnen das Problem in der Regel nicht – oder nicht in vollem Umfang – bewusst. Sie gehen dann davon aus, dass manche Dinge bei ihnen einfach zufällig so sind, wie sie sind (»Ich kann eben keine Ballsportarten«).

Typische Auswirkungen fehlender erwachsener Reflexe können sein:

- Mangelnde Fähigkeit des Nervensystems, sich nach Stresssituationen zu regulieren, die Stresssituation wirkt noch Stunden nach.
- Mangelnde Impulskontrolle, »Ausflippen« bei (scheinbar) bedrohlichen Situationen physischer oder emotionaler Natur.
- Überforderung bei Multitasking.
- Chronische Erschöpfung.
- Entgleistes Immunsystem, evtl. ständige Infekte.
- Hyperaktivität bei Kindern und Erwachsenen.
- Konzentrationsstörungen.
- Ungeschicklichkeit, evtl. begrenzt auf einige Gebiete (Schwimmen klappt, Ballsportarten nicht).
- Schwindel; Gefühl wie angetrunken zu sein.
- Sehstörungen.
- Abneigung gegen größere Menschenmengen.
- Abneigung gegen Berührung, manchmal verstärkt an bestimmten Körperstellen.

- Schwierigkeiten, Rechts und Links zu unterscheiden, die Uhr zu lesen, Bewegungen spiegelverkehrt zu kopieren.
- Schwierigkeiten mit der Temperaturregulierung.
- Beeinträchtigung des Sexualverhaltens (Überempfindlichkeit oder Taubheit der Genitalien, Berührungsempfindlichkeit).
- Erhöhtes Schlafbedürfnis.
- Schwierigkeiten, Reihenfolgen einzuhalten (Organisation des Alltags; Probleme beim Erlernen von Choreografien; Schwierigkeiten beim Auswendiglernen).
- Legasthenie (Lese- oder Rechtschreibschwäche); Dyskalkulie (Rechenschwäche).
- Schwierigkeiten beim Schreiben lernen (auch durch gestörte Feinmotorik).
- Schlechter Orientierungssinn.
- Verkürzung einzelner Muskelgruppen (dadurch evtl. Steifigkeit oder/und Beckenschiefstand).
- Störungen des Bindungsverhaltens sowie andere sekundär auftretende psychologische Diagnosen wie Depression, dissoziiertes Verhalten etc.
- Allgemeines Gefühl der Überforderung: Der Betroffene versucht (oft unbewusst), sich vor Situationen zu schützen, die ihn stressen würden. Das kann sich äußern in Form von allgemeiner Lebensangst, sozialem Rückzug oder Vermeidung von Situationen, die Disziplin oder einen geregelten Alltag erfordern (Ausbildung, Studium, Bürojob, Prüfungen).
- Verbleiben in symbiotischen Beziehungen (Eltern, Partner), mangelnde Selbstständigkeit, mangelnde Fähigkeit den eigenen Lebensweg zu erkennen und zu gehen.

Während Fehlentwicklungen des Nervensystems in der medizinisch-psychologischen Fachwelt (noch) weitestgehend unbeachtet bleiben, bilden sie keine Ausnahme-Diagnose, die nur wenige Menschen betreffen würde. In einer Studie wurde nachgewiesen, dass in der Altersgruppe von 5–6-Jährigen 45 Prozent der Kinder eine erhöhte Anzahl persistierender frühkindlicher Reflexe aufwiesen und bei den 8–9-Jährigen waren es immerhin noch 35 Prozent.[319] Viele Sonderschüler, denen mangelnde Intelligenz bescheinigt wird, haben folglich wahrscheinlich nur ein Problem mit ihrem Nervensystem, das innerhalb weniger Monate behoben werden könnte (siehe *INPP*). Es gibt übrigens Beobachtungen, die besagen, dass vor allem die Nervensysteme hochbegabter Kinder dazu neigen, sich an ihre frühkindlichen Reflexe zu klammern.[320]

MEINE ERFAHRUNG AUS DER PRAXIS:
Menschen mit persistierenden frühkindlichen Reflexen sind manchmal außerordentlich willensstark, da sie ansonsten nicht in der Lage wären, zu funktionieren. Das sind die Menschen, die, äußerlich betrachtet, erfolgreich und organisiert ihren Lebensweg gehen. Dieses willensgesteuerte Funktionieren endet früher oder später jedoch oft mit chronischer Erschöpfung oder einem Burn-out. Der zusätzliche Kraftaufwand, den die Betroffenen aufbringen müssen, um die bei ihnen nichtautomatisch ablaufenden Handlungen durch Gehirnleistung auszugleichen, liegt mitunter bei bis zu 30 Prozent höher als bei Menschen mit integrierten Reflexen. Das heißt, sie verbrauchen knapp ein Drittel der zur Verfügung stehenden Energie zur Kompensation. Ein anderer Umstand, der ebenfalls zur Erschöpfung führt, ist die Sensibilität der betroffenen Menschen für Umweltreize. Es ist, als fehlten ihnen ein paar Filter.

Ein zweifelhafter Vorteil der »Reflex-Behinderung« besteht in der Tatsache, dass diese Menschen es über einen langen Zeitraum schaffen, gegen erhebliche Widerstände zu existieren. Sie verfügen damit über Strategien, die es ihnen ermöglichen, ihr Leben auf niedrigem Energielevel zu organisieren. Fallen diese Widerstände weg, weil die frühkindlich persistierenden Reflexe abgebaut werden, stehen dem Individuum häufig große Entwicklungspotenziale zur Verfügung. Der Weg bis dahin ist oft mühsam. In erster Instanz muss die eigene niedrige Vitalität als ein Defizit und damit als behandlungswürdig erkannt werden. Dann sollte der Einsatz des Willens umgelernt werden.

Übrigens gilt Ähnliches für Traumaopfer: Eine großer Anzahl traumatisierter Menschen agiert vollkommen funktional. Ihnen sind emotionale Verletzungen und Dissoziierung kaum anzumerken. Dennoch ist ihr Nervensystem nicht gesund und wird irgendwann seinen Tribut fordern. Auch diese Menschen sind sehr anfällig für Hormonstörungen, inklusive Burn-out und chronische Erschöpfung, zumal sie sich oft über Jahre mit reiner Willenskraft durch das Leben bewegen.

Konsequenzen für Sie:

- Machen Sie sich mit den Auswirkungen persistierender frühkindlicher Reflexe vertraut. Lassen Sie Ihre Reflexe überprüfen und ergreifen Sie ggf. Maßnahmen (siehe *INPP*, Seite 446).
- Überprüfen Sie die Reflexe Ihrer Kinder möglichst frühzeitig, da die Therapie dann wesentlich schneller vonstattengeht. Sie ersparen Ihren Kindern wahrscheinlich viele Probleme und möglicherweise sogar psychotherapeutische Interventionen.

Verdrängte Gefühle und Traumata

Kurz gesagt:
Auch wenn die Grundvoraussetzungen für den Anschluss elektrischer Geräte gut und alle Leitungen eines Hauses in Ordnung sind, kann es zu Überladungen kommen. Dann brennen die Sicherungen durch. Ähnliches gilt für das Nervensystem: Wenn sich Traumata manifestieren, brennen Sicherungen durch. Die traumatischen Ereignisse werden abgespalten.

Traumata überstimulieren die Nebennieren, wodurch sie sich erschöpfen.

Traumatisierungen sind keine Seltenheit. Noch einmal zur erinnerung: Ein Trauma im neurobiologischen Sinn ist nicht unbedingt die Folge eines als schlimm erinnerten Ereignisses, sondern die gespeicherte und im Nervensystem programmierte Antwort auf ein Ereignis, das zu dem Zeitpunkt der Programmierung als bedrohlich, mitunter sogar lebensbedrohlich, empfunden wurde. Die Tatsache, dass die Erinnerung an das Ereignis fehlt, das zur Traumatisierung geführt hat, hängt damit zusammen, dass es abgespalten wurde. Als Beispiel hierfür dient die Nabelschnur, die sich einem Fötus im Mutterleib um den Hals gewickelt hat. Die Tage bis Wochen anhaltende Luftnot löste Todesangst aus. Sie wird im Nervensystem gespeichert und entlädt sich nicht wieder, wie im Folgenden noch erklärt werden wird. Als Erwachsener erinnert sich der ehemalige Fötus später zwar nicht an das Ereignis, doch die Reaktionen seines Nerven- und Hormonsystems entsprechen weiterhin der Todesangst. Spätfolgen eines solchen Ereignisses können Panik in jeglicher Situation sein, die mit Enge verbunden wird – vom Rollkragenpullover bis zum Fahrstuhl. Sogar Ereignisse, die nur sehr theoretisch zur Vernichtung der Existenz führen könnten, wie z. B. ein Jobverlust, können aber unter Umständen die ehemalige Todesangst des Fötus triggern.

Fehlende Erinnerung ist ein typischer Aspekt einer Traumatisierung. Es handelt sich bei ihr um eine Abspaltung von Schmerz, der als lebensbedrohlich empfunden wurde. Durch die Abspaltung gerät in vielen Fällen auch das Ereignis selbst in Vergessenheit oder ihm wird trotz Erinnerung bewusst keine emotionale »Ladung« beigemessen.

Auch scheinbar triviale Ereignisse können für das Nervensystem traumatisch sein. Dazu zählen leichte Stürze, Verkehrsunfälle ohne körperliche Verletzungen, Operationen (mit Narkose) u. v. m. Entwicklungstraumata wie solche, die durch fehlende Aufmerksamkeit der Eltern entstehen, können sich ebenfalls im Nervensystem verankern. Die Symptome einer Traumatisierung reichen von extremer Empfindlichkeit, Überaktivität, Scham und einem verminderten Selbstwertgefühl bis hin zu Gedächtnisverlust u. a.; Langzeitfolgen können beispielsweise die Unfähigkeit sein, Verpflichtungen einzugehen, chronische Müdigkeit oder übermäßige Scheu.[321] Auch beim chronischen Erschöpfungssystem, bei welchem auch eine Dysfunktion des Immunsystems oft vorhanden ist, spielt Trauma eine Rolle. Durch traumatische Hirnveränderungen entsteht im Immunsystem dauerhaft eine Lage, bei der die chronische Erschöpfung begünstigt wird.[322]

Da das Nerven- und das Hormonsystem in Form von Adrenalin eine gemeinsame »Schnittstelle« haben, münden Traumatisierungen nicht nur kurzfristig im Stressstoffwechsel. Eine Aktivierung des Nervensystems sorgt anfänglich unter anderem für eine gesteigerte Empfindlichkeit. Kortisol muss deswegen früher oder später dafür sorgen, dass das System keinen »Kurzschluss« bekommt und senkt die Empfindlichkeit des Körpers. Es kommt dadurch zu einer gleichzeitigen Drosselung der Schilddrüse. Auf diese Art werden einstmals überaktive Traumaopfer durch dieses »Kaltstellen« manchmal zu stumpfen Persönlichkeiten. Sie wirken teilnahmslos und in ihrer Wahrnehmung eingeschränkt. Auch der Zugang und die Verarbeitung der eigenen Gefühle sind in diesem Zustand erschwert. Die Vermutung liegt nahe, dass ein Individuum, welches persistierende frühkindliche Reflexe aufweist, besonders anfällig für Traumata ist.

Studien haben herausgefunden, dass Traumata einen verheerenden Einfluss auf Gesundheit und soziales Verhalten haben können:[323]

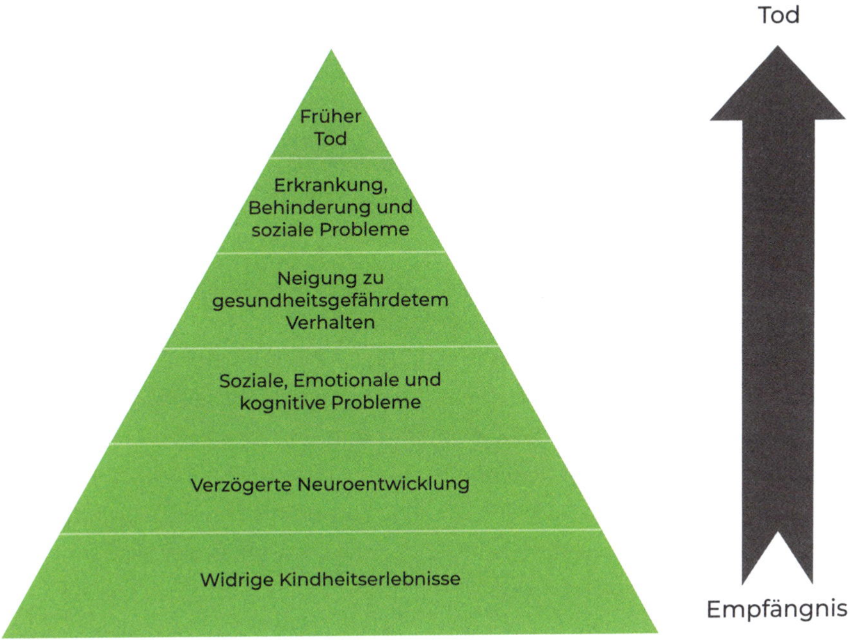

Auswirkungen widriger Kindheitserlebnisse im Laufe der Lebensspanne

Es wurde zusätzlich festgestellt, dass in den USA eins von vier Kindern offiziell traumatisiert ist,[324] das wird in Deutschland nicht anders sein. Doch selbst wenn Gefühle nicht durch Traumata abgespalten werden, können sie zur Entstehung von Krankheiten beitragen. Auch was »bewusst«

verdrängt wird, löst sich nicht einfach auf, sondern es verdichtet sich gemäß der Erfahrungsheilkunde immer weiter im Körper, bis es zu Materie wird.[325] Zellen können durch verdrängte Gefühle nach Auffassung einiger Menschen regelrecht verkrampfen.[326] Hält dieser Zustand länger an, können sich die Zellen verändern und es kommt zu Entzündungen, Funktionseinbußen u. Ä.

Konsequenzen für Sie:

- Je extremer sich hormonelle Störungen äußern, desto wahrscheinlicher ist das Nervensystem traumatisiert.
- Eine natürliche Balance des Hormonsystems ist kaum möglich, solange Traumata nicht aufgelöst werden.
- Bewusst verdrängte Gefühle verschwinden niemals. Sie suchen einen früher oder später heim.

Eine Körpertemperatur unter 37 Grad Celsius

Kurz gesagt:
Wenn der Motor nicht richtig warm wird, läuft die ganze Maschine Mensch nicht mehr.

Eine Körpertemperatur unter 37 Grad Celsius führt zur hormonellen Entgleisung oder ist ein Produkt derselben.

Die ideale menschliche Körpertemperatur beträgt 37 Grad Celsius. Diese Temperatur sollte die meiste Zeit des Tages vom Körper aufrechterhalten werden. Die Basaltemperatur (Aufwachtemperatur) kann niedriger sein, sollte aber nicht unter 36,3 Grad Celsius sinken. Eine niedrige Basaltemperatur ist Indikator einer Schilddrüsenunterfunktion. Spätestens nach dem Frühstück sollte die Temperatur auf 37 Grad Celsius steigen und bis zum Abend erhalten bleiben. Dann kann sie wieder Richtung 36,3 Grad Celsius sinken. Das Absinken der Temperatur bereitet den Körper auf Ruhe und Schlaf vor.

Eine optimale Körpertemperatur ist aus vielen Gründen wichtig:

- Viele Stoffwechselvorgänge sind abhängig von der Temperatur, z. B. enzymatische Prozesse. Ist es für sie zu warm oder zu kalt, bleiben bestimmte Stoffwechselvorgänge auf der Strecke. Eine natürliche und regelmäßige Betriebstemperatur zwischen 36,3 und 37 Grad Celsius ist für den Körper ideal, um Enzyme und andere Stoffwechselvorgänge optimal zu aktivieren.[327]

- Viren und Bakterien können nur unter bestimmten Temperaturbedingungen überleben. Der Körper nutzt diesen Umstand und eliminiert die Krankheitserreger durch Fieber. Zu geringe Körpertemperaturen sind ein idealer Nährboden zur Vermehrung pathogener Keime. Sinkt die Körpertemperatur nur um ein Grad Celsius, sinkt die Abwehrkraft um 30 Prozent.[328]
- Der Körper kann Säuren nur bei einer Tagestemperatur von 37 Grad Celsius optimal abbauen. Erreicht der Körper diese Temperatur nicht, kommt es leicht zur Übersäuerung.[329]
- Ein Absinken der Körpertemperatur ist für den Körper ein Stresszeichen. Zum Ausgleich aktiviert er die Nebennieren.[330] Diese erschöpfen sich nach einer Weile als Anheizer des Systems.
- Die Rhythmen des menschlichen Körpers (z. B. Tag und Nacht oder der weibliche Zyklus) werden primär durch Licht gesteuert. Funktioniert das nicht, greift der Körper auf die Wärmeregulation zurück.[331] Da die Umgebung der meisten Menschen selten wirklich dunkel wird, arbeiten viele Körper bereits nach der Temperaturmethode. Umso wichtiger ist es, dass die Körpertemperatur stimmt.
- Das Nervensystem reagiert ebenfalls auf Temperatur. Die Empfindlichkeit des Körpers auf Stimuli nimmt bei Kälte ab.[332] Dies verändert unter anderem die Wahrnehmungsfähigkeit des Organismus.

Heutzutage erreicht kaum noch ein erwachsener Körper tagsüber eine Temperatur von 37 Grad Celsius. Bei den meisten liegt sie deutlich darunter und beträgt durchschnittlich 36,5 Grad Celsius. Das allgemeine Befinden korreliert oft mit der Körpertemperatur: Je näher an den 37 Grad Celsius Betriebstemperatur, desto besser fühlt sich ein Mensch in der Regel. Er ist energiegeladen, frei und symptomlos sowie bester Stimmung.

Mikroentzündungen oder hohe Kortisolwerte können manchmal zu falsch hohen Messwerten der Temperatur führen. Sie fällt dann mit dem Kortisolspiegel oder bei der Behandlung einer Entzündung.

Dass jemand über Hitze klagt, muss übrigens nicht heißen, dass er tatsächlich eine optimale Kerntemperatur aufweist. Viele Menschen, denen nie kalt ist, haben eine Körpertemperatur von unter 37 Grad Celsius.

Die Wärmeproduktion des Körpers geschieht im gesunden Zustand durch die Verarbeitung von Glukose und Sauerstoff unter Verwendung von Schilddrüsenhormonen.[333]

Zu einer dauerhaft erniedrigten Tagestemperatur kann es aus folgenden Gründen kommen:

- Schilddrüsenunterfunktion.
- Nebennierenschwäche, insbesondere Kortisolmangel.

- Mangel an Kohlenhydraten, Fetten oder Eiweißen in der Ernährung. Wärme wird hauptsächlich durch das Verbrennen von Kohlenhydraten produziert, aber Eiweiße und Fette liefern einen wichtigen Beitrag, damit alles reibungslos vonstattengeht.
- Mangel an Mikronährstoffen, z. B. Jod.
- Störung der Wärmeregulierung im Gehirn durch Toxine und Schwermetalle,[334] insbesondere durch Quecksilber.
- Störung der Wärmeregulierung durch Viren und Bakterien, die dazu in der Lage sind, ihren Wirt kalt zu halten, um das eigene Überleben zu sichern.
- Hungersnöte, die den Körper zur andauernden Senkung des Grundumsatzes nötigen (mitunter auch die der nachfolgenden Generation).
- Frühkindliche persistierende Reflexe oder Traumata, die dafür sorgen, dass das Nervensystem überempfindlich reagiert. Die Abkühlung des Körpers ist dann ein Schutz vor Überreizung.
- Folgen einer Narkose oder Operation, für die die Körpertemperatur länger niedrig gehalten wurde.
- Ererbte niedrige Körpertemperatur durch weitergereichte Schwermetallbelastung von der Mutter.

Die Regulierung der Körpertemperatur ist zur langfristigen Stabilisierung der Gesundheit äußerst wichtig. Bei zu geringen Temperaturen entgleist das Hormonsystem leicht durch die Überbeanspruchung der Nebennieren.

Konsequenzen für Sie:

- Nehmen Sie bei kalten Umgebungstemperaturen keine kalten Speisen und Getränke zu sich.
- Ziehen Sie sich im Winter warm an: nicht ohne Socken aus dem Haus und die Nieren warmhalten.
- Bewegen Sie sich regelmäßig.
- Eine Korrektur des Stoffwechsels führt in der Regel allmählich zur Erwärmung des Körpers, wobei manche Patienten auch nach Jahren der Therapie keine 37 Grad Celsius erreichen.

Selbstverwirklichung

Kurz gesagt:
Zu viel des Guten ist manchmal zu viel des Guten.

Selbstverwirklichung ist ein wichtiger Baustein der hormonellen Balance. Doch aller Anfang ist schwer: Durch die sich auftuenden Möglichkeiten kann Stress aufkommen.

Selbstverwirklichung ist heutzutage ein viel größeres Thema als noch vor drei Generationen. Sie ist erst möglich, wenn die Grundbedürfnisse nach Sicherheit und materieller Versorgung erfüllt sind.

Die Lebenswege der Eltern und Großeltern waren oft von existenziellen Krisen gezeichnet, die es nicht erlaubten, sich einem Thema wie Selbstverwirklichung zu widmen. Heutzutage gibt es eine Vielzahl von Optionen, dies zu tun. Beinahe jeder ist zumindest theoretisch in der Lage, sein Potenzial entfalten und leben zu können. Aber vor der Verwirklichung steht meistens erst einmal eine Sinnkrise. Die gute Nachricht lautet: Man ist nicht allein, in den meisten Fällen beginnt die Suche nach sich selbst mit einer Krise. Möglicherweise durch die Realisierung, dass das bisherige Leben gar nicht den eigenen Wünschen, Vorstellungen und Sehnsüchten entspricht.

Oft werden dann folgende Themen hinterfragt:

- Beruf und Berufung.
- Work-Life-Balance.
- Finanzielle Sicherheit im Konflikt mit persönlicher Autonomie und der Berufung.
- Traditionelle Geschlechterrollen.
- Qualität der persönlichen Beziehungen (romantisch, sexuell, sozial).
- Spirituelle Entwicklung.
- Überprüfung von überholten und übernommenen Wertvorstellungen (familiär, gesellschaftlich, religiös).

Die Auseinandersetzung mit diesen Themen ist oft schmerzlich – zumindest am Anfang der Selbstfindung. Dieser psychische Schmerz erzeugt emotionalen und mentalen Stress. Oft kommen alte Traumata an die Oberfläche, die das Nervensystem zusätzlich belasten. Der Stressstoffwechsel wird aktiviert. Dadurch kommt es manchmal – objektiv und subjektiv wahrgenommen – zu einer Verschlechterung des Befindens.

Bei zunehmender Klärung der Fragestellungen kommt es schließlich zu einer deutlichen Reduzierung der Stresslast, von der das Hormonsystem profitiert.

FALLBEISPIEL:
Ein Patient erschien mit dem Hauptsymptom Depressionen in meiner Praxis sowie mit diversen Nahrungsmittelintoleranzen. Er gab an, dass seine Depression »endogen« sei, also grundlos von innen heraus entstanden wäre. Im weiteren Gespräch stellte sich heraus, dass der Patient einen gut bezahlten und sicheren Job hatte, den er jedoch unerträglich langwei-

lig fand. Sein Wunsch war es nun, naturheilkundliche Hilfe zu bekommen, um seine Arbeit besser ertragen zu können. Die Situation des Patienten ist ein typisches Dilemma: Einerseits ist das Leben kein Wunschkonzert und andererseits lassen sich individuelle Bedürfnisse nicht vollständig negieren. In diesem Fall meldete sich die verdrängte oder unterdrückte Sehnsucht nach einem anderen Job in Form einer Depression. Die Angst vor finanziellen Einbußen und dem damit eventuell verbundenen Verlust seines Lebensstandards hielten den Patienten davon ab, sich selbst zu verwirklichen.

Kompromisse sind Bestandteil des Lebens und bedeuten nicht unbedingt den Verlust der Lebensfreude – solange es sich bei ihnen nicht um *faule* Kompromisse handelt. Dass ein Kompromiss faul war, zeigt sich oftmals erst durch gesundheitliche oder psychische Beschwerden. Faule Kompromisse lassen sich nicht dauerhaft schönreden. Insofern blieb dem Patienten keine andere Wahl, als seine Arbeitssituation zu verändern, wenn er seine Depression loswerden wollte. Der Patient bemerkte außerdem, dass die Symptome in seiner Freizeit nicht auftraten – also sobald er Beschäftigungen nachging, die ihm Spaß machten.

Eine andere Patientin klagte über sexuelle Unlust, die sie auf ein hormonelles Problem zurückführte. Ihre Ehe war ein Stück weit arrangiert worden und nicht glücklich, wie sich herausstellte. Das Anliegen war nun, ein Mittelchen zu bekommen, das es ihr erlaubte, über die Tatsache hinwegzusehen, dass sie ihren Mann weder liebte noch sexuell begehrte, damit sie ihren ehelichen Pflichten nachkommen konnte. Auch dieser Patientin blieb nichts anderes übrig, als sich den Tatsachen zu stellen und ihr Leben zu verändern, wenn sie eine glückliche Beziehung haben wollte.

Konsequenzen für Sie:

- Einen persönlichen Lebenssinn zu finden ist kein Luxus, sondern eine Notwendigkeit – auch für Menschen, die sagen: »Ja, aber ich muss doch Geld verdienen, meine Familie versorgen etc.« Die ganzheitliche Praxis zeigt, dass Selbstverwirklichung für Gesundung unabdingbar ist. Andere Menschen oder die Umstände sind keine wirklichen Gründe, Veränderungen nicht anzugehen, sondern die eigene Bequemlichkeit oder Ängste. Das gilt zumindest für Mitglieder einer Gesellschaft, in der Scheidung oder eigene Meinung nicht das Leben kosten.
- Ähnlich wie der Stoffwechsel funktioniert meines Erachtens die Psyche. Sobald Sie Hindernisse aus dem Weg räumen, kann Ihr wahres Wesen aufblühen – bei dem einen mehr, bei der anderen weniger, abhängig von der Anzahl negativer Glaubenssätze, Angst, Traumata usw. Es mag abgedroschen und mühsam klingen – und ist vor allem Letzteres, aber ich empfehle **jedem** Menschen, sich auf den Weg zu sich selbst zu machen. Das erfordert in der Regel zumindest anfänglich irgendeine Art von Coaching oder Psychotherapie.

- Übrigens ist die permanente Selbstüberprüfung, ob das, was gerade getan, gegessen oder gedacht wird, dem eigenen Wesen entspricht, ein Prozess, der nie abgeschlossen sein wird.

Umweltbelastungen

> **Kurz gesagt:**
> Wenn Ihre Schränke voll mit Dreck und Schimmel sind, haben gute, frische Lebensmittel dort keinen Platz. Ihrem Körper geht es ähnlich.

Umweltverschmutzungen belasten die Entgiftungssysteme, wodurch es schwierig ist, ein gesundes Hormonsystem zu erhalten.

Das Thema Umweltbelastung durch Östrogene wurde bereits erörtert. Und auch andere Nebenprodukte der industrialisierten Wohlstandsgesellschaft belasten Stoffwechsel- und Hormonsysteme.

Folgende Faktoren tragen aus meiner Sicht zur Entstehung des Stressstoffwechsels bei:

- Handystrahlen; WLAN
- Elektrosmog
- Genetisch veränderte Lebensmittel
- Veränderte Formen bekannter Substanzen, z. B. die Verwendung von Nanopartikeln
- Lärm und künstliches Licht
- Verminderung des natürlichen Tageslichteinfalls durch Smog
- Schwermetalle und andere Toxine
- Trinkwasserbelastung durch Medikamente
- Chemikalien in Gebrauchsgegenständen wie Möbeln, Wandfarben, Kleidung

Konsequenzen für Sie:

- Entgiftung sollte ein permanenter Prozess sein und nicht nur in Kuren durchgeführt werden.
- Die persönliche Belastung lässt sich durchaus minimieren: biologisch wertvoll einkaufen, nachts das WLAN ausschalten, das Handy nicht neben das Kopfkissen legen (und es nicht ständig am Körper tragen) u. a.

Zurück zur hormonellen Balance: Therapiegrundsätze

Eine natürliche und regulative Therapie des Hormonsystems kann nur gelingen, wenn hormonelle Zusammenhänge und vor allem die Tatsache beachtet werden, dass die beste Behandlung des Hormonsystems eigentlich keine ist. Hormone sind Botschafter. Es ist die Botschaft, die verändert werden muss, nicht der Botschafter.

Fehlt dem Körper Energie, kann die Botschaft nur »Überleben« lauten. Dementsprechend wird der Körper das Zusammenspiel der Hormone organisieren. Stehen ihm genügend Ressourcen und Energie zur Verfügung, wird er in den Lebens- und Überflussmodus wechseln (siehe Grafik).

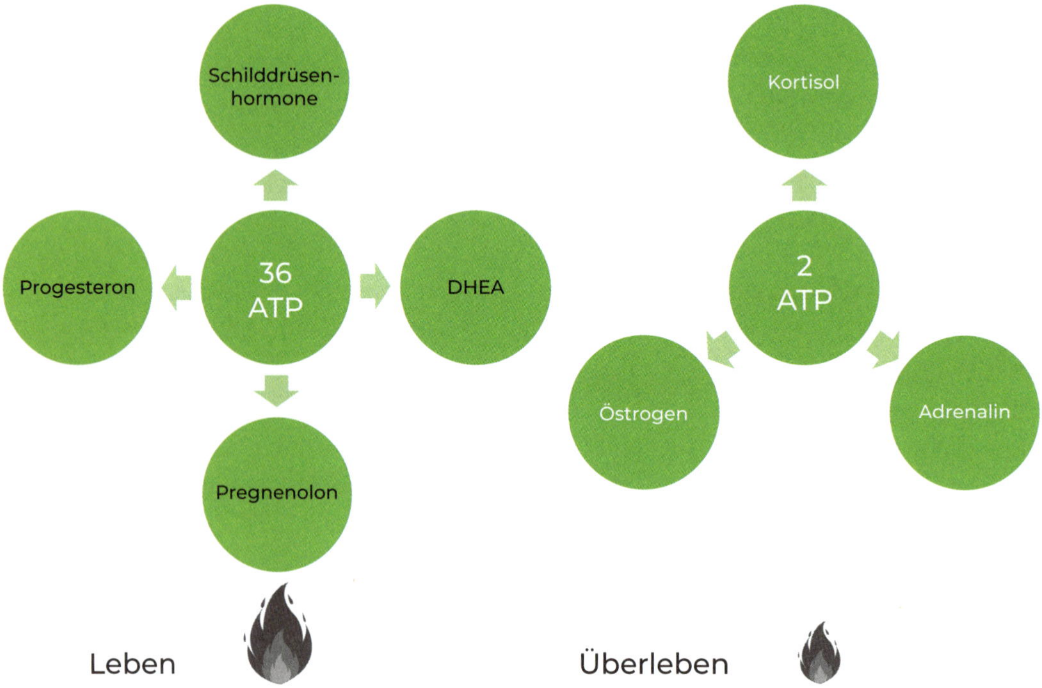

Hormone = nur Botenstoffe

Da jede Hormonstörung eine unspezifische Antwort auf Stress ist, besteht die effektive Behandlung hormoneller Probleme aus einer Anti-Stress-Therapie. Das bedeutet, dass Stressoren entfernt werden und gleichzeitig die Stresstoleranz wächst, indem die Vitalität gestärkt wird (Abb. Seite 32).

Doch weitere Blockaden der Energieproduktion können auf der Zellebene dazu führen, dass keine Energie hergestellt wird – trotz Vorhandensein der primär und sekundär nötigen Stoffe. Diese Störungen können erworben oder angeboren sein (s. Abbildung auf Seite 259):

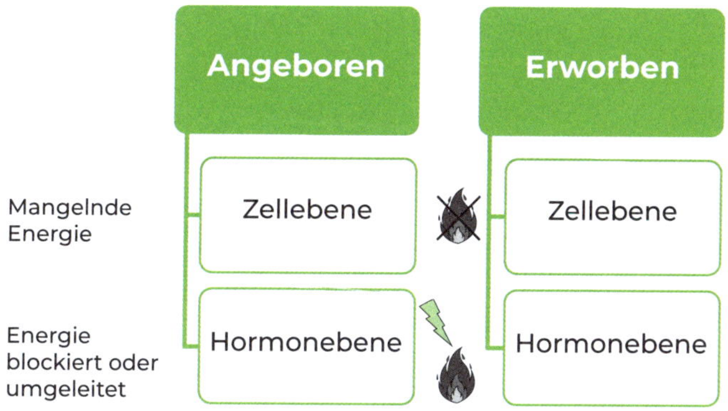

Faktoren hormoneller Störungen

In diesem Fall müssen sowohl Maßnahmen zur Wiederherstellung als auch zur Mobilisierung der Energie ergriffen werden.

Kann Energie hergestellt werden und auch frei fließen, kommt es zur Wiederherstellung der Selbstregulation des Körpers. Selbstregulation bedeutet, dass der Körper auch ohne äußere Therapiemethoden oder Medikamente Gesundheit im Sinne eines ausgewogenen Stoffwechsels produzieren und erhalten kann. Selbstregulation zieht Vitalität nach sich, mangelnde Vitalität beeinträchtigt Selbstregulation. Eine gute Vitalität stellt den Kurs auf Heilung, da unter idealen Bedingungen chronischer Stress keinen Platz mehr hat (Abb. Seite 31 und 33).

Eine ausreichende Vitalität muss in der Regel gleichzeitig an zwei Fronten erarbeitet werden: Zum einen müssen Stressoren abgebaut, zum anderen muss die Stress-Toleranz-Grenze erhöht werden. Das Resultat ist – meinen Erfahrungen zufolge – oft automatisch ein gesundes Hormonsystem.

Die einzelnen Prinzipien der Vitalitätssteigerung werden in den nachfolgenden Kapiteln näher beleuchtet.

Regulation statt Substitution

Kurz gesagt:
Wer seine Kinder zur Selbstständigkeit erziehen möchte, bringt Ihnen vieles bei und lässt sie selbst machen, anstatt ihnen alles fertig vorzusetzen. Und wer seinen Körper reguliert, gibt ihm die nötigen Werkzeuge, um Energie und Hormone herzustellen, anstatt lediglich Hormone zu substituieren.

Eine regulative Therapie des Hormonsystems sucht nach den Ursachen einer Störung und unterstützt den Körper dabei, sich selbst zu regulieren. Eine substituierende Therapie ersetzt lediglich das fehlende Hormon.

Hormonelle Dysbalancen lassen sich wahlweise durch Regulation oder Substitution behandeln. Wird heutzutage in der Medizin und sogar der Naturheilkunde von einer »natürlichen« Behandlung des Hormonsystems gesprochen, ist damit meist eine Substitutionstherapie gemeint (wenn auch mit naturidentischen Hormonen oder natürlichen hormonähnlichen Substanzen wie Phytohormonen).

In der Substitutionstherapie werden fehlende Hormone lediglich ersetzt. Bei der Regulation hingegen werden die Ursachen des Mangels beseitigt, damit der Körper die Hormone wieder selbst produzieren kann. Diesem Ansatz folgt auch meine Therapie.

Die Substitutionstherapie kaschiert Symptome nur und in manchen Fällen auch Befunde (indem z. B. mit dem Hormon L-Thyroxin der TSH-Wert gesenkt wird, nicht jedoch die Symptome der Schilddrüsenunterfunktion behoben werden). Beliebt ist die Substitutionstherapie vor allem, weil den Patienten dadurch einfache, schnelle und manchmal sogar wundersame Ergebnisse versprochen werden. Darüber hinaus erklärt sich der Zuspruch, den diese Therapie erfährt, durch ihre allgemeine Verfügbarkeit. Den meisten Menschen (Laien, Naturheilkundlern wie Medizinern gleichermaßen) ist nicht bewusst, dass es auch einen anderen Weg gibt, Hormone zu therapieren, weil ihnen die Zusammenhänge und Entstehungsgründe hormoneller Störungen nicht bekannt sind.

Die Substitution hat den Vorteil, dass sie im Vergleich zum Therapieansatz der regulativen Balance schneller Ergebnisse im Sinne einer Symptomverbesserung liefern könnte. Dies funktioniert allerdings nur, wenn der Körper einigermaßen dazu in der Lage ist, auf der Zellebene Energie zu produzieren, was nicht oft der Fall ist.

In diesen eher seltenen Fällen kann man mit den Hormonen, die nach dem sogenannten positiven Feedback produziert werden (Pregnenolon, Progesteron, DHEA), durch eine vorübergehende Hormonersatztherapie den Stressstoffwechsel so effektiv unterbrechen, dass der Körper in die Selbstregulation kommt und fortan hormonfrei in der Balance bleiben kann.[335] Allerdings funktioniert dieses Vorgehen nur für den schnellen Stoffwechsel, der genügend Zellenergie zur Verfügung hat. Beim langsamen Stoffwechsel ist das nicht der Fall (siehe *Vom richtigen Hormon zur falschen Zeit*, Seite 285). Patienten, die am Anfang der Therapie einen schnellen Stoffwechsel haben, können auch nach Jahren der Anwendung der Methode buchstäblich an einer Hand abgezählt werden. Mit anderen Worten: Die Substitutionstherapie wirkt langjähriger Erfahrung gemäß nur sehr, sehr selten wie ein Wundermittel. Das fängt schon damit an, dass sie selbst bei guter Wirksamkeit meist dauerhaft zur Anwendung kommt und nicht nur für ein paar Monate. Interessanterweise zeigt die Erfahrung auch, dass selbst anfänglich erfolgreiche Substitutionen oft mit der Zeit an Wirksamkeit verlieren. Dadurch nehmen substituierende Patienten immer höhere Dosierungen ihres Hormones ein, ohne zu verstehen, dass ihr Problem nicht ursächlich durch eine falsche Dosierung zustande kommt.

Ob nun kurz- oder langfristig – in vielen Fällen funktioniert die Substitutionstherapie nicht zufriedenstellend bzw. nur mit Nebenwirkungen, wie Patienten immer wieder berichten. Natürlich gibt es auch Patienten (nämlich die mit einem schnellen Stoffwechsel), die Teilerfolge verbuchen können. Da aber die Abhängigkeit von den Präparaten bestehen bleibt, der Preis für eine Symptomlinderung bleibt, kann von Heilung im Sinne der vertretenen Ansprüche nicht die Rede sein.

In einigen Fällen ist die Substitutionstherapie unerlässlich und lebenswichtig, selbst dann, wenn Nebenwirkungen auftreten sollten. Dies gilt für Notfälle wie z. B. eine Addison-Krise, in der die Nebennieren versagen. Hier ist die Substitution mit Nebennierenhormonen die einzige Möglichkeit, dem Patienten das Leben zu retten. Auch bei dauerhaftem Organversagen oder wenn Organe entfernt wurden, z. B. die Schilddrüse, gibt es oft keine Alternative.

Grundsätzlicher Nachteil der Substitution ist also, dass die Ursachen der hormonellen Dysbalance nicht beseitigt werden. Schließlich ist das fehlende Hormon nur die Reaktion auf Missstände im Körper und damit ein Symptom. Wer nur substituiert, berücksichtigt nicht, dass der Körper nicht wie eine Maschine funktioniert, bei der fehlerhafte Teile einfach ersetzt werden, und schon funktioniert wieder alles wie vorher. Der Körper interagiert komplexer. Er ist dazu in der Lage, Hormone in andere Hormone umzuwandeln oder sie nicht zu verwerten (z. B. weil Rezeptoren besetzt sind oder die Zellen die Botenstoffe nicht aufnehmen). Sind die Weichen im Stoffwechsel falsch gestellt, wird eine Substitution also mitunter wenig bewirken.

Zusammenfassend lässt sich sagen, dass eine Substitution aus meiner Sicht nur dann sinnvoll oder gar nötig ist,

- wenn hormonproduzierende Organe kurzfristig oder dauerhaft nicht in der Lage sind, ein Hormon zu produzieren.
- wenn sichergestellt ist, dass das substituierte nicht in ein anderes, oft kontraproduktives, Hormon umgewandelt wird. Im schnellen Stoffwechsel können bestimmte Hormone zur Regulation beitragen. Allerdings hat dieses Vorgehen nur Aussicht auf Erfolg, wenn auch Ernährungs- und Co-Faktoren der Energieproduktion bei der Therapie Beachtung finden.

Auf der Basis der beschriebenen Zusammenhänge wurde die vorgestellte *Regulationsmethode* für die Behandlung des Hormonsystems entwickelt. Ziel ist eine reaktive Balance des Hormonsystems als Folge der Vitalitätssteigerung. Praktisch wird dies erreicht, indem weggelassen wird, was zu viel da ist (beispielsweise durch Ernährungsumstellung oder Entgiftungsmaßnahmen), und addiert wird, was fehlt (Makro- und Mikronährstoffe). Regulation ist das natürliche Ergebnis dieses Ausgleichs.

Die Regulation beinhaltet neben körper- zusätzlich psychotherapeutische Maßnahmen. Auch in diesem Aspekt kann weggenommen werden, was zu viel ist (Traumata und andere Blockaden), und dazugegeben werden, was fehlt (z. B. Selbstwert).

Im Übrigen ist nach meiner Auffassung eine Substitution mit künstlichen Hormonen problematischer als mit naturidentischen Hormonen. Langjährige Beobachtungen von Patienten lassen den Schluss zu, dass künstliche Hormone für den Körper oft schädlich sind, vermutlich, weil sie nicht mehr der ursprünglichen Struktur des Körpers entsprechen.

Ähnliche Beobachtungen machte Stressforschers Hans Selye, für die auf ein bereits erwähntes, aber etwas erweitertes Zitat zurückgekommen wird:

> *»Ich habe herausgefunden, dass Injektionen mit dem Eierstocks Hormon [hiermit muss dem Kontext nach Östrogen gemeint sein, Anmerkung der Verfasserin] das äußere Gewebe der Nebennieren von Ratten stimulierte, einen Abbau der Thymusdrüse bewirkte und Geschwüre und andere Symptome produzierte […] Die Ratten sind gestorben. Später fand ich heraus, dass irgendeine Form von künstlichen Hormonmischungen und Stressoren und jede Form von Schaden genau das Gleiche taten.«*[336]

Hormone werden künstlich verändert, damit sie andere Eigenschaften bekommen, z. B. ihre Halbwertszeit im Blut sich verlängert. Ob dies tatsächlich, auch für Notsituationen wirklich sinnvoll ist, soll an dieser Stelle nicht beurteilt werden. Erfahrungen lassen darauf schließen, dass künstliche Hormone teilweise dauerhaft die Eigenregulationsmechanismen des Körpers verstellen können, wodurch es schwerer wird, (wieder) in Balance zu kommen.

MEINE ERFAHRUNG AUS DER PRAXIS:
In meiner Praxis ist Substitution für die meisten Patienten nach einer Weile kein Thema mehr. Auch Schnell-Stoffwechsler verzichten auf sie. Die Balance des Stoffwechsels braucht zwar etwas Zeit, um hormonelle Symptome zu beseitigen, aber wenn Ernährung und Leben umgestellt wurden, ist meist schon ein großer Schritt in Richtung Balance gesetzt worden. Die einsetzende Balance ist in der Regel anhaltend und nicht an die lebenslange Einnahme von hormonellen Präparaten gebunden.

Konsequenzen für Sie:

- Fehlen Ihnen hormonproduzierende Organe, müssen Sie die dazugehörigen Hormone wahrscheinlich substituieren.

- Allen anderen empfehle ich zum Anfang der Therapie keine Substitution (mit Ausnahme von Notfällen, natürlich). Patienten, die bereits Hormone einnehmen, können diese im Verlauf der Behandlung in vielen Fällen nach Absprache mit dem behandelnden Arzt nach einer Weile absetzen, soweit die hormonproduzierenden Organe noch vorhanden sind.

Entlastungsmaßnahmen

> **Kurz gesagt:**
> Wenn ein motorschwaches Auto mit heftigem Gegenwind fährt, wird es noch langsamer, als es ohnehin schon ist. Hört der Wind auf, fährt es wieder schneller. Doch dem Motor geht es nicht besser, nur weil der Wind aufgehört hat. Entlastungsmaßnahmen sind lediglich der Gegenwind.

Entlastungsmaßnahmen sind keine therapeutischen Maßnahmen im eigentlichen Sinne.

Die therapeutischen Maßnahmen, die ergriffen werden, richten sich darauf, den Zellstoffwechsel wieder anzukurbeln. Hauptkriterium bleibt, dass sie die Produktion von Zellenergie bewirken und erhalten.

Alles, was weggelassen wird und nur symptomatische Erleichterung bringt, sind Entlastungsmaßnahmen. Sowohl in der Schulmedizin als auch in der Naturheilkunde werden Entlastungsmaßnahmen oft mit regulativen therapeutischen Maßnahmen verwechselt.

Entlastungsmaßnahmen reduzieren Reize und versetzen auf diese Weise den energiereduzierten und schwachen Körper in die Lage, besser zu funktionieren. Sie können nicht die Energieproduktion des Körpers steigern.

Therapeutische Maßnahmen hingegen sind darauf ausgerichtet, die Energie der Zellen und die Vitalität des Körpers zu steigern. Der Fokus liegt hierbei nicht auf einer Reizreduktion. Nur therapeutische Maßnahmen können echte Regulation bringen.

Die Anwendung von Entlastungsmaßnahmen ist bei geringer Vitalität wichtig, sollte aber nicht mit echter Regulation verwechselt werden. Entlastungsmaßnahmen sind somit wichtige Stützen zu Beginn der Regulationstherapie.

Beispiele für Entlastungsmaßnahmen:

- Nichttolerierte Lebensmittel werden weggelassen. Blähungen, Unwohlsein und Durchfall treten nicht mehr auf, weil der auslösende Reiz fehlt.
- Sonne meiden bei Sonnenallergie.

- Krankschreibung bei Burn-out.
- Beziehungsvermeidung: Ein Mensch, der viele enttäuschende Liebesbeziehungen erlebt hat, beschließt vorübergehend, keine Beziehungen mehr führen zu wollen.
- Sogenannte »Kuren« der Leber, der Nieren und des Darmes.
- Nahrungsergänzungsmittel, die Stoffe des Körpers ersetzen, die er normalerweise von selber herstellen kann: Magensäure, Verdauungsenzyme, Drüsenpräparate etc.

Bei den Entlastungsmaßnahmen muss unterschieden werden zwischen Dingen, die der Körper braucht, und denen, die er nicht braucht. Denn manche Entlastungsmaßnahmen führen nach einiger Zeit zu Problemen in Form von Mangelzuständen.

Eine dauerhafte Entlastung ist sinnvoll bei Drogen und anderen Toxinen (Dinge, die man nicht zum Gesundbleiben braucht wie Kaffee, Süßigkeiten, Zigaretten, Marihuana oder Extremsport). Anders sieht es bei Nahrungsmitteln, Sonne und Beziehungen aus (Dinge, die sehr wohl gebraucht werden). Dauerhaftes Vermeiden ganzer Nahrungsmittelgruppen, der Sonne oder von befriedigenden Beziehungen führt auf Dauer zu gesundheitlichen Konsequenzen. Wieder zeigt sich, dass Entlastung und Regulation nicht das Gleiche sind. Echte Regulation geschieht nicht auf Kosten von etwas anderem (Abb. Seite 18).

Ein typisches Beispiel: Es gibt Menschen, die behaupten, sie vertrügen keine Eiweiße oder Kohlenhydrate, weil nach deren Verzehr Symptome auftreten. Diese Menschen schlussfolgern häufig, dass sie Eiweiße oder Kohlenhydrate nicht bräuchten. Doch das ist selten der Fall (diese Patienten können bloß nicht die Konsequenzen und Zusammenhänge ihrer Vermeidung erkennen). Jeder braucht Kohlenhydrate und Eiweiße. Insofern sollte der Frage nachgegangen werden, warum jemand gewisse Stoffe nicht verträgt, die der Körper definitiv braucht.

In anderen Fällen kann ohne den gemiedenen Stoff durchaus gesund gelebt werden, weil keine komplette Nahrungsmittelkategorie ausgeschlossen wird, z. B. bei einer Vermeidung von Gluten oder Milch. Die Betroffenen bekommen immer noch genügend Nährstoffe durch andere Nahrungsmittel. Auch hier ist die Frage, warum etwas nicht vertragen wird, worauf andere Menschen nicht reagieren und das im Übrigen seit vielen Generationen ohne Probleme verzehrt worden ist.

Ziel einer wirklichen Therapie kann also nicht die Entlastung mittels Auslassdiät sein, sondern die Beseitigung der Gründe, die zu der Unverträglichkeit führten (siehe *Sind Nahrungsmittelintoleranzen zwangsläufig eine dauerhafte Angelegenheit?*, Seite 211). Es mag zwar sinnvoll sein, auf Milch oder Gluten zu verzichten, doch dazu gezwungen zu sein, macht nicht wirklich Spaß, oder?

Reine Entlastungsmaßnahmen sind also das Pendant zu einer Therapie, die lediglich substituiert: Ersteres lässt dauerhaft etwas weg, Letzteres zwingt zur lebenslangen Einnahme. Eine Selbstregulation des Körpers tritt in beiden Fällen nicht ein (dazu im Folgenden mehr).

Entlastungsmaßnahmen stehen also am Anfang einer Therapie, sie sind aber hoffentlich nicht das Ende.

Wiederherstellung der Energie auf der Zellebene

Kurz gesagt:
Sie wollen einen Kuchen backen. Dazu brauchen Sie 300 g Mehl, 2 Eier, 100 g Zucker, 150 Butter, 3 EL Milch, Vanillezucker und eine Prise Salz. Da Sie keine Lust haben, sich an die Rezeptangaben zu halten, nehmen Sie nach Augenmaß Mehl, keine Eier, 300 g Zucker, statt Milch Orangensaft und statt Butter einen Schuss Olivenöl. Das Ergebnis ist alles, außer einem genießbaren Kuchen. Was meinen Sie, was Ihr Stoffwechsel statt Energie produziert, wenn Sie ihm die falschen Zutaten liefern?

Der Stoffwechsel ist für die Energieproduktion auf der Zellebene zuständig und bestimmt über das Verhältnis der Hormone zueinander. Daher sollte vorrangig er behandelt werden.

Die großen Stellschrauben der Energieproduktion sind Glukose, Sauerstoff und Schilddrüsenhormone, wie bereits an anderer Stelle erläutert wurde. Fehlt nur eine dieser drei Komponenten, schaltet der Stoffwechsel auf Energiekonservierung um und wird zum Stressstoffwechsel.

Außer Kohlenhydraten, Sauerstoff und Schilddrüsenhormonen braucht der Körper zur Energieproduktion noch Co-Faktoren derselben, nämlich Spurenelemente, Mineralien und Vitamine. Ohne sie geschieht die Energieproduktion entweder gar nicht oder nicht optimal.

Aus dem Vorhandensein der Glukose schließt der Körper, dass eine Hungersnot bevorsteht und Energiekonservierung nötig ist – oder eben nicht.

Wie der Stoffwechsel mit der Glukose umgeht, wird von Co-Faktoren der Energieproduktion bestimmt. Sie entscheiden außerdem über zahlreiche andere Vorgänge im Körper wie z. B. über die Art, wie die Gene ausgelesen werden (siehe *Epigenetik*): Zellen werden nach einem bestimmten Bauplan hergestellt, der in den Genen kodifiziert ist. Fehlen jedoch Mineralstoffe, Spurenelemente und Vitamine, wird verkehrt zusammengebaut – oder gar nicht.[337] Mineralstoffe haben zudem einen direkten Bezug zur Vitamin- oder Hormonherstellung: So ist Kobalt für die Produktion von Vitamin B12 im Magen unersetzlich, und Jod wird für die Produktion von Schilddrüsenhormonen gebraucht.

Das Zusammenspiel von Mineralstoffen, Spurenelementen und Vitaminen reguliert den Stoffwechsel. Das bedeutet, diese einzelnen Stoffe funktionieren als Synergisten und Antagonisten. Eine Synergie herrscht dann, wenn der eine Stoff den anderen braucht, um aufgenommen oder verwertet zu werden. Magnesium, Vitamin B6 und Chrom wirken synergistisch.[338]Antagonistische Stoffe sind Gegenspieler: Steigt der Spiegel des einen, sinkt dadurch der des anderen. Anhand von synergetischen und antagonistischen Wirkungsweisen von Mineralstoffen, Spurenelementen und Vitaminen kann der Stoffwechsel flexibel auf Umweltbedingungen reagieren und Anpassungen vornehmen, um die Energieproduktion zu kontrollieren.

Stress verändert das Verhältnis der Co-Faktoren zueinander, weil einige von ihnen in stressigen Phasen verstärkt verbraucht oder ausgeschieden werden. Dazu gehören z. B. Zink und Magnesium.[339]

Genau wie im Fall der Hormone ist auch bei Co-Faktoren das relative Verhältnis zueinander oft ausschlaggebender als die absolute Menge.

Einige metabolische Prozesse werden laut der Methode des Nutritional Balancing ausschließlich durch das Verhältnis einzelner Mineralstoffe, Spurenelemente und Vitamine zueinander gesteuert.[340]

In einigen Fällen besetzen Gegenspielerpaare sogar Schlüsselpositionen, wenn es um die Steuerung spezifischer Vorgänge im Körper geht. Im Falle des Hormonsystems geben die folgenden Verhältnisse laut dem Nutritional Balancing darüber Auskunft, welche Botschaft die Botenstoffe verkünden werden:[341]

Verhältnis	Funktion	Niedrig	Hoch
Kalzium/Phosphor	Nervensystem, Stoffwechselgeschwindigkeit	Übersensibles Nervensystem, Schneller Stoffwechsel	Untersensibles Nervensystem, langsamer Stoffwechsel
Natrium/Kalium	Nebennieren	Erschöpfte Nebennieren	Überaktive Nebennieren
Kalzium/Kalium	Schilddrüse	Überfunktion	Unterfunktion
Zink/Kupfer	Geschlechtsorgane	Progesterondominanz (Frauen), Testosterondominanz (Männer)	Östrogendominanz
Natrium/Magnesium	Produktivität der Nebennieren	Kortisolmangel, Aldos teronmangel	Kortisolüberschuss, Aldosteronüberschuss
Kalzium/Magnesium	Kohlenhydratverwertung, Mitochondriopathien	Kohlenhydrate können in Wärme und Energie umgewandelt werden; ATP-Produktion intakt	Kohlenhydrate können nicht in Energie und Wärme umgewandelt werden; ATP-Mangel; Mitochondriopathie
Eisen/Kupfer	Transport von Sauerstoff im Blut	Mangelhafter Sauerstofftransport	Guter Sauerstofftransport

Die Mineralstoffe bestimmen diesem Ansatz zufolge auch darüber, was in die Zellen gelangt.[342] Das heißt z. B., dass im Blut eine andere Konzentration eines Hormons gemessen werden kann (z. B. durch Substitution) als in den Zellen. Auch der Zuckergehalt kann im Blut hoch sein und gleichzeitig in den Zellen niedrig (siehe *Zellresistenzen*, Seite 132).

Mineralstoffe agieren außerdem als Gegenspieler zu Schwermetallen. Befindet sich der Körper im Stress oder im langsamen Stoffwechsel, findet keine optimale Ausscheidung mehr statt. Dadurch sammeln sich im Gewebe Toxine und Schwermetalle an, die Einfluss haben auf verschiedene Stoffwechselprozesse sowie auf die Verfügbarkeit von Glukose, Schilddrüsenhormonen und Sauerstoff. So senkt beispielsweise ein Überschuss an Kobalt die Schilddrüsenleistung.[343]

Für die Wiederherstellung der Homöostase (Selbstregulierungsfähigkeit) braucht der Körper Glukose sowie Werkzeuge in Form von Mineralien, Spurenelementen und Vitaminen zur Steuerung der Energieproduktion und anderer Vorgänge. Die richtige Kombination aus Glukose und Co-Faktoren erlaubt dem Körper, Stress aktiv zu beenden. Sie steigert seine Toleranzgrenze für zukünftigen Stress, wodurch die Vitalität wiederhergestellt werden kann.

Die Erhaltung des Stoffwechsels kann nur durch die Einnahme von Mineralien, Spurenelementen und Vitaminen geschehen, in Kombination mit einer ausreichenden Versorgung des Körpers mit Kohlenhydraten sowie Fetten und Eiweißen. Nichts anderes kann Energie liefern. Andere Ansätze können sie lediglich bewegen (siehe nachfolgende Abbildung).

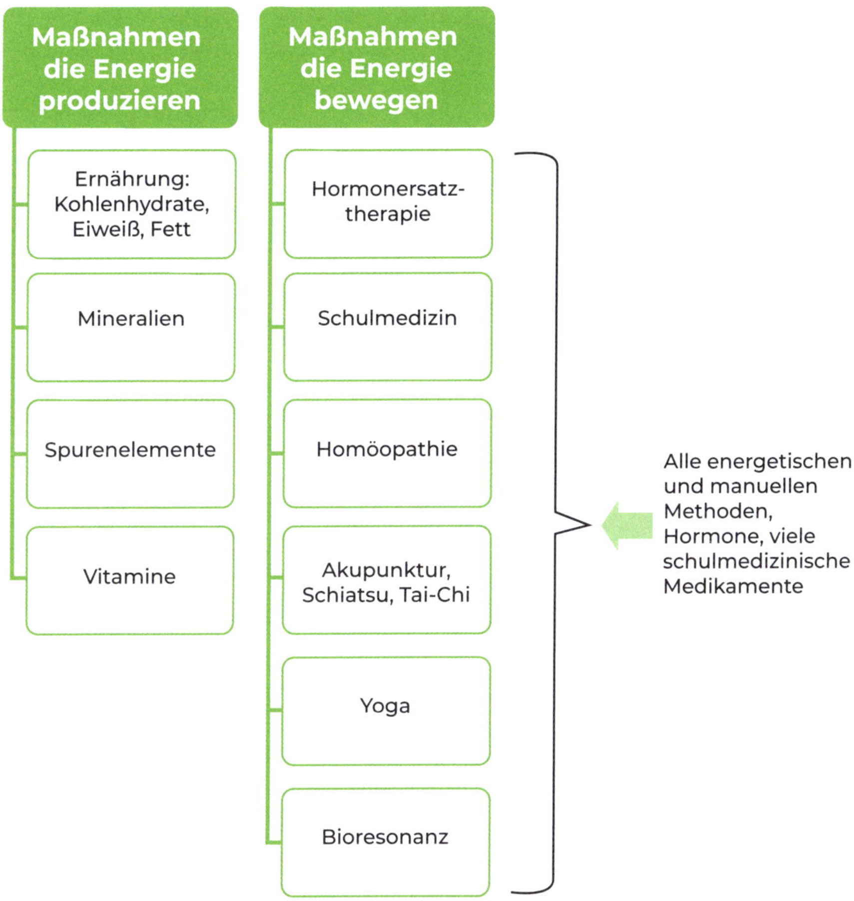

Energieproduktion / Energiebewegung

Das bedeutet nicht, dass andere, therapeutische Maßnahmen nutzlos wären. Sie kommen spätestens (wieder) zum Einsatz, wenn Energie vorhanden ist, die bewegt werden kann.

Effektive Regulation versetzt den Körper wieder in die Lage, Energie herzustellen und zu steuern. Dazu muss dem Stoffwechsel zugeführt werden, was ihm fehlt, und ausgeleitet werden, was im Überfluss vorhanden oder giftig ist.

Konsequenzen für Sie:

- Kinder haben oft mehr Zellenergie zur Verfügung als Erwachsene. Daher reagieren sie in der Regel besser auf naturheilkundliche oder energetische Maßnahmen.
- Die Wahrscheinlichkeit, dass Sie als Erwachsener eine optimale Zellenergieproduktion haben, tendiert gegen null (ich habe jedenfalls in meiner Praxis noch keinen solchen Fall erlebt). Die Therapie Ihres Hormonsystems würde demnach mit der Balance Ihres Stoffwechsels beginnen. Diese umfasst die Ausleitung von Schwermetallen, die Einnahme von Nährstoffen und eine ausreichende Aufnahme von Eiweißen, Kohlenhydraten und Fetten.

Mobilisierung von Energieblockaden

Kurz gesagt:
Sie haben einen Kuchen gebacken und 20 Gäste eingeladen, unter denen das Gebäck gleichmäßig aufgeteilt werden soll. Sie brauchen also etwas Equipment, damit keiner der Gäste – und nicht zuletzt Sie – leer ausgeht oder weniger bekommt als die anderen. Außerdem fehlen noch Kuchengabeln, Teller und Servietten. Auch der Körper braucht passende Werkzeuge, um seine Energie zu verteilen.

Die Mobilisierung von Energieblockaden ist ebenso wichtig wie die Energieerzeugung, sollte jedoch nur in Kombination mit therapeutischen Maßnahmen zur Energieerzeugung geschehen.

Energieblockaden liegen dann vor, wenn zwar alles zur Energieherstellung Nötige vorhanden ist, aber der Körper sie dennoch nicht produziert. Es handelt sich hierbei nicht um ein Problem der Mitochondrien, sondern um Missstände, die außerhalb dessen herrschen.

Energieblockaden können im Körper in zweierlei Hinsicht entstehen, zum einen auf der Zellebene und zum anderen bei der Verteilung der Energie. Ein Beispiel: Ein Mensch möchte abnehmen. Trotz ausgewogener Ernährung und selbst einer optimalen Nährstoffversorgung gelingt es ihm nicht. Es ist möglich, dass psychische Glaubenssätze à la »Ich habe es nicht verdient, schlank zu sein.« seine Energieproduktion blockieren. Das Immunsystem sorgt dann unter Umständen für eine vermehrte Ausschüttung von Kortisol, indem es auf intolerante Nahrungsmittel reagiert. Das Abnehmen gelingt erst durch eine zusätzliche Psychotherapie, eine Maßnahme, die Energie bewegt.

Das Konzept der Energieblockade als solches ist schulmedizinisch so explizit nicht anerkannt, wobei man natürlich auch in der Schulmedizin weiß, wo die Energie herkommt. Geschieht das aus irgendeinem Grund nicht, hat man dem Wortsinn nach aber eigentlich eine Blockade. In der Naturheilkunde ist das Konzept blockierter Energie allerdings allgegenwärtig.

Für die Therapie von Energieblockaden kommen zahlreiche Maßnahmen infrage, die den Körper dabei unterstützen, die Energie in die richtige Richtung zu bringen. Je nach Ansatz wird sich mit bestimmten Körpersymptomen oder -regionen näher beschäftigt. Das Angebot reicht von manueller Therapien wie Massage oder Osteopathie bis zu energetischen Therapien wie Bioresonanz, Homöopathie und Akkupunktur sowie psychotherapeutischen Maßnahmen. Was man unternimmt, hängt von der spezifischen Symptomatik und den Vorlieben des Patienten ab.

Idealerweise geht man bei der Therapie der Blockaden in einer festgelegten Reihenfolge vor. Es sollten zuerst Systeme behandelt werden, die für das Überleben des Körpers am wichtigsten sind. Schließlich hat die Energiekonservierung ursprünglich aufgrund einer lebensbedrohlichen Situation angefangen.

Dadurch ergibt sich behandlungstechnisch folgende Reihenfolge:

1. Entfernung von Arzneikrankheiten.
2. Mobilisierung von Blockaden der Zellenergie.
3. Mobilisierung von Blockaden des Nervensystems, weil das Nervensystem der Aufseher aller körperlichen Funktionen ist.
4. Mobilisierung von Blockaden im Hormonsystem.
5. Mobilisierung von Blockaden im Immunsystem.
6. Mobilisierung aller anderen Blockaden.

Es hat sich im Laufe der Zeit und bei der Entwicklung der hier vorgestellten Methode herausgestellt, dass die sogenannte Arzneikrankheit eine sehr ausgeprägte Therapieblockade darstellen kann. Arzneikrankheiten definieren sich hier als »hausgemachte« oder durch Medikamente induzierte Regelstörungen, die fast jeder Patient aufweist. Hormone, Drogen, Chemikalien, Antidepressiva, Antibiotika und auch manchmal Impfungen u. a. hinterlassen meiner Auffassung nach ihre subtilen Spuren im menschlichen System. Dies gilt oft auch für kurzzeitige oder lang zurückliegende Einnahmen. Möglicherweise wirken diese Substanzen nachhaltig auf epigenetische Regelsysteme ein. Mit anderen Worten: Es wird im Körper ein Schalter umgelegt, der nicht automatisch wieder zurückschnappt, nur weil ein Medikament ausgesetzt wird. Aus naturheilkundlicher Sicht besteht die Möglichkeit, diese Blockaden mittels Ausleitung zu entfernen. In den letzten Jahren hat sich dieses Thema in der Praxis als dermaßen zentral herausgestellt, dass sich eine Behandlung ohne die Ausleitung der Arzneikrankheit als wenig sinnvoll gezeigt hat. Zu unberechenbar, langwierig oder schwierig gestaltet sich ansonsten oft der weitere Behandlungsverlauf.

Konsequenzen für Sie:

- Die meisten Menschen benötigen Unterstützung, sowohl um ihre Zellenergie wiederherzustellen als auch, um sie zu mobilisieren.
- Maßnahmen, die Energie nur zu mobilisieren, wirken oft nicht wie erhofft, solange die Zellenergie nicht wiederhergestellt ist.

Wichtige Aspekte der regulativen Therapie

Da die regulative Therapie für viele Patienten einen Paradigmenwechsel darstellt, soll im Folgenden auf wichtige Aspekte dieser Therapie eingegangen werden. Der Umgang mit Symptomen, scheinbaren Verschlechterungen und Therapieblockaden unterscheidet sich unter Umständen deutlich von dem, was viele Patienten von konventionellen Therapien kennen, selbst Therapien beim Heilpraktiker. Viele Patienten und selbst Therapeuten brechen gut laufende Therapien ab, weil sie die Reaktionen ihrer Körper nicht verstehen.

Behandlungsbedürftige Störungen von Stoffwechsel und Hormonen

Kurz gesagt:
Nehmen Sie ein neues Gummiband, und ziehen Sie es maximal auseinander. Vorausgesetzt es handelt sich um ein qualitativ durchschnittliches Gummi, wird es sich wieder zusammenziehen, sobald sie loslassen und so aussehen wie zuvor. Von nun an ziehen Sie es täglich 100-mal lang. Irgendwann wird es ausleiern. Wenn Sie weiter ziehen, wird es irgendwann brüchig und reißt.

Nebennieren haben die Aufgabe, gelegentliche Stresssituationen des Alltags zu kompensieren. Wird der Stress übermächtig, ist die Nebenniere irgendwann überfordert. Und auch das übrige Hormonsystem entgleist als Folge der Nebennierenerschöpfung.

Nicht alle Störungen von Stoffwechsel und Hormonen müssen behandelt werden.

Das Ziel der regulativen Therapie ist, dass der Körper wieder lernt, sich selbst zu helfen. Deswegen sollte in den Stoffwechsel nur dann eingegriffen werden, wenn der Körper sich nicht mehr selbst regulieren kann. Selbstheilung ist ein Prinzip des funktionierenden Stoffwechsels (Abb. Seite 23).

Im Lebensmodus befinden sich die Hormone in einer gewissen Balance. Kurzfristige Veränderungen der hormonellen Verhältnisse sind im Laufe des Tages völlig normal. Hormone werden von Natur aus in Zyklen ausgeschüttet.

Beinahe jeder Mensch gerät ein paar Mal am Tag in den akuten Überlebensmodus, wenn das Adaptationssyndrom ausgelöst wird. Das kann passieren, weil man auf der Autobahn eine Vollbremsung machen muss, Hunger hat, eine Mahlzeit hat ausfallen lassen oder weil man jemandem begegnet, in den man verliebt ist. (Bitte denken Sie daran: Auch schöner Stress ist Stress.) Die Frage ist, ob man nach dem Adaptationssyndrom im Überlebensmodus bleibt oder von allein in den Lebensmodus zurückkehren kann.

Alles im grünen Bereich: nichtbehandlungsbedürftige hormonelle Verschiebungen

Akute hormonelle Störungen sind ein physiologischer Vorgang und nicht behandlungsbedürftig.

Hormonelle Balance ist gegeben, wenn der Körper im Lebensmodus verweilt und nur **kurzfristig** in den Überlebensmodus springt. Für einen kurzen Stopp im Überlebensmodus hat der Körper genügend Ressourcen (Energie, Nährstoffe) übrig, um allein wieder in den Lebensmodus umschalten zu können. Hier geht das Adaptationssyndrom nicht über die Alarmstufe hinaus, weil sich der Körper danach wieder erholt. Es kommt nicht zu pathophysiologischen Veränderungen.

Typische Situationen für kurzfristige Ausflüge in den Überlebensmodus:

- Hunger oder Durst
- Zeitnot: Man möchte einen Termin einhalten, steht im Stau und weiß, dass man zu spät kommt
- Jegliche Form von Infektion, z. B. Erkältung oder Grippe
- Schlafmangel

Die genannten Situationen sind meist schnell wieder vorbei, indem gegessen, getrunken, geschlafen und der Termin erreicht wird. Auch von einer Grippe kann man sich unter günstigen Umständen vollkommen erholen. Der kurzfristige Überlebensmodus ist nicht behandlungsbedürftig, da die Selbstregulation funktioniert.

Stufe Gelb: hormonelle Verschiebungen, die besonderer Aufmerksamkeit bedürfen

Nährstoffmängel und zu wenig Erholung führen zu chronischen hormonellen Störungen.

Vor länger andauerndem Stress sollte grundsätzlich jeder auf der Hut sein. Misslich ist es, unter Stress zu stehen, aber sich energiegeladen und motiviert zu fühlen, obwohl der Körper erschöpft ist. Ein gutes Beispiel hierfür sind hyperaktive Kinder. Aktivität wird in diesen Fällen oft mit Energie verwechselt. Die Kinder haben aber nicht zu viel, sondern zu wenig Energie auf der Zellebene. Daher reagieren sie manchmal paradox auf Ritalin (ein Mittel, das bei Hyperaktivität häufig verordnet wird). Ritalin ist ein Aufputscher, kein Beruhigungsmittel.[344] Und dennoch werden die quirligen Kinder dadurch ruhiger. Der Grund dafür ist, dass das Ritalin die Nebennieren förmlich ausquetscht. Durch die Einnahme des Medikaments bleibt der Blutzucker stabil. Dieser Umstand in Kombination mit den Stresshormonen lässt die Kinder nicht mehr überreizt auf ihre Umwelt reagieren. Die mittelfristige Konsequenz ist eine voranschreitende Erschöpfung der Energie auf der Zellebene. Viele ehemals hyperaktive Kinder sind als Erwachsene eher phlegmatisch als besonders aktiv.

Wer sich auf »Stufe Gelb« der Entgleisung befindet, greift meist regelmäßig zu Stimulanzien wie Alkohol, Kaffee, Marihuana und anderen Drogen sowie Zigaretten oder Süßigkeiten. Übrigens können auch Arbeit und Sport zum Aufputschen dienen.

Situationen, die zur Entgleisung des Stoffwechsels führen und »Stufe Gelb« auslösen könnten:

- Ein stressiges Jobprojekt, das mehr Druck als sonst ausübt und durch Überstunden für weniger Freizeit sorgt
- Lange andauernde Prüfungs- oder Lernphasen
- Eine starke Grippe
- Eine Operation
- Eine Diät (insbesondere Kohlenhydratverzicht) oder eine Fastenkur
- Lang anhaltender Kummer wie Liebeskummer oder Trauer
- Extreme sportliche Betätigung wie Vorbereitung und Teilnahme an einem Marathon

Es ist möglich, sich von »Stufe Gelb« ohne medizinische Intervention so zu erholen, dass der Körper selbst wieder ins Lebensprinzip wechselt. Allerdings bedarf dieses einer besonderen Pflege, in Form von mehr Ruhe als gewöhnlich und Ressourcen-Management durch ergänzende und ausgewogene Ernährung. Es kommt auch darauf an, wie oft im Leben solche intensiven Stresszeiten bereits durchlebt wurden und wie groß die Vitalität des jeweiligen Menschen ist. Hier entscheidet sich, ob das Adaptationssyndrom von der Alarmstufe in das Resistenzstadium übergeht. Wer »Stufe Gelb« nicht wieder gen »Stufe Grün« verlässt, findet sich auf »Stufe Rot« wieder.

Stufe Rot: behandlungsbedürftige hormonelle Störungen

Chronische hormonelle Störungen können nicht mehr nur durch Ernährung und Ruhe behandelt werden.

Spätestens auf »Stufe Rot« sind die Selbstheilungskräfte so weit überfordert, dass das System nicht mehr von allein in den Lebensmodus zurückkehren kann. Dem Körper fehlen Energie, Ressourcen oder beides. Der Stoffwechsel ist entweder verlangsamt oder zu schnell.

Hier ist eine therapeutische Intervention meist unausweichlich (siehe nachfolgend Abbildung).

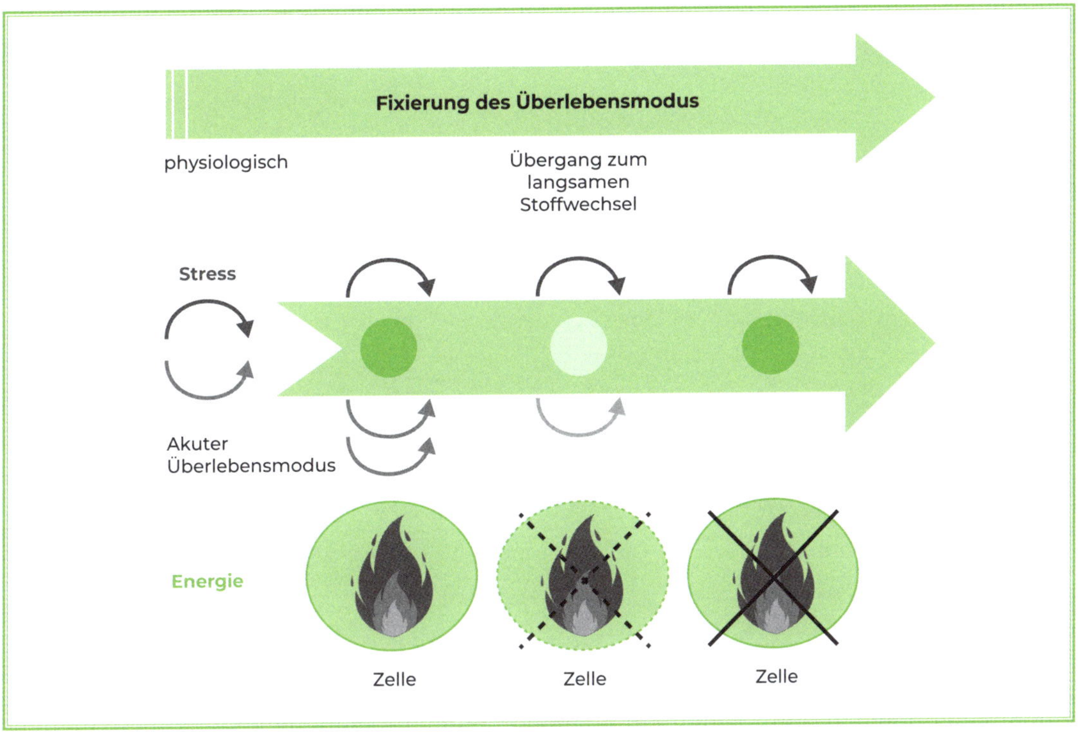

Schneller und langsamer Stoffwechsel – behandlungsbedürftig

Länger anhaltende Stresssituationen können folgende Konsequenzen nach sich ziehen:

- Das stressige Jobprojekt führt zu Schlafproblemen und Leistungsabfall, in einigen Fällen zum Burn-out.
- Lern- und Prüfungsfähigkeit leiden, da Konzentration, Motivation und körperliche Kraft beeinträchtigt sind.

- Grippe oder Operationen führen zu chronischer Erschöpfung oder erhöhter Infekt-Anfälligkeit.
- Diäten und Fastenkuren reduzieren dauerhaft den Energieumsatz, da der Körper immer weniger mit Kohlenhydraten umgehen kann und vermehrt Fett ansetzt (Jo-Jo-Effekt).
- Extremsport führt zu häufigen Verletzungen, Infekt-Anfälligkeit und Erschöpfung. Solange die Nebennieren noch einigermaßen leistungsfähig sind, fühlen sich Betroffene beim oder nach dem Sport noch energiegeladen.
- Langer Kummer wie Liebeskummer oder Trauer führen zu Leistungsabfall, sozialem Rückzug und Motivationsverlust.

Das Adaptationssyndrom bleibt anfänglich in der Stufe Adaptation und geht später in Erschöpfung über.

Checkliste: Haben Sie einen behandlungsbedürftigen Stoffwechsel und/ oder eine behandlungsbedürftige hormonelle Dysfunktion?

Sie sollten an eine Behandlung Ihrer Hormone denken, wenn

- Sie sich auf »Stufe Gelb« oder »Stufe Rot« des Stressstoffwechsels befinden.
- Sie diffuse Symptome haben, die sich unter den typischen Anzeichen einer hormonellen Dysbalance einordnen lassen (siehe oben: *Typische Zeichen und Symptome einer gestörten hormonellen Balance*).
- Sie Symptomenbilder haben, die auf hormonelle Störungen zurückzuführen sind, wie prämenstruelle Beschwerden etc.
- Sie einen Mangel an Vitalität verzeichnen (wenig Energie, Überforderung im Alltag, Schwierigkeiten, die Vergangenheit loszulassen/zu verarbeiten, Probleme mit Entgiftung und Nährstoffaufnahme).
- Sie Probleme mit dem Immunsystem haben.

Auch die folgenden Aspekte können Hinweise auf ein behandlungsbedürftiges Hormonsystem sein, vorausgesetzt mindestens eines der bereits genannten Symptome ist vorhanden:

- Wenn Sie in Ihrer Psychotherapie nicht wirklich Fortschritte machen.
- Wenn Sie feststellen, dass Sie ein unreifes Nervensystem haben (die Folge ist früher oder später der chronische Stressstoffwechsel).
- Wenn Sie Traumata haben (die Folge ist früher oder später der chronische Stressstoffwechsel).

Konsequenzen für Sie:

- Überprüfen Sie, ob sich Ihre Beschwerden durch Schlaf, Erholung und Essen bessern. Wenn nicht, sollten Sie weiterhin mehr schlafen, sich erholen und ausreichend sowie ausgewogen essen. Wahrscheinlich werden Sie zusätzlich Co-Faktoren der Energieproduktion und möglicherweise eine andere Ernährung benötigen, um wieder in die Homöostase und hormonelle Balance zu kommen.

Ganzheitliche Behandlungen

Kurz gesagt:
Wenn Sie ein altes Auto auf Vordermann bringen wollen, bringt es nicht viel, wenn Sie nur die Reifen wechseln. Sie müssen sich auch um den Rest kümmern. Das Gleiche gilt für die Instandsetzung des Körpers.

Ganzheitlichkeit bedeutet, dass Körper, Geist und Seele gleichzeitig behandelt werden.

Zusammenfassend lässt sich sagen, dass die Behandlung hormoneller Störungen in Form eines ganzheitlichen Behandlungsansatzes erfolgen muss. Denn Stress kann von überall herkommen.

Chronische hormonelle Störungen haben nie nur eine einzige Ursache. Dementsprechend wird sich Gesundheit erst einstellen, wenn *alle* Ursachen, die die Selbstheilungskräfte beeinträchtigen, beseitigt sind.

Das Hormonsystem besteht nicht aus isoliert arbeitenden Drüsen. Vielmehr handelt es sich um ein Zusammenspiel verschiedener Hormondrüsen im Wechselspiel mit dem Gehirn, das sich seinerseits in zwei Aspekte unterteilt: die Hypophyse und den Hypothalamus. Vereinfacht ausgedrückt, kann eine hormonelle Therapie kaum erfolgreich sein, solange das Zusammenspiel von Schilddrüse, Nebennieren und Geschlechtshormonen keine Beachtung findet. Da das Hormonsystem in den Stoffwechsel eingebunden ist, müssen auch andere Organe (z. B. Leber oder Niere) und Systeme (Lymph- oder Nervensystem) behandelt werden. Die meisten herkömmlichen Behandlungsmethoden sind nichtganzheitlich und schaffen es daher nicht, das Hormonsystem wieder in Balance zu bringen.

Das Potenzial ganzheitlicher Behandlungen besteht in der Möglichkeit, wirklich zu regulieren und nicht nur Symptome zu managen. Die Herausforderung für den Patienten liegt oft aber darin, dass die Therapien anders verlaufen als gewöhnlich und bekannt. Der Patient muss die komplette Verantwortung für sein Leben und seine Entscheidungen übernehmen. Die involvierten Ärzte, Psychologen oder Heilpraktiker sprechen Empfehlungen aus und geben Hilfestellungen, aber MACHEN muss der Patient selbst – und das bis an sein Lebensende. Denn die Kommunikation mit der Umwelt, sich selbst und seinen Lebensumständen geht weiter, solange man lebt. Und darauf wird die Nebenniere immer reagieren. Der Patient muss daher weise entscheiden, wessen er sich aussetzt und wessen nicht. Die Frage ist, ob der Dialog (im Inneren des Körpers durch die Hormone oder im Außen mit der Umwelt) reaktiv oder aktiv gestaltet wird: Lebe ich oder lasse ich mich leben? Wer leben möchte, muss sich auf die Suche nach allen Gründen und Ursachen machen, die ihn vom Leben abhalten könnten – von Eiweißmangel über Kindheitstrauma oder schlechte Körperhaltung bis zum unausgereiften Reflexsystem.

Gesundheit ist meiner Auffassung nach nicht mehr als das, aber auch nicht weniger. Gesundheit ist vor allem nichts, was vom Himmel in den Schoß fällt. Kein Arzt oder Heilpraktiker wird eine Wunderpille verschreiben können. Es ist erstaunlich, wie viele Patienten aber genau das erwarten: Sie wollen gesund sein oder werden, ohne dafür ihr Leben zu ändern. Im Grunde suchen sie in der Therapie eine Legitimation für ihre Lebensweise oder gar einen Kniff, der ihnen erlaubt, weiterzumachen wie zuvor, aber ohne die Konsequenzen dafür tragen zu müssen. Als Grundsatz gilt: Je kranker der Mensch, desto mehr Maßnahmen müssen ergriffen werden, da in der Regel viele Stressoren am Werk sind oder ein sehr massiver Stressor (und die meisten Menschen sind kranker als sie denken). Wenn sie nicht bereit ist, diese letztendlich einfache Regel zu befolgen, werden sie auf ihren Symptomen sitzen bleiben. Da hilft auch Wünschen und Hoffen nichts. Mit anderen Worten: Ursachenforschung und -behebung auf körperlicher, seelischer und mentaler Ebene sind das A und O jeder ganzheitlichen Behandlung.

Diese Herangehensweise fordert auch die Behandelnden heraus. Sie müssen sich mindestens Grundkenntnisse zahlreicher Fachgebiete aneignen. Da ein Mensch allein nicht alles können oder wissen kann, ist es sinnvoll und zielführend, wenn alle Behandelnden bei der ganzheitlichen Behandlung von Stoffwechsel und Hormonen zusammenarbeiten und sich ggf. in ihren Kompetenzen ergänzen.

Ganzheitlichkeit heißt auch, dass die Weisheit individueller Körpersysteme erkannt und berücksichtigt werden sollte. Es ist wichtig zu verstehen, warum das System des Patienten die Symptomensprache gewählt hat, die es spricht – und keine andere.

Die lineare Abfolge eines Krankheitsgeschehens ergibt meistens einen Sinn. Innerhalb der Naturheilkunde ist es daher üblich, den Fall des Patienten von hinten aufzurollen. Zu Beginn wird die aktuelle Problematik therapiert und deren Ursache behoben. In der Regel zeigen sich danach alte Symptome, die mit ebenso alten Ursachen zusammenhängen. Nicht selten führt die Therapie auf diese Weise zu Dysfunktionen, die während der Geburt und/oder bereits im Mutterleib entstanden sind.

Konsequenzen für Sie:

- Erkrankungen treten aus Sicht der Naturheilkunde nicht willkürlich auf, auch wenn es mitunter den Anschein hat.
- Übernehmen Sie die Verantwortung für Ihre Gesundheit und Ihr Leben. Machen Sie sich nicht zum Opfer, selbst wenn Ihnen einmal etwas Schlimmes passiert ist oder Sie Unrecht erlitten haben. Selbstmitleid ist zwar verständlich, hilft beim Gesunden aber nicht.

- Stehen Sie zu Ihren Entscheidungen, selbst solchen, die sich im Nachhinein als schlecht herausgestellt haben – sorgen Sie dafür, Ihr Leben wieder in die richtige Richtung zu bringen.
- Fragen Sie sich, worin die Ursachen Ihrer Störungen bestehen könnten.
- Nachhaltige Ergebnisse in Ihrer Behandlung sind nur durch die Veränderung Ihrer Lebensumstände zu erzielen. Das gilt selbst dann, wenn Sie naturheilkundliche Präparate zur Unterstützung bekommen. Diese machen Ihnen nur die Tür auf, hindurchgehen müssen Sie schon selbst.
- Machen Sie sich darauf gefasst, während der Therapie für die hormonelle Balance ggf. weitere Untersuchungen durchführen lassen zu müssen, die scheinbar nichts mit dem Hormonsystem zu tun haben (Immunsystem, Nervensystem, Haltungsapparat etc.).
- Manch ein hormonelles Problem hat seine Ursache in einer anderen Hormondrüse als der, in der es sich äußerte. Fixieren Sie sich also nicht auf »Ihre« Schilddrüsenunterfunktion, Histaminintoleranz etc.
- Eine effektive hormonelle Therapie sorgt in erster Instanz dafür, dass Ihre Organe die Verwertung und Ausscheidung von Nährstoffen gut bewältigen können.
- Erwarten Sie keine Instantlösungen.
- Überlegen Sie sich sehr genau, was für Sie Lebensqualität bedeutet: Zigaretten und Alkohol und die regelmäßige Sahnetorte oder echte, lang anhaltende Gesundheit und ein gutes Altern. Wenn Sie auf Dinge nicht verzichten können, die Ihnen schaden, fragen Sie sich doch einmal, warum das so ist. Ich verrate Ihnen eins: Der Genuss ist es nicht.
- Lassen Sie Körper, Geist und Seele parallel behandeln.

MEINE ERFAHRUNG AUS DER PRAXIS:

Sehr häufig klagen Patienten über eine Vielzahl an Symptomen, die scheinbar nichts miteinander zu tun haben. So hat beispielsweise eine Schilddrüsenunterfunktion als Folge der Antibabypillen-Einnahme eine Kausalität, die weitestgehend unbekannt ist. Viele kosmetische Probleme wie Krampfadern und Besenreiser haben einen hormonellen Ursprung. Demineralisierung, Verkalkungen und Figurprobleme sind ebenfalls oft auf eine gemeinsame Ursache zurückzuführen: mangelnde Zellenergie mit nachfolgender Entgleisung des Hormonsystems. Auch Traumata spielen eine Rolle bei der Entstehung von Hormonproblemen, da die Psyche großen Aufwand betreiben muss, das Gesamtsystem um das Trauma herum zu stabilisieren (durch Verdrängung). Viele Patienten verstehen nicht so recht, warum sie sich mit ihrer Psyche beschäftigen sollen, wenn sie ein körperliches Problem haben. Sie wollen sich erst einmal um ihre körperlichen Beschwerden kümmern, bis es ihnen besser geht. Erst dann wollen sie sich eventuell der Psyche widmen. Dabei können psychische Maßnahmen auch auf die Art einwirken, wie Gene ausgelesen werden (Epigenetik). Es wäre also klug und effektiv, körperliche Beschwerden durch psychotherapeutische Maßnahmen mitzubehandeln. Manche Patienten wurden bislang als Psychosomatiker abgetan und befürchten, mit ihren körperlichen Beschwerden nicht ernst genommen zu werden. Doch davon kann keine Rede sein. Mir begegneten bisher wenig umgekehrte Fälle: Patienten, die denken, alles »energetisch« oder über ihre Gefühle behandeln zu können. Diese wenden sich in der Regel wohl eher an den Heiler ihres Vertrauens, als ihre Ernährung umzustellen oder Nahrungsergänzung zu nehmen. Fazit ist, dass nach meiner Erfahrung Körper und Psyche gleichberechtigt behandelt werden müssen.

Retracing und Heilreaktionen: den Fall von hinten aufrollen

Kurz gesagt:
Vom Häuten einer Zwiebel: Sie entfernen die äußere Haut und sehen die nächste Schicht der Zwiebel. So geht es weiter bis zum letzten dünnen Häutchen. So wird in der Naturheilkunde behandelt, wobei jede Schicht neue Symptome und veränderte Behandlungsbedingungen zutage fördern kann. Beim Abarbeiten der Schichten findet Reintegration statt, bis schließlich das System wieder rundläuft.

In der ganzheitlich-naturheilkundlichen Therapie werden vergangene Symptome und Erkrankungen sowie deren Ursachen behandelt, wodurch es zu Erstverschlimmerungen und Wiederauftreten alter Symptome kommen kann.

Sobald die Energieproduktion und -verteilung des Körpers wieder funktioniert, kann Selbstregulation einsetzen. Der Körper wird abgespaltene Prozesse reintegrieren (siehe auch Abb. Seite 22 und 23).

Abspaltungen entstehen, weil der Körper sich durch das, was er abgespalten hat, existenziell bedroht fühlte. Zum Zeitpunkt der Abspaltung hat ein Körper eine zu geringe Vitalität, um den jeweiligen Stressor zu bewältigen. Während eines (Re-)Integrationsprozesses zeigt sich das, was abgespalten war, noch einmal, bevor es vollkommen reintegriert oder ausgeschieden bzw. losgelassen wird (Abb. Seite 31 und 33).

In der Therapie von Stoffwechsel und Hormonen geht es auf körperlicher Ebene hauptsächlich um die Reintegration bzw. Mobilisierung und Ausscheidung von Schwermetallen und Toxinen, auf psychischer Ebene um Reintegration von Traumata. In einigen Fällen kommt es durch die Wiederherstellung der Zellenergie zu weiteren Symptomen. Diese treten oft als Problem bei der Energieverteilung auf (siehe Abbildung auf Seite 280).

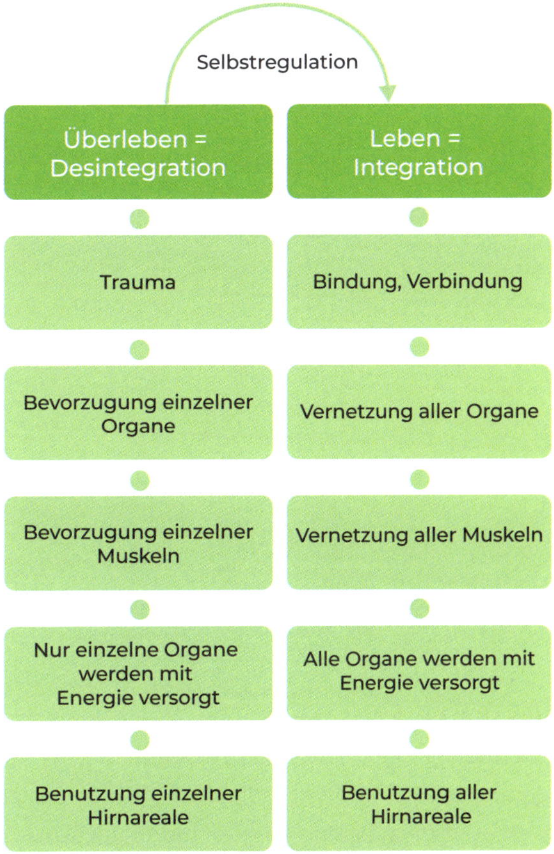
Selbstregulation
Überleben = Desintegration
Leben = Integration
Trauma
Bindung, Verbindung
Bevorzugung einzelner Organe
Vernetzung aller Organe
Bevorzugung einzelner Muskeln
Vernetzung aller Muskeln
Nur einzelne Organe werden mit Energie versorgt
Alle Organe werden mit Energie versorgt
Benutzung einzelner Hirnareale
Benutzung aller Hirnareale

Selbstregulation macht Desintegration rückgängig

Viele der beschriebenen Probleme regulieren sich von allein wieder, andere müssen behandelt werden. Wichtig zu wissen: Das Auftreten dieser Probleme heißt nicht, dass die Therapie in die falsche Richtung geht. In nicht seltenen Fällen erfolgt hier ein Therapieabbruch, entweder weil die Behandler verunsichert sind oder weil die Patienten keine Lust haben, vorübergehende unangenehme Symptome auszuhalten und als Zwischenschritt auf dem Weg zur Verbesserung ihres Zustandes zu betrachten. Das gilt insbesondere, wenn das Optische betroffen ist: Gewichtsprobleme und Hauterscheinungen. Doch Regulationsprozesse lassen sich nicht steuern. Der Körper hat hier seine eigene Intelligenz, und die folgt selten den Vorstellungen von Behandlern und Patienten. Wichtig zu wissen ist, dass eine Besserung des Zustandes oft nicht geschehen kann, wenn in die Regulationsprozesse unterdrückend eingegriffen wird, z. B. indem ein Ausschlag mit Kortison behandelt oder doch eine Low-Carb-Diät gemacht wird.

Insbesondere der Rückgang von Adrenalin kann zu unangenehmen Symptomen führen. Adrenalin ist das Hormon, das als Erstes kommt und als Letztes geht. Viele Patienten haben am Anfang ihrer Behandlung nicht genug Kortisol, um ihren Alltag zu bewältigen. In den letzten Stadien der Nebennierenerschöpfung tritt daher Adrenalin verstärkt auf den Plan. Damit der Körper zunächst wieder mehr Kortisol herstellen und es anschließend zur Regulierung der Schilddrüsenfunktion kommen kann, muss Adrenalin zuerst gesenkt werden. Idealerweise sollte sich die Schilddrüsenfunktion in dem Maße erholen, wie das Adrenalin gesenkt wird, doch diese Synchronizität gelingt nicht immer. Folgende Symptome können dadurch auftreten: Gewichtszunahme (Adrenalin und Schilddrüsenhormone heben den Grundumsatz), Histaminprobleme (Adrenalin ist ein Gegenspieler des Histamins), psychische Probleme wie Kummer und Depres-

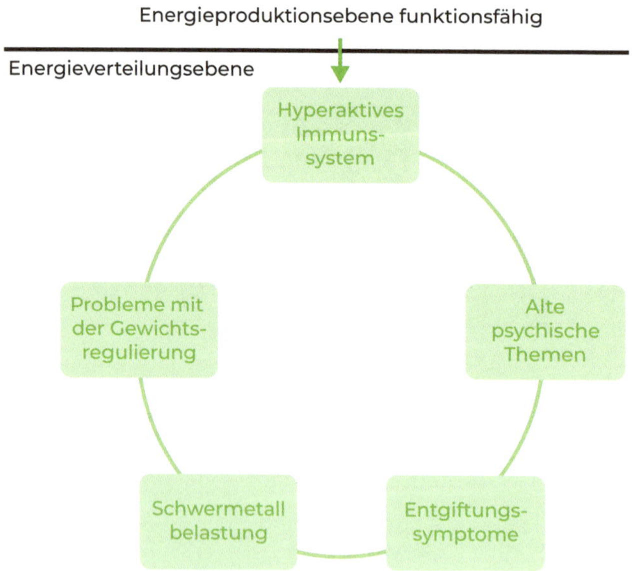

Typische Energieblockaden

sion (viele Menschen reizen ihre Nebennieren unbewusst aus, um nichts zu fühlen), Motivationsprobleme, Müdigkeit. Die auftretende Müdigkeit ist das Fühlen des Status quo, nämlich des vorherrschenden Energiemangels. Traurigkeit und Co. sollten jetzt psychotherapeutisch bearbeitet und nicht auf die (scheinbar schlecht laufende) Therapie geschoben werden. In wenigen Fällen wirkt Adrenalin am Anfang der Therapie auch verstärkt, wodurch es zu Unruhe und einer ungewollten Gewichtsabnahme u. a. kommen kann. Dies ist in der Regel der Fall, wenn Traumata reaktiviert werden. Psychotherapeutische Interventionen bringen dann Erleichterung und sind oft der einzige Weg, um über diese Anfangshürde zu gelangen. Schließlich ist dieser Zustand der total erschöpften Nebennieren für den Menschen eigentlich nicht vorgesehen. Hier handelt es sich um ein System, dessen Warnsignale schon viele Jahre übersehen worden sind. Dem Körper scheint es nicht mehr möglich zu sein, aus diesem Extremzustand mit glimpflichen Übergängen wieder in die Balance zu kommen. Während die meisten Menschen im Laufe der Therapie, auch ohne zu hungern, ein paar Kilos verlieren, kommt es in ca. zehn Prozent der Fälle zu einer ungewollten Gewichtszunahme und in ca. zwei Prozent der Fälle zu einer ungewollten Gewichtsabnahme. Bei wirklich fettleibigen Menschen müssen in der Regel weitere Maßnahmen wie psychotherapeutische Behandlungen erfolgen, damit sich das Gewicht dauerhaft senkt. Die Regulierung ist hier unter anderem gestört, weil Fettzellen viel Östrogen herstellen, was den Grundumsatz senkt und Fettdepots nicht schmelzen lässt. Auch Arzneikrankheiten spielen hier erfahrungsgemäß oft eine wesentliche Rolle.

Die Erfahrung zeigt ebenfalls, dass Abspaltungen in einer bestimmten Reihenfolge reintegriert werden: Der Körper fängt mit den jüngsten an und arbeitet sich chronologisch rückwärts durch die übrigen Abspaltungen hindurch. Diesen Prozess nennt man *Retracing* (Abb. Seite 34).

Beim Retracing treten oft Symptome auf, die der Patient früher schon einmal hatte, die aber vielleicht Monate bis Jahre nicht mehr aufgetreten sind. Das Retracing ist nicht unbedingt angenehm. Vorrübergehend können die Ausscheidungsorgane durch Entgiftungen belastet werden, was sich oft in Unwohlsein, erhöhtem Schlafbedürfnis, Kopfschmerzen, Durchfällen, Hautproblemen und auch psychischen Einbrüchen äußert. Klassisch ist auch das Durchleben eines

Infektes. Da diese Symptome nicht bedeuten, dass die Therapie nicht anschlägt, sondern – im Gegenteil – dass der Körper heilt, wird das Ganze als Heilungskrise bezeichnet.

Gründe für Heilreaktionen während der Hormontherapie:

- Bei der Reduktion eines Hormons werden zwar zahlreiche Rezeptoren zerstört, aber die übrig gebliebenen reagieren dafür empfindlicher. Reduziert sich das Hormon langsamer, als dass die Empfindlichkeit der Rezeptoren steigt, verstärkt sich die Wirkung des Hormones vorübergehend.
- Die Zunahme an Vitalität macht Körper, Nervensystem, Immunsystem und Emotionen reaktiver. Nahrungsergänzung und insbesondere Hormone, die im Schilddrüsenstoffwechsel überwiegen (Schilddrüsenhormone, Progesteron) steigern die Vitalität, wodurch auch die Empfindlichkeit für andere Hormone wächst. Immun- und Nervensystem reagieren eventuell stärker als vorher, Erkrankungen fallen heftiger aus. Insbesondere das Adrenalin wird von vielen Patienten vorübergehend als unangenehm wahrgenommen.
- Durch die zugenommene Vitalität wird der Körper anfangen, zu entgiften. Das kann die Ausscheidungsorgane unter Umständen überfordern. Es kann zu typischen Ausleitungssymptomen kommen wie Durchfall, Hautauschlägen, grippalen Infekten, Kopfschmerzen usw.
- Der Körper wird Erkrankungen nach Möglichkeit von überlebenswichtigen Organen weg, hin zu weniger relevanten verschieben. Dieses Prinzip wurde bereits im Zusammenhang mit den Wirkungsweisen des Stressstoffwechsels beschrieben. In der Naturheilkunde wird die Theorie vertreten, Heilung fände von innen nach außen statt: Zuerst genesen Organe und tiefe Gewebsschichten, danach das Bindegewebe, darauf die Schleimhäute und schließlich Haut und Haare. Demnach ist es als gutes Zeichen zu sehen, wenn Hautsymptome auftreten, während der Darm heilt. Hieraus kann geschlossen werden, dass der Körper wieder Energie für Schönheit übrig haben wird, wenn die inneren Organe bestens versorgt sind. In Notzeiten dienen vor allem Haut, Haare und Nägel dem Körper als Mineralstoff- und sogar Eiweißquellen.

FALLBEISPIEL:

Eine Patientin mittleren Alters kam mit den folgenden Beschwerden in meine Praxis: Sie war seit etwa drei Jahren erschöpft. Ebenso lange fühlte sie sich überfordert und gestresst, litt unter Konzentrations- und Sprachstörungen sowie ihrem schlechten Gedächtnis. Zwar hätte sie immer schon mal Verspannungen im Nacken, in den Schultern und im unteren Rücken gehabt, aber auch diese hatten in den letzten beiden Jahren stark zugenommen. Sie gab außerdem an, dass sie seit ca. 15 Jahren immerzu friere. Mir fiel zunächst die offensichtliche Verschlechterung in den letzten zwei bis drei Jahren auf. Sprachfindungsstörungen und das Gefühl der Überforderung sprachen für eine Beteiligung des Nervensystems in Form von persistierenden frühkindlichen Reflexen. Die Verspannungen waren Resultat einer Belastung durch Adrenalin, und Erschöpfung sowie Frieren schrieb ich einer Schilddrüsenunterfunktion zu.

Meine Annahmen wurden wenig später durch eine Stoffwechselanalyse über die Haare der Patientin bestätigt, genau wie ein Kortisolmangel.

Die Patientin war durchaus attraktiv, hatte jedoch ein geringes Selbstbewusstsein und sich deswegen schon zahlreicher kosmetischer Operationen unterzogen. Da diese nicht fachmännisch ausgeführt worden waren, litt sie an den körperlichen sowie psychischen Konsequenzen, die zu einer Traumatisierung geführt hatten. Hinzu kam, dass die Patientin kaum sozial aktiv war und nur mit Eltern und Arbeitskollegen zwischenmenschlichen Kontakt hatte. Ihre letzte Partnerschaft war Jahre her. Ihr Zustand bereitete ihr Sorgen. Sie hatte Angst, dass ihr Überfordertsein auf der Arbeit negativ auffallen würde und sie dadurch eventuell ihren Job verlieren könnte.

Die Therapie startete mit diversen Nahrungsergänzungsmitteln und der Umstellung der Ernährung. Ich riet der Patientin, ihre persistierenden frühkindlichen Reflexe mit Neuro-Physiologischer Psychologie (INPP) zu bearbeiten. Mit der Traumatherapie wollte die Patientin zunächst warten.

Ihr Körper reagierte mit heftigen allergischen Reaktionen (Heuschnupfen ähnlich), die sie nie zuvor gehabt hatte. Das sagte mir, dass die Patientin neben einem gestressten Hormon- und Nervensystem auch ein überempfindliches Immunsystem hatte, das auf die Energiesteigerung durch die anschlagende Therapie reagierte. Meine Erfahrung ließ mich vermuten, dass sich das (traumatisierte) System der Patientin mit allen Mitteln gegen den Energiezuwachs wehrte. Nach einer Reduktion des Nahrungsergänzungsmittels verschwanden die allergischen Reaktionen. Nun wäre die ideale Zeit gewesen, mit der Steuerung des Immunsystems fortzufahren, um anschließend mit der Energiesteigerung besser umgehen zu können. Arzneikrankheiten haben in diesem Fall möglicherweise auch eine Rolle gespielt, doch das Ausmaß der Wichtigkeit war mir zu diesem Zeitpunkt noch nicht bekannt. Auch INPP und eine Lösung der psychischen Blockade (das Sichwehren gegen die Energiesteigerung) wären sinnvolle Therapiemaßnahmen gewesen, aber die Patientin brach die Therapie vollständig ab. Sie ist ein Beispiel für komplizierte Fälle, für die es weder eine schnelle noch eine einfache Lösung gibt. Es braucht die richtige Einstellung, die Bereitschaft, für Nahrungsergänzung und gesunde Ernährung nicht nur Geld zu investieren, sowie viel Geduld, um sich Schritt für Schritt der hormonellen Balance zu nähern.

Heilungskrisen und Retracing können nicht ganz vermieden werden, da sie aus der Sicht der Naturheilkunde Teil einer gesunden biologischen Heilreaktion sind. Doch ein erfahrener Therapeut kann seinen Patienten zu Entlastungsmaßnahmen für die Ausscheidungsorgane raten oder anders dafür sorgen, dass die Heilungskrise milder ausfällt – allerdings macht dies natürlich die Behandlung oft umfangreicher und teurer als vorerst angenommen. Das Retracing kann schneller oder langsamer verlaufen, manchmal auch abhängig davon, wie viel Energie in Form von Co-Faktoren der Energieproduktion dem System zur Verfügung gestellt werden.

Grundsätzlich reagiert ein langsamer Stoffwechsel gemächlicher auf Therapien und produziert daher weniger heftige Symptome. Ein schneller oder schneller werdender Stoffwechsel kann sehr intensiv reagieren. Viele Patienten, die sich wieder in Richtung schnellen Stoffwechsel bewegen, bekommen nun Fieber, fühlen alte Emotionen verstärkt oder entgiften sehr plötzlich ihre Schwermetalldepots. Das ist auch der Grund, warum Energiesteigerungen im Körper nur langsam vonstattengehen sollten. Wenn man etwas aus der Versenkung (Abspaltung) holt, sollte man in der Lage sein, den zusätzlichen Stress bewältigen zu können. Denn das Abgespaltene, was bislang unter Verschluss gehalten wurde, muss jetzt verarbeitet werden. Und das erfordert Energiereserven (Abb. Seite 33). Heilung kann also nur ablaufen, wenn die Vitalität des Patienten das Abgespaltene verarbeiten kann. Schlimmstenfalls droht sonst eine erneute Abspaltung. Ungeduld ist hierbei fehl am Platz. Der Körper weiß genau, wie es geht. Das Beste, was man für einen schnellen Heilungsprozess machen kann, ist die Gesetze des Körpers zu beachten und möglichst viele Maßnahmen anzuwenden, die entweder der Entlastung oder der Vitalitätssteigerung dienen. Außerdem sollte nichts unternommen werden, was den Energielevel des Körpers zu schnell anheben könnte.

Folgendes ist zu beachten:

- Nährstoffdefizite können durch die Mehrbelastung der Heilung vergrößert werden, das bedeutet: keine Steigerung von Energie ohne Nährstoffe!
- Vorsicht bei der Einnahme von Hormonen, die dem Körper suggerieren, es wäre ausreichend Energie vorhanden, wie z. B. dem Schilddrüsenhormon T3. Bei empfindlichen Patienten gilt das auch für T4 (L-Thyroxin).
- Keine Verwendung von Nährstoffen in großen Mengen, die Energie extrem steigern können, wie Jod, Kalium und Schwefel. Bei empfindlichen Menschen (hochsensible, schlechte Entgifter) gilt das auch für andere Nährstoffe.

Heilung folgt eigenen Regeln: Nicht der Patient entscheidet, wie geheilt wird, sondern die Natur. Meistens wenden sich Patienten mit einem konkreten Anliegen an einen Therapeuten. Irgendetwas tut weh und/oder funktioniert nicht mehr, und das soll bitte behandelt werden. Therapeutische Maßnahmen, die nun in erster Instanz Energie mobilisieren, versetzen den Körper in die

Lage, seine Baustellen zu schließen – aber das sind nicht immer zuerst die, die den Menschen in die Praxis trieben. Der Körper hat eine Art eigene Heilungshierarchie. Kommt ein Patient also beispielsweise mit Kopf- und Fußschmerzen sowie Durchfall zum Heilpraktiker und möchte am dringendsten die Fußschmerzen loswerden, kann es passieren, dass seinem Körper die Kopfschmerzen wichtiger sind und diese zuerst »repariert« werden.

Aufgrund der Chronologie des Retracings, kann es außerdem passieren, dass ein Symptom genauso viel Zeit braucht, zu verschwinden, wie es brauchte, um zu entstehen. Entstehen heißt hier nicht der Zeitpunkt, an dem das Symptom vom Patienten wahrgenommen wurde, sondern als die Ursache des Symptoms in sein Leben trat. Und viele Entstehungsursachen liegen lange zurück.

Im echten Leben hat es dann oft den Anschein, eine Maßnahme gegen ein bestimmtes Symptom würde nicht greifen, dabei braucht der Körper bloß eine Weile, um sich zur Ursache vor- bzw. zurückzuarbeiten.

Manche Beschwerden verheilen erst, wenn andere vor ihnen heilen. So verflüchtigen sich beispielsweise Hormonstörungen meist erst, wenn der Blutzucker stabil ist, und Schwermetalle werden nicht ausgeleitet, solange Nebennieren, Nieren und Leber nicht stark genug dafür sind. Regulation ist demnach als ein Weg zu betrachten, der dorthin zurückverfolgt werden muss, wo der Stoffwechsel seinerzeit falsch abgebogen ist. Naturheilkundlich wird von verschiedenen Schichten gesprochen, die abgebaut werden müssen, um wieder gesund zu werden – eben wie beim Häuten einer Zwiebel.

MEINE ERFAHRUNG AUS DER PRAXIS:
Manch einer, der es gerne anders hätte, verliert im Laufe des Retracings nicht so schnell Gewicht oder – noch frustrierender – nimmt sogar zu. Das liegt daran, dass der Körper bei mehr Körpergewicht (Wasser und Fett) Gifte besser im Bindegewebe verteilen kann, um sie von den lebenswichtigen Organen fernzuhalten. In einigen Fällen handelt es sich bei den hartnäckigen Pfunden auch um eine fleischgewordene Seelen-Polsterung, da der Körper nun viel empfindlicher auf alle möglichen Umwelteindrücke reagiert. Meistens stecken Traumata dahinter. Das Gewichtsproblem legt sich, sobald ihre Ursache erkannt und beseitigt wird.

Konsequenzen für Sie:

- Sie müssen lernen, Ihrem Körper zu vertrauen. Ihre Körperweisheit weiß am besten, wie es geht.
- Ein erfahrener Therapeut kann Ihnen dabei helfen, zu unterscheiden, ob eine Therapie einmal nicht läuft oder ob es sich um Retracing oder Heilreaktionen handelt.

- Der Körper legt immer auf das Innere am meisten Wert. Wenn Ihr Äußeres Ihnen wichtiger als Heilung ist, werden Sie mit einer echten Balance des Körpers zumindest anfänglich möglicherweise nicht glücklich werden. Denn wahre Schönheit kommt wirklich von innen. Es wird Ihnen auch kein Therapeut sagen können, wie lange es dauern wird, damit endlich Ihr Haarausfall, die Zellulite, die welligen Nägel etc. verschwinden werden.
- Jede zu schnelle Steigerung Ihrer Energie im Sinne eines aeroben Stoffwechsels (bei Schilddrüsenhormonen, in Fällen niedrigen Kortisols und auch bei einer Steigerung von Kortisol) bedeutet, dass Sie sehr schnell und unmittelbar das fühlen werden, was unterdrückt war. Besonders psychische Themen werden sich bemerkbar machen, und Sie werden sich zunächst möglicherweise eher schlechter als besser fühlen. Das Herunterfahren der Energie, Temperatur und Empfindlichkeit ist ein Schutzmechanismus des Körpers vor zu viel Gefühl. Zusätzlich bringt ein schnellerer Stoffwechsel die Entgiftung in Wallung, wodurch Sie dann auch noch mit Entgiftungssymptomen zu kämpfen haben. Die Lösung ist hier, die Energie langsam wieder zu steigern und sich gleichzeitig um die verdrängten Gefühle zu kümmern. Wenn Sie dauerhaft gesund sein wollen, kommen Sie um diese Herangehensweise nicht herum. Einen Umgehungsmechanismus gibt es nicht. Auch Nahrungsergänzung, die den Stoffwechsel schneller macht, kann zu den oben genannten Problemen führen.

Vom richtigen Hormon zur falschen Zeit

Kurz gesagt:
Sie finden, Ihr zweijähriges Kind sollte unbedingt jetzt Auto fahren lernen, weil es das noch nicht kann. Damit nichts schiefgehen kann, buchen Sie den besten Fahrlehrer der Stadt und kaufen ein tolles Auto. Dabei reicht das Kind nicht einmal an die Pedale heran. Und weil es weder sprachlich noch kognitiv in der Lage ist, dem Fahrlehrer zu folgen, läuft die erste Fahrstunde anders, als Sie sich das vorgestellt haben. Natürlich ist der Fahrlehrer die richtige Wahl für jemanden, der Auto fahren lernen möchte, aber für Ihr Kind ist es der falsche Zeitpunkt. Und daran vermag auch der beste Fahrlehrer nichts zu ändern.

Ähnlich verhält es sich mit der Substitution von Hormonen: Selbst mit dem richtigen Hormon richtet man zur falschen Zeit erfahrungsgemäß mehr Schaden als Nutzen an.

Selbst die richtigen Hormone können – zum falschen Zeitpunkt eingesetzt – zu Schwierigkeiten führen. Denn Mensch und Körper tut nur das gut, was verarbeitet werden kann. Wie bereits beschrieben, laufen Heilprozesse dann optimal ab, wenn sie mittels der vorhandenen Vitalität auch verarbeitet werden können. Aus diesen und anderen Gründen sind Substitutionstherapien bei organisch gesunden Menschen oft nicht so erfolgreich wie gehofft.

Da aber die Substitutionstherapie heutzutage die Regel darstellt und vielen der Unterschied zwischen Regulations- und Substitutionstherapie nicht wirklich klar ist, folgt an dieser Stelle eine Übersicht der direkten Konsequenzen von Substitution, wenn sie in einer Phase erfolgt, in der sich der Körper in einem Energiedefizit auf der Zellebene befindet (einen langsamen Stoffwechsel hat).

Dem langsamen Stoffwechsel fehlt Energie. Außerdem sind die drei großen Hormonsysteme (Schilddrüse, Nebennieren und Geschlechtsorgane) im Stress des Überlebensmodus und somit aus der Balance:

- Die Schilddrüse befindet sich in der Unterfunktion (oder die Zellen des Körpers sind unempfindlich für Schilddrüsenhormone). Selten zeigt sich vorübergehend eine Überfunktion.
- Die Nebennieren produzieren vermehrt Adrenalin und in den Anfangsstadien der Nebennierenerschöpfung überwiegend Kortisol. Je länger der Stresszustand anhält, desto weniger Kortisol wird produziert, sodass schließlich Kortisolmangel herrscht.
- Die Geschlechtsorgane vermitteln als »Trittbrettfahrer« eine Östrogendominanz, wodurch bei Frauen ein Progesteron- und bei Männern eher ein Testosteronmangel auftritt.

In der Substitutionsbehandlung werden die fehlenden Hormone ergänzt, was aus den nachfolgend genannten Gründen häufig nicht zu den gewünschten Ergebnissen führt. Typische Probleme sind:

Schilddrüsenhormone

- gleichen die Symptome der Unterfunktion nicht wirklich aus. Eventuell wird die Dosis über die Jahre ständig erhöht, ohne dass sich der Patient wirklich besser fühlt.
- führen scheinbar zu Anzeichen einer Schilddrüsenüberfunktion wie Unruhe, Schlaflosigkeit und Reizbarkeit, wobei diese in der Regel durch einen Adrenalinüberschuss auftreten. Das geschieht umso häufiger, je mehr T3 isoliert oder auch in Kombination mit T4 substituiert wird
- Der Grund liegt darin, dass Schilddrüsenhormone die Sensibilität des Körpers für *alle* Hormone erhöhen. Oft wird dann Adrenalin besonders wahrgenommen, wodurch es zu den oben genannten Symptomen kommt.

DHEA

- schlägt nicht an.
- führt zu einer Verstärkung der Östrogendominanz. Die Begründung ist, dass DHEA bei Stress in Östrogen umgewandelt werden kann.

Progesteron

- schlägt nicht an.
- führt zu einer Verstärkung der Östrogendominanz.
- verursacht Unruhe und Symptome der Adrenalindominanz. Auch Progesteron wird bei Stress gerne in Östrogen umgewandelt. Progesteron kann auch bei »guter« Wirkung Entgiftungssymptome auslösen, die ihrerseits bei einer Überforderung des Körpers für eine Adrenalinausschüttung sorgen.

Pregnenolon

- führt zu hohen Kortisolwerten und Symptomen des Cushing-Syndroms. Grund: Pregnenolon wandelt sich bei Stress u. a. in Kortisol um.

Testosteron

- schlägt nicht an.
- führt zu einer Verstärkung der Östrogendominanz. Grund: Testostern wandelt sich durch Aromatisierung in Östrogen um.

Warum passiert das? Die Antwort lautet: Weil der Körper die Fähigkeit besitzt, vom Schilddrüsen- in den Stressstoffwechsel zu wechseln. Stehen die Zeichen auf »Stress«, werden verstärkt Stresshormone hergestellt. Für diese braucht der Körper Bausteine, und als ebendiese dienen die Hormone, die im Schilddrüsenstoffwechsel überwiegen: Pregnenolon, DHEA, Testosteron und Progesteron. Im Stressstoffwechsel werden daraus vor allem Kortisol und Östrogen hergestellt. Und darum wirken die verabreichten Hormone anders als gedacht (Abb. Seite 72).

Hierdurch wird klar, wie wichtig die Beseitigung der Ursachen eines Energiemangels für eine erfolgreiche Therapie sein sollte. Denn nur dann kann der Körper sich aktiv dem Stress entgegenstellen. Er wird niemals die Speicher eines Hormones des Überflusses auffüllen, wenn das ganze System Notstand signalisiert. Die Justierung der Stresssignale muss beim langsamen Stoffwechsel auf der Zellebene beginnen. Wenn hier die Gegebenheiten verändert werden, wechselt der Körper wieder in den Schilddrüsenstoffwechsel und stellt die entsprechenden Hormone von selbst wieder her bzw. belässt sie in ihrer bestehenden Form, sollte eine Substitution stattfinden. Beim schnellen Stoffwechsel kann eine Substitution unter Umständen erfolgreich sein, vorausgesetzt, es sprechen nicht andere Blockaden der Energiemobilisierung dagegen.

Die folgende Abbildung zeigt die Wahrscheinlichkeit des Erfolges einer Substitutionstherapie bei verschiedenen Energiestufen des Körpers laut Erfahrung der hier vorgestellten Methode:

100% Energie	80% Energie	50% Energie	Unter 50% Energie
↓	↓	↓	↓
Schilddrüsenstoffwechsel	Stressstoffwechsel	Stressstoffwechsel	Stressstoffwechsel
↓	↓	↓	↓
Physiologische Hormonstörungen	Pathologische Hormonstörungen	Pathologische Hormonstörungen	Pathologische Hormonstörungen
↓	↓	↓	↓
Keine Hormone nötig	Hormonersatztherapie erfolgreich	Hormonersatztherapie **NICHT** erfolgreich	Hormon ersatztherapie **NICHT** erfolgreich **UND SCHÄDLICH**

Energielevel / Hormonersatztherapie

Im Weiteren folgen zwei Fallbeispiele von Patienten. Es handelt sich um Gespräche, die im täglichen Praxisbetrieb fast immer auf die gleiche Weise ablaufen. Sie sollen veranschaulichen, warum Substitution in der Regulationstherapie meistens keinen Platz hat.

FALLBEISPIEL 1:

Eine Patientin mit bekannter Schilddrüsenunterfunktion und Kortisolmangel (Nebennierenerschöpfung) kam in meine Praxis und klagte über häufige Kopf- und Gliederschmerzen sowie wiederkehrende grippale Infekte. Sie befolgte die, in meiner Praxis übliche, Regulationstherapie seit etwa 1,5 Jahren. Der Patientin ging es insgesamt besser. Sie hielt sich akribisch an die Ernährungsvorgaben sowie die empfohlene Nahrungsergänzung. Nach einem grippalen Infekt brach der Kreislauf der Patientin zusammen, woraufhin sie telefonisch Kontakt zu mir aufnahm. Sie sagte, ihr TSH-Wert hätte sich verschlechtert. Ich erklärte ihr, dass der TSH-Wert Tagesform und -schwankungen unterläge und dass ein Infekt durchaus in der Lage sei, diesen in die Höhe zu treiben. Schließlich gliche eine Erkältung mit Symptomen wie Kälte, Gliederschmerzen und Schwäche einer akuten Schilddrüsenunterfunktion quasi bis aufs Haar. Auch Panikattacken suchten die Patientin nun heim.

Es entspann sich der folgende Dialog:

Patientin: »Frau Trost, denken Sie nicht, dass die Symptome von meiner Schilddrüsenunterfunktion kommen und es mir besser gehen würde, wenn sie ausgeglichen wäre?«

KT: »Absolut, Ihre Symptome stammen höchstwahrscheinlich ***auch*** von ihrer Schilddrüsenunterfunktion.«

Patientin: »Also wäre es wichtig, diese Unterfunktion auszugleichen?«

KT: »Ja, das ist das Ziel der Therapie, die Sie seit 1,5 Jahren machen.«

Patientin: »Würde es mir nicht besser gehen, wenn ich Schilddrüsenhormone nehmen würde?«

KT: »Das ist leider unwahrscheinlich.«

Patientin: »Aber meine Schilddrüse braucht möglicherweise Unterstützung, damit ich die Symptome überwinden kann (...).«

KT: »Die entscheidende Frage ist doch, WARUM Ihre Schilddrüse in der Unterfunktion ist, oder?«

An dieser Stelle liegt sozusagen der Knackpunkt – und der entscheidende Unterschied zwischen Regulations- und Substitutionstherapie. Für Letztere wäre die Einnahme von Hormonen der nächste und damit auch der finale Schritt. In der Regulationstherapie geht es an diesem Punkt darum, was zu tun ist, wenn die bisherigen Maßnahmen nicht zu einer wesentlichen Besserung geführt haben.

Es muss weiter nach den Ursachen gesucht werden! In dem geschilderten Fall wurde mit der Patientin bereits erarbeitet, dass bestimmte ihrer psychischen Muster einer Heilung nicht zuträglich waren. Sie hatte sich dem positiven Denken verschrieben, aus Angst, von ihren negativen Gefühlen überwältigt zu werden. Doch Gefühle lassen sich nicht »wegdenken«. Sie suchen sich ihren Weg an die Oberfläche, häufig, indem der Mensch sich selbst – unbewusst, aber effektiv – »den Saft abdreht« oder eine Panikattacke bekommt, die auf kein aktuelles Ereignis zurückzuführen ist. Es kommt zusätzlich zu Hormonproblemen wie Schilddrüsenunterfunktion, Nebennierenschwäche und Östrogendominanz. Und dieser Kreislauf nährt sich selbst, indem Unterfunktion, Schwäche und Dysbalance weiter dafür sorgen, dass die Gefühle abgespalten, also nicht fühlbar, bleiben.

Ich klärte die Patientin über das auf, was vermutlich passieren würde, wenn sie Hormone substituieren würde:

Möglichkeit 1:
Die Patientin substituiert mit natürlichen Schilddrüsenpräparaten oder einem Kombipräparat T4/T3. Die Hormone wirken wie intendiert, was zu einer massiven und plötzlichen Mobilisation von Energie im Körper führt.

Konsequenzen:
Da die Patientin eine schlechte Entgifterin ist, würden sich zeitnah Gifte im Körper mobilisieren, die sie nicht ausscheiden könnte. Das wird wahrscheinlich ihre Symptome (Kopf- und Gliederschmerzen) verstärken. Denn die Schilddrüsenhormone kommen normalerweise nur zum Tragen, wenn der Körper tatsächlich genügend Energie hat. Im Grunde wird durch Substitution der Schilddrüse die wenige Energie, die der Körper hat, in Körperfunktionen gelenkt, die in dieser Phase nicht wichtig sind.

Die Nebennieren der Patientin produzieren zu wenig Kortisol. Schwache Nebennieren führen dazu, dass der Körper mobilisierte Gifte schlecht ausscheiden kann. Die Nebennieren helfen bei der Stressbewältigung. Und auch ein hoher Energiepegel stellt einen gewissen Stress dar ...

Die Patientin neigt zu hohen Adrenalinausscheidungen (dieses ist aus ihren bisherigen Tests bekannt, es ist zu vermuten, dass sie akut durch die Panikattacken verursacht werden). Eine gelungene Schilddrüsensubstitution würde – zumindest kurzfristig – adrenerge Symptome wie Unruhe, Herzklopfen, Schlaflosigkeit und eventuell auch Ängste verstärken oder verursachen. Im günstigsten Fall ist dieser Zustand nach etwa zwei Wochen vorüber. (Unerfahrene Therapeuten vermuten häufig aufgrund der adrenalinbedingten Symptome zu Unrecht eine Schilddrüsenüberfunktion.)

Die verdrängten Gefühle der Patientin könnten dauerhaft für die adrenergen Symptome sorgen. Dieser Zustand ließe sich nur ändern, indem sich die Patientin ihren Ängsten stellt. Wahrscheinlich würde sie dadurch auch die Unterfunktion ihrer Schilddrüse positiv beeinflussen und einen Erholungsfaktor für ihre Nebennieren schaffen. Voraussetzung dafür wäre allerdings, dass sie ihre gute Versorgung mit Mikro- und Makronährstoffen bei behielte.

Durch die Stoffwechsellage der Patientin (langsam, eher anaerob) ist eine erfolgreiche Hormonsubstitution sehr unwahrscheinlich.

Selbst, wenn sich die Patientin mit den Hormonen wohlfühlen würde, wären ihre Probleme nicht gelöst. Für die Ursachenforschung ist die Substitution ein Hindernis, da die Hormone die Symptome, die auf Missstände hinwiesen, unterdrücken. Es wird dem Körper schließlich nur vorgegaukelt, dass es ihm gut geht, nach dem Motto: Was ich nicht fühle, ist auch nicht da.

Zudem schafft Substitution eine lebenslange Abhängigkeit.

Möglichkeit 2:
Die Patientin substituiert mit L-Thyroxin (T4), entsprechend der medizinischen Standardtherapie.

Mögliche Konsequenzen:
Das eben beschriebene Szenario tritt ebenso ein, wenn auch in abgeschwächter Form, weil L-Thyroxin schwächer wirkt als natürliche T3/T4-Kombinationspräparate.

Die Patientin spürt keine Verbesserung, weil ihr Körper T4 nicht in T3 umwandeln kann. Das T4 verlangsamt den Stoffwechsel weiter, indem es möglicherweise für die Einlagerung von Kalzium in die Zellen sorgt (laut Auffassung des Nutritional Balancing).

Die Patientin wäre von den Schilddrüsenhormonen abhängig. Wollte sie diese irgendwann wieder absetzen, müsste das sehr langsam geschehen, da ihre Schilddrüse durch das sogenannte negative Feedback in der Zwischenzeit noch produktionsunfreudiger geworden wäre und Zeit braucht, um wieder in Schwung zu kommen.

Die Herangehensweise der Regulationstherapie wäre es, als Nächstes die verdrängten Gefühle der Patientin zu behandeln. Darauf hat sich die Patientin letztendlich auch eingelassen, was allmählich zu einer anhaltenden Besserung ihres Zustandes führte.

FALLBEISPIEL 2:
Eine Patientin, die über lange Zeit die Antibabypille nahm, kam in meine Praxis und klagte über Haarausfall. Da ich die Behandlung von Menschen ablehne, die hormonelle Verhütungsmethoden benutzen, setzte die Patientin die Pille ab. Einige Wochen später hatte ihre Menstruation noch nicht wieder eingesetzt. Der Haarausfall hatte unterdessen etwas nachgelassen. Eine Endokrinologin diagnostizierte einen Progesteronmangel und stellte fest, dass der Kortisolwert im Blut zu niedrig war. Die Patientin wandte sich per E-Mail an mich, weil sie in Erwägung zog, Progesteron zu substituieren, und meinen Rat wollte.

Ich antwortete ihr folgendermaßen:

»Mir ist bewusst, dass Ihre ausbleibende Regel auch von einem Progesteronmangel herrührt. Schließlich haben Sie die Pille genommen, und Ihr Test hat die vermutete Östrogendominanz bestätigt. Die Frage ist nun: Wie wollen Sie damit umgehen? WARUM haben Sie diesen Progesteronmangel bzw. die Östrogendominanz?

Einfach gedacht: Es fehlt Progesteron, also muss Progesteron zugeführt werden.

Effektiv überlegt: Was fehlt Ihrem Körper, damit er Progesteron produzieren kann?

Und genau das ist mein Ansatz, da mich die Ursachen einer Störung interessieren. Ich schlage vor, wir kümmern uns um Blockadenlösung. Denn nur, weil Ihr Körper Progesteron braucht, heißt es nicht, dass es auch gut vertragen wird. Also, ob es überhaupt in die Zellen gelangt oder ob er es nicht einfach in Kortisol oder Östrogen umwandelt, womit Sie mehr Schaden anrichten würden, als dass Sie Nutzen hätten (auch wenn hier etwas mehr Kortisol nicht geschadet hätte). Meine Erfahrung und Ihre Testergebnisse lassen mich davon ausgehen, dass Sie das Progesteron nicht vertragen werden und sein Effekt eher kontraproduktiv wäre. Aus meiner Sicht löst Progesteron auch dann nicht das zugrunde liegende Problem, wenn es anschlagen sollte. Hierin liegt der wesentliche Unterschied zwischen Substitutions- und Regulationstherapie. Was Ihren Kortisolwert betrifft, möchte ich noch anmerken, dass es sich um eine Momentaufnahme handelt, wenn Werte im Blut oder Speichel gemessen werden. Aus diesem Grund beginne ich die Therapie mit einer Haarmineralanalyse, die mir aus meiner Sicht Durchschnittswerte der letzten drei Monate zeigt.

Sie sollten für sich klären, wie Sie Ihre Probleme behandelt haben möchten: Möchten Sie Symptome deckeln oder Ursachen aufspüren? Mit Einnahme der Pille wird etwas zugedeckt und unterdrückt. Das Verdeckte und Verdrängte wird sich irgendwann auf andere Weise Bahn brechen. Hinzu kommt, dass der Körper nach Absetzen der Pille Zeit braucht – einerseits, um Hormone auszuleiten, und andererseits, um das ans Tageslicht zu bringen, was durch die Pille jahrelang unterdrückt wurde. Das ist in der Regel nicht angenehm. Doch Symptome sind aus meiner Sicht die Sprache eines Körpers, der versucht, zu kommunizieren.

Diese, meine, Herangehensweise unterscheidet sich von der der Endokrinologen und auch von der der meisten heilpraktischen Kollegen. Sie als Patientin haben die Qual der Wahl, welcher Ansatz zu Ihnen passt, was Ihnen einleuchtet und welchen Weg Sie gehen wollen. Aber die Verantwortung für das, was Sie für sich als richtig empfinden, können nur Sie selbst übernehmen. (...)«

Auch hier vermutete ich gravierende psychische Blockaden. Die Patientin ließ sich einmal auf eine Therapiesitzung ein. Meine Vermutung bestätigte ziemlich dissoziierte Gefühle. Doch es blieb bei der einen Sitzung.

Konsequenzen für Sie:

- Die Hormonersatztherapie ist gemäß der Erfahrung der hier vorgestellten Methode in den seltensten Fällen eine schnelle und in vielen Fällen gar keine Lösung (insbesondere beim langsamen Stoffwechsel).
- Hormonersatztherapien sind – selbst mit naturidentischen Hormonen – selten frei von Nebenwirkungen.
- Hormonersatztherapien können aus meiner Sicht die meisten Heilungsverläufe nicht unterstützen und funktionieren auch nicht als Abkürzung einer Therapie.

Dauer der Therapie

Kurz gesagt:
Substitution und Regulation sind vergleichbar mit zweierlei Wartungsarbeiten an einem Haus: Der Sanierungstrupp »Substitution« wird gebucht, solange das Haus stehen wird. Er kommt regelmäßig vorbei, kaschiert mit Zahnpasta ein paar Bohrlöcher, verkleidet nasse Wände mit Holz und stellt Eimer unter die Stellen in der Decke, von denen es tropft. Dieser Trupp ist günstig, kommt, wenn die Bewohner des Hauses nicht da sind, stört niemanden, und auf den ersten Blick sieht es aus, als wäre das Haus tipptopp in Schuss.

Die Sanierungsfirma »Regulation« weist schon im Kostenvoranschlag darauf hin, dass es etwas länger dauern wird, bis sie die Hütte von Grund auf Instand gesetzt hat. Es sei außerdem damit zu rechnen, dass bei den Maßnahmen noch ein paar weitere Baustellen auftreten, die der Trupp selbstverständlich ebenfalls schließen würde, wodurch sich aber die Fertigstellung der Arbeiten zeitlich weiter nach hinten verschöbe. Außerdem braucht Regulation sehr viel Material, das vonseiten des Auftraggebers zu stellen wäre, und auch seine Mitarbeit ist dann und wann vonnöten. Das Resultat ist schließlich ein kernsaniertes Gebäude, das ohne Mängel noch an Kinder und Enkel weitervererbt werden kann.

Bei der Regulationstherapie dient die Zeit, welche die Prozesse brauchen, der Heilung.

Bei der Substitutionstherapie soll der Patient im Idealfall nach einer eher kurzen Zeitspanne mit seinen Hormonen gut eingestellt sein. Kontrolltermine dienen der Überprüfung dieser Einstellung und werden in der Regel dauerhaft stattfinden. Die Regulationstherapie hingegen ist ein Prozess, in dem es darum geht, Schritt für Schritt alle Ursachen der Problematik aus dem Weg zu räumen, die die natürliche Balance von Stoffwechsel und Hormonen verhindern. Dazu zählen körperliche, emotionale und mentale Faktoren.

Die Dauer dieses Prozesses ist individuell, wobei leichte Fälle mindestens ein Jahr brauchen, mittelschwere mindestens drei Jahre und schwere fünf Jahre oder länger. Das bedeutet nicht, dass der Patient sich erst nach diesem Zeitraum besser fühlt, sondern dass sein Gesundheitszustand sich dann so weit stabilisiert hat, dass eine begleitete Therapie im Sinne von Folgeterminen nicht mehr notwendig ist, weil das System sich fortan selbst reguliert (wobei gewisse Erhaltungsmaßnahmen durchaus sinnvoll sind, die der Patient während der Therapie erlernt hat).

Wie schnell sich ein Gesundheitszustand bessert, hängt in der Regel von den folgenden Faktoren ab:

- Vitalität,
- Lebensalter (nicht immer, aber oft),
- der Lebensführung des Patienten (Nachtschichten, Alkoholkonsum, Leistungssport etc.),
- der Auswirkung der hormonellen Störung auf den Gesamtkörper (bestehen z. B. nur Regelbeschwerden oder begleitend Migräne und Darmbeschwerden),
- dem Ausmaß an Nährstoffmängeln, Schwermetall- und Toxinbelastungen,
- dem Ausmaß der Arzneikrankheit,
- der Ernährung des Patienten,
- dem Vorhandensein zusätzlicher Baustellen wie psychischer Erkrankungen, Störungen des Immunsystems, Traumata, persistierender kindlicher Reflexe, multipler chemischer Sensitivität etc,
- der allgemeinen Bereitschaft des Patienten, Verantwortung für die eigene Gesundheit zu übernehmen.

Generell gilt, je schwerwiegender der Zustand des Patienten ist, desto mehr Disziplin (unter anderem für die Einhaltung von Schonkost und Entlastungsmaßnahmen) braucht er, um in die Regulation zu kommen. Die genannten Zeiträume beziehen sich auf Patienten, die gut mitmachen (die sogenannte *Compliance*). Bei der Regulationstherapie geht die Heilungskurve nicht immer steil nach oben. Fortschritte treten oft in Schüben auf, genau wie manche Krankheit. Symptome folgen nicht der Prioritätenreihenfolge des Patienten. Dadurch, dass Ausleitungen einen wesentlichen Teil der Regulation ausmachen, treten unter Umständen zeitweilig Entgiftungssymptome auf. Diese lassen sich mildern, aber nicht verhindern. Die Entgiftung belastet Leber und Nebennieren, wodurch die Balance des Stoffwechsels sich scheinbar verzögert.

Wenn ein Mineralstoff- oder Spurenelement vermindert werden soll, um die Energiebalance mit dem Gegenspieler-Mineralstoff wiederherzustellen, kann dieser Abbau Monate dauern. Müssen mehrere Stoffe ausgeleitet werden, kann das mitunter Jahre in Anspruch nehmen. Ein schnellerer Abbau ist einfach oft nicht möglich. Der Patient würde ihn nicht aushalten, da die Ausleitung Energie verlangt, über die der Betroffene gerade nicht verfügt.[345] Es zeigt sich, dass ein schneller Verstoffwechsler sich schneller erholt, während ein langsamer Verstoffwechsler länger benötigt. Je langsamer der Stoffwechsel, desto länger dauert die Wiederherstellung der Energieproduktion auf der Zellebene. Wichtig ist auch, zu wissen, dass die Therapie des Stoffwechsels oft nicht unmittelbar zu einem gefühlten Energiezuwachs führt, da die Energie größtenteils für Reparaturprozesse benötigt und eingesetzt wird und nicht einer größeren äußeren Aktivität zur Verfügung gestellt werden kann.[346] Daher ist auch die Einhaltung von Ruhezeiten wichtig. Wer die neu gewonnene Energie gleich wieder in Partys, Sport oder exzessives Arbeiten investiert, wird den Prozess der Genesung im Endeffekt verlangsamen.

Der Stoffwechsel von Männern reguliert sich meist schneller als der von Frauen. Bei Kindern gelingt die Regulation meist am schnellsten.

Das Grundproblem bei der Therapie mangelnder Zellenergie ist der Umstand, dass Heilung jede Menge Energie braucht. Alles, was Menschen machen, benötigt Energie, selbst schlafen (weswegen Menschen mit einer schlechten Energiebilanz sich beim Schlafen nicht wirklich gut ausruhen können). Oft nehmen deswegen gerade diejenigen die Regulation nicht in Angriff, die sie am nötigsten haben – sie meinen, zu wenig Energie für die Therapie zu haben, was sich als Überforderung, mangelnde Disziplin und andere angebliche Therapiehindernisse äußert. Das ist so verständlich wie tragisch. Und der einzige Weg aus dem Debakel ist der, dass sich die Betroffenen verdeutlichen, was gerade mit ihnen passiert und wie sie sich im Weg stehen. Heilung setzt voraus, dass Energie wiederhergestellt wird. Und Energiemangel behebt sich sehr selten von allein. Der Betroffene muss sich entscheiden, wie er seine nächsten Jahre und Jahrzehnte verbringen möchte. Ein gesunder Einsatz des Willens und auch Disziplin sind hier unerlässlich.

Daher richtet sich die Dauer der Therapie auch nach dem Ausmaß des Energiemangels auf der Zellebene, der Bereitschaft des Betroffenen, Maßnahmen für den Energieaufbau zu ergreifen (Ernährung und Nahrungsergänzung), und Entlastungsmaßnahmen einzuhalten (Ruhe, Abstinenz von Stimulanzien etc.).

Konsequenzen für Sie:

- Bei schweren Erkrankungen oder sehr langsamem Stoffwechsel dauert die Therapie länger.
- Sie können den Heilungsverlauf durch Ihre Compliance und die Bereitschaft, z. B. auch Traumata zu bearbeiten, beschleunigen.
- In den ersten Monaten der Stoffwechselbalance sollten Sie gut überlegen, wie Sie Ihre Energie managen. Je mehr Energie Sie dem Körper für Heilung überlassen, desto schneller erholt sich das System.

Verlauf

Über den chronologischen Ablauf einer Therapie können durch umfängliche Erfahrungen der vorgestellten Methode gewisse Aussagen getroffen werden. Damit ist gemeint, dass die Rückkehr zur Selbstregulation in bestimmten Schritten abläuft, die mehr oder minder gleich sind, selbst wenn der Zeitraum, die der Einzelne braucht, um diese Teiletappen zu erreichen, unterschiedlich ausfällt. Generell gilt, dass eine Therapie gut verläuft, bei der als Erstes das subjektive und objektive Gefühl von Kraft und Energie steigt, die Psyche stabiler ist und sich die Schlafqualität verbessert. Dies geschieht in der Regel innerhalb von sechs bis zwölf Wochen. Regelbeschwerden bessern sich frühestens nach drei Monaten. Funktionelle Beschwerden und Allergien oder Intoleranzen können sich gleich verbessern oder eine Weile brauchen. Gelenkprobleme und andere Beschwerden innerer Organe folgen, und erst am Schluss regenerieren sich in der Regel Haare und Haut. Ausschlaggebend ist auf jeden Fall die Steigerung der Energie. Passiert diese nicht, gibt es unerkannte Stressoren, die unbedingt gefunden werden müssen.

ZWISCHENSTOPP: VERLAUF DER THERAPIEPHASEN INNERHALB DER REGULATION

Stadium 1: Entlastung

Hier erfährt der Patient vorwiegend – und mitunter sofort – eine Verbesserung der Beschwerden, weil er Dinge weglässt, die vormals seine Gesundheit belastet haben.

Hierzu zählen z. B.:

- Gluten (Entlastung des Immunsystems),
- Milchprodukte (Entlastung des Immunsystems),
- schädliche Nahrungsergänzung (z. B. Vitamin D für den langsamen Stoffwechsel, Phytoöstrogene),
- Sojaprodukte (erzeugen eine Östrogendominanz, blockieren die Jodaufnahme der Schilddrüse),
- Lebenswandel: zu viel Sport; Auslassen von Mahlzeiten etc.

Weglassen ist, wie bereits erläutert, keine Therapie. Es bewirkt in den meisten Fällen nicht, dass die Selbstheilungskräfte wieder aktiviert werden. Dazu sind die meisten Körper bereits zu geschwächt. Dennoch ist der ständige Reiz, den diese Substanzen ausüben, ein Störfaktor für die Selbstheilungskräfte. Eine Wunde kann auch nicht wirklich heilen, wenn man immer wieder mit Schleifpapier über sie fährt.

Auch vorhandene Arzneikrankheiten sollten in dieser Phase behandelt werden. Substanzen wie Kortison, die Pille, Antibiotika etc. werden nach naturheilkundlichen Prinzipien ausgeleitet. Je nach Ausmaß dauert dieser Prozess noch bis zur Phase der Selbstregulation an.

Stadium 2: Ernährung

Ernährung (Makro- und Mikronährstoffe) bildet neben Wasser und Sauerstoff die Basis des Lebens und sorgt dafür, dass Zellenergie hergestellt werden kann. Ein ausgelaugter Körper braucht eine regelmäßige, vollwertige und ausgewogene Ernährung. Ist die Ernährung defizitär, sind alle anderen Maßnahmen sinnlos. Das heißt nicht, dass durch Ernährung allein die Therapie gelingt.

Stadium 3: Nahrungsergänzung
Da der Nährstoffbedarf über die Nahrung allein nicht gedeckt werden kann, ist gute Nahrungsergänzung unerlässlich. Durch sie werden die Zellen dabei unterstützt, Energie herzustellen. Eine natürliche Therapie des Hormonsystems ohne Nahrungsergänzung ist nicht möglich.

Stadium 4: Selbstregulation
Ist der Körper mit dem versorgt, was er braucht, um Energie herstellen zu können, beginnt die eigentliche Selbstregulation. In dieser kommen zahlreiche andere Therapiemethoden zum Einsatz, um Hindernisse aus dem Weg zu räumen, die die Selbstheilung blockieren. Während in der Entlastungsphase z. B. Milch und Gluten vermieden wurden, um den Körper zu entlasten, geht es jetzt darum, Mittel und Wege zu finden, die den Körper dazu bringen, nicht mehr mit Symptomen auf diese Stoffe zu reagieren. Das ist die eigentliche Therapiephase. Sobald sie beginnt, fühlt sich der Patient kontinuierlich besser. Auch diesbezüglich kommt es darauf an, wie viele Baustellen jemand hat. Und wie sehr der Patient dazu bereit ist, die Hindernisse in Bezug auf seine Gesundheit wirklich wegzuräumen. Hier ist auch der Platz für psychotherapeutische Interventionen. Nicht wenige Patienten entscheiden sich dagegen und nehmen lieber eine lebenslange Entlastungsphase in Kauf, als sich wirklich ihren Problemen zu stellen. In der Phase der Selbstregulation muss der Patient meist noch diszipliniert auf seinen Lebenswandel achten. Die neu erzeugte Energie der Zellen sollte in Reparaturprozesse fließen und nicht etwa in die Verdauung von Milch und Gluten. Eine durchzechte Nacht verzeihen Nebennieren noch nicht wieder, selbst wenn sich der Patient im Alltag bereits gut fühlt. Die Energie mag in den ersten zwei bis sechs Wochen der Behandlung bereits ansteigen, die Vitalität tut dies nicht. Erst am Ende der Stabilisierungsphase hat der Patient die nötigen Ressourcen, um gelegentlich über die Stränge zu schlagen. Schlemmerwochenenden mit Desserts und Alkohol können in der Heilungsphase noch zu mehrtägigen Rückschlägen führen. Übermäßige sportliche oder geistige Anstrengungen sind immer noch erschöpfend. Neue oder alte Symptome werden oft als Rückfall oder Verschlechterung ihres Zustandes interpretiert. Dabei teilt sich der Körper oft nur seine Kräfte ein und arbeitet nicht durchgängig an einem Symptom (sogenannte *Titrierung*). Zur Erinnerung: Symptome im Laufe des Retracings sind ein Heilungszeichen, und der schnelle Stoffwechsel produziert heftigere Symptome als der langsame (z. B. hohes Fieber).

In der Heilungs- und Stabilisierungsphase werden Patienten oft ungeduldig. Sie suchen dann nach neuen Diagnosen, wodurch sie auf abstruseste Ideen kommen als Grund für hormonelle Störungen wie z. B. Tumoren. Diese können zwar Ursache einer hormoneller Störungen sein, aber die Wahrscheinlichkeit ist verschwindend gering. Auch Dr. Google wird in dieser Phase häufig bemüht, da Patienten hoffen, den Prozess abkürzen zu können. Dann kommen Hormonersatztherapien, adaptogene Substanzen (siehe dort), das neueste Superfood oder andere vermeintliche Helferlein zur Sprache, die im Internet als Wundermittel angepriesen werden.

Stadium 5: Stabilisierungsphase

In der Stabilisierungsphase geht es darum, die in der Therapie erzielten Ergebnisse auch ohne therapeutische Maßnahmen aufrechtzuerhalten. Die Regulationsprozesse des Körpers sind fast abgeschlossen. Bis zu diesem Punkt müssen insbesondere die Einnahme von größeren Mengen Nahrungsergänzung und eine ausgewogene Ernährung weiter erfolgen, damit die Basis für alle weiteren Therapiemaßnahmen bestehen bleibt, wenn auch die Menge an Nahrungsergänzung im Laufe der Therapie abnimmt. In der Stabilisierungsphase ist die Vitalität noch nicht vollkommen wiederhergestellt. Oft wechseln sich symptomfreie mit symptomatischen Phasen ab. Viele Patienten verwechseln die symptomfreien Intervalle mit einer intakten Balance des Stoffwechsels und der Hormone, diese tritt aber erst nach der Stabilisierungsphase ein. Das gilt vor allem für eine etwaige Regenerierung von Organen.

Stadium 6: Erhaltungsphase

Da hormonelle Störungen eine unspezifische Antwort des Körpers auf Stress sind, muss der Patient lebenslang darauf achten, seine Energie nicht wieder durch Stressoren erschöpfen zu lassen. Ausgewogene Ernährung, eine Basisversorgung mit Nahrungsergänzung und ein guter Lebenswandel sorgen dafür, dass der Patient fortan seine Energie fortlaufend erneuert und schont. So bleiben die Nebennieren gesund und die Hormone in Balance.

Dem Behandelnden hormoneller Störungen kommt in jeder Phase eine detektivische Aufgabe zu. Er durchleuchtet zunächst das Leben des Patienten nach den »üblichen verdächtigen« Stressoren:

- Mangelernährung an Fetten, Eiweißen und/oder Kohlenhydraten,
- Mangelernährung an Mikronährstoffen wie Spurenelementen, Vitaminen und Mineralstoffen,
- Missbrauch von Medikamenten (z. B. Psychopharmaka) und Mikronährstoffen (z. B. Vitamin D),
- vorhandene Arzneikrankheiten,
- Verzehr von Zucker und darmreizenden Lebensmitteln (Gluten, Milch und Milchprodukte u. a.),
- Fremdöstrogene in Form von Plastik, Kosmetika und Kräutern, Pille, Hormonersatztherapie,

- Probleme beim Lebenswandel: zu viel Sport, Auslassen von Mahlzeiten, Mangel an Ruhezeiten,
- offensichtliche Schwermetallbelastungen.

Sollten die anfänglich ergriffenen Maßnahmen entweder nicht die gewünschten Ergebnisse liefern oder von Anfang an Hinweise auf weitere Störfaktoren geben, geht die Suche nach den nächsten üblichen Tatverdächtigen weiter:

- chronische Viren- und/oder Bakterienbelastungen,
- Darmparasiten, Pilze etc.,
- Leaky Gut,
- Störungen des Immunsystems (Hyper- oder Hyporeaktivität; Autoimmunität),
- psychosomatische Störungen,
- Traumata,
- persistierende frühkindliche Reflexe,
- versteckte Schwermetalle,
- Zahnherde und andere chronische Entzündungen,
- allergene Prothesen, dazu zählen auch Brustimplantate,
- Probleme bei der Entgiftung,
- mangelnde Selbstverwirklichung,
- unglückliche Beziehungen.

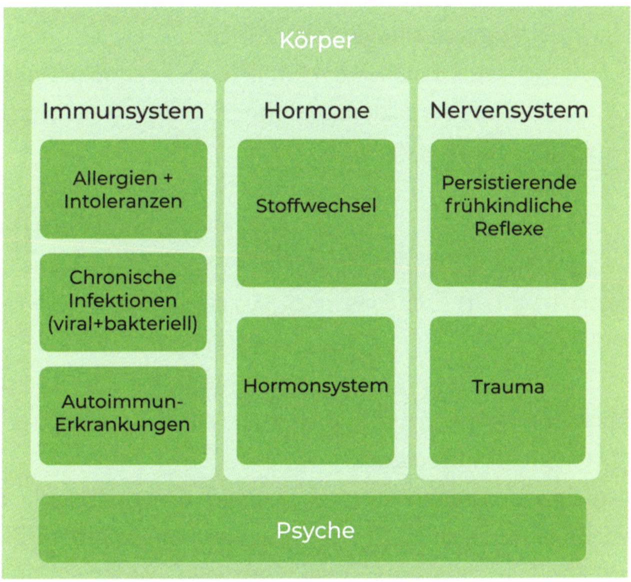

Übersicht der Säulen der Behandlungsmaßnahmen

Jede einzelne dieser Baustellen verlängert die Genesungszeit. Paralleles Bearbeiten der einzelnen Aspekte verkürzt die Gesamtdauer der Regulation. Oft zeigen sich die Ursachen erst, wenn die Basistherapie in Form von ausreichender Ernährung auf Makro- und Mikroebene sowie Beseitigung von Stressoren eine Zeit lang konsequent umgesetzt wurde.

Üblicherweise stören die therapeutischen Basismaßnahmen das Gleichgewicht des Schreckens, und die wirkliche Ursache der Beschwerden kann sich zeigen (nicht selten handelt es sich um mehrere Ursachen und Beschwerden). Auch wenn das für den Patienten zunächst nicht angenehm sein mag, so ist es doch als Therapieerfolg zu verbuchen: Der Körper hat wieder genügend Energie, um Prozesse zu aktivieren, die er in seinem vorherigen Zustand der Energielosigkeit nicht angehen konnte. Es kommt unter anderem zu allergischen Reaktionen, Viren- und Bakterienbelastungen, der Leerung von Schwermetalldepots, Entgiftungen und psychischen Ängsten. Besonders autoimmune Störungen können sich auch durch eine Regulierung des Kortisols zeigen.

Wer sich vom Auftreten solcher Reaktionen ins Bockshorn jagen lässt und sich entscheidet, weiter die Ursachen seiner hormonellen Störung nicht zu beseitigen, verpasst eine Chance auf Energie und Regulierung. Die Alternative zum Ungemach besteht in der Rückkehr zur metabolischen Energielosigkeit.

Wer dranbleibt, ist gezwungen, einen zeitlich und finanziell größeren Aufwand zu betreiben als ursprünglich vielleicht angenommen. Es ist aber am Anfang einer Behandlung nicht abzusehen, ob ein Patient zwei oder 20 Baustellen hat.

Konsequenzen für Sie:

- Es gibt in der Regulationstherapie keine Abkürzungen.
- Sehen Sie Ihren Heilungsverlauf als Entdeckungsreise Ihrer selbst und nicht als Therapie. Dadurch verändern sich Ihre Perspektive und Ihre Erwartungshaltung.

Testung

Laut Blutuntersuchung bin ich gesund, warum fühle ich mich dann so schlecht?

Blutuntersuchungen haben ein enges diagnostisches Spektrum und sind zur Feststellung chronischer hormoneller Störungen oft ungeeignet.

Blutuntersuchungen sind als Diagnosewerkzeug aus der Medizin nicht mehr wegzudenken. Da Blut im Körper wichtige Funktionen übernimmt, können aus einem Blutbild Rückschlüsse auf den Gesundheitszustand des gesamten Körpers gezogen werden.[347] Die Aufgaben und Funktionen des Blutes sind:

1. Transport von
   - Sauerstoff
   - Kohlendioxid
   - Stoffwechselendprodukten
   - Vitaminen
   - Hormonen
   - Spurenelementen
   - Mineralstoffen
   - Wärme

2. Pufferfunktion (ph-Wert)
   - Karbonatpuffersystem
   - Phosphatpuffersystem
   - Eiweißpuffersystem

3. Abwehrfunktion (Immunsystem)
   - Unspezifische Abwehr (z. B. Antikörper, Immunglobuline)
   - Spezifische Abwehr (z. B. weiße Blutkörperchen)

4. Gerinnungsfunktion (Wundverschluss)
   - Blutplättchen
   - Gerinnungsfaktoren

Weil Blut essenzielle Funktionen übernimmt, ist es das Letzte, was der Körper instabil werden lässt. Die Zusammensetzung der festen Bestandteile des Blutes ist anders als die der restlichen Zellen oder des Gewebes. Die Zusammenstellung des Blutes verändert sich mitunter kurzfristig und ist Tagesschwankungen ausgesetzt. Auch der pH-Wert von Blut und Gewebe kann unterschiedlich sein.

Das Gewebe reagiert viel langsamer auf Veränderungen. Es besitzt in positiver und negativer Hinsicht eine »Depotfunktion«.

Übrigens ist Östrogen bei Entzündungen eher im Gewebe zu finden als im Blut.[348] Der Körper schützt das Blut also so lange wie möglich. Dazu lagert er im Gewebe Toxine und andere Stoffwechselendprodukte ab, die (durch Stress oder einem Mangel an Vitalität) nicht von den Ausscheidungsorganen hinausbefördert werden können. Das Blut wird durch Nährstoffreserven des Gewebes (Eiweiße, Fette, Mineralien, Spurenelemente etc.) versorgt.

MEINE ERFAHRUNG AUS DER PRAXIS:
Die Depotfunktion des Gewebes ist einer der Gründe, warum die Regulierung des Stoffwechsels unter Umständen Jahre dauert. Der Körper füllt nur dann Depots auf, wenn das Blut ausreichend mit Nährstoffen versorgt wurde. Das heißt, oft wird die eingenommene Nahrungsergänzung für den Tagesbedarf verbraucht. Nach dem Blut nährt der Körper erst oberflächliche Gewebeschichten und dann die tieferen – damit sind allerdings nicht Haut und Haare gemeint, sondern das Bindegewebe und die Organe. Oft wird erst nach Monaten in einer weiteren Haarmineralanalyse deutlich, dass Schwermetalle ausgeschieden werden. Auch das Anlegen von Mineralstoff- und Spurenelementdepots kann mehrere Monate dauern. Wasserlösliche Substanzen werden schneller wieder ausgeschieden als fettlösliche. Je stressiger das Leben eines Patienten ist (Lebenswandel, Traumata, schlechte Ernährung), desto länger dauert der Regenerationsprozess in der Regel. Die Depotwirkung des Gewebes erklärt auch, warum manche Nährstoffmängel scheinbar plötzlich auftreten (oder im Blut sichtbar werden): Z. B. Vitamin B 12 kann im Körper gespeichert werden. Deswegen braucht es unter Umständen Jahre, bis die B-12-Depots aufgebraucht sind. Darum führt manch eine Unterversorgung erst Monate bis Jahre später zu gesundheitlichen Problemen.

Das Blut ist folglich ein wichtiger Parameter, wenn es um akute und insbesondere um Notfallsituationen geht. Denn, wenn die Blutwerte entgleisen, besteht akuter Handlungsbedarf.

Für die Ermittlung des Gewebezustands ist eine Blutuntersuchung weniger geeignet:

- Bluttests sind eine Momentaufnahme.
- Blut und Gewebe haben im Körper unterschiedliche Funktionen.
- Das Blut ist immer das Letzte, was bei vorhandenen Erkrankungen entgleist.
- Erhöhte Werte einer Substanz im Blut können auch ein Indiz dafür sein, dass der betreffende Stoff nicht in die Zellen kommt, weil er nicht verarbeitet werden kann (z. B. Vitamin B6 bei einem Mangel an Zink und Mangan oder der Unfähigkeit des Körpers, B-Vitamine in ihre aktive Form umzuwandeln, insbesondere B6 und B12).
- Das Fehlen bestimmter Stoffe im Blut, z. B. Schwermetalle, bedeutet nicht, dass sie nicht im Gewebe vorhanden sind.
- Das Blut reagiert in manchen Fällen mit Anheben (Cholesterin) oder Senken (Vitamin D) bestimmter Parameter, um auf den Zustand des Gewebes oder anderer Regelsysteme regu-

lierend einzuwirken. Blutwerte sollten demnach im Kontext mit dem Zustand des Gewebes oder z. B. der Hormone interpretiert werden.

Auch Untersuchungen des Vollblutes können zwar Aufschluss über den Inhalt der roten Blutkörperchen und sonstigen Bestandteile des Blutes geben, nicht jedoch über den Zustand übriger Zellen des Gewebes. Das Konzept mit der Gewebeproblematik ist allerdings schulmedizinisch nicht anerkannt und spielt daher in der schulmedizinischen Behandlung auch keine Rolle. Insofern werden folgerichtig in der Schulmedizin Bluttests oft als Goldstandard für jegliche Thematik des Stoffwechsels gehandelt.

Konsequenzen für Sie:

- Überlegen Sie, was Sie herausfinden möchten. Wenn Sie das entschieden haben, entscheiden Sie sich für eine geeignete Testungsart.

Probleme von Bluttests bei der Ermittlung hormoneller Störungen

Allgemeine Gesichtspunkte

Hormone werden in der medizinischen Praxis meist im Blut getestet.

Um die Schilddrüsenleistung zu überprüfen, werden meist folgende Hormone untersucht:

- TSH
- T3 (Triiodothyronin)
- T4 (Thyroxin)
- Geht es um Antikörper für die Schilddrüse, kommen TG (TAK), TPO (oder MAK) zur Ermittlung der Hashimoto-Thyreoiditis und TRAK-Antikörper bei der Ermittlung von Morbus Basedow hinzu.

Um die Funktion der Geschlechtshormone zu überprüfen, werden meist folgende Hormone getestet:

- Östrogen
- Testosteron
- Progesteron
- DHEA

- Manchmal zusätzlich FSH, LH, Prolaktin
- Bei Kinderwunsch zusätzlich das Anti-Müller-Hormon (Indikator für die Aktivität der Eierstöcke; Indikator der Fruchtbarkeit)

Um die Funktion der Nebennieren zu überprüfen, werden meist folgende Hormone getestet:

- Kortisol
- Selten Adrenalin
- Noch seltener Aldosteron

In mehrfacher Hinsicht sind Bluttests zur zuverlässigen Erhebung eines Hormonstatus meiner Auffassung nach eher ungeeignet:

- Hormone unterliegen zum Teil Tagessschwankungen, da sie einem zirkadianen Rhythmus folgen. Bluttests sind demnach nur dann das diagnostische Mittel der Wahl, wenn ein bestimmter Wert zu einer festgelegten Tageszeit oder in einer besonderen Situation ermittelt werden soll.
- Da Blut schnell beeinflussbar ist, wirkt sich das Verhalten des Patienten kurz vor der Blutabnahme auf seine Blutwerte aus. Kaffeetrinken kann z. B. Einfluss auf den TSH-Wert haben,[349] ebenso wie Stresshormone,[350] zu welcher Tageszeit die Blutabnahme erfolgt oder die Tatsache, ob jemand gefrühstückt hat oder nicht.[351]
- Der Nachweis von Hormonen im Blut sagt nichts darüber aus, inwieweit sie in den Zellen ankommen.
- Hormone müssen häufig nach der Ausschüttung durch die entsprechende Drüse noch weiter »verarbeitet« werden. Auch dies muss bei der Gesundheit des Hormonsystems berücksichtigt werden. Der größte Teil des aktiven T3-Schilddrüsenhormones z. B. wird nicht durch die Schilddrüse ausgeschüttet, sondern im Körper aus dem T4 hergestellt, größtenteils durch die Leber. Wird die Gesundheit der Leber nicht mit berücksichtigt, erhält man durch einen Schilddrüsentest im Blut kaum Hinweise über das Warum einer sogenannten T3-Umwandlungsstörung. Ähnliches gilt, wenn man die Rolle der Nebennieren und Geschlechtshormone in Bezug auf eine gesunde Funktion der Schilddrüsenhormone nicht berücksichtigt.

Laborbedingte Faktoren bei Bluttests:

- Um einen aussagekräftigen Hormonspiegel zu erhalten, muss bei Hormonen oft ein zeitlicher Kontext beachtet werden: Um eine Östrogendominanz zu untersuchen, müssten Östrogen- und Progesteronspiegel in der zweiten Zyklushälfte bestimmt werden (zwischen dem 19. und 21. Zyklustag). Doch auf vielen Ergebnisbögen von Laboren fehlen Angaben zum Zyklus der Patientin. Ohne diese Information wird der Test unbrauchbar. Bei Messungen des Kortisolspiegels wird ebenfalls selten die Tageszeit der Blutentnahme vermerkt, wodurch keine Einordnung in die Kortisolkurve des Patienten erfolgen kann.

- Im Blut werden oft nicht die freien – also aktiven – Hormone gemessen, sondern ihre absolute Menge. Dadurch erscheinen die Werte oftmals höher, als sie tatsächlich sind – denn ausschließlich freie Hormone können von den Zellen verwertet werden. Und selbst wenn das Labor die gebundenen Hormone ausweist, ist die Darstellung des Hormonspiegels selten so eindeutig, als dass Therapeuten oder Patienten etwas damit anfangen könnten, sprich genau wissen, wie viel Hormon nun frei oder gebunden ist.
- Nur wenige Labore und Behandelnde klären Patienten ausreichend über die Vorbereitung auf die Blutentnahme auf. Der Konsum von Sojaprodukten kann Östrogene im Blut z. B. innerhalb weniger Stunden ansteigen lassen.
- Oft werden unterschiedliche Referenzwerte benutzt, was bei Vergleichen verwirrend sein kann. Schulmedizinische Referenzwerte orientieren sich zudem an Durchschnittswerten der – größtenteils erkrankten – Bevölkerung und nicht an den Idealwerten, die ein gesunder Mensch haben sollte.
- Der Zustand des Hormonsystems kann in der Regel nur im Kontext ermittelt werden: Eine Östrogendominanz leitet sich aus dem Verhältnis von Östrogen zu Progesteron ab. Im Idealfall (in dem **keine** Östrogendominanz vorliegt) sollte ca. 100- bis 200-mal mehr Progesteron als Östrogen vorhanden sein.[352] Eine stimmige Aussage über diesen Quotienten kann jedoch nur dann getroffen werden, wenn beide Hormone in der gleichen Einheit gemessen werden (was oft nicht der Fall ist). Bei der Umrechnung müssen unter Umständen noch andere Faktoren berücksichtigt werden, sodass bei Blutergebnissen nicht einfach der Progesteronwert durch den des Östrogens geteilt werden kann.

Unter Berücksichtigung der genannten Aspekte können Hormone natürlich durchaus im Blut gemessen werden. Abgesehen davon, dass das Ergebnis eine Momentaufnahme darstellt, ist eine Blutuntersuchung zum Messen der Hypophysenhormone das Mittel der Wahl.

Im Blut können die folgenden Hormonspiegel dargestellt werden:

- TSH
- Freies T3 (Schilddrüse)
- Freies T4 (Schilddrüse)
- Prolaktin
- ACTH
- LH
- FSH
- Anti-Müller-Hormon (Bildung Ovarien/Hoden)

Ebenso können Antikörper gegen die Schilddrüse im Blut gemessen werden:

- TPO (alternativ werden auch MAK-Antikörper getestet, die einen ähnlichen Zweck erfüllen) und TG-autoimmun-Antikörper (auch TAK-Antikörper genannt): Indikatoren für eine Hashimoto-Thyreoiditis
- TRAK (Thyreotropin-Rezeptor-(Auto)Antikörper): Indikatoren für einen Morbus Basedow

Bei den Hormonen der Organe (Kortisol, Östrogen, Progesteron, DHEA, Testosteron, Schilddrüsenhormone T3 und T4) sollten für eine stimmige Aussage über den Hormonstatus bei der Blutuntersuchung folgende Faktoren beachtet werden:

- Das Ergebnis sollte im Kontext natürlicher Tagesschwankungen der Hormone interpretiert werden.
- Die Ermittlung von Hormonkurven, z. B. bei Kortisol, setzt mehrere Blutentnahmen an einem Tag voraus.
- Labore sollten Uhrzeiten, den Zeitpunkt im Zyklus einer Frau etc. auf den Befunden vermerken, um sie aussagekräftig zu machen.
- Auch die freien Hormone sollten ermittelt und eindeutig gekennzeichnet sein. Es sollte nicht nur auf das Vorhandensein von Bindungsproteinen hingewiesen werden. Zur einfachen Diagnostizierung einer Östrogendominanz sollten Östrogene und Progesteron in der gleichen Mengeneinheit gemessen werden.
- Der Patient sollte informiert werden, inwieweit er sich auf den Test vorbereiten soll, z. B. Hormonpräparate vorher absetzen oder nicht (wenn ja, wie lange), auf bestimmte Lebensmittel verzichten etc.

Wichtige Gesichtspunkte bei der Testung einzelner Hormone[353]

TSH

- Referenzbereich
- Erwachsene: 0,27–4,20 µIU/ml,[354] wobei manche Labore auch einen oberen Referenzwert von 2,5 µIU/ml oder 1 µIU/ml verwenden.
- Schon bei der Einführung der Laborparameter für die Messung von Schilddrüsenhormonen in den 1960er-Jahren wurde angenommen, dass 30 bis 40 Prozent der Bevölkerung an einer Schilddrüsenunterfunktion leiden würden.[355] Die aktuellen Normwerte bilden also einen statistischen Durchschnitt in Bezug auf den Gesundheitszustand der Bevölkerung ab, die nicht unbedingt gesund war.

- Das Norm- oder Toleranzspektrum des TSH ist mit 0,27–4,2 µIU/ml weit gefasst. Diese Normwerte entsprechen keinem Idealwert. Denn viele Menschen leiden bei einem TSH über 1 längst an den Auswirkungen einer Schilddrüsenunterfunktion, weswegen einige Behandelnde nur TSH-Werte unter 1 µIU/ml als ideal betrachten.[356]
- Davon ausgehend, dass die Hypophyse, die das TSH abgibt, erst dann aktiv wird, wenn die Schilddrüse zu wenig Schilddrüsenhormone produziert, müsste ein möglichst niedriger TSH-Wert für eine optimale Funktion der Schilddrüse sprechen. Folglich wäre 0 der ideale TSH-Wert. Doch bei Werten von unter 0,27 µIU/ml wird nach schulmedizinischer Definition von einer Schilddrüsenüberfunktion gesprochen. Interessanterweise haben aber viele Patienten bei einem Wert von unter 0,27 µIU/ml tatsächlich Symptome einer Unterfunktion, was zusätzlich gegen eine Diagnostik der Schilddrüsenwerte ausschließlich anhand des TSH-Wertes spricht.
- Es gibt Hinweise darauf, dass TSH selbst Entzündungsprozesse hervorrufen kann,[357] was gegen das TSH als notwendigen Aktivator der Schilddrüse sprechen würde. Schließlich zeichnet sich ein gesunder Stoffwechsel durch Entzündungsfreiheit aus. Damit kann auch die Rolle des TSHs bei der Ermittlung der Schilddrüsenfunktion in einem gesunden Körper als zweifelhaft angesehen werden.
- In Tierversuchen wurde nachgewiesen, dass die Schilddrüse auch bei Fehlfunktionen oder sogar nach der Entfernung der Hypophyse normal funktionieren kann.[358] Diese Beobachtung spricht gegen eine entscheidende Bedeutung des TSH-Wertes für die Funktion der Schilddrüse.
- Die Produktion von TSH kann kurz- oder langfristig durch folgende Faktoren beeinflusst werden: Alterungsprozess, Infektionen, Verletzungen, andauernde Kortisolausschüttung, Dopamin, L-Dopamin, Adrenalin, Amphetamine, Fieber und Koffein. Diese Einflüsse wirken sich aber nicht gleichermaßen auf die Produktion der Schilddrüsenhormone aus.

ERFAHRUNG AUS DER PRAXIS:
Wenn ein Patient seine Schilddrüsenhormone (meist L-Thyroxin) im Laufe der Therapie ausschleicht, kann der TSH-Wert für mehrere Monate erhöht bleiben oder überhaupt erst steigen, obwohl sich der Patient mindestens genauso gut oder viel besser fühlt als unter der Einnahme von Schilddrüsenhormonen. Der Wert wird sich höchstwahrscheinlich im Laufe der Zeit von allein wieder regulieren. Wenn ein Patient anfängt, natürliche Schilddrüsenhormone vom Schwein zu nehmen, ist ebenfalls der TSH-Wert in vielen Fällen für einige Monate erhöht.

T3 und T4

Referenzwerte:
fT3: 2,00–4,40 pg/ml
fT4: 9,30–17,00 ng/l[359]

Auch bei Schilddrüsenhormonen kann eine freie und eine gebundene Form gemessen werden. In Laborparametern wird die Messung der freien Hormone (heutzutage Standard) mit der Kennzeichnung fT3 und fT4 vorgenommen.

Werden ausschließlich T3 und T4 gemessen, wird nicht klar, ob das T3 auch in seiner verwertbaren Form vorliegt und nicht etwa als inaktives, sogenanntes »*reverses*« T3.

Blutwerte sagen nichts über die Verwertung der Schilddrüsenhormone in den Zellen aus.

Ebenso wie beim TSH umfasst das Normalspektrum der Schilddrüsenhormone einen großen Toleranzbereich. Idealwerte werden nicht definiert.

ZWISCHENSTOPP: WAS IST REVERSES T3?

Als reverses T3 (rT3) wird ein Stoffwechselprodukt von T4 (dem wenig aktiven Depot-Hormon) bezeichnet, von dem das »falsche« Jod-Atom abgespalten wurde. Reverses T3 ist nicht bioaktiv, besetzt aber die T3-Rezeptoren, wodurch es zu Störungen bei der Verwertung von T3 in den Zellen kommen kann. Das Vorhandensein einer verhältnismäßig geringen Menge an reversem T3 ist physiologisch und normal, doch sollte dieses rT3 nicht im Übermaß vorhanden sein.

Gründe für die Entstehung von reversem T3:

- Ein Übermaß an Stresshormonen wie Kortisol und Adrenalin.[360]
- Überdosierung von T4 (z. B. L-Thyroxin): Bei einem Überschuss des Depothormons T4 reduziert der Körper die Umwandlung von T4 in aktives T3, weil der Körper von Natur aus darauf achtet, dass beide Hormone im richtigen Verhältnis bleiben.[361] Ein Überschuss an Thyroxin wird vom Körper als Zeichen einer bevorstehenden Hungersnot gesehen.

Diagnose des reversen T3:

- Der Quotient von freiem T3 und rRT3 sollte größer 20 sein.
- Das Verhältnis von gebundenem T3 zu rT3 sollte mindestens 10:1 betragen.
- Ein fT4-Wert über 1,4 µIU/ml ist ein Indiz für erhöhtes rT3.[362]
- Ein Test zur direkten Ermittlung von rT3 ist unter anderem beim Labor Ganzimmun erhältlich.

MEINE ERFAHRUNG AUS DER PRAXIS:
In meiner Praxis messe ich rT3 nicht mehr. Anhand der Ergebnisse aus der Haarmineralanalyse kann ich auf die Empfindlichkeit der Zellen für Schilddrüsenhormone schließen. Außerdem ist von einer Produktion von rT3r auszugehen, solange sich der Patient überwiegend im Stressstoffwechsel befindet. Eine zusätzliche Diagnostik liefert meines Erachtens nach keine Mehrwerte im Hinblick auf eine sinnvolle Therapie und wäre damit in den meisten Fällen verschwendetes Geld. Üblicherweise wird der rT3-Test durchgeführt, um entscheiden zu können, ob ein Patient die isolierte Gabe von T4 verträgt oder ob er zusätzlich oder ausschließlich mit T3 substituiert werden sollte. Da ich die Substitution mit reinem T4 sowieso ablehne (siehe *Substitution mit naturidentischen Hormonen*), erübrigt sich der Test auf das Vorhandensein von reversem T3.

Progesteron

- Referenzbereiche:[363]
  - Männer: < 0,05–0,149 ng/ml
  - Frauen: Follikelphase: 0,057–0,893 ng/ml
  - Ovulationsphase: 0,121–12,0 ng/ml
  - Lutealphase: 1,83–23,9 ng/ml
  - Nach der Menopause (Postmenopausal): < 0,05–0,126 ng/ml
  - Schwangerschaft:[364] erstes Drittel (Trimenon): 11,2–90 ng/ml
  - Zweites Drittel (Trimenon): 25,6–89,4 ng/ml
  - Drittes Drittel (Trimenon): 48,4–423 ng/ml
- Oft wird im Test nur die Gesamtmenge an Progesteron im Blut gemessen, die immer einen Anteil an gebundenem Progesteron enthält, das dem Körper nicht zur Verfügung steht.
- Bei korrekter Messung im Blut sollte das Bindungsprotein Transcortin nicht nur mitgemessen, sondern auch dargestellt werden, und im Ergebnis sollte angezeigt werden, wie viel Progesteron tatsächlich frei ist.
- Der Zeitpunkt des Zyklus, eine Schwangerschaft oder die Menopause sollten unbedingt auf dem Ergebnisbogen vermerkt werden.
- Blutanalysen sagen nichts über die Verwertung der Geschlechtshormone in den Zellen aus. Diese können z. B. bei Unterzuckerung kein Progesteron aufnehmen.

Östrogene

- Es gibt drei Östrogenarten: Östradiol, Östron und Östriol, in Bluttests wird meistens das Östradiol gemessen.
- Referenzwerte:[365]
- Frauen: Follikelphase 12,5–166 pg/ml
  - Zyklusmitte 85,8–498 pg/ml
  - Zweite Zyklushälfte (Lutealphase) 43,8–211 pg/ml
  - Postmenopausal < 5–54,7 pg/ml
  - Schwangerschaft 1. Trimenon 215–> 4.300 pg/ml; 2. und 3. Trimenon 4.300–17.600 pg/ml
  - Mädchen (1–10 Jahre): 6–27 pg/ml; Trimenon 4.300–17.600 pg/ml,
  - Männer: 7,63–42,6 pg/ml.
- Oft wird im Blut nur die Gesamtmenge an Östrogen gemessen, die immer einen Anteil an gebundenem Östrogen enthält, das dem Körper nicht zur Verfügung steht.
- Bei korrekter Messung sollte das Bindungsprotein SHGB (sexualhormonbindendes Globulin) nicht nur mitgemessen, sondern auch dargestellt und im Ergebnis anzeigt werden, wie viel Östrogen tatsächlich frei ist.
- Der Zeitpunkt des Zyklus, eine Schwangerschaft oder die Menopause sollten auf dem Ergebnisbogen notiert werden.
- Bei niedrigen Östrogenwerten im Blut wird das Hormon aus Sicht dieser Methode möglicherweise im Gewebe gebunden, z. B. bei Mikroentzündungen.
- Eine Östrogendominanz sollte bei Frauen mit regelmäßigem Zyklus in der zweiten Zyklushälfte (Lutealphase) untersucht werden, möglichst zwischen dem 19. und dem 21. Zyklustag.
- Die Darstellung der Östrogendominanz sollte von dem Labor vorgenommen werden, da die Einheiten für Progesteron und Östrogen sich oft unterscheiden und erst umgerechnet werden müssen. Das ideale Verhältnis zwischen Progesteron und Östradiol liegt, wie bereits erwähnt, – je nach Literatur – zwischen 100 und 200:1.[366]

MEINE ERFAHRUNG AUS DER PRAXIS:

Zum Thema Östrogen und Entzündungen sagt Ray Peat:

> *»Es gibt zwei Enzyme, die Östrogen produzieren: Aromatase verwandelt Androgene in Östrogen und Beta-Glukoronidase verwandelt inaktive Östrogenglukoronide in aktives Östrogen. Die gesunde Leber inaktiviert für sie erreichbare Östrogene, indem sie sie mit Glukoronsäure (einer Art*

Zuckersäure) verbindet. Dieser Vorgang führt zur Wasserlöslichkeit des Östrogens, sodass es mit dem Urin ausgeschieden wird. Wenn der Östrogen-Glukoronsäure-Komplex allerdings durch entzündetes Gewebe kommt, wird die Glukoronsäure durch Beta-Glukoronidase entfernt, sodass pures Östrogen sich im Gewebe ansammeln kann.«[367]

Das bedeutet, dass Östrogen Entzündungen erzeugen kann. Diese verursachen das wunde Gefühl, das viele Frauen während der Regel empfinden. Manche fühlen sich regelrecht krank.

DHEA-S

- Referenzwerte:[368]
  - Frauen: 30–430 µg/dl; postmenopausal: 32–204 µg/dl
  - Männer (15–59 Jahre): 50–560 µg/dl.
- Bei Bluttests sollte DHEA-S(ulfat) gemessen werden, da DHEA ebenfalls, wenn auch schwach, an SHBG (sexualhormonbindendes Globolin) gebunden wird, DHEA-S jedoch nicht. DHEA-S wird daher gemessen, um die Menge an freiem DHEA darzustellen. DHEA-S zeigt auch eine längere Halbwertszeit im Blut, weswegen seine Messung weniger von Tagesschwankungen beeinflusst wird als die von DHEA.[369]
- Bei akutem Stress kann DHEA kurzfristig erhöht sein.

Testosteron

- Referenzwerte Testosteron gesamt:[370]
  - Frauen (20–49 Jahre): 0,084–0,481 ng/ml
  - Frauen (> 50 Jahre): 0,029–0,408 ng/ml
  - Männer (20–49 Jahre): 2,49–8,36 ng/ml
  - Männer (> 50 Jahre): 1,93–7,40 ng/ml
- Normwerte:
  - Frauen: 0,15–0,55 µg/l
  - Männer: 3,5–9,0 µg/l.
- Oft wird im Blut nur die Gesamtmenge an Testosteron gemessen, die immer auch gebundenes Testosteron enthält, das der Körper nicht nutzen kann.

- Bei korrekter Messung im Blut sollte das Bindungsprotein SHGB (sexualhormonbindendes Globulin) nicht nur mitgemessen werden, sondern auch dargestellt und im Ergebnis anzeigt werden, wie viel Testosteron tatsächlich frei ist.
- Testosteronmangel kann auf eine erhöhte Aromataseaktivität zurückzuführen sein, durch die Testosteron in Östrogen umgewandelt wird.
- Blutanalysen sagen nichts über die Verwertung der Geschlechtshormone in den Zellen aus.

Kortisol

- Referenzwerte:
  - Der Basalwert ist bei Männern als auch Frauen gleich.
  - Am Morgen im Blut: zwischen 4 µg/dl und 22 µg/dl.
  - Im Tagesverlauf sinkt der Kortisolspiegel kontinuierlich ab. Zum Abend hat er sich idealerweise halbiert, und gegen 0 Uhr beträgt er zwischen 0 und 5 µg/dl.[371]
- Oft wird bei Bluttests nur die Gesamtmenge an Kortisol gemessen, die auch gebundenes Kortisol enthält, das der Körper nicht nutzen kann.
- Bei korrekter Messung im Blut sollte zusätzlich das Bindungsprotein Transcortin gemessen und im Ergebnis ausgewiesen werden, um anzuzeigen, wie viel Kortisol tatsächlich frei ist.
- Der Tageszeitpunkt der Abnahme sollte unbedingt notiert werden.
- Blutanalysen sagen nichts über die Verwertung der Nebennierenhormone in den Zellen aus.

Katecholamine (Adrenalin)

- Adrenalin wird oft nicht im Blut, sondern im Urin gemessen.
- Referenzwert: ≤ 20,0 µg/Tag.[372]
- Andere Katecholamine können ebenfalls im Urin gemessen werden: Noradrenalin, Dopamin, Serotonin, GABA, Glutamat. Allerdings misst man hier die Konzentration dieser Stoffe im Darm, nicht im Gesamtkörper oder Gehirn.
- Adrenalin hat eine kurze Halbwertszeit. Dadurch ist ein Nachweis von Adrenalin ebenso eine Momentaufnahme wie bei Kortisol, mit der gleichen schwachen Aussagekraft.
- Katecholamine können als Tumormarker gesehen werden (bei großen Mengen im Urin).

MEINE ERFAHRUNG AUS DER PRAXIS:
Meine Erfahrungen zeigen, dass eine Regulierung der Katecholamine, insbesondere von Adrenalin, über die Regulierung des Stoffwechsels erfolgt.

Eine direkte Einwirkung auf Neurotransmitter, wie durch die Einnahme von Aminosäuren, behebt nicht die Ursache der Problematik. In seltenen Fällen ist eine derartige Therapie jedoch als Notfallmaßnahme sinnvoll. Eine Ausnahme dieser Regel stellt die Behandlung epigenetischer Störungen dar. Hierfür kann das Blut wiederum sehr hilfreich sein. Das ergibt sich aus der Natur dieser Störungen. Sind sie erst einmal vorhanden, ist davon auszugehen, dass sie sich nicht mehr großartig verändern werden. Es ist, als wäre ein Schalter umgelegt, der dauerhaft umgelegt bleibt. Allerdings werden im Blut für die Ermittlung epigenetischer Störungen keine Neurotransmitter direkt gemessen, sondern Rückschlüsse auf deren Konzentration und Verhältnisse zueinander im Gehirn aus anderen Parametern gezogen, siehe auch *Walsh Test*.

Indirekte Hinweise auf Schilddrüsenprobleme in Bluttests:[373]

- Hoher Cholesterinwert: Cholesterin ist eine Art Baustein für Steroidhormone. Es kann nur effektiv genutzt und zum Hormon umgebaut werden, wenn genügend Schilddrüsenhormone zur Verfügung stehen. Daher ist ein erhöhter Cholesterinwert oft ein Zeichen für Störungen im Stoffwechsel und/oder für eine Unterfunktion der Schilddrüse (bzw. die mangelnde Aufnahmebereitschaft der Zellen für Schilddrüsenhormone). Es ist davon auszugehen, dass sich ein Körper mit hohen Cholesterinwerten im Stressstoffwechsel befindet, da er vermehrt Bausteine für Stresshormone herstellt. Häufig liegt zudem ein Vitamin-A-Mangel vor, da ohne ausreichend Vitamin A Cholesterin nicht in Steroide umgewandelt werden kann.
- Hoher Laktatwert: Laktat ist ein Nebenprodukt der Glykolyse (zur Erinnerung: Glykolyse ist ein Schritt bei der Verwertung von Kohlenhydraten), das bei einer Schilddrüsenunterfunktion verstärkt hergestellt wird. Besonders wenn der Laktatwert im Ruhezustand gemessen wird und nicht nach einem physischen Belastungstest.
- Hohe Melatonin- und Prolaktinwerte: Melatonin und Prolaktin sind an der Stresskaskade beteiligt und deuten erfahrungsgemäß auf eine Unterfunktion der Schilddrüse hin (bzw. mangelnde Empfänglichkeit der Zellen für Schilddrüsenhormone).
- Östrogendominanz ist ein starkes Indiz für einen aktiven Stressstoffwechsel.

Konsequenzen für Sie:

- Wer einen Hormonstatus mittels Blutanalyse erstellen möchte, muss einiges beachten.
- Die Funktion der Schilddrüse wird meines Erachtens nach durch Blutuntersuchungen unzureichend analysiert. Achten Sie daher auf die Werte von Laktat, Melatonin, Cholesterin und Prolaktin, um sich ein aussagekräftigeres Bild machen zu können.
- Bluttests sind Momentaufnahmen und können nicht den Allgemeinzustand repräsentieren.
- Lassen Sie sämtliche Tests im Kontext Ihrer Symptome auswerten. Überprüfen Sie selbst, ob der Test in Bezug auf Ihre Symptome sinnvoll ist.

Alternative Labortests zur Ermittlung hormoneller Störungen

Es muss nicht unbedingt blutig sein: Mittlerweile existieren zahlreiche andere Möglichkeiten, mit denen Hormone untersucht werden können. Haarmineralanalysen geben Hinweise auf hormonelle Dysbalancen, Speichel- und Urintests erteilen Auskunft über akute hormonelle Störungen. Wie die Leserschaft bestimmt bereits vermutet, sind diese Methoden allerdings teils weder wissenschaftlich noch schulmedizinisch anerkannt. Dennoch haben sie sich in der Praxis und nach meiner Auffassung wiederholt als aussagekräftig erwiesen, weshalb sie hier vorgestellt werden.

Kurz gesagt:
Wer sucht, der findet.

Vorteile von Speicheltests

- Gezielte Bestimmung und Erfassung der freien, verfügbaren Hormone, da die Membranen der Speichel produzierenden Zellen gebundene Hormone zurückhalten und auf diese Art nur freie Hormone in den Speichel gelangen.
- Die Entnahme ist nichtinvasiv und kann vom Patienten selbst durchgeführt werden, dadurch sind flexible Probenentnahmen möglich – sowohl zeitlich als auch örtlich: Mehrfachentnahmen zur Erstellung von Tagesprofilen werden vereinfacht.
- Probenstabilität: Speichelproben sind weniger empfindlich als Blutproben.
- Höhere Genauigkeit: Die Analysemethode des Speichels erlaubt eine exaktere Bestimmung der Hormonkonzentration als im Blut.
- Mischproben sind üblich und gleichen die tageszeitlichen Schwankungen aus.
- Ergebnisdarstellung vieler Labore ist direkt verwertbar: kein Umrechnen von Einheiten; Quotienten werden oftmals angegeben.

- Proben werden in der Regel unter Beachtung des günstigsten Zeitraumes entnommen, dadurch erhöht sich die Aussagekraft, z. B. bei Östrogendominanz.

MEINE ERFAHRUNG AUS DER PRAXIS:
Speicheltests gibt es in vielen Ausführungen. Schauen Sie sich Musterbefunde an, um zu sehen, ob z. B. Tageszeiten, Östrogendominanz etc. auf dem Befund angegeben sind. Die Kosten eines Speicheltests variieren von Labor zu Labor – ebenso wie die Qualität. Teuer ist nicht immer gleich gut. Schauen Sie sich die Zertifizierungen der Labore an.

Haarmineralanalyse

Die Haarmineralanalyse (HMA) gibt entsprechend des vorgestellten Therapieansatzes und in Übereinstimmung mit den Prinzipien des Nutritional Balancing Auskunft über das Vorhandensein von Mineralien, Spurenelementen und Schwermetallen im Gewebe, wodurch Rückschlüsse auf Stoffwechselaktivitäten und die Hormonsituation gezogen werden können. Von der Schulmedizin wird dies jedoch nicht anerkannt. Das Gewebe bzw. die Konzentration der genannten Stoffe innerhalb des Gewebes kann und soll sich im Laufe einer Behandlung verändern. Eine HMA lässt sich als Biopsie des Gewebes bezeichnen: In den Haaren findet sich die gleiche Ansammlung von Schwermetallen, Mineralstoffen und Spurenelementen wie in anderen Geweben des Körpers. Verglichen mit Blut ist Gewebe mengenmäßig im Körper deutlich mehr vorhanden: Blut macht nur ca. 8,3 Prozent des gesamten Körpergewichtes[374] aus, wodurch Blutuntersuchungen eine Aussage über einen recht geringen Anteil der Körpermasse treffen. Außerdem wird Blut als Hauptversorger des Körpers längst möglichst stabil gehalten – meist auf Kosten des Gewebes, das Blut mit Mineralstoffen und Spurenelementen versorgt und ihm als Halde für Toxine dient.

Folgende Hinweise lassen sich einer Haarmineralanalyse entnehmen (weitere Tests können dann weiteren Aufschluss bieten):[375]

- Die Funktion folgender Hormonsysteme im Durchschnitt der vergangenen drei Monate: Schilddrüse, Nebenschilddrüse, Nebennieren, Bauchspeicheldrüse (Insulin), Geschlechtsorgane (Östrogendominanz).
- Die durchschnittliche Konzentration der vergangenen drei Monate von Spurenelementen, Mineralien und Schwermetallen im Gewebe.
- Die Funktion des Nervensystems (Sympathikus/Parasympathikus) sowie Traumamuster.

- Die Funktion von Leber und Nieren.
- Das Vorhandensein von Mitochondriopathien und die Fähigkeit des Körpers, Kohlenhydrate zu verarbeiten.
- Der Grad von Vitalität und Energie des Patienten.
- Die Neigung zu Kalzifizierungen im Gewebe (Gallensteine, Arterienverkalkungen, Hallux valgus, Nierensteine, Verkalkung der Haarwurzeln etc.).
- Aussagen über die Produktion von Magensäure.

MEINE ERFAHRUNG AUS DER PRAXIS:

Die Haarmineralanalyse ist für mich ein wichtiges Instrument zur Diagnose von Mitochondriopathien und Hormonstörungen. Auch wenn diese von der Schulmedizin als nicht medizinisch validiert gilt, liefert sie aus meiner Erfahrung die besten Hinweise über die Funktion des Stoffwechsels im Durchschnitt der vergangenen drei Monate. Die sich dort zeigenden Ergebnisse stimmen fast immer mit dem klinischen Bild der Patienten überein, was im Blut oft nicht der Fall ist. Natürlich ist auch dieser Test nicht perfekt, doch das sind Tests nie. Daher sind Anamnese und Klinik auch so wichtig. Bluttests können für vieles nützlich sein, für die Ermittlung hormoneller Störungen sind sie aus meiner Sicht aber eher die zweite Wahl. Auch Speicheltests sind zu diesem frühen Zeitpunkt der Therapie meiner Ansicht nach nicht zielführend, da sie keine Anhaltspunkte für weitere Therapieansätze liefern. Sie werden erst bei der Feinabstimmung der Hormontherapie wichtig.

Sobald sich der Stoffwechsel reguliert, der unter anderem über die Arbeit der Mitochondrien auf die Hormonproduktion einwirkt, stellt sich auch das Hormonsystem um. Wenn der Stoffwechsel ausgeglichen ist, kann ein Speicheltest Aufschluss darüber geben, ob an einzelnen Tagen oder zu bestimmten Momenten eine Dysbalance vorliegt. Beispielsweise kann ein Kortisol-Tagesprofil zeigen, inwieweit Kortisol in optimaler Menge und zum idealen Zeitpunkt ausgeschüttet wird. Das ist bei anhaltenden Symptomen einer Nebennierenthematik eventuell relevant. Ein anderes Beispiel ist der differenzierte Blick auf eine Östrogendominanz: Sie kann – trotz grundsätzlich ausgeglichenen Verhältnissen der Geschlechtshormone zueinander – an einzelnen Tagen auftreten und unter Umständen der Erfüllung eines Kinderwunsches im Wege stehen. Bluttests ziehe ich im Einzelfall gegebenenfalls ergänzend zu Haarmineralanalyse und Speicheltest heran. Die Haarmineralanalyse ist und bleibt allerdings zu Beginn der Therapie jedoch der für mich wichtigste Test. Diesen müssen alle meine Patienten machen.

Konsequenzen für Sie:

- Speicheltests sind eine gute Möglichkeit, Hormonprofile außerhalb der ärztlichen Praxis erstellen zu lassen. Sie können direkt bei Laboren angefordert werden.
- Ähnliches gilt für die Haarmineralanalyse, die allerdings ausführlich von einem geschulten Therapeuten ausgewertet werden muss.
- Es gibt Alternativen zu Bluttests.
- Mitunter kann es beruhigen, auf eigene Faust einen Beweis für seine Erkrankung zu bekommen, wenn man eine HMA oder einen Speicheltest machen lässt. Dennoch hilft die Diagnose allein oft nicht weiter. Insofern ist es sinnvoll, gleich einen Therapeuten aufzusuchen, der beurteilen kann, welche Untersuchungen für Sie wichtig sind und welche nicht. Das spart mittelfristig Zeit und Geld.

Zusätzliche Hinweise auf hormonelle Störungen und Heimtests

Kurz gesagt:
Die eigene Erfahrung und gesunder Menschenverstand haben in der Medizin aus meiner Sicht durchaus ihre Berechtigung.

Klinische Symptome – Störungen der Schilddrüse

- Ausdünnung der äußeren Augenbrauen (Hertoghe-Zeichen).
- Neigung zu Verhornungen und übermäßige Hornhautproduktion (insbesondere an der Außenseite der großen Zehen).
- Gelbfärbung der Hornhäute (Einlagerung von Betakarotin, das nicht in Vitamin A umgewandelt werden kann).
- Schwellung unter den Augenbrauen und um die Augen.
- Myxödem: Schwellungen, die nicht aus Flüssigkeit, sondern verzuckertem Gewebe bestehen und sich manchmal körnig anfühlen. Nach Druck in diese Schwellungen bleibt keine Delle zurück wie bei Schwellungen, die durch Flüssigkeitsansammlung entsteht. Traditionell ein Zeichen des Morbus Basedow ist das Myxödem jedoch auch manchmal bei anderen Schilddrüsenerkrankungen anzutreffen, auch bei der Schilddrüsenunterfunktion.

Klinische Symptome – Störungen der Nebennieren

- Gefühl der Überforderung und Niedergeschlagenheit.
- Chronische Infekte, Pilze etc.
- Heißhungerattacken (süß/salzig/Proteine).
- Tiefpunkt gegen 15 Uhr, Besserung nach 18 Uhr. Erwachen um 3 Uhr nachts.
- Schwindel beim Aufrichten aus der Hocke oder beim Bücken.
- Niedriger Blutzucker; Blutzuckerschwankungen.
- Geringe Stresstoleranz.
- Gehirnnebel; schlechte Konzentration.
- Verlangen nach Kaffee oder anderen Stimulanzien.
- Kurzzeitige Besserung nach den Mahlzeiten.
- Tendenz zum Zittern unter Druck.
- Engstellung der Pupillen gestört (siehe unten *Nebennieren: Pupillentest*)
- Sonnenempfindliche Augen.
- Schnelle Bräunung in der Sonne, oft grau-, rot- oder kupferbraune Pigmentierung.
- Rillen und Risse in der Haut (v. a. an den Fingerkuppen); flacher Fingerabdruck.
- Fehlende Muskelmasse.
- Hohle Wangen.
- Ausfall der Schienbeinhaare.
- Blasse Lippen; Blässe um den Mund herum (nach Mahlzeiten).
- Bei Frauen: jegliche Art von Zyklusstörungen.
- Bei Männern: körperliche Störungen der Sexualität (nicht rein psychologisch bedingt), Geheimratsecken.

Heimtests

Schilddrüse: Auslösung des Achillessehnenreflexes

Der Patient liegt bäuchlings auf dem Bett, sodass die Füße vom Bettende herabhängen. Die Zehen zeigen zum Boden. Eine zweite Peron schlägt mit ihrer Handkante leicht auf die Achillessehne, wodurch der Fuß vom Körper weggespreizt wird, dann aber wieder in seine ursprüngliche Position zurückkehrt. Dies sollte schnell geschehen. Andernfalls könnte eine Unterfunktion der Schilddrüse vorliegen.

Erklärung: Bei einer Schilddrüsenunterfunktion kann der Körper weder richtig an- noch entspannen.

Nebennieren: Pupillentest

Der Patient begibt sich mit einer Lichtquelle (Taschenlampe, Kerze) vor einen Spiegel in einem dunklen Raum. Dort leuchtet er von der Seite, etwa im 90-Grad-Winkel, seine Augen an. Bei normaler Nebennierenfunktion zeigt der Blick in den Spiegel, dass sich die Pupillen durch den plötzlichen Lichteinfall verengen und enggestellt bleiben. Bei schwachen Nebennieren weiten sich die Pupillen nach dem anfänglichen Zusammenziehen, um sich dann wieder zu verengen. In manchen Fällen weiten sich die Pupillen nach dem anfänglichen Verengen und bleiben trotzt Lichteinstrahlung weit.

Erklärung: Die Regulation der Pupillenweite geschieht durch Aldosteron. Da Aldosteron eng mit Kortisol zusammenarbeitet, kann indirekt eine Aussage über die Kortisol-Konzentration im Körper getroffen werden. Da der Test auch bei Menschen mit hohen Kortisolwerten positiv ausfallen kann, sollte das generell als Zeichen gestresster Nebennieren betrachtet werden.

Körpertemperatur

Die Körpertemperatur ist ein Richtwert für die Leistungsstärke des gesamten Stoffwechsels. Früher wurde sie in der Medizin als Diagnoseparameter für die Schilddrüse üblicherweise herangezogen.[376] Mittlerweile scheint dieser Zusammenhang weitgehend in Vergessenheit geraten zu sein.

Idealerweise sollte die Temperatur bei Männern, Frauen und Kindern nach dem Frühstück bis zum frühen Abend 37 Grad betragen. Die werden, wenn überhaupt, jedoch nur noch von Kindern erreicht. Da der Körper an unterschiedlichen Stellen unterschiedlich warm ist, liegt seine Kerntemperatur (z. B. rektal zu messen) bis zu einem Grad höher als die oral gemessene Temperatur. Letztere bildet jedoch traditionell den Referenzwert zur Bestimmung der Schilddrüsenfunktion.

Die Morgentemperatur (Basaltemperatur) wird ermittelt, indem man gleich nach dem Aufwachen misst. Man sollte vorher weder aufstehen, trinken noch essen oder die Zähne putzen.

Die Aufwachtemperatur sollte nicht unter 36,3 Grad liegen. Andernfalls ist von einer ausgeprägten Unterfunktion der Schilddrüse auszugehen.

Zur Kontrolle kann noch einmal eine Stunde nach dem Frühstück sowie um 15 Uhr gemessen werden. Vor den beiden letzten Messungen sollte mindestens eine Stunde kein Sport betrieben und ½ Stunde zuvor nicht mehr gegessen, getrunken oder die Zähne geputzt worden sein.

Fällt die Temperatur nach dem Frühstück unter die Aufwachtemperatur oder steigt diese gar nicht erst an, ist das ein Indiz für schwache Nebennieren. Die sind nämlich für die Wärmeverteilung notwendig. Schwankt die Temperatur stark zwischen den einzelnen Tagen, ist das ebenfalls ein Hinweis auf erschöpfte Nebennieren.

Unter 36,5 Grad Betriebstemperatur tagsüber fühlen sich die meisten Menschen ziemlich schlecht und chronisch erschöpft. Ab etwa 36,7 Grad ist das Allgemeinbefinden oft recht gut. Für diejenigen, die einmal erlebt haben, wie es ist, auf 37 Grad zu funktionieren, ist der positive Unterschied im Befinden ein echter Anreiz, diese Temperatur zu halten.

Bei Frauen steigt die Temperatur meistens von der ersten Zyklushälfte zur zweiten an. Um den Eisprung herum (eigentlich kurz danach) ist mit höheren Temperaturen zu rechnen, etwa 37–37,3 Grad. Falls die Temperatur nicht steigt, hat wahrscheinlich kein Eisprung stattgefunden. In einigen Fällen steigt sie weiter bis zum Einsetzen der Menstruation. Das ist kein schlechtes Zeichen, da Progesteron ebenfalls Wärme erzeugt und für eine vollständige zweite Zyklushälfte wichtig ist. Dennoch ist ein weniger ausgeprägter Temperaturunterschied zwischen den Zyklushälften bei einer allgemeinen Betriebstemperatur von 37 Grad optimal.

Frauen, die wissen möchten, ob sie einen Eisprung haben, messen einen Monat lang ihre Morgentemperatur und beobachten, ob es in der Mitte des Zyklus einen temperatürlichen Ausreißer nach oben gibt, möglicherweise mit einem anschließenden Temperaturanstieg bis zur Regel (diese Methode ist als Verhütungsmethode allerdings unsicher, siehe *Anhang*).

Hohe oder ideale Temperaturen, die nicht von einer Schilddrüse in Topform herrühren, entstehen durch Entzündungen im Körper, die durch hohe Kortisolwerte (ebenfalls unter Umständen wärmeerzeugend) eingedämmt werden. In diesem Fall passt die »gute« Körpertemperatur meist aber eindeutig nicht zu den Symptomen und dem Befinden.

Die Schlaftemperatur sollte unter 37 Grad liegen, da ansonsten Müdigkeit schwer eintritt.

Die Schilddrüse kann übrigens trotz niedriger Körpertemperatur funktionstüchtig sein. Denn die Temperatur wird nicht nur von der Schilddrüse, sondern auch von anderen Hormonen und Umständen beeinflusst (siehe *37 Grad Körpertemperatur*).

Kalte Hände, Füße sowie auch eine kalte Nasenspitze sind gute Hinweise auf einen Überschuss an Adrenalin, das dafür sorgt, dass Blut vermehrt in die Körpermitte geleitet wird und deswegen die Extremitäten weniger durchblutet werden.

Puls

Der Puls lässt ebenfalls Rückschlüsse auf das Stoffwechselgeschehen zu. Seine Hauptbeschleuniger sind Schilddrüse und Adrenalin. Ein gesunder Ruhepuls liegt nach meiner Auffassung bei ca. 80 bis 85 Schlägen pro Minute. Er wird von einer gesunden Schilddrüse erzeugt und liegt bei 37 Grad Körpertemperatur fast automatisch in dem genannten Bereich. Allerdings haben viele Menschen, die 80 bis 85 Pulsschläge pro Minute bei sich feststellen, keinen gesunden Puls, sondern einfach eine hohe Adrenalinausschüttung. Daher fühlen sie sich auch mit einem solchen Puls oft unwohl. Die anderen dagegen, deren Puls sich aufgrund eines gesunden Stoffwechsels und einer ebensolchen Schilddrüse auf Idealpulsniveau befindet, fühlen sich pudelwohl, kräftig und entspannt. Sie interpretieren ihren Herzschlag als Kraft. Sportler, die sich ob ihres niedrigen Ruhepulses rühmen, sind entsprechend der hier vorgestellten Methode oft gar nicht besonders fit, sondern beziehen ihre Energie auf Pump von den Nebennieren. Ihre Schilddrüsen bzw. ihr Stoffwechsel sind in der Regel alles andere als gesund.

Morgens, nach dem Aufwachen, kann der Ruhepuls niedriger sein, da auch die Temperatur niedriger sein darf. Mit einem Puls von 80 wird schließlich kaum jemand müde. Ein hoher Puls am Morgen bedeutet, dass viele Stresshormone im Körper unterwegs sind, meist Adrenalin, was auf eine unterzuckerte Nacht schließen lässt. Fällt der Puls nach dem (kohlenhydratreichen) Frühstück, bestätigt das die Stressdiagnose. Der Nach-Frühstück-Puls spiegelt dann die dahinterliegende Situation des Stoffwechsels wider.

Wird ein Puls nach dem Essen auffällig schneller, kann das auf bestehende Allergien oder Intoleranzen von Lebensmitteln zurückzuführen sein, insbesondere, wenn entsprechende Darmbeschwerden oder Unwohlsein hinzukommen. Ansonsten ist es einfach ein Hinweis darauf, dass die Schilddrüse endlich für eine Weile arbeitet, vor allem, wenn man sich nach dem Essen wohlig und warm fühlt.

Sinkt die Pulsfrequenz zwischen den Mahlzeiten, sind entweder Nebennieren oder Schilddrüse erschöpft – im schlechtesten Fall beide.

Konsequenzen für Sie:

- Je mehr Tests und Untersuchungen, desto gesünder? Leider nein. Selbst Diagnosen sind im Grunde Nebensache, da viele noch lange nicht die Ursache eines Gesundheitsproblems erklären, geschweige denn beheben. Grundsätzlich sollte meiner Meinung nach nur das getestet werden, was behandelt werden soll. Manche Tests sind am Anfang der Therapie sinnvoll, andere eher zum Ende.
- Es kann nie schaden, seinen Körper zu kennen bzw. ihn zu beobachten. Dazu dienen unter anderem die geschilderten Heimtests. Auch Labortests sollten nichts Abstraktes darstellen, sondern einen Bezug herstellen, den Sie verstehen und nachvollziehen können.
- Eine Behandlung sollte natürlich erst dann erfolgen, wenn die Symptome durch sinnvolle Tests objektiviert worden sind. Symptome und Testergebnisse zusammen ergeben dann, im besten Fall, ein stimmiges Bild.

Andere nützliche Tests rund um das Thema Hormone

Kurz gesagt:
Ihre Gesundheit ist wie ein Puzzle, von dem Sie möglichst alle Teile kennen sollten.

Neben hormonspezifischen Analysen sollten mitunter auch Darm oder Immunsystem überprüft werden.

Da das Hormonsystem ein reaktives System ist, das von anderen Körpersystemen beeinflusst wird, ist es manchmal sinnvoll – oder sogar notwendig –, begleitende Untersuchungen zu veranlassen.

Darmtests

Es gibt verschiedene Formen von Darmtests: Die einen prüfen die Besiedlung des Darmes (Darmflora), die anderen untersuchen den Zustand der Darmschleimhaut, andere wiederum Parasiten oder Allergien.

Durchlässiger Darm

Bei einem durchlässigen Darm (Leaky Gut) wird die Schleimhaut des Organs brüchig und ist damit im wahrsten Sinne des Wortes nicht mehr ganz dicht. Dadurch funktioniert einerseits die Verdauung nicht mehr gut. Aus Kohlenhydraten kann so Alkohol werden, aus dem Milcheiweiß Kasomorphin. Sowohl diese Stoffe, die eigentlich nicht in den Darm gehören, als auch der ansonsten schlecht verdaute Speisebrei gelangen dann in das Blut. Dies hat schon dazu geführt, dass manche Menschen »high« oder »wie betrunken« durch ihren Darm wurden. Da unverdaute Speisen im Darm nichts zu suchen haben, liegt hier oft der Ursprung von Nahrungsmittelintoleranzen. Der Körper bildet gegen harmlose Speisen Antikörper. Die Aufnahmefähigkeit des Körpers für Nährstoffe ist bei einem Leaky Gut ebenfalls reduziert.

Folgende Parameter werden bei Laboruntersuchungen des Stuhls als Hinweise auf einen durchlässigen Darm gedeutet (nicht immer müssen alle Marker vorliegen).

- SIgA (Marker für einen durchlässigen Darm)
- Calprotectin (Marker für einen durchlässigen Darm)

- Antitripsin (Marker für einen durchlässigen Darm)
- Zonolin (Marker für einen durchlässigen Darm)
- Verdauungsrückstände (Fette, Kohlenhydrate, Eiweiße)
- Pankreaselastase (typisch für autoimmune oder andere chronische Entzündungen, die zu einem durchlässigen Darm führen)
- Gallensäure (Selbstvergiftung durch Gallensäure, die durch den Darm nicht ausgeschieden wird)

Wer sollte seinen Darm untersuchen lassen?

- Menschen mit Allergien
- Menschen mit Störungen des Immunsystems
- Menschen mit Autoimmunerkrankungen
- Menschen mit Verdauungsstörungen (Blähungen, Veränderung des Stuhlverhaltens)
- Menschen mit Nahrungsmittelintoleranzen

Lebensmittelunverträglichkeiten und Allergien

Zwischen Allergien und Unverträglichkeiten (Intoleranzen) gegen Nahrungsmittel sollte unterschieden werden. Es heißt, Allergien seien angeboren, Intoleranzen würden im Laufe des Lebens erworben.

Folgende Unterschiede gibt es zwischen Nahrungsmittelintoleranzen und Allergien:

Lebensmittelallergie

- Messung im Blut über IGE-Antikörper.
- Symptome treten sofort nach Nahrungsverzehr auf.
- Positiver Pricktest (Haut).
- Seltene Kreuzreaktionen.
- Bereits Spuren des Lebensmittels können eine Reaktion auslösen.
- Haut und Schleimhaut betroffen.
- Kinder sind häufiger betroffen.
- Auch ohne Tests gut feststellbar.
- Betroffene verweigern den Verzehr des jeweiligen Lebensmittels.
- Permanenter Zustand.
- 1–2 Prozent bei Erwachsenen, 2–8 Prozent der Kinder.

Lebensmittelintoleranz

- Messung im Blut über IGG-Antikörper.
- Symptome können bis zu mehreren Tagen verzögert auftreten.
- Negativer Pricktest.
- Häufige Kreuzreaktionen.
- Reaktion ist oft von der Dosis abhängig, Reaktion baut sich durch wiederholten Verzehr auf.
- Alle Gewebe sind betroffen.
- Kinder und Erwachsene sind betroffen.
- Meist ohne Test nicht feststellbar, Patient nimmt die Auswirkungen nicht wahr.
- Oft Lieblingsnahrungsmittel des Patienten.
- Bildet sich zurück, sobald Lebensmittel gemieden wird.
- 50 Prozent der Bevölkerung.

Auf verschiedene Arten lassen sich sowohl Allergien als auch Unverträglichkeiten testen:

- Über die Haut (Pricktest): Hierbei reagiert der Körper auf den Kontakt mit bestimmten Substanzen mit einer allergischen Reaktion (IgA-Antikörper der Haut). Aufgrund dieser Reaktion werden Rückschlüsse auf ein insgesamt belastetes Immunsystem gezogen, das auch den Darm auf die jeweiligen Nahrungsmittel allergisch reagieren lassen wird. Nur für Allergien.
- Dieser Test eignet sich nicht für den Nachweis von Nahrungsmittelunverträglichkeiten.
- Über das Blut: Hierbei werden verschiedene Antikörper gesucht, die als Reaktion auf bestimmte Nahrungsmittel vom Körper gebildet wurden. IgE-Antikörper werden im Fall von Allergien produziert, IgG- und etwas seltener IgG-4-Antikörper bei Unverträglichkeiten.
- Nahrungsmittelintoleranzen führen häufig zu Kreuzreaktionen. Das bedeutet, dass der Körper z. B. auf Milch reagiert, weil ursprünglich ein anderer Stoff nicht vertragen wurde.

Wer sollte sich auf Allergien bzw. Nahrungsmittelintoleranzen untersuchen lassen?

- Menschen mit Allergiesymptomen
- Menschen mit Autoimmunerkrankungen
- Menschen mit Verdauungsstörungen
- Menschen mit Symptomen einer Nahrungsmittelintoleranz

FALLBEISPIEL:
Eine Patientin im mittleren Alter kam mit starker Erschöpfung, zahlreichen Nahrungsmittelintoleranzen, deren Auswirkungen wie z. B. Durchfall sowie Depression in meine Praxis. Die Durchfälle und die Erschöpfung, die beide von den Nahrungsmittelunverträglichkeiten herrührten, traten dermaßen stark und plötzlich auf, dass sich die Patientin oft kaum aus dem Haus traute. Sie konnte nicht mehr als nur ein paar Stunden in der Woche arbeiten und hatte ziemlich resigniert, da ihre Befunde schulmedizinisch keine auffälligen Werte aufwiesen. Die Patientin begann die Therapie mit der Umstellung ihrer Ernährung. Bereits nach drei Wochen (noch bevor sie begann, ihr System mit Nahrungsergänzung zu stärken) hatte sich schon viel verbessert: Nach heftigen Erscheinungen zu Beginn der Nahrungsumstellung hatte sie das Gefühl, wieder klar denken zu können. Sie konnte wieder Auto fahren, sich unterhalten, ihr Sozialleben belebte sich wieder. Nur ein einziges Mal hatte sie einen Darmkrampf, ansonsten normal festen Stuhlgang (den hatte sie schon 30 Jahre nicht mehr gehabt). Auch psychisch ging es bergauf: Sie fühlte sich stabiler und hatte nicht mehr das Gefühl, von äußerer Zuwendung abhängig zu sein.

Acht Wochen nach Beginn der Nahrungsergänzung ging es ihr so gut, dass sie sich eine feste Anstellung suchte (sie hatte offensichtlich auch an Selbstbewusstsein gewonnen).

Darmflora

Die Darmflora wird anhand folgender Darmbesiedler in einer Stuhlprobe bewertet:

- Aerobe Besiedler (verwenden Sauerstoff)
- Anaerobe Besiedler (brauchen sauerstoffarme Umgebungen)
- Pilze
- Krank machende (pathogene) Parasiten

Wer sollte seine Darmflora untersuchen lassen?

- Menschen mit Allergien
- Menschen mit Autoimmunerkrankungen
- Menschen mit Verdauungsstörungen
- Menschen mit Nahrungsmittelintoleranzen
- Menschen mit Verdacht auf pathogene Keime

MEINE ERFAHRUNG AUS DER PRAXIS:
Am Anfang der Therapie empfehle ich bei einem Verdacht auf eine Darmstörung keinen Test, da Darmbakterien sich in der Regel recht schnell verändern, nämlich innerhalb von zwei bis fünf Tagen – allein durch Ernährung.[377] Ich betrachte diese Störungen eher als Symptom und nicht als Ursache der Beschwerden.

Die Genesung des Darmes beginnt mit dem Weglassen der Nahrungsmittel, die nicht vertragen werden. Parallel sollte der Stoffwechsel unterstützt werden – denn von dort kommt die Energie für den Aufbau her, nicht aus dem Darm an sich. Die Unterstützung der Darmschleimhaut geschieht immer vor der Einnahme von Probiotika. Zuerst müssen eventuell anwesende Parasiten vertrieben werden, da diese sich teilweise von Darmbakterien ernähren, womit die Gabe von Probiotika kontraproduktiv wird. Der Einsatz von Darmbakterien sollte gezielt erfolgen, das heißt nicht pauschal in Form der üblichen Probiotika. Selbst gute Probiotika weisen nämlich oft keine Zusammensetzung auf, die der ursprünglichen Darmflora entspricht. Viele dieser Präparate werden auch von empfindlichen Menschen nicht vertragen (z.B. Histaminintoleranzen). Wenn der Stoffwechsel zuerst saniert wurde, brauchen die entsprechenden Bakterien meist nicht lange eingenommen zu werden. Eine jahrelange andauernde Einnahme von Darmbakterien werte ich als Zeichen dafür, dass die Ursachen der Darmstörung nicht beseitigt wurden. Auch hier gilt, dass die Psyche eine entscheidende Rolle spielt. Zu einer dauerhaften Darmsanierung, die nicht auf einer Auslassdiät basiert, gehört auch das Lösen der vorhandenen Bauchkonflikte.

Immunsystem

Chronische Belastungen mit krank machenden Keimen

- Viren
- Bakterien (im Zellinneren und -äußeren)
- Pilze
- Parasiten

MEINE ERFAHRUNG AUS DER PRAXIS:
Vor allem die Viren der Herpesfamilie (Epstein-Barr, Zytomegalie, Herpesvirus 6, Herpes simplex Typ 1 und 2 sowie Herpes zoster) können das Immunsystem belasten. Bakterielle Plagegeister sind besonders häufig Staphylokokken, Streptokokken, Borrelien und Chlamydien. Oft ist den Patienten gar nicht bewusst, dass sie eine oder mehrere Infektionen haben. Hohe Kortisolmengen und/oder ein schwach reaktives Immunsystem können dafür sorgen, dass die typischen Symptome ausbleiben.

Wer könnte eine chronische Belastung mit pathogenen Keimen haben?

- Jeder, der jemals eine Infektion hatte, die mehr als ein grippaler Infekt war, besonders, wenn bekannt ist, dass eine oder mehrere der eben genannten Viren oder Bakterien involviert waren.
- Menschen, die unter ständig wiederkehrenden Infekten leiden.
- Menschen mit autoimmunen Störungen.

Bei der Feststellung einer Virenbelastung ist aus meiner Sicht nicht nur der sogenannte *Titer* von Belang. Er gibt lediglich darüber Aufschluss, ob bestimmte Krankheitserreger bzw. Antikörper im Körper vorhanden sind, sagt aber nichts darüber aus, ob und wie der Körper mit ihnen umgeht.

Manche Viren, wie z. B. das Epstein-Barr-Virus, haben eine weltweite Durchseuchung von mehr als 90 Prozent.[378] Das macht es sehr unwahrscheinlich, einem erwachsenen Menschen zu begegnen, der einen solchen Virus nicht in sich trägt.

Im Idealfall hält das Immunsystem den Virus in Schach, ohne dass für den Virusträger negative Konsequenzen entstehen. Ob das wirklich der Fall ist oder wie der Körper sonst mit den Eindringlingen fertig wird, lässt sich durch spezifische Tests kontrollieren. Diese Tests gehören jedoch nicht zu den Standarduntersuchungen der medizinischen Praxis, und ihre Kosten werden in der Regel auch nicht von den gesetzlichen Krankenkassen übernommen (Tests nach der Lehre der Mikroimmuntherapie).

Immunstatus

Anhand einer konventionellen Blutuntersuchung lässt sich ein aktives Entzündungsgeschehen, z. B. durch Parameter wie das C-reaktive Protein (CRP), diagnostizieren. Stille Entzündungen bleiben dadurch allerdings unentdeckt. Mit einem standardisierten Blutbild wird also lediglich festgestellt, ob das Immunsystem überhaupt funktioniert (anhand der Menge der weißen Blutkörperchen und einiger Entzündungsmarker wie CRP).

Mit einem Immunstatus nach der sogenannten Mikroimmuntherapie wird der Blick auf die weitere Ausdifferenzierung der weißen Blutkörperchen gerichtet und damit untersucht, ob das Immunsystem so funktioniert, wie es sollte (also nicht nur, ob es funktioniert, sondern wie). Zudem werden bestimmte Immunmarker getestet, wodurch festgestellt wird, wodurch das Immunsystem von seinem gesunden Funktionieren abgehalten wird. Es gibt allerdings nicht sehr viele Ärzte, Heilpraktiker und auch Labore, die sich mit dieser Methodik auskennen.

Folgende Indikationen weisen auf die Notwendigkeit einer Testung des Immunsystems hin:

- Häufige Infekte
- Chronische Erschöpfung
- Fybromyalgie
- Schlechte Pap-Werte
- Vielfache Chemikalienunverträglichkeit (MCS)
- Bekannte Autoimmunprozesse (Sjögren-Syndrom, Lupus, evtl. Hashimoto-Thyreoiditis, Rheuma)
- Lebensmittelintoleranzen, Allergien, Heuschnupfen
- Zurückliegende Infektionen der Herpes-Familie (Herpes simplex Typ 1 und 2, Herpes zoster, Zytomegalie, Herpesvirus 6, Epstein-Barr-Virus)
- Krebs

MEINE ERFAHRUNG AUS DER PRAXIS:
Ein Ungleichgewicht im Immunsystem fällt selten im Rahmen einer gewöhnlichen Blutuntersuchung auf. Erst bei dessen Fortschreiten ergeben sich eventuell Veränderungen, die auch im Standardblutbild sichtbar werden. Das Erstellen eines Immunstatus könnte demnach als Vorsorge- und Früherkennungsmaßnahme bezeichnet werden.

Ein Immunstatus und die gesonderte Behandlung und Lenkung des Immunsystems sind neben der Stoffwechsel- und Hormonbalance in einigen Fällen notwendig, allerdings erst, wenn Arzneimittelkrankheiten vorher behoben worden sind. Sollte eine erhebliche Beteiligung des Immunsystems am Krankheitsgeschehen vorliegen, schreitet die Behandlung von Stoffwechsel und Hormonen langsam voran, wenn das Immunsystem nicht mittherapiert wird.

Lebertest

Die Leber kennt zwei Entgiftungsphasen: Phase I macht Toxine weniger schädlich, in Phase II werden sie durch die Bindung an Transportstoffe wasserlöslich gemacht und ausgeschieden. Sollte bei einem Menschen eine der Phasen überwiegen, wird die andere automatisch geschwächt. Ob eine solche Schwäche vorliegt, lässt sich durch den sogenannten *Kaffee-Paracetamol-Test* herausfinden: Anhand von Kaffee- und Paracetamolkonsum und -karenz des Patienten in Verbindung mit diversen Messungen können spezialisierte Labore Aussagen über das Funktionieren beider Leberphasen treffen.

Für folgende Menschen empfiehlt sich dieser Test:

- Menschen, denen es durch übliche Lebermittel, besonders Kräuter, schlechter statt besser geht.
- Menschen, die besonders empfindlich auf Alkohol oder Kaffee reagieren.

MEINE ERFAHRUNG AUS DER PRAXIS:
Dieser Test ist nur in Ausnahmefällen angebracht, da meist die Rückmeldung der Patienten ausreicht, um die Schwäche einer Leberphase zu konstatieren, zu berücksichtigen und Maßnahmen zu ergreifen, um die beiden Phasen wieder in Balance zu bringen.

Genetische Disposition

Es gibt genetische Tests, die ererbte Dispositionen eruieren. Einige dieser Tests betreffen Aspekte, die für den Stoffwechsel und die hormonelle Balance von Bedeutung sein können:

- Entgiftungskapazität der Leber.
- Chronisch rezidivierende Darmerkrankungen.
- Risiko für Krebserkrankungen.
- Schwäche in Bezug auf den Abbau von Hormonen.
- Abweichungen des üblichen genetischen Ausdrucks, wodurch die Einnahme besonderer Nährstoffe wichtig sein kann.
- Wichtig zu wissen: Wenn von genetischen Tests die Rede ist, sind selten wirklich Gendefekte gemeint. Nur wenige Erkrankungen sind ein echtes Problem defekter Gene, z. B. Down-

Syndrom. Die meisten als genetisch bezeichneten Krankheiten sind epigenetischer Natur. Das ist ein großer Unterschied. Während echte genetische Erkrankungen zurzeit noch nicht heilbar sind, sind epigenetische Erkrankungen dies sehr oft. Denn hier handelt es sich lediglich um den fehlerhaften Ausdruck von Genen. Sie werden falsch »ausgelesen«. Der Ausbruch epigenetischer Erkrankungen wird durch Faktoren bestimmt, die außerhalb des Gens liegen, also durch die Umwelt.[379] Dies kann die Lebensführung des Betroffenen sein, Toxine oder psychische Traumata, was alles Faktoren sind, die man beeinflussen und durch gute Lebensführung auch verändern kann. Dies gilt auch dann, wenn ein epigenetischer Defekt familiär vererbt wird. Dementsprechend macht es wenig Sinn, bei epigenetischen Problemen die Schuld auf die Gene zu schieben, anstatt sich aktiv um die Lösung des Problems zu bemühen.

MEINE ERFAHRUNG AUS DER PRAXIS:
Aus therapeutischer Sicht ist es irrelevant, ob das vorliegende Problem genetisch bedingt ist oder nicht. Im Falle einer Disposition müssen Therapiemaßnahmen häufig lebenslang weitergeführt werden, die ein Patient ohne Disposition nur zeitweilig unternehmen muss. Sollte sich demnach eine Maßnahme über einen langen Zeitraum als notwendig erweisen, könnte aus Neugier untersucht werden, ob eine genetische Disposition vorliegt. Praktisch gesehen, ändert sich in diesem Fall für den Patienten wenig. Selbst bei schwerwiegenden genetischen Stoffwechselerkrankungen können Verbesserungen des Zustandes erzielt werden. Insofern ist es wenig sinnvoll, sich auf den defekten Genen auszuruhen. Außerdem sind die meisten genetischen Erkrankungen nicht wirklich ein Problem defekter Gene. Es handelt sich um epigenetische Erkrankungen, also das fehlerhafte Auslesen von Genen. Epigenetische Erkrankungen reagieren auf Umwelt und Verhaltensfaktoren. Das heißt, der Patient hat es ganz allein durch seine Lebensführung in der Hand, ob sich seine Gene positiv oder negativ ausdrücken. Es gibt viele Therapien, die auf epigenetische Prozesse einwirken – ein breites Spektrum von Ernährung bis zur Psychotherapie steht zur Verfügung. Anders ist es, wenn Patienten auf (schulmedizinische) Medikamente mit gravierenden Symptomen reagieren und sichergegangen werden muss, dass keine genetisch bedingte Unverträglichkeit herrscht.

Tests in Bezug auf epigenetische Störungen

Es gibt mittlerweile Methoden, die sich mit epigenetischen Störungen befassen und Therapiekonzepte entwickelt haben. Eine davon ist das Nährstoff-Protokoll nach William J. Walsh.[380] Hier wird davon ausgegangen, dass manche Menschen z. B. Untermethylierer oder Übermethylierer sind oder Störungen in ihrem Metallstoffwechsel (zu wenig Bindungsproteine wie Ceruloplasmin), einen Hämopyrrollaktam-Zink-Chelat- (HPU heißt die dazugehörige Störung) oder Metallothionein-Stoffwechsel aufweisen. Der zu dieser Methode zugehörige Test wird Walsh-Testung genannt. Es handelt sich um eine Untersuchung von Blut und Urin. Es gibt Heilpraktizierende, die Methylierungsstörungen durch genetische Tests ermitteln und untersuchen lassen, ob das MTHFR-Gen mutiert ist. Sollte dies der Fall sein, wird eine Untermethylierung angenommen. Walsh hingegen geht davon aus, dass Methylierungsstörungen nicht nur von diesem Gen abhängen. Er testet daher das Blut, um den Istzustand der Störung zu messen, nicht nur die Prädisposition, die durch eine Mutation des MTHFR-Gens gegeben sein mag. Der Walsh-Test zielt vor allem, wenn auch nicht ausschließlich, auf die Auswirkungen epigenetischer Störungen auf die Psyche ab. Das Walsh-Protokoll wurde entwickelt, um Menschen, die aufgrund psychischer Erkrankungen Psychopharmaka nehmen müssen, die Aussicht auf ein Leben ohne diese zu ermöglichen. Es wird mit Nährstoffen auf die Neurotransmitter eingewirkt, die aus Balance sind. Gemessen werden allerdings nicht die Neurotransmitter als solche.

Die Walsh-Testung kann zu diesem Zeitpunkt (September 2018) nur unter bestimmten präklinischen Voraussetzungen und nur teilweise in Deutschland erfolgen. Ein Teil des Tests (Histamin im Vollblut) muss leider in den USA erfolgen, da zwar ein paar deutsche Labore diesen Test anbieten, aber bisher nicht dazu in der Lage waren, differenzierte Ergebnisse zu liefern, wie zahlreiche Vergleichstests mit dem walshschen Labor in den USA bewiesen haben.

MEINE ERFAHRUNG AUS DER PRAXIS:
Ich habe über viele Jahre das Thema »Methylierung« in der naturheilkundlichen und funktional-medizinischen Szene der USA verfolgt. Zunächst habe ich mich nicht intensiver damit beschäftigt, weil mich die Ergebnisse nicht überzeugten. (In Patientenforen und Blogs hatte ich Informationen und Erfahrungsberichte gelesen, die nicht unbedingt vielversprechend klangen.) Gentests zum Feststellen von Methylierungsstörungen hielt und halte ich für *nicht* sinnvoll.

Von Dr. Walsh und seiner Arbeit hatte ich bereits vor längerer Zeit gehört, aber erst vor Kurzem erschien sein Buch. Bald darauf wurde auch ein offizielles Training seiner Methode angeboten, an dem ich teilnahm. Die Durchführung des Walsh-Tests und dessen Auswertung sollte außschließlich qualifizierten

Therapeuten obliegen. Stattdessen bieten seit Erscheinen von Walshs Buch Therapeuten die Methode an, ohne eine Schulung besucht zu haben. Und auch im Internet kursiert viel Halbwissen über das Walsh-Protokoll und seine Handhabung, das gravierende Folgen haben kann: Bei Fehlanwendungen kann sich die Symptomatik so sehr verschlimmern, dass eine Gefährdung des Patienten nicht ausgeschlossen bleibt. Die Behandlung nach dem Walsh-Protokoll ist von Dr. Walsh über 30 Jahre erprobt und weiterentwickelt worden, und jeder Therapeut, der diese Methode anwendet, sollte aus erster Hand wissen und gelernt haben, was er tut.

Es gibt »Schulen«, die das Thema Methylierung anders behandeln als Dr. Walsh. Er hat eine eigene Methode, die nicht mit den Ansätzen der anderen Schulen vermischt werden sollte, weil er teilweise andere Standpunkte vertritt und auch in Bezug auf die Untersuchungen eigene Vorstellungen und Vorgehensweisen hat. Die Anwendung des Protokolls sollte auch nicht im Selbstversuch erfolgen, da weder Internet noch Walsh-Buch allein eine korrekte Behandlung nach den Walsh-Kriterien gewährleisten. Ich kann jedem Interessierten nur raten, sich vor unqualifizierten Behandlungen zu schützen und notfalls beim Walsh Research Institute anzufragen, ob eine Qualifizierung vorliegt. Nicht jeder Therapeut ist auf der aktuellen Therapeutenliste gelistet, doch das Institut gibt immer Auskunft über geschulte Therapeuten und wo sie zu finden sind. Im April 2018 habe ich die Ausbildung im Walsh Research Institute absolviert und bin bislang in Deutschland die einzige autorisierte Praktizierende (Stand 2018). Es gibt noch ein paar andere deutschsprachige Kollegen, die allerdings aktuell alle im Ausland arbeiten. Dementsprechend ist meine Praxis zurzeit auch die einzige deutschlandweit, die den Walsh-Test in Kooperation mit dem Walsh-Labor in den USA anbietet. Damit dieser Test wirklich aussagekräftig ist, kommt es neben der Verwendung der richtigen Testmethoden bei der Testung vor allem auf ein spezielles prä- und postklinisches Prozedere an, das sich nicht aus der üblichen klinischen Erfahrung erschließen lässt. Ich führe den Walsh-Test in meiner Praxis bei fast jedem Patienten durch, noch bevor ich mir den Zustand von Mitochondrien und Hormonsystem anschaue. Schließlich sind das Nervensystem und der epigenetische Ausdruck den Hormonen übergeordnet. Epigenetische Probleme können somit zu übergeordneten Blockaden der Energieproduktion führen.

Der Walsh-Test ist empfehlenswert für

- Menschen, die psychische Erkrankungen haben und möglicherweise eine Alternative zu Psychopharmaka suchen.
- Menschen, die ihre Psychotherapie gezielt mit Nährstoffen unterstützen wollen.
- Menschen mit Hormonproblemen, die sich ab der Pubertät manifestierten und möglicherweise ein Familienthema sind.

Konsequenzen für Sie:

- Rechnen Sie im Laufe der Behandlung von Stoffwechsel und Hormonen mit weiteren Tests.
- Lassen Sie nichts ohne Grund testen, bestimmen oder untersuchen – das stiftet oftmals nur unnötig Verwirrung und kostet viel Geld.

Labortests verstehen und auswerten

> **Kurz gesagt:**
> Tests können nur so gut sein wie das, was man aus ihnen macht.

Eine effektive Behandlung verfolgt einen roten Faden. Um diesen zu finden, sind Tests sinnvoll.

Kontext

Labortests sollten im Hinblick auf den Zustand des Patienten gelesen werden. In Bezug auf eine hormonelle Dysbalance sorgen folgende Ergebnisse immer wieder für Verwirrung:

- Laut Ergebnis der Blutuntersuchung hat der Patient eine Schilddrüsenüberfunktion. Seine Symptome und/oder die Haarmineralanalyse weisen aber auf eine Schilddrüsen**unter**funktion hin.
- Im Blut oder Speichel hat die Patientin einen Östrogenmangel. Sie zeigt jedoch Symptome einer Östrogendominanz.
- Seinem Blutbild zufolge ist der Patient insgesamt vollkommen gesund, er fühlt sich aber unwohl.

In den beschriebenen Fällen können zusätzliche Tests Aufschluss über die scheinbaren Widersprüche geben.

Im ersten Fall reagieren die Zellen möglicherweise unempfindlich auf Schilddrüsenhormone.

Im zweiten Fall liegen wahrscheinlich Mikroentzündungen vor, die das Östrogen im Gewebe binden und es nicht in Blut oder Speichel auftauchen lassen.

Im letzteren Fall ist der Patient zwar kein medizinischer Notfall, aber Testmethoden wie die Haarmineralanalyse oder ein Immunprofil nach der Mikroimmuntherapie würden chronische Vorgänge bzw. einen Energieverlust des Stoffwechsels nach meiner Auffassung aufzeigen.

Reihenfolge

Die Reihenfolge der Untersuchungen und Tests ist für den roten Faden der Behandlung relevant: Zuerst muss der Behandelnde einschätzen, ob der Patient ein komplexer Fall ist, bei dem nicht nur Stoffwechsel oder Hormone betroffen sind, sondern auch Epigenetik- und/oder Nervensystem. Sollte eines dieser Systeme in Mitleidenschaft gezogen sein, ist es eventuell sinnvoll, dieses als Erstes zu behandeln, bevor sich dem Stoffwechsel und dem Hormonsystem zugewandt wird. Der Einzelfall bestimmt also die Reihenfolge.

Wenn das Therapieziel nur in der hormonellen Balance besteht, sollte immer mit der Behandlung des Stoffwechsels begonnen werden. Daraus ergibt sich eine sinnvolle Reihenfolge der Testungen, wobei man nicht bei jedem Patienten ganz oben anfangen muss oder der Reihenfolge nach alle Test bis zum Ende durcharbeiten muss:

- Test auf epigenetische Störungen
- Stoffwechseltest (Haarmineralanalyse)
- Eventuell Test auf Lebensmittelintoleranzen
- Blutuntersuchung: Antikörper gegen die Schilddrüse, Cholesterin, Prolaktin etc.
- In komplizierten Fällen: Immunstatus, durchlässiger Darm, Abklärung des Nervensystems
- Speicheltest Hormone
- Darmtest Darmflora

Konsequenzen für Sie:

Während Speichel- und Haarmineralanalysen in Bezug auf das Hormonsystem auch ohne den Kontext einer Therapie durchgeführt werden können, um einen Blick auf den Istzustand zu werfen, sind die übrigen geschilderten Tests selten angebracht, weil sie Auskunft über mögliche Behandlungsschritte geben, die zu dem gegebenen Zeitpunkt noch nicht anstehen. Sie ergeben eventuell im Rahmen einer laufenden Behandlung Sinn.

Die einzelnen Behandlungskomponenten und Tipps, mit denen Sie selbst allmählich in die hormonelle Balance kommen

Im Folgenden werden die einzelnen Komponenten der regulativen Hormontherapie vorgestellt. Hormone auf natürliche Weise zu regulieren, bedeutet im Wesentlichen, dass Sie in Ihrem Körper und in Ihrem Leben gründlich aufräumen. Manche Menschen müssen zwei, andere 20 Baustellen beseitigen, um wieder in den Schilddrüsenstoffwechsel zu gelangen.

Körperliche Ebene

Die optimale Versorgung des Körpers ist die Basis einer ganzheitlichen Behandlung und der Regulation von Stoffwechsel und Hormonen.

> **Kurz gesagt:**
> Auch ein begabter Rennfahrer kann wenig ausrichten, wenn ihm nur ein altes klappriges Auto zur Verfügung steht, was auch noch über alle möglichen Hindernisse fahren soll, die auf der Straße verstreut liegen.

Das Hormonsystem ist eine Zicke: Es reagiert auf Stress, völlig gleichgültig, wo dieser herkommt. Sie können also schon viel für sich und Ihre Gesundheit tun, wenn Sie Stressoren aus Ihrem Leben entfernen. Die vorgestellten Maßnahmen gehören in meiner Praxis zu der Basistherapie, die jeder meiner Patienten durchführen sollte.

Ich werde bewusst auf Empfehlungen zur Nahrungsergänzung verzichten, da diese individuell auf den Patienten abgestimmt werden müssen. Generelle Empfehlungen fügen dem Einzelnen möglicherweise mehr Schaden zu, als dass sie ihm nützen.

Ausschaltung von Stressoren

> **Kurz gesagt:**
> Wenn Sie sich ständig, immer wieder und mit wachsender Begeisterung mit einem Hammer auf den Daumen schlagen, ist es wenig sinnvoll, nach einem Pflaster zu suchen.

Eine der wichtigsten Maßnahmen zur Regulierung der Hormone ist das Beseitigen von Stressoren. Sie wirken aktiv gegen das Gleichgewicht von Stoffwechsel und Hormonen und lösen den Stressstoffwechsel aus oder erhalten ihn. Vieles betrifft den Lebenswandel der Patienten:

Medikamente und Nahrungsergänzung

- Antiepileptika, Antidepressiva und andere Medikamente unterdrücken die Funktion der Schilddrüse.
- Manche Nahrungsergänzungsmittel haben Nebenwirkungen, die den Stoffwechsel ungünstig beeinflussen. Beispiele: Vitamin D zum falschen Zeitpunkt verlangsamt den Stoffwechsel; Alpha-Liponsäure kann zur Einlagerung von Kupfer führen.
- Hormone wie die Pille, Wechseljahrshormone und Kortison fixieren den Körper im Stressstoffwechsel und verringern die Vitalität.
- Zum falschen Zeitpunkt eingenommene naturidentische Hormone wirken sich als Heilblockaden aus, obwohl sie eigentlich den Schilddrüsenstoffwechsel unterstützen.
- Schulmedizinische Arzneimittel können aus meiner Sicht die epigenetischen Regelsysteme verstellen.

Konsequenzen für Sie:

- Informieren Sie sich über die Nebenwirkungen Ihrer Medikamente. Einige von ihnen werden eine Unterdrückung der Schilddrüse zur Folge haben bzw. Östrogendominanz verursachen (z. B. Antiepileptika und Antidepressiva). Setzen Sie Hormone oder Medikamente nicht selbstständig ab, sondern konsultieren Sie dafür einen fachkundigen Arzt oder Therapeuten.
- Auch in puncto Nahrungsergänzung lohnen sich Nachforschungen: Einige Kräuter enthalten Phytoöstrogene. Eine östrogenisierende Wirkung ist anzunehmen, wenn ein Kraut als abtreibend gilt. Aber es kommt auch auf die Dosis an: Als Küchenkräuter verwendet, hält sich das Ausmaß der Östrogenwirkung in Grenzen (z. B. bei Salbei). Bei der medikamentösen Nutzung oder als Kräutertees dagegen wird sich die östrogene Wirkung entfalten.
- Kräuter und Gewürze können ein Hormonsystem gleichzeitig positiv und negativ beeinflussen: So wirkt Curcuma stimulierend auf Kortisol, fördert aber auch eine Östrogendominanz. Und Chrysin, ein Aromatasehemmer, der aus der Passionsblume gewonnen wird, wirkt zwar hemmend auf die Östrogenproduktion, setzt aber auch die Funktion der Schilddrüse herab. Sollten Sie über die Packungsbeilagen keine Informationen über Nebenwirkungen bekommen, bemühen Sie einfach das Internet.

- Nehmen Sie keine Nahrungsergänzung in höheren Dosierungen ein, ohne vorher Ihre individuellen Bedürfnisse ermittelt zu haben – das gilt vor allem für Kalzium, Kupfer und Vitamin D (selbst, wenn scheinbar ein Mangel vorliegt).
- Wenn Sie verhüten möchten, erkundigen Sie sich nach nicht hormonellen Alternativen.
- Wenn Sie mit der Wirkung Ihrer naturidentischen Hormone unzufrieden sind, suchen Sie sich einen Therapeuten, der sich mit dem Stoffwechsel auskennt. Setzen Sie die Hormone jedoch erst nach Absprache mit einem fachkundigen Therapeuten oder Arzt ab – insbesondere, wenn es um Schilddrüsenhormone geht.

MEINE ERFAHRUNG AUS DER PRAXIS:

Oft stoßen Patienten bei eigener Recherche auf Nahrungsergänzungs- oder Arzneimittel, die »gut sein sollen gegen« XY (Krebs ist dabei besonders beliebt). Die überwiegende Anzahl dieser Präparate mag wirklich gegen das propagierte Problem helfen, aber selten wird bedacht, dass jedes Mittel in der Regel mehr als nur eine Wirkung hat. Die Neben- und Wechselwirkungen werden jedoch oft nicht erwähnt oder bedacht. Damit mag der Patient zwar ein Symptom lindern, schadet sich aber möglicherweise an anderer Stelle. Das gilt leider und insbesondere für pflanzliche Substanzen: Brokkolipulver ist auf der einen Seite ein Aromatasehemmer, unterdrückt aber auf der anderen Seite durch seine goitrogene Eigenschaft die Funktion der Schilddrüse. Rosenwurz (Rhodiola rosea) und der Pilz Cordyceps werden als Mittel bei Nebennierenschwäche angepriesen, ihr hoher Gehalt an Phytoöstrogenen wird oft überlesen. Hier wird also der Teufel mit dem Beelzebub ausgetrieben.

Hinzu kommt, dass die Wirkungsweisen zahlreicher Wundermittel in vitro untersucht werden, also auf isolierte Zellen in einem Reagenzglas angewendet und nicht am lebenden Menschen ausprobiert wurden. Sollte es sich bei den Mitteln um pflanzliche Substanzen handeln, fällt zusätzlich ins Gewicht, dass selbst Kräuter, die seit Jahrtausenden in der Heilkunde eingesetzt werden, durch ausgelaugte Böden nicht mehr den Gehalt an Stoffen aufweisen wie zu früheren Zeiten. Viele der eingesetzten Kräuter sind außerdem mit Schwermetallen belastet.

Demnach rate ich von zahlreichen Mitteln ab. Sie entsprechen nicht meiner Philosophie: Echte Heilung geht nie auf Kosten von etwas anderem. Eine Unterstützung sind diese Mittel eigentlich nie wirklich, eine Wunderwaffe schon gar nicht. An dieser Stelle sind Patienten die Konsequenzen der Substitutionstherapie auch noch nicht klar. Es wird in der Regulationstherapie eben kein Mittel zum Schlafen empfohlen, sondern das Symptom »Schlaflosigkeit« wird im Kontext von anderen Symptomen ausgewertet. Erst dann vergibt man Nährstoffe nach einer Gesamtstrategie, wo die Schlaflosigkeit oft nicht als Priorität behandelt werden mag. Kräuter statt Pillen gegen Zipperlein aller Art sind im Grunde eine Substitutionstherapie. Diese zahlt sich in der Regel nicht aus, was ich aus vielen Jahren Erfahrung an mir und mit Patienten mittlerweile behaupten kann. Ich empfehle meinen Patienten stattdessen die Bausteine des Lebens, die Co-Faktoren der Energieproduktion auf der Zellebene. Solange sie wirklich gebraucht und in der richtigen Menge eingesetzt werden, haben sie meiner Auffassung nach keinerlei Nebenwirkungen. Die wenigen Kräutersubstanzen, die ich nutze, habe ich vorher genauestens geprüft. Sie werden zur Entlastung eingesetzt, nicht zur Wiederherstellung des Energiesystems.

Medizinische Eingriffe und krankhafte Prozesse

- Manche medizinischen Implantate (Zähne, Prothesen etc.) sondern Schwermetalle und andere Toxine ab, die den Stoffwechsel belasten. Dazu zählen auch kosmetische Implantate aus Silikon und manch andere zu rein kosmetischen Zwecken verwendete Stoffe.
- Chronische, oft unerkannte Infektionen mit Viren, Bakterien und/oder Pilzen (auch Schimmel) belasten das Immunsystem und strapazieren die Nebennieren.
- Operationen sind für den Körper ein stressiges Ereignis und sollten nur dann vorgenommen werden, wenn sie wirklich notwendig sind.

Konsequenzen für Sie:

- Überlegen Sie, wo im Körper Sie Fremdstoffe haben könnten, wie Zahnfüllungen mit Amalgam, Gold oder Plastik; Silikonimplantate oder Prothesen. Diese Stoffe können Schwermetalle oder andere Toxine abgeben und sollten ggf. entfernt werden. Auch die Spiralen oder Ketten aus Kupfer und Gold, die zur Verhütung eingesetzt werden, können für Schwermetallbelastungen sorgen.
- Forschen Sie in Ihrer Krankengeschichte nach übersehenen Infektionen. Falls Sie die Vermutung haben, Ihr Immunsystem könnte belastet sein, suchen Sie einen Therapeuten auf, der sich auf die Lenkung des Immunsystems versteht.
- Bedenken Sie, dass Operationen für den Körper stressig sind und Nachsorge erfordern. Narkosen sowie der Stress von Operation und Heilung verlangen oft nach einer Anpassung der Nährstofflage.

- Überprüfen Sie die Qualität Ihres Leitungswassers und ob es durch Kupfer- oder Bleirohre belastet wird.
- Trinken Sie kein Wasser aus PET-Behältern, sondern aus Glasflaschen.
- Vermeiden Sie die Verwendung von Plastik, wann immer es möglich ist.
- Verwenden Sie keine Deos, die Aluminium enthalten, keine Alufolie und trinken Sie nicht aus Dosen.

MEINE ERFAHRUNG AUS DER PRAXIS:

Es gibt mittlerweile eine Erkrankung, die »Breast Implant Illness« (Erkrankung durch Brustimplantate) heißt. Sie können offenbar Autoimmunerkrankungen auslösen, laut einer wachsenden Anzahl wissenschaftlicher Studien.[381] Dennoch werden Silikon- und andere kosmetische Implantate immer noch als sicher und unbedenklich bezeichnet. Unter meinen Patientinnen gibt es einige mit Brustimplantaten und alle verzeichnen eher schleppende Fortschritte bei der Wiedererlangung der hormonellen Balance.

Leider möchte kaum jemand etwas von den Gefahren der Implantate wissen, selbst wenn sie bereits mit ihren möglichen Konsequenzen in Form von z. B. Hashimoto-Thyreoiditis konfrontiert sind. Die Erfahrungen einer mutigen Patientin belegen jedoch, dass es sich lohnt, (wieder) plastikfrei zu sein: Nach ausführlicher Recherche ließ sich die Patientin ihre Silikonimplantate von einer hoch spezialisierten Chirurgin in den USA entfernen. Bereits zwei Wochen nach der Operation fühlte sie sich sehr viel besser und setzte ihre Antidepressiva ab (was sie vorher einige Male erfolglos probiert hatte).

Es ist wichtig, dass die Entfernung der Implantate sehr sorgfältig geschieht, damit keine Silikonreste im Körper zurückbleiben, die – entgegen anderslautenden Behauptungen – zerbröseln und sich im umliegenden Gewebe verteilen. Ein anderer, körperlich belastender Faktor ist die Tatsache, dass viele Patientinnen sich nicht über die (begrenzte) Haltbarkeit ihrer Implantate im Klaren sind.

Beziehungen

- Viele Menschen leben und funktionieren für ihre Mitmenschen. Es geht ihnen in der Hauptsache darum, anderen alles recht machen zu wollen im Tausch gegen Zustimmung, Liebe und soziale Zugehörigkeit. Das gilt besonders in Partnerschaften und innerhalb der Familie.

- Viele Menschen trauen sich nicht, ein eigenes Leben zu führen, weil sie viel zu sehr mit dem beschäftigt sind, was die anderen über sie denken könnten.
- Nicht selten haben Menschen Angst, sich zu entwickeln und ihren eigenen Weg zu gehen, weil sie dann Angst haben von ihren Freunden und Bekannten abgelehnt oder auch von Partnern verlassen zu werden.
- Beziehungen sollten die eigene Entwicklung fördern und sie nicht behindern (Unterschied zwischen Co-Abhängigkeit und Co-Ermächtigung).

Konsequenzen für Sie:

- Fangen Sie an, ein eigenes Leben zu leben, und warten Sie nicht (länger) auf Zustimmung oder Erlaubnis. Lernen Sie, Ihre Wünsche zu kommunizieren. Innerhalb einer Partnerschaft oder einer Familie muss jeder die eigenen Herzenswünsche und Bedürfnisse erfüllen dürfen. Auch wenn jede Beziehung aus Kompromissen besteht, können nur Sie allein herausfinden, welche von ihnen vielleicht faul sind und Sie in Ihrer Individualität einschränken. Und wenn es nicht anders geht, kann eine Trennung auch durchaus befreiend sein.
- Überlegen Sie, ob Ihre Beziehungen und Freundschaften von Geben und Nehmen im ausgeglichenen Maße geprägt sind oder ob Sie dazu neigen, sich aufzuopfern.
- Ziehen Sie eventuell therapeutische Unterstützung hinzu, um die Qualität Ihrer Beziehungen zu verändern oder Schritte zu unternehmen, die zu einer Veränderung führen.
- Überlegen Sie, ob sie »Nein« sagen können.
- Überprüfen Sie, ob Sie »negative« Emotionen wie Ärger und Wut zulassen und adäquat ausdrücken können.
- Überlegen Sie, ob Ihnen Ihr Job wichtiger ist als Ihre Gesundheit. Letztere wird sich nicht einstellen, wenn Sie die Auffassung vertreten, niemals krank sein zu dürfen, oder Angst haben, dass man Ihnen anmerkt, dass es Ihnen nicht gut geht.

Sport

- Leistungssport belastet das Hormonsystem entsprechend dieser Methode negativ. Ein niedriger Ruhepuls ist aus Sicht dieser Methode kein Ausdruck besonderer Fitness, sondern eher Symptom einer Schilddrüsenunterfunktion, das auftritt, sobald die Nebennieren zur Ruhe kommen.
- Ausdauersport und schwerer Kraftsport sollten bei einer niedrigen Vitalität und erschöpften Nebennieren unterlassen werden.

Konsequenzen für Sie:

- Leistungssport wird früher oder später zur Erschöpfung der Nebennieren samt einer Schilddrüsenunterfunktion führen. Der Körper ist nur in Ausnahmefällen für andauernde Hochleistung gemacht, sodass sich auch ein Topsportler mit großer Vitalität und gesundem Hormonsystem intensiv bemühen muss, nicht in den Stressstoffwechsel zu geraten.
- Ausdauersport und Kraftsport sind wichtig zum Erhalt der Gesundheit. Doch Menschen, die sich erschöpft fühlen oder Leistung nur durch Willenskraft oder Stimulanzien erbringen können, sollten erst einmal keinen Sport treiben. Dies gilt insbesondere für Ausdauersport und schwere Kraftsportarten. Spaziergänge und Yoga, Tai-Chi etc. wären die gesündere Wahl.
- Treiben Sie nie hungrig Sport. Sie sollten auch vor dem Frühsport eine Kleinigkeit essen und niemals ohne zu essen nach dem Sport ins Bett gehen.
- Ziehen Sie Intervalltraining in Betracht: Was Fettverbrennung und Muskelaufbau betrifft, ist es effektiver als viele andere Trainingsarten und belastet das Hormonsystem weniger. Sie können Intervalle in den Ausdauersport und ins Krafttraining integrieren.

Arbeitsleben

- Eine schlechte Work-Life-Balance, auch wenn die Arbeit Spaß macht, erzeugt Stress, weil Ruhezeiten nicht ausreichend eingehalten werden.
- Nachtschichten belasten die Nebennieren.
- Jobs mit besonderen körperlichen Herausforderungen wie Flugbegleiter (Zeitverschiebungen, Strahlung) oder Berufsgruppen, die Kontakt mit Toxinen haben wie z. B. Maler (Lackdämpfe) haben es mit der hormonellen Balance schwerer.

Konsequenzen für Sie:

- Denken Sie über Ihre Work-Life-Balance nach. Schaffen Sie es neben der Arbeit noch, Sport zu treiben, Freunde und Familie zu sehen und einfach nichts zu tun?
- Bedenken Sie, dass auch *guter* Stress die Nebennieren belastet. Sie sollten auch bei einem tollen Job rechtzeitig Feierabend machen und freie Wochenenden haben.
- Menschen, die chronisch erschöpft sind, müssen unter Umständen Arbeitsplätze mit besonderen körperlichen Anstrengungen wie bei Flugbegleitern (Zeitverschiebungen, Strahlung) oder Malern (Kontakt mit Toxinen, Lackdämpfe) mittelfristig beenden und sich umorientieren.

Lifestyle

- Kosmetik: Viele Kosmetika enthalten Parabene und andere Substanzen, die eine östrogenisierende Wirkung entfalten.
- Alkohol: Beeinflusst die meist schon belastete Leber negativ und bringt den Zuckerhaushalt durcheinander (Alkohol besteht aus konzentrierten Kohlenhydraten). Bier enthält zusätzlich Hopfen (ein Antiandrogen und Phytoöstrogen) sowie Hefe (wirkt östrogenisierend).
- Drogen: Drogen wie Opioide und Cannabis beeinflussen die Fruchtbarkeit des Mannes[382] und der Frau[383] über den Moment des Konsums hinaus negativ.[384] Drogen lassen ihre Konsumenten das Bedürfnis nach Ruhe und/oder Nahrung übergehen.
- Koffein und Teein resultieren nach der Stimulierung des Systems in einer Unterzuckerung. Dann müssen die Nebennieren einspringen, was sie auf Dauer belastet und erschöpft.
- Licht ist für die Funktion des Stoffwechsels sehr wichtig. Blaustichiges Licht, das z. B. von Computern und Fernsehern ausgeht, fördert die Kortisolausschüttung und wirkt sich ungünstig auf den Tag-Nacht-Rhythmus aus.
- Schlafmangel (weniger als fünf Stunden ununterbrochener Schlaf) wirkt belastend auf die Nebennieren.
- Unregelmäßige und falsche Ernährung ist eine oft übersehene Heilblockade auf dem Weg zur hormonellen Balance.

Konsequenzen für Sie:

- Überprüfen Sie Ihre Kosmetika auf hormonwirksame Substanzen. Internetplattformen wie Codecheck und Tox-Fox scannen die Produkte auf Parabene und andere schädliche Substanzen. Haarfärbemittel sind oft sehr östrogenbelastend, Strähnchen wären eine Alternative. Mittlerweile gibt es für fast alle Kosmetika eine »Biovariante«, selbst für Nagellack, Haarfarben usw.
- Machen Sie sich klar, dass Alkohol reiner Zucker ist und nur bei Menschen mit intaktem Kohlenhydratstoffwechsel nicht zu Unterzuckerungen führt. Bedenken Sie, dass Alkohol nicht nur die Leber belastet, sondern auch die Östrogenproduktion ankurbelt. Dies gilt insbesondere für Bier, da Hopfen sowohl ein Antiandrogen als auch ein Phytoöstrogen ist. Auch Hefe wirkt östrogenisierend.
- Machen Sie sich klar, dass Drogen auch eine Wirkung auf das Hormonsystem haben, meist eine nachhaltige. Amphetamine stimulieren die Adrenalinproduktion und bringen Neurotransmitter durcheinander. Marihuana beeinflusst unter anderem die Testosteronproduktion noch drei Monate nach dem Konsum. Drogen bringen den Konsumenten dazu, das Bedürfnis nach Ruhe und Nahrung zu übergehen. Da illegale Drogen außerdem nicht nach

Apothekenstandard hergestellt werden, sind in ihnen oft Schwermetalle enthalten, die noch Jahre als Rückstände im Körper nachweisbar sind.

- Schränken Sie Ihren Kaffeekonsum ein. Trinken Sie am Tag maximal eine Tasse, am besten morgens. Trinken Sie Kaffee nie schwarz, ohne dazu etwas zu essen. Dies führt kurz nach dem Trinken zur Unterzuckerung, die sich auf die Nebennieren auswirkt. Wenn Kaffee zum oder nach dem Essen getrunken wird, wird dieser Effekt vermindert.
- Machen Sie sich klar, dass viele Plastikarten, Druckerfarben und Abgase östrogenisierend wirken.
- Filtern Sie das Wasser, das Sie zur Lebensmittelzubereitung benutzen. Leitungswasser enthält Spuren von Hormonen (von Frauen, die die Pille nehmen), Medikamente, Pestizide und bedingt durch die jeweiligen Leitungen Kupfer, Blei und andere Schwermetalle. Ändern Sie Ihr Leben nach und nach und leben Sie Ihr Ändern. Wandeln Sie Ihre Existenz um in ein lebenswertes, statt ein überlebenswertes Leben.

Grundversorgung: Ernährung, Erholung und Schlaf

Kurz gesagt:
Wenn das Fundament baufällig ist, steht das Haus nicht mehr lange.

Ernährungsgrundsätze

Menschen, deren Vitalität ausreicht und die in hormoneller Balance sind, können sich anders ernähren als Menschen, die hormonell unausgeglichen sind. Insbesondere diejenigen, die einen langsamen Stoffwechsel haben (und das sind die meisten) brauchen eine besonders nährstoffreiche und gleichzeitig leicht verdauliche Kost.

Wer gesund ist und es bleiben möchte und außerdem bereits einen ausgeglichenen Stoffwechsel hat, dem empfehle ich eine Ernährung, die dem *Real Food*[385] nahekommt, eine Ernährung, die auf den Erkenntnissen des bereits erwähnten Zahnarztes und Völkerkundlers Weston A. Price basiert. Milchprodukte, Eier, Obst, Getreide in Maßen und sogar gelegentlich etwas (unraffinierter) Zucker stehen hierbei auf dem Speiseplan (wobei ich deren Nahrungsergänzungsvorschläge wie »Lebertran für alle« nicht unterschreiben kann). Das, was heute *Real Food* heißt, stand im Grunde schon bei Großmutter auf dem Tisch.

Weitere Ausführungen zu dieser Ernährungsform siehe *Nährstoffmängel.*

Eine gute und ausreichende Ernährung sollte nicht nur anfallsartig oder als Kur stattfinden, sondern tägliche Gewohnheit sein. Leider weiß kaum noch jemand, was er wovon und wie viel braucht. Nicht wenige bestreiten beinahe alle Mahlzeiten unbewusst mit Kohlenhydraten und (unguten) Fetten. Eiweißmängel sind weit verbreitet. Dabei besteht der Körper zu 15,1 Prozent aus Eiweiß (bei einem Erwachsenen sind das ca. 10,6 kg),[386] und dieses Eiweiß sollte ständig erneuert werden – nicht nur, um Alterungsprozessen entgegenzuwirken (der Hauptbaustoff für Haut und Bindegewebe ist Eiweiß).

Die Formel ist einfach: Mehrmals täglich ausreichend Eiweiß essen = weniger Falten, Zellulite, Blutzuckerprobleme und Gewebeschwund.

Auch die Gene benötigen Eiweiße. Manche Eiweiße kann der Körper selbst herstellen, andere nicht. Mineralstoff- und Eiweißmängel haben folglich Einfluss auf die Art, wie Gene sich im Körper ausdrücken (Epigenetik) – und zwar keinen guten.

Wie bereits an anderer Stelle erwähnt: Kohlenhydrate (Glukose) sind für eine sinnvolle und ausreichende Ernährung unverzichtbar. Der Körper gerät in den Hungerstoffwechsel, wenn er nicht genügend Kohlenhydrate bekommt. Für ihn bedeutet die alternative Energiegewinnung über Eiweiß- und Fettverbrennung immer Stress. Fette sind in den letzten Jahren oft zu Unrecht als Dickmacher oder Cholesterinpusher in Verruf geraten. Dabei werden sie und auch das Cholesterin als Bausteine für Pregnenolon, DHEA, Progesteron, Kortisol, Testosteron und Östrogen gebraucht. Und gesättigte Fettsäuren leisten daher sogar einen wertvollen Beitrag zur hormonellen Balance.

Eine ausgewogene Ernährung besteht aus Eiweiß, Fetten und Kohlenhydraten. Was aus meiner Sicht (nicht unbedingt nach der Auffassung der deutschen Gesellschaft für Ernährung) »ausgewogen« bedeutet, zeigen die folgenden Ausführungen:

Fette
Frauen: 40–50 Gramm Fett pro Tag
Männer: 50 Gramm Fett pro Tag

Der Körper braucht **gesättigte** Fettsäuren. Der Konsum mehrfach ungesättigter Fettsäuren dagegen sollte minimiert werden. Gesunde Menschen mit eher schnellem Stoffwechsel und ohne Figurprobleme können Fette nach Verlangen zu sich nehmen.

ZWISCHENSTOPP: ÜBER FETTE

Fett ist nicht gleich Fett: Je nach chemischer Zusammensetzung werden Fette in gesättigt, einfach ungesättigt oder mehrfach ungesättigt unterteilt.

Tiere, die nicht Wiederkäuer sind, produzieren je nach Ernährung mehr oder weniger gesättigte Fettsäuren. Auch pflanzliche Öle weisen innerhalb einer Gattung oft unterschiedliche Fettzusammensetzungen auf.

- **Gesättigte Fettsäuren**
  Gesättigte Fettsäuren werden hart, wenn die Umgebung kalt ist, und flüssig, wenn es um sie herum warm wird. Sie sind äußerst hitzebeständig und verlieren durch die Aufbewahrung bei Raumtemperatur oder durch Schmelzen kaum an Qualität. Häufig werden sie als Fett statt als Öl bezeichnet.

  Beispiele für gesättigte Fettsäuren: Butter, Ghee, Lammfett, Rinderfett (Talg), Kokosöl (Kokosfett), Palmöl (Palmfett), Kakaobutter, Babaçúöl, Ei, Käse, Milch.

- **Einfach ungesättigte Fettsäuren (Omega 9)**
  Beispiele: Olivenöl, Macadamiaöl, Rizinusöl, Avocado.

- **Mehrfach ungesättigte Fettsäuren (Omega 6 und 3)**
  Omega-6-Fettsäuren werden auch als essenziell bezeichnet, weil der Körper sie nicht selbst herstellen kann.

  Beispiele: Fast alle Pflanzenöle (mit Ausnahme der bereits genannten), insbesondere Sojaöl, Erdnussöl, Rapsöl, Sonnenblumenöl, Traubenkernöl.

  Omega-3-Fettsäuren helfen, Entzündungen vorzubeugen.

  Beispiele: fette Fische (Lachs), Lebertran, Leinöl.

- **Transfettsäuren**
  Mehrfach ungesättigte Fettsäuren sind von Natur aus flüssig. Zur Herstellung von Margarine oder knusprigen Keksen müssen diese Fette künstlich gehärtet werden. Da sie hitzeempfindlich sind, ranzen sie dabei. Margarine wird zudem in langen Prozessen entfärbt, emulgiert und aromatisiert. Manchmal werden gesättigte Fettsäuren wie Palmöl oder Kokosfett auch nachgehärtet (z. B. Palmin), was unnötig ist, da sie sowieso hart werden können.

  Beispiele: Fertigprodukte wie Blätterteig, Kekse, Margarine, Eis, Schokolade, Fertigsuppen u. a. (Kennzeichnung: gehärtete oder hydrogenisierte Fette).

- **Cholesterin**

Cholesterol ist ein Alkohol, wird aber als Cholesterin unter den Fetten eingeordnet. Den größten Teil des Cholesterins stellt der Körper selbst her (hauptsächlich in der Leber).[387] Lange Zeit wurde den gesättigten Fettsäuren wie Butter eine gesundheitsschädigende Wirkung nachgesagt, vor allem wegen ihres Cholesteringehalts. Inzwischen ist bekannt, dass eine vermehrte Aufnahme von gesättigten Fettsäuren und Cholesterin kaum Einfluss auf die körpereigene Cholesterinproduktion hat. Allenfalls bei einer genetischen Prädisposition erhöht sich minimal der Spiegel des Cholesterinabkömmlings LDL. Ein hoher Cholesterinwert wird also nicht dadurch verhindert, dass gesättigte Fettsäuren vom Speiseplan verschwinden.[388]

Basierend auf diversen, inzwischen als umstritten geltenden Studien wurden mehrfach ungesättigte (essenzielle) Fettsäuren als besonders gesund angepriesen im Sinne dessen, dass sie vermehrt verzehrt werden sollten.

Mythos: Omega-6-Fettsäuren schützen das Herz

In der Sydney Diet Heart Study (1966–73) wurde die These aufgestellt, dass Linolsäure (eine Omega-6-Fettsäure) Herzerkrankungen reduziere. Hierauf stützten über Jahrzehnte viele Ärzte die Empfehlung an ihre Patientin, vermehrt ungesättigte Fettsäuren zu sich zu nehmen.

Die Sydney Diet Heart Study wurde jedoch 2012 revidiert:

»Die Empfehlung, mehrfach ungesättigte – anstatt gesättigte – Fettsäuren zu verzehren, ist eine Schlüsselkomponente der weltweiten Ernährungsrichtlinien zur Reduktion von Herzerkrankungen. Allerdings ist der klinische Nutzen der meistvertretenen, mehrfach ungesättigten Fettsäure, Linolsäure, nie etabliert worden. Die Substitution hat hingegen zur Steigerung der Sterblichkeitsrate aus allen möglichen Gründen, auch Herzerkrankungen und Gefäßerkrankungen, geführt. Eine neu durchgeführte Meta-Analyse der Linolsäure zeigte in Versuchen keine Vorteile in Bezug auf Herzerkrankungen. (...)«[389]

Auch eine in Israel durchgeführte Studie widerspricht den Vorteilen mehrfach ungesättigter Fettsäuren. Als einer der weltweit stärksten Konsumenten an mehrfach ungesättigten Fettsäuren im Pro-Kopf-Vergleich verzeichnet Israel »paradoxerweise eine hohe Prävalenz an Herz-Kreislauf-Erkrankungen, Bluthochdruck, nicht-insulinabhängiger Diabetes-mellitus-Erkrankungen und Übergewicht – alles Erkrankungen, die mit erhöhten Insulinwerten und Insulinresistenz in Verbindung gebracht werden (...)«[390]

Ray Peat führt an, dass Omega-6-Fettsäuren im Übermaß genossen[391]

- die Tätigkeit der Schilddrüse unterdrücken.
- toxisch auf die Mytochondrien/Zellatmung wirken.
- toxisch auf die Leber wirken, indem sie Enzyme blockieren.

- die Zellalterung beschleunigen (Hautalterung).
- die Ausschüttung von Adrenalin und Östrogen begünstigen.
- in hohem Maß in Krebszellen zu finden sind.
- sich in Lipofuskin finden (dem Stoff, aus dem Leberflecken gemacht sind).
- proteinverdauende Enzyme unterdrücken (Abbau von totem Zellmaterial, Verdauung etc.).
- die Ausschüttung von Prostaglandinen (Entzündungsvermittlern) fördern.

Eine Erklärung für die Schädlichkeit von Omega-6-Fettsäuren liefert Peat dazu:

»Samen sind dazu gedacht, im frühen Frühjahr zu keimen, sodass ihre Energiereserven nur dann zugänglich sein müssen, wenn es noch kalt ist. Sie brauchen nicht über die heißen Sommermonate haltbar zu bleiben. Ungesättigte Fettsäuren sind flüssig, wenn sie kalt sind und das ist für jedes Lebewesen notwendig, das in niedrigen Temperaturen lebt: Fische, die in kaltem Wasser leben, würden steif, wenn sie gesättigte Fettsäuren enthielten. [Mehrfach ungesättigte Anm. d. Verf.] Öle werden ranzig (durch spontane Oxidierung), wenn sie sich erwärmen und mit Sauerstoff in Berührung kommen. Samen enthalten eine kleine Menge an Vitamin E, die das Ranzen verzögern soll. Wenn aber diese Öle im Gewebe eingelagert werden, werden sie viel wärmer und sind auch mehr dem Sauerstoff direkt ausgesetzt, als sie es in einem Samen wären. Damit ist ihre Tendenz zu ranzen sehr hoch. Diese oxidativen Prozesse können Enzyme und andere Zellteile beschädigen, vor allem deren Fähigkeit, Energie zu produzieren.«[392]

»Mehrfach ungesättigte Fettsäuren aus der Ernährung und deren toxische Abbauprodukte beschädigen die Mitochondrien, beeinflussen Schilddrüsenhormone an verschiedenen Stellen negativ und behindern die Glukose-Oxidation (Verbrennung von Glukose in der Zelle) sowie die Arbeit verschiedener Enzyme in der Atmungskette der Zelle […]. Diese Auswirkungen mehrfach ungesättigter Fettsäuren (die Energieherstellung auf Zellebene und die Steroidsynthese zu behindern und stattdessen oxidativen Stress und die Entzündungsneigung zu vergrößern) führen dazu, dass diese direkt am Alterungsprozess, der Entstehung von Krankheiten und Übergewicht beteiligt sind. Gesättigte Fettsäuren oder andere Fette, die der Körper selbst aus Kohlenhydraten hergestellt hat, hingegen haben diese (negativen) Effekte nicht und schützen den Körper.«

»Die Halbwertzeit von Fetten im menschlichen Fettgewebe beträgt ca. 600 Tage, was bedeutet, dass signifikante Mengen an konsumierten Ölen für 4 Jahre im Gewebe bleiben, sobald man sie aus seiner Ernährung gestrichen hat.«[393]

Allerdings wird es in dieser Zeit zunehmend leichter, die Stoffwechselgeschwindigkeit zu erhöhen und die Stresshormone zu senken. Aus beschrieben Zusammenhängen resultiert die

Empfehlung, eher gesättigte als ungesättigte Fettsäuren zu konsumieren. Das heißt nicht, dass Omega-6-Fettsäuren komplett und unter allen Umständen vom Speiseplan verschwinden müssen. Das ist sowieso schwierig, da in den meisten pflanzlichen Produkten Omega-6-Fettsäuren enthalten sind. Laut einiger Wissenschaftler sind sie sogar für die Aufrechterhaltung gesunder Zellmembranen besonders wichtig,[394] insbesondere in der Verbindung mit Phosphatidylcholin. Allerdings sollten sich Omega-3-Fettsäuren mit Omega-6-Fettsäuren die Waage halten. Das Verhältnis sollte – literaturabhängig – 1:1[395] bzw. 4:1[396] betragen. Es wird vermutet, dass Omega-3-Fettsäuren nur in Kombination mit der Aminosäure Glyzin und Salizylsäure entzündungshemmend wirken. Omega-3-Fettsäuren werden aufgrund dessen nach meiner Auffassung nur in geringen Mengen benötigt.[397]

Eiweiße

Der Tagesbedarf an Eiweiß beläuft sich bei nicht schwangeren Erwachsenen laut der deutschen Gesellschaft für Ernährung auf 0,8 Gramm reines Eiweiß pro Kilogramm Zielkörpergewicht.[398] Doch zum Erreichen und Erhalten eines gesunden Stoffwechsels und eines ausgeglichenen Hormonsystems ist das gemäß der hier vertretenen Methode zu wenig. Benötigt werden nach meiner Auffassung 20 Gramm (bei vermehrt sitzenden Erwachsenen) bis 25 Gramm reines Eiweiß (bei sportlich aktiven oder sehr großen Erwachsenen, insbesondere bei Männern, bei zierlichen, mehr sitzenden Frauen mögen auch insgesamt 50 Gramm reines Eiweiß reichen) zu jeder der drei Hauptmahlzeiten. Ca. 100 Gramm Fleisch, Fisch oder Käse enthalten ca. 30 Gramm reines Eiweiß, ein mittleres Ei enthält ca. 5,5 Gramm reines Eiweiß und Hülsenfrüchte enthalten durchschnittlich neun Gramm reines Eiweiß pro 100 Gramm. Reiseiweiß enthält ca. 80 Gramm reines Eiweiß in 100 Gramm, Gelatine/Kollagen enthält fast 100 Prozent verwertbares Eiweiß. Diese Tagesration Eiweiß sollte standardmäßig gegessen und nicht als Diät oder Kur betrachtet werden. Kinder sollten dem Alter und Gewicht entsprechend weniger Eiweiß zu sich nehmen.

Tofu und sojahaltiges Eiweiß sind nicht empfehlenswert, da Soja ein potentes Phytoöstrogen ist. Auch Seitan eignet sich nicht als Eiweißquelle, da das enthaltene Gluten den meisten Menschen schadet. Hülsenfrüchte allein können den täglichen Eiweißbedarf erfahrungsgemäß nicht decken, da die wenigsten Menschen eine ausreichende Menge davon verzehren wollen.

Tierisches Protein oder eine Mischung aus pflanzlichen und tierischen Proteinen ist die Eiweißquelle der Wahl, rein pflanzliche Eiweißversorgung funktioniert zwar aus der Perspektive der Eiweißversorgung theoretisch auch, doch in der Regel hängt den Veganern das Reiseiweiß nach ein paar Tagen zum Hals heraus, wodurch anschließend die Eiweißversorgung nicht gewährleistet ist.

Fleisch enthält verschiedene Aminosäuren, die stimulierend auf das Hormon- und Nervensystem wirken (Sympathikus), während Gelatine und Kollagen (pur oder aus Knochenbrühe) eher beruhigen (Parasympathikus). Gesunde Menschen mit balancierten Systemen sollten weniger Muskelfleisch und mehr Knochenbrühe etc. konsumieren.

Pflanzliches Eiweiß enthält weniger der im Übermaß zu Entzündungen führenden Aminosäuren Methionin und Cystein (die aber gleichzeitig eine wichtige Rolle bei der Entgiftung spielen). Ein gesunder Ausgleich zwischen Methionin und Cystein mit Glyzin (was antientzündlich wirkt) wird durch den Verzehr des ganzen Tieres erreicht, wie beschrieben und von den Vorfahren praktiziert.

MEINE ERFAHRUNGEN AUS DER PRAXIS:
Eine Patientin von mir hatte ihre Ernährung umgestellt und gute Erfahrungen mit der vermehrten Eiweißversorgung gemacht. Sie beschloss, ihrer anderthalbjährigen Tochter Gelatine ins Fläschchen zu mischen. Bis dahin hatte sich die gesamte Familie auffallend eiweißarm ernährt. Wenige Wochen nach Beginn des Gelatineexperiments rief mich die Patientin an und fragte, ob es normal sei, dass ihre Tochter innerhalb von vier Wochen vier Zähne bekommen hätte. Ich antwortete ihr, dass das ein Zeichen dafür sei, wie unterernährt ihre Tochter vorher gewesen ist. Der kleine Körper konnte nicht einmal Zähne aufbauen. Diese Form der Mangelernährung bei Kindern ist leider kein Einzelfall.

Vor allem junge Mädchen, bei denen gerade die Menstruation eingesetzt hat, sind oft keine begeisterten Fleischesser. Schon so manche junge Frau hat ihre Regelbeschwerden erfolgreich dadurch beseitigt, dass sie sich angewöhnte, täglich zwei Eier zu essen.

Kohlenhydrate

Eine Faustregel für den Verzehr von Kohlenhydraten lautet, dass es doppelt so viele Gramm sein dürfen, wie an Eiweiß verzehrt wird. Das ergibt eine täglich Ration von 120–150 Gramm Kohlenhydraten. Bei Menschen mit einem reduzierten Grundumsatz oder bei Blutzuckerproblemen kann sich eine Reduzierung zunächst empfehlen (siehe unten). Bei Schwäche und echtem Hungergefühl sollten mehr Kohlenhydrate gegessen werden, ebenso bei zu schnellem oder ungewolltem Gewichtsverlust. Künstliche Süßstoffe oder Zuckersirup sollten ganz vom Speiseplan verschwinden.

ZWISCHENSTOPP: KANN MAN ZU VIEL ZUCKER ODER KOHLENHYDRATE ESSEN?

Alle komplexen Kohlenhydrate werden im Dünndarm zu einfachen Kohlenhydraten – also Zucker – umgebaut. Das heißt, im Blut wird Zucker anfallen, ob nun Vollkorn oder Weißmehl gegessen wurde. Die Molekularstruktur des weißen Zuckers unterscheidet sich nicht von der des Vollzuckers. Zucker liefert dem Körper schnell konzentrierte Energie. Je gestresster ein Körper ist, desto mehr verlangt er nach dieser Fix-Energie. Durch sie möchte er verhindern, dass verstärkt Nebennierenhormone ausgeschüttet werden müssen oder dass der Stressstoffwechsel anspringt. Kohlenhydrate, insbesondere Zucker, beruhigen die Nebennieren sehr effektiv. Demnach ist es ein gesunder Impuls des Körpers, z. B. während der Prüfungsvorbereitung Zuckerhunger zu haben. Seinen Zweck erfüllt der Zuckerkonsum (später auch der der Kohlenhydrate) jedoch nur, wenn er auch verarbeitet werden kann (siehe *Unterzuckerung*).

Der Körper giert jedoch auch bei einer gestörten Kohlenhydrattoleranz nach Zucker. Weil dieser aber nicht als Energie in die Zellen gelangt, muss er im Blut bleiben. Dadurch steigt der Blutzuckerspiegel. Energie und Wärme werden daraus jedoch nur bedingt. Das gilt insbesondere für den langsamen Stoffwechsel und für Menschen, bei denen das Verhältnis von Kalzium und Magnesium im Gewebe gestört ist, siehe oben.

Der Körper kann sowohl aus weißem als auch aus Vollrohrzucker oder anderen naturbelassenen Zuckerformen Energie herstellen. Dennoch ist weißer Zucker nur in Ausnahmefällen einzusetzen. Anders als vollwertige Zuckerprodukte enthält weißer Zucker nämlich keine Co-Faktoren der Energieproduktion (z. B. Chrom, Magnesium), die dazu nötig sind, Zucker auf der Zellebene verwerten zu können. Weißer Zucker beschleunigt im günstigsten Falle kurzfristig den Stoffwechsel, demineralisiert den Körper jedoch gleichzeitig, was im Endeffekt zu einer Verlangsamung des Stoffwechsels führt. Menschen mit einer optimalen Kohlenhydrattoleranz können Zuckerprodukte ohne negative Konsequenzen konsumieren, allerdings haben sie in der Regel kaum oder nur selten Verlangen nach Süßem.

Ist die Kohlenhydrattoleranz gestört, ist es sinnvoll, auf einfache Kohlenhydrate wie Zucker zu verzichten. Dazu gehören unter anderem auch sogenannte »gesunde« Zuckerersatzstoffe wie Agavendicksaft, süßes Obst und Palmzucker. Ebenso ungeeignet sind Zuckerersatzstoffe wie Stevia (verursacht Östrogendominanz) und Xylitol, die dem Körper vortäuschen, er bekäme Zucker.

Wer auf Zucker mit Symptomen wie Hyperaktivität, Erschöpfung, Hautproblemen etc. reagiert, kann davon ausgehen, eine gestörte Kohlenhydrattoleranz zu haben. Für einen rundum gesunden Menschen ist gelegentlicher Weißzuckerkonsum diesbezüglich kein Problem. Er rekrutiert die fehlenden Mineralstoffe zur Zuckerverarbeitung aus seinen

Gewebedepots. Empfohlen wird weißer Zucker natürlich trotzdem nicht. Sein Konsum sollte die absolute Ausnahme bleiben. Alkohol wirkt neben seiner toxischen Eigenschaft wie konzentrierter Zucker und kann den Blutzucker genauso wie Süßes durcheinanderbringen.

Gleichgültig, wie die Kohlenhydrattoleranz ausfällt, es sollte niemals vollkommen auf Kohlenhydrate verzichtet werden, da sonst der Hungerstoffwechsel aktiviert wird.

Folgende Maßnahmen sollten bei einer Kohlenhydratintoleranz ergriffen werden:

- Auf keinen Fall hungern. Mahlzeiten sollten nicht übersprungen werden.
- Frühstücken – oder mindestens einen kleinen Snack innerhalb der ersten Stunde nach dem Aufwachen essen. Vor allem, wenn morgens kein Hunger vorhanden ist (ein Zeichen für anwesende Stresshormone, die das Hungergefühl unterdrücken).
- Nicht mehr als fünf gehäufte Esslöffel kohlenhydrathaltige Beilage pro Mahlzeit essen. Damit sind Stärken gemeint (Reis, Kartoffeln) und nicht der natürliche Zucker der Karotte.
- Lieber fünf kleine anstatt eine große Mahlzeit essen.
- Kohlenhydrate sollten morgens, mittags und abends mit ausreichend Eiweiß verzehrt werden (20–25 Gramm reines Eiweiß).
- Kohlenhydrate sollten zusammen mit Fett gegessen werden.
- Ganze Körner werden im Gegensatz zu gemahlenem (Mehl) langsamer verstoffwechselt.
- Vollkorn wird langsamer verstoffwechselt als raffinierte Körner.
- Ballaststoffe aus Gemüse verzögern im Darm die Aufnahme von Kohlenhydraten.
- Alkohol sollte strikt vermieden werden.
- Zucker in jeglicher Form, auch als Obst oder Vollrohrzucker etc., sollte vermieden werden.
- Koffeinhaltige Getränke (dies gilt auch für Teein) sollten vermieden werden, da diese zunächst den Blutzucker steigern, danach jedoch abstürzen lassen.

MEINE ERFAHRUNG AUS DER PRAXIS:
Die meisten Menschen essen entweder zu wenige Kohlenhydrate oder zu wenige Eiweiße. Beide Nahrungsbestandteile sind für die Funktion des Stoffwechsels wichtig. Insbesondere Vegetarier und erst recht Veganer nehmen fast immer ungenügend Eiweiß zu sich.

Viele Diäten raten gar zur radikalen Reduktion oder dem totalen Verzicht auf Kohlenhydrate. Das führt zu dem schon an anderer Stelle beschriebenen Jo-Jo-Effekt. In puncto Fett, Kohlenhydrate und Eiweiße kommt es auf das richtige Verhältnis zueinander an – das absolute Vermeiden eines dieser Makronährstoffe ist nicht gesund.

Lebensmittel, die die hormonelle Balance stören

Der bewusste Konsum von ausreichend Fetten, Kohlenhydraten und Eiweißen ist wichtig für die hormonelle Balance. Außerdem gibt es Substanzen, die zum Wohle dieser Balance beachtet werden sollten.

Goitrogene Lebensmittel

Goitrogene Lebensmittel behindern die Jodaufnahme der Schilddrüse und sind damit kropffördernd:

- Alle Kohlsorten
- Senf
- Meerrettich
- Rucola
- Roher Yams
- Hirse
- Chlor: aus Schwimmbädern, gechlortem Trinkwasser, als Chlorbleiche
- Bromide: als Flammschutz vieler Gegenstände des täglichen Gebrauches
- Fluoride: aus Zahnpasta, Zahnbehandlungen, Fluoxetin (Antidepressiva), grüner Tee

Kochen zerstört Goitrogene in Lebensmitteln, Fermentieren nicht (z. B. rohes Sauerkraut).

Es gibt unterschiedliche Meinungen darüber, ob die goitrogene Wirkung von Hirse ebenfalls durch Hitze minimiert wird. Ein gelegentlicher Verzehr goitrogener Substanzen in moderaten Mengen wird sich nicht nachhaltig nachteilig auf die Schilddrüse auswirken, täglicher Konsum jedoch schon. Auf diese Weise relativiert sich der tägliche Smoothie mit rohem Grünkohl auch schon wieder in seiner Wirkung als Superfood.

Die Halogene (Chlor, Bromid, Fluorid) sollten generell vermieden werden. Diese finden sich in Zusatzstoffen, Desinfektionsmitteln, Chemikalien oder Reinigungsmitteln.

Östrogene und hormonwirksame Lebensmittel

Jede Pflanze enthält Phytoöstrogene. Einige Lebensmittel enthalten davon besonders viele und sollten daher nicht oder nur in Geringstmengen konsumiert werden. Dazu gehören unter anderem:

- Soja (sehr stark östrogenbildend)
- Salbei
- Bockshornklee
- Himbeerblätter
- Schafgarbe

- Rotklee
- Frauenmantel
- Teebaumöl
- Lavendel
- Grapefruit
- Moringa
- Maca
- Süßholzwurzel

Moderat als Gewürze eingesetzt, dürften die Kräuter keinen Schaden anrichten. Wer sie aber regelmäßig als Tee zu sich nimmt, könnte damit Unruhe ins hormonelle Gleichgewicht bringen. Generell gilt, dass alle »Frauenkräuter« eine östrogenisierende Wirkung haben. Und auch dann, wenn einem Kraut eine abtreibende Wirkung zugeschrieben wird, sind Phytoöstrogene am Werk. Viele Menschen trinken heutzutage Kräutertees literweise, weil sie diesen als Ersatz für das Naschen nutzen oder um warm zu bleiben. Dabei wird vergessen, dass jedes Kraut eine arzneiliche Wirkung besitzt. Damit sind Kräutertees kein Genussmittel, sondern Medizin. Für Kaffee, grünen und schwarzen Tee gilt das ebenso. Es sollte nicht mehr als ein Becher Kräutertee täglich genossen werden, am besten auch nicht immer das gleiche Kraut, sondern im rotierenden System. Bei Kaffee, grünem und schwarzem Tee gilt diese Dosierung ebenfalls, wobei man hier im Idealfall ganz verzichtet.

Andere Lebensmittel wirken auf das Hormonsystem, indem sie den Kortisolspiegel anheben. Je nachdem wie das System des Betreffenden aufgestellt ist, kann der Konsum folgender Substanzen problematisch sein:

- Schwarze Johannisbeerblätter
- Süßholzwurzel – auch ein starkes Phytoöstrogen

MEINE ERFAHRUNG AUS DER PRAXIS:
Pflanzen sind nicht so harmlos, wie sie aussehen. Der Wissenschaft zufolge lassen sie sich sogar als nahezu gerissen bezeichnen: Denn Phytoöstrogene wirken auf Pflanzen als Wachstumsbeschleuniger, auf Menschen jedoch eher als Hemmschuh bei der Reproduktion. Gar nicht so dumm von der Pflanzenwelt: Je mehr Phytoöstrogene die Pflanzenfresser zu sich nehmen, desto unfruchtbarer werden sie! Damit kontrollieren und eliminieren Pflanzen den Bestand ihrer Fressfeinde.

Aus hormoneller Perspektive leben Vegetarier nicht unbedingt gesünder als Fleischliebhaber. Das gilt für Tiere wie auch für Menschen. Tiere, die z. B. ausschließlich Rotklee fressen, reduzieren ihre Fruchtbarkeit.[399] Und auch für die Menschheit wurde Ähnliches erforscht: Studien belegen, dass die Söhne von Frauen, die sich während ihrer Schwangerschaft vegetarisch ernährten, häufiger hormonbedingte Missbildungen an den Geschlechtsteilen aufwiesen als Söhne von Mischköstler-Müttern.[400]

Rohkost

Rohkost hat einen höheren Anteil an Vitaminen und Enzymen als gekochtes Gemüse, da wasserlösliche Vitamine und Enzyme durch Erhitzen zerstört werden. Dennoch ist es nicht empfehlenswert, sich ausschließlich von Rohkost zu ernähren. Das gilt insbesondere für pflanzliche Rohkost. Vor allem der langsame Stoffwechsel kann diese schlecht verarbeiten und verdauen. Und ohne angemessene Verdauung werden Vitamine und Enzyme nicht erschlossen. Selbst wenn gekochte Pflanzen weniger Nährstoffe enthalten, können diese vom Körper wenigstens besser aufgenommen werden.

Hinzu kommt, dass Rohkost in der Regel kalt gegessen wird, was ungünstig ist, da die meisten Menschen ohnehin untertemperiert sind.

Nun muss nicht auf Rohkost verzichtet werden. Gerade der schnelle Stoffwechsel braucht die wasserlöslichen Vitamine, weil er viel Energie verbraucht und eine gute Verdauung hat. Auch frische Pflanzensäfte können das Mittel der Wahl sein. Es muss allerdings auf Phytoöstrogene und Goitrogene geachtet werden.

Tierische Produkte in Rohkostqualität (Rohschinken, Rohmilchprodukte) sind bei guter Verträglichkeit ebenfalls eine Option.

Interessant ist in diesem Zusammenhang, dass es keine ursprünglichen Kulturen gab, die sich von Rohkost ernährten, abgesehen von gelegentlichen Reinigungskuren und Fastenzeiten (siehe Nährstoffmängel).

Der Trend zur Monokulinarik Rohkost ist ein modernes Phänomen. Durch ausschließlich pflanzliche Ernährung steigt natürlich auch der Anteil an Phytoöstrogenen. Außerdem müssen dann Vitamin B12 in der Regel und Vitamin A (nicht Betakarotin) zugeführt werden. Die Eiweißversorgung ist ebenfalls erschwert und muss in der Regel durch Eiweißpulver ergänzt werden (die natürlich in der Natur so nicht vorkommen).

Intoleranzen und Allergien

Intoleranzen oder allergische Reaktionen auf Lebensmittel gehen häufig mit Störungen von Stoffwechsel und Hormonen einher, insbesondere mit Nebennierenschwäche und Schilddrüsenunterfunktion. Moleküle wie Laktose (Milchzucker) und Kasein (Milcheiweiß) von der Kuh sowie Gluten (Klebereiweiß) sind schwer verdaulich. Sobald die Vitalität herabgesetzt ist, muss der Körper unverhältnismäßig viel Energie aufwenden, um diese Stoffe dennoch zu verarbeiten. Dadurch entstehen Allergien oder Intoleranzen, die nicht genetisch bedingt sind. Auslöser ist oft ein fehlgeleitetes Immunsystem.

Werden die nichttolerierten oder allergenen Lebensmittel weiter konsumiert, wird das Immunsystem fortwährend gereizt, was Nebennieren und Schilddrüse beeinflusst. Gerade bei Autoimmunerkrankungen ist dieser Mechanismus häufig zu finden. Unabhängig davon, ob eine echte Intoleranz oder Allergie besteht, sollte in vielen Fällen zumindest zeitweilig auf Gluten, Laktose und Kasein verzichtet werden. Auf diese Weise könnte der Körper seine Energie optimal auf die Heilung und nicht auf die Verdauung lenken.

Vegane/Vegetarische Ernährung

Während aus ethischen, politischen und umwelttechnischen Gründen viel für eine vegane oder vegetarische Kost spricht, überwiegen gemäß meiner Erfahrung die Vorteile einer Ernährung mit tierischen Produkten. Es hat sich demgemäß vielfach bestätigt, dass Stoffwechsel und Hormone sich durch eine Mischkost besser regulieren lassen als mit rein pflanzlicher Kost. Zudem haben viele Menschen eine gestörte Darmfunktion, die sie Eiweiß aus pflanzlichen Quellen schlechter verwerten lässt.

Tierisches Eiweiß enthält die Vitamine A (echtes Vitamin A, nicht Beta-Karotin), die im pflanzlichen Eiweiß nur in einer Vorstufe vorliegen und bei einem Mangel an Vitalität und Schilddrüsenhormonen nicht ausreichend in eine verwertbare Form umgewandelt werden können,[401] und auch Vitamin B 12. Hierdurch kann es zu einer Mangelversorgung mit den genannten Vitaminen kommen. B 12 kann zwar auch im eigenen Körper hergestellt werden, doch dafür muss das System gesund sein. Ein Mangel an Magensäure, Probleme im Dünndarm sowie manche Parasiten unterbinden die Produktion dieses Vitamins.

Menschen, deren Energieproduktion auf der Zellebene suboptimal verläuft, verlieren oft regelrecht das Verlangen nach Fleisch (insbesondere auf rotes Fleisch), im fortgeschrittenen Stadium sogar nach Eiweiß im Allgemeinen. Ebenso ergeht es Patienten mit einer Schilddrüsenunterfunktion und/oder erschöpften Nebennieren. Energiemangel führt zu einer Verdauungsschwäche, weil Magensäure und Verdauungsenzyme nicht richtig produziert werden.[402] Auch deswegen weisen die Betroffenen oft einen Eiweißmangel auf, der die Fähigkeit zur Energieproduktion weiter herabsetzt. Es scheint, als würde Eiweißmangel zu Eiweißunlust führen, die den Eiweißmangel nährt – ein ungünstiger Kreislauf.

MEINE ERFAHRUNG AUS DER PRAXIS:

Warum Eiweiß nicht gleich Eiweiß ist: Fleisch und andere tierische Erzeugnisse enthalten Schilddrüsenhormone. Laut Ray Peat kann durch ihren Verzehr zwischen einem viertel und einen halben Gramm an Schilddrüsenhormonen täglich aufgenommen werden,[403] was ca. 25–50 mcg T4 und noch etwas T3 entspräche, wenn sich am Hormoninhalt in natürlichen Schweinedrüsenpräparaten orientiert wird.

Ich behandle seit geraumer Zeit aus rein pragmatischen Gründen keine Veganer mehr, weil ich festgestellt habe, dass vegane Ernährung nicht mit der Behandlung hormoneller Störungen kombinierbar ist. Es hat mich bei Veganern immer wieder erstaunt, dass nicht nur tierisches Eiweiß ideologisch abgelehnt wurde, sondern praktisch auch jedes andere: »Ich kann doch nicht bis an mein Lebensende dieses Reisprotein dreimal täglich essen!« Das ist verständlich, wenn man darüber nachdenkt, dass Reiseiweiß geschmacklich gewöhnungsbedürftig ist. Doch ohne ausreichend Eiweiß funktioniert die Therapie nicht. In der Vergangenheit führte dieser Umstand oft zu Frustrationen auf beiden Seiten des Behandlungstisches.

Die Eiweißversorgung bildet einen entscheidenden Faktor meines Therapieansatzes, und sie ist selbst bei Mischköstlern in der Regel defizitär. Im Rahmen einer veganen Ernährung ist sie zwar theoretisch möglich, praktisch jedoch von den wenigsten umsetzbar. Entgegen einiger, häufig von Veganern zitierten Studien habe ich durch eigene Beobachtungen festgestellt, dass Patienten, die viel Fleisch essen, bessere Stoffwechselanalysenergebnisse haben als die, die kein oder wenig Fleisch zu sich nehmen.

Ich empfehle grundsätzlich, sich ausgewogen zu ernähren und frischem Gemüse und anderen Kohlenhydraten eine wichtige Stellung einzuräumen. Da die wenigsten Menschen mehr als einmal täglich Fleisch oder Fisch essen, rate ich meinen Patienten zu sojafreiem, veganem Eiweiß (am besten Reisprotein) als Ergänzung zum tierischen. Hülsenfrüchte sind auch eine Option. Es ist tatsächlich nicht so, dass während einer Therapie bei mir massenhaft Fleisch oder Fisch verzehrt wird. Eher wenig, dafür regelmäßig ist meine Devise.

Vegetarier behandle ich, weise sie aber deutlich auf die erschwerten Bedingungen hin, unter denen sie die Regulationstherapie durchführen werden. Da am Anfang der Therapie oft auf Milchprodukte und Eier verzichtet werden soll, bleibt ihnen wenig anderes übrig, als wieder Fisch oder Fleisch zu essen oder für eine Weile vermehrt veganes Eiweiß und künstliche Vitamine zu sich zu nehmen. Soja lehne ich aufgrund seiner östrogenisierenden Wirkung komplett ab. Sollte jemand auf Fleisch verzichten, weil er es scheinbar nicht verträgt, unterstütze ich ihn gern dabei, die Ursachen dieser Unverträglichkeit herauszufinden. Hormonstörungen führen nämlich nicht selten zu Verdauungsstörungen – gerade von Eiweiß.

Ernährung bei Schwierigkeiten mit Stoffwechsel und Hormonen (Schonkost)

Wie schon einige Male erwähnt, ist die Ernährung für die hormonelle Balance von außerordentlicher Wichtigkeit. Ohne eine Umstellung sind weitere Therapiemaßnahmen nutzlos. Die von mir vorgeschlagene Ernährung ist eine Art »Schonkost«, die den Anforderungen eines langsamen oder schnellen Stoffwechsels Rechnung trägt. Schonkost bedeutet, dass die Ernährung möglichst frei von Toxinen, schwer verdaulichen Nahrungsmitteln und insbesondere nicht tolerierten Lebensmitteln (Entlastungsmaßnahmen) und zugleich nährstoffdicht ist, also reich an Stoffen, die zur Energieproduktion und -verteilung gebraucht werden (siehe Abbildung rechts).

Mehr	Weniger
• Komplexe Kohlenhydrate	• Gluten, Milchprodukte
• Gemüse	• Zucker (auch Säfte, Obst)
• Eiweiß	• Große KH Portionen auf einmal
• Gesättigte Fette	• Soja
	• Ungesättigte Fette (Öle, Nüsse)
	• Phytoöstrogene (Kräuter-ther. Dosen)
	• Alkohol
	• Lebensmittelzusatzstoffe, Pestizide

Ernährungsgesichtspunkte

Manche Lebensmittel wirken laut des Nutritional Balancing stimulierend auf den Stoffwechsel, andere sedierend:[404]

- Protein = hoher stimulierender Anteil = 30–70 Prozent
- Kohlenhydrate = mittelmäßig stimulierender Anteil = 4–30 Prozent = neutral (bei Verträglichkeit)
- Fett = niedrig stimulierender Anteil = 4–15 Prozent = wirkt sedierend
- Milchprodukte = sedierende Wirkung
- Salz = stimulierende Wirkung
- Kaffee = stimulierende Wirkung

Auch Medikamente können stimulierend oder sedierend auf den Metabolismus wirken:

- Beta-Blocker = sedierende Wirkung
- Amphetamine, z. B. Kokain, Speed oder amphetaminhaltige Medikamente = stimulierende Wirkung; appetitzügelnd; euphorisierend

Der langsame Stoffwechsel sollte folglich tendenziell mehr stimulierende Lebensmittel konsumieren, der schnelle Stoffwechsel mehr sedierende.

Hier folgt eine Übersicht der Stoffwechselsituation und der Bedürfnisse von langsamem und schnellem Stoffwechsel.

Ernährung bei langsamem Stoffwechsel:

- Mangel an Magensäure, Enzyme werden nicht verwertet
- Unterzuckerung durch hohe Insulinausschüttung (wenn Ratio Ca / Mg gestört ist)
- Schlechte Eiweißverwertung
- Ausreichend Eiweiß zu jeder Mahlzeit notwendig (40 Prozent Anteil)
- Kein Zucker, nur langsame Kohlenhydrate
- Milchprodukte meiden (Ca)
- Fettanteil reduzieren (1 EL pro Mahlzeit)
- Regelmäßige kleinere Mahlzeiten
- Kupferhaltige Lebensmittel meiden

Ernährung bei schnellem Stoffwechsel:

- Genug Magensäure, Enzymmangel
- Unterzuckerung durch hohen Zuckerverbrauch
- Gute Eiweißverwertung
- Brauchen nicht so viel Eiweiß (30 Prozent Proteinanteil)
- Vertragen Zucker (wenn Ca / Mg Raio in Ordnung ist)
- Mehr Milchprodukte
- Mehr Fett
- Drei große Mahlzeiten
- Kupferhaltige Lebensmittel konsumieren

In Einzelfällen (z. B. bei Stoffwechselmischtypen) weichen die Ernährungsempfehlungen individuell ab.

Konkrete Vorschläge für eine ausgewogene Ernährung bei Problemen von Stoffwechsel und Hormonen

Die Idee, durch Makronutrienten auf die Kortisolkurve einzuwirken, stammt aus dem Buch *The Adrenal Reset Diet* von Alan Christianson. Die Ausgestaltung der Nebennierenkur wurde von mir abgewandelt, weil einige Tipps zwar die Nebennieren unterstützen, aber Schilddrüse und/oder Geschlechtshormone belasten. Ratsam ist es, das Ganze als **sechs-wöchige Kur** durchzuführen.

Berücksichtigt wurden für die Empfehlungen

- dass Kohlenhydrate die Ausschüttung von Kortisol tendenziell senken, während Eiweiß eher zu einer Ausschüttung führt. Die Verteilung von Kohlenhydraten über den Tag ist dementsprechend der natürlichen Kortisolkurve angeglichen, die morgens hoch, abends niedriger sein sollte. Daher werden morgens weniger Kohlenhydrate, mittags mehr und abends die größte Portion empfohlen.
- dass durch die Reduktion von Kohlenhydraten nach der Mahlzeit eine erhöhte Ausschüttung an Insulin vermieden wird. Insulin ist ein Gegenspieler der Schilddrüsenhormone und sorgt außerdem für eine reaktive Unterzuckerung nach dem Essen.
- dass der Tag-Nacht-Rhythmus (durch das Verhältnis von Melatonin zu Kortisol) wiederhergestellt wird, wodurch sich der Schlaf verbessert und der Patient morgens ausgeruht ist.
- dass die meisten Menschen am Anfang der Behandlung einen reduzierten Grundumsatz haben und durch die ausgewogenen Nährstoffe oft automatisch Gewicht verlieren, besonders um den Bauch herum (beachten Sie dazu die weiteren Hinweise zur Kohlenhydratmenge).
- dass Stoffe, die schwer verdaulich sind und oft zu Intoleranzen führen, in den Ernährungsvorschlägen fehlen. Verzichten Sie auf Milchprodukte (Laktose und Kasein), Gluten, Eier, Zucker und Fruktose. Auch bei Menschen ohne Intoleranzen soll die gesamte Energie in die Heilung und nicht die Verdauung fließen.
- dass keine Stoffe enthalten sind, die für das Hormonsystem schädlich sind, wie Phytoöstrogene oder goitrogene Substanzen.
- dass vor allem gesättigte Fettsäuren verzehrt werden sollten. Daher sollte auf Fette weitestgehend verzichtet werden, die im Folgenden nicht erwähnt werden. Auch Nüsse sollten sehr sparsam verwendet werden (aufgrund von Allergiepotenzial und Toxinbelastung).
- dass eine ausreichende Versorgung mit Eiweiß gegeben ist.
- dass Alkohol und Kaffee nur in minimalen Dosen auf dem Speiseplan stehen.

Oftmals ist es sinnvoll, die Ernährungsempfehlungen länger als sechs Wochen zu befolgen, in einigen Fällen für einige Monate.

Diese Ernährungsempfehlungen ersetzen keine Behandlung bei einem Arzt oder einem Heilpraktiker. Beim Andauern auftretender Probleme sollte die Kur unterbrochen werden oder es sollte fachkundige Unterstützung hinzugezogen werden.

Vorbereitung:

- Mit ein wenig Organisationstalent kann die Kur in den Berufsalltag integriert werden. Am besten bereitet man am Abend vorher schon das Mittagessen vor.
- Einige Zutaten gibt es nur in spezialisierten Läden wie Natursupermarkt, Reformhaus oder im Internet. Sie sollten nach Möglichkeit alle Zutaten in Bioqualität kaufen und frei von Zusatzstoffen.
- Zucker ist in keiner Form erlaubt (also auch kein Honig, Agavendicksaft etc.). Obst ist im angegebenen Rahmen gestattet. Auf diese Weise soll die gesunde Insulinantwort des Körpers wiederhergestellt werden. Zucker versteckt sich in Nahrungsmitteln in Stoffen mit der Endung »-ose« wie Dextrose. Meiden Sie auch diese versteckten Quellen, wobei Sie nicht auf Produkte mit Kleinstmengen verzichten müssen. Der Zuckerjieper sollte sich innerhalb weniger Tage nach dem Kuranfang geben, wenn er nur metabolisch bedingt ist. Die angegebenen Obstsorten sind arm an Fruktose, weil auch diese unter Umständen am Anfang der Kur schlecht toleriert wird.
- Wenn Sie sich durch die Ernährungsvorgaben eingeschränkt fühlen, denken Sie daran, dass es nur um eine begrenzte Zeit geht. Wenn Sie keine Nahrungsmittelintoleranzen haben, dürfen Sie notfalls zu einer Abendmahlzeit in der Woche alles essen, was Sie wollen. Das bedeutet nicht den ganzen Abend lang, sondern nur zu einer Mahlzeit.
- Wenn Sie Gewicht verlieren wollen, dürfen Sie **nicht** hungern. Unterschreiten Sie die angegebenen Mengen nicht. Wenn sich im Laufe der Kur Schwäche, Reizbarkeit, Frieren oder Gehirnnebel einstellen, sollten Sie mehr Kohlenhydrate zu sich nehmen. Bauen Sie eine Zwischenmahlzeit am Morgen ein (z. B. Reiswaffel, Maiswaffel, glutenfreies Knäckebrot mit Ghee, Kokosfett, Wurst). Wenn das nicht reicht, nehmen Sie zwischen Mittag und Abend eine weitere Zwischenmahlzeit zu sich. Wenn Sie sich dann immer noch nicht gut fühlen, ergänzen Sie das Frühstück mit erlaubten Kohlenhydraten und/oder erweitern Sie das Abendessen um eine Portion Kohlenhydrate. Wenn das nicht reicht, dann das Mittagessen und dann das Frühstück um jeweils eine Portion Kohlenhydrate. Ignorieren Sie diese Zeichen nicht, um schneller abzunehmen – es sei denn, Sie möchten untersuchen, ob es wirklich so etwas wie den Jo-Jo-Effekt gibt.
- Wenn Sie zu Untergewicht neigen, halten Sie sich ebenfalls an die vorgeschlagene Vorgehensweise. Essen Sie mehr Fett und ergänzen Sie so lange Kohlenhydrate, wie Sie nicht mehr abnehmen.

- Auch wenn Sie denken, Sie würden zu wenig Kohlenhydrate essen, versuchen Sie, sich für drei Tage an die angegebenen Portionen zu halten. Sie essen nun tendenziell mehr Eiweiß und Fett als sonst – auch das macht satt.
- Wenn Sie kein Gewicht verlieren müssen, können Sie jeweils eine Portion an Kohlenhydraten pro Mahlzeit mehr essen.
- Lassen Sie keine Mahlzeiten aus. Wenn es Ihnen guttut, essen Sie nur drei Mahlzeiten am Tag. Wenn Sie zwischendurch Hunger kriegen, greifen Sie zu den erlaubten Snacks.
- Beim Frühstück können Sie – wie die Asiaten – herzhaft essen (z. B. Suppe). Wenn Sie das nicht mögen, werden Sie zum Frühstück auf Proteinpulver zurückgreifen müssen. Dieses können Sie für Shakes verwenden, was viel Vorbereitungszeit spart. Proteinpulver kann Gelatine sein oder vegan (kein Soja oder Hanf, am besten aus Reis und ohne Zusatzstoffe). Sie können damit auch Ihre Hauptmahlzeit ergänzen. Proteinpulver bekommen Sie im Reformhaus, beim Bodybuilderbedarf oder im Internet.
- Veganer/Vegetarier ersetzen Fleisch mit Proteinpulver. Holen Sie sich auch Sonnenblumenlecithin (am liebsten Bio, nicht Sojalecithin, nicht genmanipuliert). Das macht zum einen den Eiweißshake cremiger und zum anderen liefert es Phospholipide für die Zellmembranen (mehr zu Lecithin siehe *Smoothie*). Eiweißpulver schmeckt eigentlich nur im Smoothie. Wenn Sie eine Mahlzeit mit Eiweißpulver anreichern wollen, verrühren Sie es am besten in ein Glas Wasser. Das schmeckt nicht ganz so gut, geht aber schnell. Dann essen Sie Ihre Kohlenhydrate mit Fett, wie es Ihnen gefällt. Sehen Sie das Eiweißpulver als Medikament und nicht als Essen. Falls Sie das Pulver anders gar nicht mögen, mixen Sie sich einen Smoothie aus wenigen Beeren, Lecithin, Wasser und Eiweißpulver. Beschränken Sie sich aber bitte auf wenige Beeren.
- Aktivierte Gerste enthält viele Mineralstoffe und unterstützt die Darmheilung. Sie enthält Gluten, das aber durch die Fermentierung nicht ins Gewicht fällt. Menschen mit Zöliakie lassen die Gerste bitte weg.
- Hinweise auf Bezugsquellen finden Sie im Anhang.

Untersagte Lebensmittel:

- Zucker in jeder Form (Honig, Agavendicksaft) mit Ausnahme des erlaubten Obstes.
- Eier.
- Milchprodukte (Butter können Sie als Ghee essen). Wenn Sie absolut sicher sind, dass Sie Laktose vertragen, darf es auch Butter sein.
- Alle Konservierungsstoffe, Farbstoffe, Junkfood.
- Fruchtsäfte, die Sie nicht selbst frisch hergestellt haben.
- Alkohol als Getränk in jeglicher Form. Einmal die Woche ein Glas darf zwar sein, ganz ohne ist natürlich besser.

- Soja, außer (gelegentlich) als fermentierte Soja-Sauce oder Miso.
- Nüsse und Samen bitte nur äußerst sparsam verwenden.
- Nahrungsmittel, die Sie nicht vertragen.
- Stevia, da östrogenförderlich.
- Kräuter: Salbei (selten als Gewürz verwendet unbedenklich; als Tee verboten), Rotklee, Frauenmantel, Schafgarbe und schwarze Johannisbeerblätter (bei einem hohen Kortisolwert, bei einem niedrigen unbedenklich). Auch Kräuter, die als »Frauenkräuter« gelten oder »abtreibend«, sollten nur ausnahmsweise genossen werden.
- Nachtschattengewächse (Tomate, Kartoffel, Paprika, Aubergine, Chilli, Goji-Beere u. a.) enthalten Calcitriol, die aktive Form des Vitamin D. Da viele Menschen eher zur Verkalkung neigen, ist Vitamin D zunächst kontraindiziert (siehe oben). Nachtschattengewächse enthalten zudem Alkaloide, die giftig wirken können. Darunter leiden besonders Menschen mit Gelenkproblemen und autoimmunen Erkrankungen.

Erlaubte Getränke:

- Wasser
- Tee ohne Koffein (mit Ausnahme von Salbei-, Rotklee-, Frauenmantel- und Brombeertee etc.)
- Ein Becher Kaffee oder teeinhaltiger Tee am Tag, morgens zum Frühstück ohne Milch und Zucker. Bei allen tumorartigen Gebilden wie z. B. Myomen sind Koffein und Teein strikt zu vermeiden.

Erlaubte Nahrungsmittel:

Stellen Sie Ihre Mahlzeiten mit den Lebensmitteln der folgenden Liste zusammen. Lebensmittel, die nicht aufgeführt werden, sollten Sie nicht verzehren.

Fette:
Ghee, Olivenöl, Macadamiaöl, Kokosöl/Kokosfett, Rindertalg, Kokosmilch

Protein:

- Alle Fleisch- und Fischsorten (am besten in Bioqualität)
- Wurst ohne versteckten Zucker oder Konservierungsstoffe
- Meeresfrüchte ohne hohen Kupferwert
- Rindergelatine/Kollagen Hydrolysat

- Proteinpulver (am besten aus Reis)
- Knochenbrühe

Kohlenhydrate:
- Reis (Basmati, Vollkorn, Wildreis)
- Quinoa
- Buchweizen
- Teff
- Pasta aus Reis oder Buchweizen (mit Süßkartoffel)
- Pastinaken
- Süßkartoffeln
- Haferflocken (glutenfrei)
- Amaranth
- Sorghum
- Mais
- Hirse (bitte bei Schilddrüsenproblemen maximal einmal pro Woche, da goitrogen)

Ballaststoffe:
- Flohsamenschalen (kein Chia, Leinsamen oder Hanf)

Hülsenfrüchte (zählen als Kohlenhydrate):
- Linsen (alle Farben)
- Bohnen (braun, weiß, rot, schwarz)
- Kichererbsen
- Erbsen

Am besten am Abend vorher mit warmem Essigwasser einweichen, notfalls aus der Dose.

Gemüse (zählt nicht zu den Kohlenhydraten):
- Artischocken
- Rucola
- Spargel (weiß und grün)
- Pak Choi
- Brokkoli
- Weißkohl, Rotkohl, Rosenkohl
- Karotten
- Zucchini
- Ingwer

- Sauerkraut (nicht Rohkost)
- Chicorée
- Blumenkohl
- Selleriegrün und Wurzelsellerie
- Grünblattgemüse, Spinat
- Grünkohl
- Mangold
- Pilze
- Zwiebeln, Frühlingszwiebeln, Knoblauch
- Bambussprossen
- Gurken
- Fenchel
- Ingwer
- Grüne Bohnen
- Kohlrabi
- Lauch
- Rettich und Radieschen
- Zuckererbsen
- Steckrüben
- Mairüben
- Rote Beete
- Kürbis
- Kastanien

Obst:

- Äpfel
- Bananen (noch hart, nicht überreif)
- Alle Beerensorten (auch getrocknet; Rosinen sind keine Beeren!)
- Kirschen (auch getrocknet)
- Feigen (frisch)
- Kiwi
- Zitronen und Limetten

Andere Obstsorten enthalten entweder zu viel Zucker oder Fruktose.

Snacks:

- Obst am Nachmittag (wenn Sie schneller abnehmen wollen, Obst in Maßen)
- Obstsäfte als Smoothie am Nachmittag

- Gemüsesticks den ganzen Tag
- Proteinsnack aus der Liste der Eiweiße den ganzen Tag
- Reiswaffeln, Maiswaffeln, glutenfreies Knäckebrot mit etwas Fettaufstrich (Ghee, Kokosfett) oder Wurst, selbst gemachte glutenfreie Hafercracker
- Kokosjoghurt

Sonstiges:

- »Milch« aus Getreidesorten, Reis oder Kokos als Milchersatz
- Alle Gewürze in küchenüblichen Mengen
- Alle Kräuter in küchenüblichen Mengen, Ausnahmen siehe oben
- Salz nach Verlangen (kein Himalayasalz)

Portionen:

Kohlenhydrate und Fette:
1 Portion entspricht der Größe eines Golfballes bzw. ca. einem gehäuften Esslöffel. Es geht hier nicht um eine genaue Grammzahl, sondern um ungefähre Angaben.

Eiweiß:
1 Portion Fleisch, Geflügel oder Fisch hat ca. die Größe eines Handtellers, 100 Gramm Fleisch oder Fisch enthalten ca. 30 Gramm reines Eiweiß; 1 Portion Reisproteinpulver sind 25–35 Gramm (Verfügbarkeit von ca. 85 Prozent), Gelatine ist zu über 90 Prozent bioverfügbar. 100 Gramm Gelatine oder Kollagen entsprechen demnach fast vollständig einer Menge an reinem Eiweiß. Hülsenfrüchte enthalten dagegen nur ca. neun Gramm reines Eiweiß pro 100 Gramm.

Gemüse und Kräuter:
Gemüse und Kräuter können nach Belieben gegessen werden. Sie sollten mindestens zu zwei Mahlzeiten Gemüse essen, am besten zwei Handvoll. Salat können Sie auch essen, wobei Rohkost von den meisten Menschen nicht so gut vertragen wird wie gekochtes Gemüse, vor allem nicht abends. Daher sollten Sie mit rohem Gemüse eher sparsam umgehen.

Frühstück: 1 Portion Eiweiß, 1 Portion Kohlenhydrate, 1 Portion Fett

Mittag: 1 Portion Eiweiß, 2 Portionen Kohlenhydrate, 1 Portion Fett + Gemüse nach Belieben

Abend: 1 Portion Eiweiß, 3 Portionen Kohlenhydrate, 1 Portion Fett + Gemüse nach Belieben

Vergessen Sie das Gemüse nicht! Eiweiß und Kohlenhydrate wirken meist »säuernd« auf den Körper. Durch die Zufuhr von ausreichend Gemüse nehmen Sie Mineralstoffe zu sich, die diese Säuren mit Basen ausgleichen. Durch die Ballaststoffe von mindestens zwei Handvoll Gemüse zum Mittag- und Abendessen hält das Sättigungsgefühl zudem länger an. Die vorgeschlagene Ernährungsweise ist keine Paleo-Diät. Kohlenhydrate werden nur so lange reduziert, bis sie wieder vertragen werden. Es geht darum, wieder eine ausgewogene Ernährung zu erzielen, indem Kohlenhydrate, Fette, Eiweiß und Gemüse gleichberechtigt nebeneinanderstehen sollten. Allerdings sollte man nicht über das Ziel hinausschießen und zu wenige Kohlenhydrate essen. Die hier unter Gemüse aufgeführten Nahrungsmittel enthalten nicht genügend Kohlenhydrate. Es sollten immer auch in den angegebenen Portionsmengen Lebensmittel aus der Rubrik Kohlenhydrate verzehrt werden (glutenfreies Getreide, Wurzeln oder Hülsenfrüchte).

Völlig unabhängig davon, ob Nahrungsmittelintoleranzen vorliegen oder nicht, sollte auf Gluten und Milch sowie Milchprodukte und zu viel Fruktose verzichtet werden. Die vorgeschlagene Liste an Lebensmitteln sollte also nicht erweitert werden. Eier werden von vielen Menschen nicht vertragen und werden deshalb vorsorglich zunächst weggelassen. Die Kur ist eine Schonkost, die darauf abzielt, Verdauungs- und Immunsystem zu entlasten, sodass für Heilung mehr Energie übrig bleibt.

Echte Hungersymptome:

Echte Hungersymptome:

- Konzentrationsschwierigkeiten
- Schwäche
- Zittern
- Zu schnelle Gewichtsabnahme (mehr als 1 kg pro Woche)
- In manchen Fällen Nervosität, kalter Schweiß, Herzklopfen (Adrenalinausschüttung)

Keine Hungersymptome:

- Appetit auf Kohlenhydrate
- Heißhungerattacken

Heißhungerattacken regulieren sich meist nach ein paar Tagen, sobald der Blutzuckerspiegel nicht mehr schwankt. Sollten sie nach drei Monaten noch immer andauern und organische Ursachen ausgeschlossen worden sein, liegt der Grund für die Zuckersucht meist in der Psyche.

Die meisten Menschen neigen dazu, sich mit Kohlenhydraten vollzustopfen, obwohl sie sie nicht brauchen (wie ihr Grundumsatz belegt). Dieses Verhalten kann die folgenden Ursachen haben:

- Gewohnheit.
- Kohlenhydrate und ein voller Bauch verursachen das Gefühl von Geborgenheit.
- Zu lange andauernde Essenspausen führen bei Menschen, die zu Unterzuckerungen neigen, zu einem Riesenhunger, der vorwiegend mit Kohlenhydraten gedeckt wird.
- Eiweiß- und Fettmangel werden mit großen Kohlenhydratportionen ausgeglichen, weil die Person noch nicht alle Nährstoffe hat, die sie braucht. »Mangel« übersetzt der Körper meist mit unmittelbarem Hunger auf Kohlenhydrate.
- Emotionales Essen: Zucker und Kohlenhydrate als Liebesersatz.

Durch die veränderte Ernährung kommt es zu hormonellen Umstellungen, die mit den folgenden Entgiftungssymptomen einhergehen können:

- Kopfschmerzen
- Veränderungen der Verdauungstätigkeit
- Erschöpfung
- Hautausschläge
- Muskel- und Gelenkschmerzen

Diese Symptome verschwinden meist von allein wieder.

Nach Erreichen der Stoffwechselbalance ist die Schonkost in der Regel nicht mehr nötig. Ich empfehle dann eine Ernährung, die näher am »Real Food« ist (siehe *Real Food*, Seite 343).

Weitere Tipps:

- Kochen Sie für die folgenden Tage eine größere Portion Hülsenfrüchte vor. Daraus können Sie dann Suppe oder Salat zubereiten.
- Sättigungsbeilagen können für mehrere Tage im Voraus zubereitet werden.
- Rote Beete gibt es abgepackt in Bioqualität zu kaufen. Daraus kann unter Hinzugabe von Kichererbsen schnell ein Salat gemacht werden.
- Tiefkühlgerichte von Anbietern, die ohne Konservierungsstoffe und andere Zusatzstoffe arbeiten, sind ein guter Kompromiss zwischen Gesundheit und schnellem Alltag. Nehmen Sie Gerichte, die weder Milch noch Gluten enthalten.
- Butterfett selbst gemacht: Sie schmelzen im Ofen mehrere Butterpackungen in einer Schale (nicht bräunen lassen), dann lassen Sie das Ganze erkalten. Der weiße Milchanteil setzt sich ab, und Sie können ihn abgießen bzw. mit einem Küchentuch entfernen. Butterfett ist sehr lange haltbar und kann sogar außerhalb des Kühlschranks aufbewahrt werden.
- Eine große Auswahl an Rezepten ohne Ei, Gluten, Milch und Zucker ist in Internet und im Buchhandel zu finden.

ZWISCHENSTOPP: ERNÄHRUNGSUMSTELLUNG – MUSS DAS WIRKLICH SEIN?

Die Versorgung mit ausreichenden Nährstoffen ist ein wesentlicher Beitrag zur Unterbrechung des Stressstoffwechsels, der Ursache hormoneller Dysbalance ist.
Zur Erinnerung: Es wird unterschieden zwischen Mikro- und Makronährstoffen. Zu den Mikronährstoffen zählen Vitamine, Mineralstoffe, Spurenelemente und Enzyme. Makronährstoffe sind Eiweiße, Kohlenhydrate und Fette. Für die hormonelle Balance werden sowohl Mikro- als auch Makronährstoffe gebraucht. Ideal wäre es, würde der Mensch durch ausgewogene Ernährung optimal mit Mikro- und Makronährstoffen versorgt.
Das ist heutzutage durch ausgelaugte Böden, Umweltverschmutzung und Stress kaum mehr möglich.

Durch die veränderten Lebensbedingungen in den letzten 100 Jahren hat das Bewusstsein für eine gesundheitszuträgliche Ernährung gelitten. In Bezug auf Eiweiße, Fette und Kohlenhydrate herrscht allgemein Verwirrung. Alle paar Jahre gibt es neue Ernährungstrends, die mindestens einer dieser drei Nahrungsmittelgruppen den Kampf erklärt – in der Regel auf Kosten wirklicher Gesundheit.

Die Bedürfnisse an Mikronährstoffen wie auch an Fetten, Eiweißen und Kohlenhydraten sind verschieden und werden von diversen Faktoren bestimmt:

- Der Form des Stoffwechsels. Vielfach wird übersehen, dass der Grundumsatz laut Auffassung dieses Buches wesentlich durch den Stoffwechsel beeinflusst wird. Ein langsamer Stoffwechsel führt oft dazu, dass der Grundumsatz, auch in Ruhe, reduziert wird. Überschüssige Energie wandert hier in die Fettdepots. Es handelt sich um einen pathophysiologischen Zustand, der unabhängig von Genetik oder Alter auftritt. Vielmehr ist er eine Folge von Nährstoffdefiziten, Hormonproblemen und Umweltbelastungen.
- Individueller Grundumsatz: Wie viel bewegt sich ein Mensch? Abhängig vom täglichen Funktionieren werden individuell mehr oder weniger Kalorien verbraucht. Ein Mensch im Wachstum braucht z. B. mehr Kalorien als ein ausgewachsener. Adrenalin und Schilddrüsenhormone steigern den Grundumsatz, Östrogen und Kortisol drosseln diesen.
- Klima: Kaltes Klima verlangt nach einer eiweißreicheren Ernährung und mehr Fetten als warmes.
- Gesundheit des Verdauungstrakts (Aufnahme von Nährstoffen): Ein belasteter Verdauungstrakt kann Nährstoffe nicht richtig aufnehmen. Dementsprechend müssen alle fehlenden Nährstoffe verstärkt zugeführt werden, da nur ein Teil der Nährstoffe verdaut und aufgenommen werden kann.

Als Orientierungshilfe für die optimale Versorgung mit Makronährstoffen hat die deutsche Gesellschaft für Ernährung (DGE) Durchschnittswerte ermittelt. Diese sollen zunächst einmal als Grundlage für weitere Überlegungen zum tatsächlichen Bedarf von Fetten, Eiweißen und Kohlenhydraten dienen.

Die Empfehlungen der deutschen Gesellschaft für Ernährung

Eiweiß:

19 bis unter 25 Jahre	0,8 Gramm pro kg Körpergewicht	Durchschnittliche Tagesempfehlung Männer: 57 Gramm	Durchschnittliche Tagesempfehlung Frauen: 48 Gramm
25 bis unter 51 Jahre	0,8 Gramm pro kg Körpergewicht	Durchschnittliche Tagesempfehlung Männer: 57 Gramm	Durchschnittliche Tagesempfehlung Frauen: 48
51 bis unter 65 Jahre	0,8 Gramm pro kg Körpergewicht	Durchschnittliche Tagesempfehlung Männer: 55 Gramm	Durchschnittliche Tagesempfehlung Frauen: 47

Kohlenhydrate

Der Bedarf an Kohlenhydraten richtet sich laut DGE nach dem täglichen Verbrauch an Kalorien und sollte mindestens 50 Prozent davon betragen. Dargestellt ist im Folgenden der Gesamtbedarf an täglichen Kilokalorien von Personen mit überwiegend sitzender Tätigkeit.

19 bis unter 25 Jahre	Männer: 2400	Frauen: 1900
25 bis unter 51 Jahre	Männer: 2300	Frauen: 1800
51 bis unter 65 Jahre	Männer: 2200	Frauen: 1700

Die Mindestgesamtmenge der Kohlenhydrate in Kilokalorien wäre demnach wie folgt:

19 bis unter 25 Jahre	Männer: 1200	Frauen: 950
25 bis unter 51 Jahre	Männer: 1150	Frauen: 900
51 bis unter 65 Jahre	Männer: 1100	Frauen: 850

Zur Veranschaulichung folgt die tägliche Gesamtkohlenhydratmenge umgerechnet in gekochten Nudeln (in Gramm):

19 bis unter 25 Jahre	Männer: 1740	Frauen: 1370
25 bis unter 51 Jahre	Männer: 1660	Frauen: 1304
51 bis unter 65 Jahre	Männer: 1590	Frauen: 615

Fette:

Die benötigte Fettmenge berechnet sich anteilig aus dem täglichen Gesamtenergiebedarf und gilt ebenfalls für überwiegend im Sitzen arbeitende Menschen:

19 bis unter 25 Jahre	30 %
25 bis unter 51 Jahre	30 %
51 bis unter 65 Jahre	30 %

Umgerechnet in Butter ergibt dies (in Gramm):

19 bis unter 25 Jahre	Männer: ca. 100 Gramm	Frauen: 76
25 bis unter 51 Jahre	Männer: 93	Frauen: 72
51 bis unter 65 Jahre	Männer: 89	Frauen: 68

Was müsste täglich gegessen werden, um den Empfehlungen der DGE zu entsprechen?

Als Beispiel soll eine Frau dienen, die zwischen 25 und 51 Jahren alt ist.

48 Gramm reines Eiweiß:
160 Gramm Fleisch, Käse oder Fisch oder vier Eier oder 55 Gramm Reisprotein oder 530 Gramm Hülsenfrüchte gekocht oder ca. 40 Gramm Gelatine.

900 kcal an Kohlenhydraten:
1300 Gramm gekochte Nudeln oder sieben Brötchen oder 1280 Gramm gekochte Kartoffeln oder 870 Gramm gekochter Reis

72 Gramm Fett:
7 EL Butter oder Öl
Hierdurch wird deutlich, dass die meisten Menschen, insbesondere was Eiweiß angeht, unterversorgt sind. Außerdem fällt auf, dass deutlich zum Verzehr von Kohlenhydraten geraten wird.

Kritik an den Empfehlungen der DGE

Die DGE richtet ihre Empfehlungen an Menschen, die sich von Mischkost ernähren und sich bester Gesundheit erfreuen. Mit der Ausnahme von raffiniertem Zucker rät die DGE von keinem Lebensmittel ausdrücklich ab. Gesunde Menschen vertragen und verdauen schließlich auch alles, kranke oder beeinträchtigte Menschen jedoch nicht. Die Frage ist, welchen »Gesundheitsbegriff« die DGE als Maßstab verwendet. Nach Auffassung dieses Buches ist ein Mensch nur dann gesund, wenn er keinerlei funktionale Beschwerden hat wie etwa Hormonprobleme.

Kranke Menschen brauchen eine andere Ernährung als gesunde

Das Konzept der »Schonkost« ist der industrialisierten Gesellschaft fast gänzlich verloren gegangen. Dabei ist allgemein bekannt, dass ein Körper, der nicht optimal funktioniert, geschont werden muss. Schonkost bedeutet, dass ein Patient leicht verdauliche Speisen zu sich nehmen sollte, die dennoch besonders nahrhaft sind. Denn ein kranker Körper weist Nährstoffdefizite auf. Werden diese nicht behoben, hat der Körper kein Material, um zu gesunden.

Schonkost wurde früher auch in der Rekonvaleszenz eingesetzt. Auch dieser Gedanke ist mittlerweile fast vollständig verloren gegangen. Ein Mensch braucht nach einer überstandenen Infektion und selbst nach einer Geburt Zeit und Ressourcen, um Gewebe zu erneuern und die Nährstoffdepots wieder aufzufüllen. Dank Antibiotika und Co. gelten jedoch Arbeitnehmer, Schul- und auch Kindergartenkinder meist auch nach schweren Krankheiten, die durch Medikamente schnell asymptomatisch werden, schon nach drei Tagen wieder als einsatzfähig. In dieser Zeit kann echte Regeneration niemals stattfinden. Körper, die Nährstoffdefizite aufweisen, können grundsätzlich nicht ganz gesund sein. Insofern brauchen alle meine Patienten zunächst Schonkost. Einen Patienten ohne Nährstoffmängel hat es bislang noch nicht gegeben.

90 Prozent der Menschen haben einen verlangsamten Stoffwechsel

Ca. 90 Prozent der Menschen haben am Anfang der Behandlung einen langsamen Stoffwechsel und darüber hinaus ein Problem mit ihrem Blutzuckerspiegel. Ersteres führt zu Verdauungsproblemen, Letzteres zur Unterzuckerung. Beides verlangt eine spezielle Ernährungsform.

Nicht alle Nährstoffe werden vom Körper leicht verdaut

Eine Verdauungsschwäche durch den Mangel an Magensäure führt dazu, dass schwerverdauliche Nahrungsmittel wie Eier, Milch (Milchprodukte) und Gluten nicht richtig verdaut werden können. Dadurch gären/faulen sie im Darm und reizen die Darmschleimhaut.
Auch für Menschen, die keine Intoleranzen haben, sind und bleiben Eier, Gluten, Milch und Milchprodukte schwer verdaulich, weil sie aus großen Eiweißmolekülen bestehen. Das erzeugt Stress. Dieser muss durch die Nebennieren ausgeglichen werden. Es entsteht ein Teufelskreislauf.

Viele Nahrungsmittel werden verändert, sodass der Körper sie als fremd einordnet

Viele Nahrungsmittel sind nur scheinbar naturbelassen, in Wirklichkeit aber wurden sie vor dem Verkauf bearbeitet. Das gilt selbst für Bioprodukte.

Milch und Milchprodukte

Milch, die frisch und direkt von der Kuh stammt, ist Rohmilch. Sie wird im regulären Handel nicht verkauft. Nur wenige Bauern mit spezieller Lizenz dürfen Rohmilch vertreiben. Im Laden erhältliche Milch ist pasteurisiert und homogenisiert. Pasteurisiert bedeutet, dass die Milch für kurze Zeit ultrahocherhitzt wurde, um Keime abzutöten. Homogenisierung bedeutet, dass sie nicht mehr aufrahmt, weil Fett- und Wasseranteil voneinander getrennt wurden. Beide Verfahren verändern das Produkt, und es wird schwer verdaulich. Fast alle Milchprodukte werden aus pasteurisierter und meist auch homogenisierter Milch hergestellt. Hartkäse wird in manchen Fällen aus Rohmilch hergestellt, was gesondert ausgezeichnet werden muss. Östrogene als Wachstumshormone oder als Milchbilder findet sich in Nicht-bio-Milch häufig, in Biomilch manchmal. Biobauern verwenden unter Umständen Rotklee als Futterbeimengung, wodurch ebenfalls Östrogen in der Milch landet. Und vielen Kühen werden die Hörner abgeschnitten, die der Kuh als Kühlsystem dienen. Ist dieses System nicht intakt, verbrüht dem Tier das Gehirn. Das macht die Kuh krank und gestresst.

Die freigesetzten Stoffwechselendprodukte und Stresshormone finden sich ebenfalls in der Milch.

Getreide
Wie bereits erläutert, sorgt die veränderte Genetik dafür, dass Getreide heute einen höheren Glutenanteil aufweist und weniger schädlingsanfällig ist als früher. Dadurch wird der menschliche Darm mit einem Nahrungsmittel konfrontiert, das er als fremd einordnet. Hinzu kommen Pestizide, Reifungsbeschleuniger (Round-up), Desinfektionsmittel, Bestrahlung etc. bei nicht biologischem Anbau, die das Getreide zu einem belasteten Lebensmittel machen. Dies gilt insbesondere für Weizen.

Zucker
Raffinierter Zucker besteht aus reinen Kohlenhydraten. Normalerweise liefert ein Nahrungsmittel alle Spurenelemente und Vitamine mit, um verdaut zu werden. Weißem Zucker wurden diese Nährstoffe entzogen, wodurch sein Konsum im Körper Nährstoffdefizite verursacht.

Eier
Was in Eiern enthalten ist, hängt von dem ab, was das Huhn gegessen hat, das das Ei gelegt hat. Frei laufende Hühner sind Allesfresser und müssen theoretisch nicht zusätzlich gefüttert werden. Sie ernähren sich von Würmern, Samen und anderen Dingen, die sie im Boden finden.

Die meisten Hühner leben aber nicht so frei, als dass sie sich selbst versorgen könnten. Sie werden in der Regel mit Getreide gefüttert, insbesondere mit Soja (dadurch legen Hühner auch mehr Eier, besonders im Winter – Soja stimuliert auch bei Hühnern die Östrogenproduktion). Dadurch reduziert sich der Gehalt der Eier an gesättigten und Omega-3-Fettsäuren zugunsten der mehrfach ungesättigten Fettsäuren. Durch die Fütterung mit Soja enthalten die Eier natürlich dann auch mehr Östrogene. Eier aus biologischem Anbau sind oft bedenkenlos essbar, da die Hühner artgerecht gefüttert und gehalten werden.

Warum die Empfehlungen der DGE für Menschen mit Hormonproblemen und langsamem Stoffwechsel ungeeignet sind

Wie schon an diversen Stellen bemerkt, brauchen Menschen mit Störungen des Hormonsystems eine Ernährung, die sowohl nährstoffdicht (reich an Makro- und Mikronährstoffen) als auch leichtverdaulich ist. Niemand sollte Kraft und Energie für Verdauung aufwenden müssen. Stress sollte vermieden werden. Denn jede Art von Stress sorgt dafür, dass der Stressstoffwechsel aufrechterhalten und Regeneration verhindert wird.

Intoleranzen lassen sich nur bewältigen, wenn die reizenden Lebensmittel strikt vermieden werden, bis der Körper seine Antipathie (Entzündung im Darm) vollständig abgebaut hat. Bei ausgeprägten Intoleranzen reicht schon eine Kleinstmenge des Unvertragenen, um die Entzündung zu reaktivieren. Andersherum ausgedrückt: Eine Intoleranz wird nicht verschwinden, solange das provozierende Lebensmittel gegessen wird. Das gilt auch dann, wenn keine unmittelbaren Reaktionen auftreten wie z. B. Verdauungsprobleme.

Auch die Nebennieren, als Hauptinstanzen der hormonellen Balance, werden durch Ernährung beeinflusst.

Die größten Ernährungsstressoren:

- Eiweißmangel
- Kohlenhydratmangel
- Allergien und Intoleranzen
- Unterzuckerung (durch Kohlenhydratverzicht oder reaktiv durch zu viele Kohlenhydrate)
- Toxinbelastungen (Kaffee, Alkohol, Lebensmittelzusatzstoffe)
- Fasten; Diäten; das Auslassen von Mahlzeiten
- Verzehr von »falschen« Fetten (zu viele mehrfach ungesättigte Fettsäuren = Omega-6-Fettsäuren)
- Verzehr von Phytoöstrogenen wie z. B. Soja
- Nährstoffmängel im Allgemeinen

Konsequenzen für Sie:

- Die meisten Menschen essen nicht genügend Eiweiß, um ein gesundes Hormonsystem zu erhalten. Viele reduzieren Kohlenhydrate in ihrer Ernährung auf ein ungesundes Maß. Ein gesundes Verhältnis von Eiweiß und Kohlenhydraten wirkt sich rasch positiv auf das Hormonsystem aus. Deswegen ist eine ausgewogene Ernährung für eine erfolgreiche Behandlung unerlässlich, auch wenn sie Zeit und Geld kostet.
- Führen Sie zum Spaß einige Tage ein Ernährungstagebuch – Sie werden überrascht sein, wie viel (oder wenig) Eiweiß und Kohlenhydrate Sie täglich wirklich essen.
- Schonkost ist für den überwiegenden Teil der Patienten unerlässlich. Sie sollten zumindest am Anfang der Behandlung auf Gluten, Milch und Milchprodukte, Alkohol, Zucker sowie manchmal auch Eier verzichten. Wie streng und lange diese Vermeidungsstrategie eingehalten werden muss, ist individuell verschieden.
- Der Verzicht auf übermäßig viele Omega-6-Fettsäuren ist ebenfalls eine Maßnahme, die sich bewährt hat. Je mehr gesättigte Fettsäuren dem Körper zur Verfügung stehen, desto

schneller wird der Stoffwechsel meiner Beobachtung nach wach. Und es wird einfacher, die hormonelle Balance zu erhalten. Hier lässt sich durch verhältnismäßig geringen Aufwand viel bewirken. Schwierig wird es für diejenigen, die von Fertigprodukten leben oder gewohnheitsmäßig auswärts essen.
- Wenn Sie Fleisch und Fisch essen, dann gerne täglich. Wenn Sie Vegetarier sind, brauchen Sie eine vegane Eiweißquelle während der Schonkostphase.

Erholung und Schlaf

Einzig regelmäßige Erholungszeiten und ausreichend Schlaf reichen zur Balance von Stoffwechsel und Hormonen meist nicht aus, aber beides ist dennoch für die Balance des Stoffwechsels unerlässlich.

Erholung

Den wenigsten ist bewusst, dass auch Tätigkeiten, die Spaß machen, Stress für den Körper bedeuten können. Er unterscheidet nicht zwischen Dysstress und Eustress, sondern schüttet in beiden Fällen verstärkt Stresshormone aus. Und diese Hormone haben die Aufgabe, dem Betreffenden seinen gestressten Zustand nicht bemerken zu lassen. Das gilt insbesondere und verstärkt für das eigene Bedürfnis nach Erholung. Erholung ist eine Phase, in der das Hormonsystem zur Ruhe kommen kann. Reize sind reduziert oder einfach nicht da, und die Stresshormone haben Pause, da der Organismus in diesem paradiesischen Zustand keinen Stressfilter braucht. Was der Einzelne als Reiz empfindet, ist natürlich individuell unterschiedlich. Freizeitaktivitäten tragen oft nicht zur Erholung bei. Auch wenn sie wichtig für das allgemeine Wohlbefinden sind, haben sie das Potenzial, in Freizeitstress auszuarten. Auch zu viel Ausdauer- oder Extremsport gilt ebenfalls nicht als erholsam. Stattdessen kann Erholung wirklich manchmal nur daraus bestehen, einfach einmal nichts zu machen: Fernseher, Musik, Handy und Computer ausschalten und die Umgebung reizarm gestalten. Bei empfindlichen Wesen kann das bedeuten, dass man für eine Weile auf eine weiße Wand starrt, die Augen schließt oder einen Spaziergang in der Natur unternimmt. Menschen mit schwerer Nebennierenerschöpfung profitieren sehr davon, es sich zur Haupterholungsaufgabe zu machen, in einem leisen, abgedunkelten, angenehm temperierten Zimmer bequem auf dem Rücken zu liegen.

Abhängig vom Grad der Nebennierenerschöpfung haben Saunabesuche, Voll- und Sonnenbäder, leichte sportliche Betätigungen, Lesen und Handarbeiten einen großen Erholungsfaktor, sollten diese Tätigkeiten als angenehm empfunden werden. Oft ist schon einiges gewonnen, wenn die drei Hauptmahlzeiten in Ruhe in einer reizarmen Umgebung eingenommen werden. Idealerweise legt man täglich einige kurze Pausen ein, insgesamt ca. 30 Minuten, in denen nichts gemacht wird außer Pause. Nichtstun ist nämlich besser als der Ruf, den es in der Leistungsgesellschaft genießt. Es ist eine Investition in die eigene Gesundheit. Bestes Vorbild ist einmal mehr die Natur: Kein Tier geht ununterbrochen einer Beschäftigung nach. Nach Leistung folgen Ernährung und Erholung. Tiere gehen in Sekundenschnelle von Faulheit in die Aktion und wieder zurück in die Faulheit.

Schlaf

Guter und tiefer Schlaf ist wesentliche Voraussetzung einer hormonellen Balance. Zur Schonung der Nebennieren sind mindestens fünf Stunden ununterbrochener Schlaf pro Nacht Pflicht. Besser wären sieben bis acht Stunden und für sehr erschöpfte Menschen auch noch mehr. Ideal wäre eine Schlafenszeit von 22 Uhr, spätestens 23 Uhr, die nicht vor 6 Uhr endet. Das Schlafzimmer sollte so dunkel und ruhig wie möglich sein. Handys gehören über Nacht aus- oder auf Flugbetrieb geschaltet, da Strahlung neben dem Körper im Schlaf einen wesentlichen Stressfaktor ausmacht. Elektrogeräte wie Stereoanlagen und Fernseher sollten aus dem Schlafzimmer verbannt werden, und wenn das nicht geht, jedenfalls nicht direkt neben dem Bett stehen. Das WLAN sollte nach Möglichkeit abends ausgestellt werden.

Sportliche Betätigung am späten Abend kann den Schlaf ebenso beeinträchtigen wie das blaue Licht von Bildschirmen. Der Genuss von Alkohol und Süßem vor dem Zubettgehen kann ein paar Stunden später zur Unterzuckerung führen, die wiederum die Nebennieren aktiviert.

Schlafmangel wirkt sich auch direkt auf die Produktion der Sexualhormone aus und damit auf Fruchtbarkeit und Sexualverlangen.[405]

Konsequenzen für Sie:

- Vermeiden Sie Nachtschichten.
- Gehen Sie spätestens um 23 Uhr ins Bett, bei großer Erschöpfung bereits um 22 Uhr.
- Stehen Sie nicht vor 6 Uhr auf.
- Sie sollten nachts mindestens fünf Stunden ununterbrochen schlafen, damit die Nebennieren nicht leiden.
- Vermeiden Sie abends Bildschirmarbeit und Fernsehen, da der Blaulichtanteil die Ausschüttung von Kortisol anregt, was den Anstieg des Schlafhormons Melatonin verhindert. Dadurch stellt sich keine Müdigkeit ein. Alternativ können Sie Blaufilter für Handy und PC und für den Fernseher eine Blaufilterbrille verwenden.
- Durch den Konsum von Alkohol und Süßigkeiten kommt es zu Unterzuckerungen, die ihrerseits für die vermehrte Ausschüttung von Stresshormonen sorgen, was sich entweder in Form von Einschlafproblemen oder nächtlichen Wachphasen bemerkbar macht.

- Fasten am Abend sowie der Verzicht auf Kohlenhydrate bewirken die Ausschüttung von Stresshormonen, weswegen von beidem abzuraten ist.
- Schlafen Sie in einer dunklen und ruhigen Umgebung. Und achten Sie darauf, Ihr Schlafzimmer möglichst frei von Elektrosmog zu halten.
- Gönnen Sie sich täglich Zeiten, in denen Sie in einer reizarmen Umgebung einfach gar nichts tun.

MEINE ERFAHRUNG AUS DER PRAXIS:
Nebennierenerschöpfung und vielfache Chemikalienunverträglichkeit sind Diagnosen, die etwa seit der Jahrtausendwende auffallend vermehrt gestellt werden. Ungefähr genauso lange sind Mobilfunktechnik und flächendeckendes WLAN auf dem Vormarsch. Hormonprobleme, insbesondere die Erschöpfung der Nebennieren, haben zahlreiche Ursachen und entstehen oft durch ein Aufeinandertreffen vieler Faktoren, die einzeln möglicherweise keine bösen Folgen gehabt hätten.

Mobilfunk und WLAN sind Wellen, die die Menschheit tagtäglich von allen Seiten umgeben. Damit qualifizieren sie sich als Stressoren. Etliche Forschungen bestätigen inzwischen, dass beide Technologien für den Menschen nicht gesundheitsförderlich sind.[406] In der Stadt ist es nichts Ungewöhnliches, in einem Haus mit bis zu 20 WLAN-Netzen bombardiert zu werden. Wer eine dialogbereite Nachbarschaft hat, kriegt es eventuell zu Versuchszwecken hin, einmal für eine Nacht im ganzen Haus das WLAN auszustellen – zur Belohnung gibt es erholsamen Schlaf für alle, der spätestens am nächsten Tag den meisten Menschen positiv auffallen und auch die letzten Zweifler überzeugen wird. Viele wissen oft gar nicht mehr, wie es ist, richtig tief zu schlafen. Mir geht es nicht darum, eine allgemeine Technikfeindlichkeit zu schüren, aber ich möchte darauf hinweisen, dass technische Errungenschaften Auswirkungen auf die Gesundheit haben.

Wem Elektrosmog zusetzt, der kann sich mit Erdungsmatten und Tachyon-Technologie helfen. Erdungsmatten leiten Spannung im Körper durch das Erdungsnetz des Hauses ab, Tachyon-Produkte funktionieren laut eigenen Angaben nach quantenphysikalischen Prinzipien.

Nahrungsergänzung

Kurz gesagt:
Wenn Nahrung der Kraftstoff für den Körpermotor ist, sind Nahrungsergänzungsmittel sein Öl.

Ausgelaugte Böden und stressige Lebensumstände machen die Einnahme von Mineralstoffen, Spurenelementen und Vitaminen zur Therapie des Stoffwechsels zwingend notwendig.

Die Rückgewinnung von Energie und Vitalität genießt oberste Priorität bei der Behandlung des Stoffwechsels. Der Körper soll dauerhaft die Fähigkeit wiedererlangen, Energie herstellen und verteilen zu können. Beides erhöht die Toleranzschwelle für Stress. Nährstoffe sind dabei unerlässlich.

Künstliche und natürliche Nahrungsergänzung

Natürliche Mineralstoffe und Vitamine liegen in der Nahrung in einer Form vor, die vom Körper optimal aufgenommen werden kann. Mineralien und Vitamine sind inklusive ihrer Co-Faktoren enthalten, was ihre Verwertung erleichtert. Es gibt einige wenige Nahrungsergänzungsmittel, die aus Nahrung natürlich gewonnen und dann konzentriert werden, z. B. Kalzium aus Algen. Diese Nahrungsergänzungsmittel sind allerdings selten besonders hoch dosiert, es handelt sich hier um echte Nahrungsergänzung und nicht um einen Einsatz an Nährstoffen in pharmakologischen Dosen (größere Mengen, die eine medizinische Wirkung haben). Diese braucht jeder laut Auffassung dieser Methode, der im Gesundheitsdispo ist, weswegen notgedrungen auf naturidentische, wenn auch künstlich hergestellte Nahrungsergänzung zurückgegriffen werden muss.

MEINE ERFAHRUNG AUS DER PRAXIS:
Es wird mitunter behauptet, dass künstlich hergestellte Nahrungsergänzung schädlich sei. Dafür wird quantenphysikalisch argumentiert und auf den energetischen Unterschied zwischen toter und lebendiger Materie verwiesen. Diesen Unterschied möchte ich nicht wegdiskutieren. Gleichzeitig habe ich bislang keine negativen Wirkungen nicht natürlicher Nahrungsergänzung feststellen können, ganz im Gegenteil (solange es sich um naturidentische Produkte handelt).

Inzwischen existieren zwar Unternehmen, die sich auf die Herstellung von Nahrungsergänzung aus natürlichen Quellen spezialisiert haben, aber die Produkte sind bedauerlicherweise recht schwierig zu finden und vergleichsweise teuer. Ich verwende natürliche Nahrungsergänzung, wenn es mir sinnvoll erscheint und auch manchmal als Basisversorgung.

Ein anderer Kritikpunkt an natürlicher Nahrungsergänzung ist, dass sich manche Stoffe nicht isoliert auf natürlichem Weg herstellen lassen. Dadurch eignen sich natürlich produzierte Vitamine und Mineralstoffe zwar als Ergänzung zur Nahrung, aber meist nicht zu therapeutischen Zwecken, die mitunter Hochdosen erfordern und nicht immer Komplexe, wie sie meist in der Natur vorkommen. In Leber z. B. ist zwar viel Vitamin A enthalten, jedoch auch viel Kupfer und Eisen, was beides in vielen Fällen kontraindiziert ist. Lebertran enthält Vitamin D und Vitamin A gleichermaßen, doch die meisten Menschen brauchen entweder das eine oder das andere und eben nicht beides zusammen.

Darüber hinaus gibt es zahlreiche Firmen, die mit natürlicher Nahrungsergänzung werben, jedoch tatsächlich künstliche Stoffe wie Ascorbinsäure oder Zinkoxid einsetzen, wenn auch unter Verwendung von Enzymen oder Co-Faktoren, die natürlich gewonnen wurden. Vielleicht muss jeder für sich selbst beantworten, wo »künstlich« anfängt und endet und ob die Vorbehalte gegen künstliche Ergänzungsmittel im Angesicht der überkünstlichen Lebensumstände der meisten Menschen überhaupt eine Berechtigung haben.

Mineralien und Vitamine

Den größten Einfluss auf das Funktionieren des Stoffwechsels auf der Zellebene haben Mineralien und Vitamine.

Sekundäre Pflanzenstoffe und Aminosäuren sollten durch eine gesunde Ernährung ausreichend bereitgestellt werden, können aber manchmal auch gewinnbringend eingesetzt werden. Eine optimale Nährstofftherapie macht den Einsatz weiterer Präparate, z. B. Superfoods, oft obsolet.

Finger weg von den unzähligen Nahrungsergänzungspräparaten, die als Cocktail gegen Mitochondriopathien und als Antioxidanzien angeboten werden. Im Endeffekt werden hier oft Substanzen kombiniert, die dem Einzelnen abträglich sind oder zu Nebenwirkungen führen (z. B. durch Phytoöstrogene).

ZWISCHENSTOPP: IST NAHRUNGSERGÄNZUNG WIRKLICH NÖTIG?

Warum Sie sich gesund ernähren sollten und trotzdem zusätzlich Nahrungsergänzung brauchen.
»Nahrungsergänzung ist kein Ersatz für eine gesunde und ausgewogene Ernährung«, so steht es auf vielen Packungen. Dem kann nur zugestimmt werden. Allerdings leiten daraus viele Menschen ab, dass eine gesunde Ernährung Nahrungsergänzung ersetzt. Und das stimmt nach meiner Auffassung nicht. Der Nährstoffbedarf an Mikronutrienten ist wie der Bedarf an Makronutrienten individuell und bestimmt sich auch durch das Alter, Geschlecht und die Lebensumstände. Auch hier hat die Deutsche Gesellschaft für Ernährung Empfehlungen ausgesprochen.[407]

Offizielle Empfehlungen der Bundesrepublik Deutschland zum Verzehr von Vitaminen, Mineralien und Spurenelementen:

Beispiel Nährstoffbedarf einiger Mikronutrienten:

Vitamin A:

Hierbei handelt es sich um die tägliche Gesamtmenge von Vitamin A und Beta-Karotin (die beide nicht identisch sind).

Im Folgenden der Nährstoffbedarf ausgewählter Mikronährstoffe von verschiedenen Altersgruppen unterteilt in Geschlechter:

Vitamin A für Männer und Frauen	1,0 mg/3333 IE Männer	0,8 mg/ 2666 IE Frauen

Magnesium:

19 bis 24 Jahre	400 mg Männer	310 mg Frauen
25 bis 64 Jahre	350 mg Männer	300 mg Frauen

Kalzium:

Männer und Frauen	1000 mg

Zink:

Männer und Frauen	10,0 mg Männer	7,0 mg Frauen

Kupfer, Mangan, Chrom, Molybdän:

	Kupfer	Mangan	Chrom	Molybdän
Jugendliche und Erwachsene	1,0–1,5 mg	2,0–5,0 mg	30–100 µg	50–100 µg

Was Sie täglich essen müssten, um diesen Empfehlungen nachzukommen:

Die errechnete Menge basiert auf den Lebensmitteln, die am meisten von dem jeweiligen Nährstoff pro 100 Gramm enthalten.

2666 IE Vitamin A:
Acht Gramm Rindsleber oder 106 Gramm Butter oder 2600 Gramm Milch (ca. 2,6 l; fettfreies Fleisch enthält übrigens fast kein Vitamin A)

300 mg Magnesium:
447 Gramm gekochter Spinat oder 1100 Gramm Banane (ca. zehn kleine Bananen) oder 2500 Gramm Joghurt

1000 mg Calcium:
826 mg (ca. 830 ml) Milch oder 1388 Gramm gekochter Grünkohl oder 261 Gramm Sardinen

7 mg Zink:
80 Gramm Rindersteak oder 1170 Gramm Joghurt oder 466 Gramm gekochte Kichererbsen

1,5 mg Kupfer:
Zehn Gramm Rinderleber oder 500 Gramm gekochte Linsen oder 46 Gramm Schokolade

5 mg Mangan:
74 Gramm gekochte Muscheln oder 89 Gramm Haselnüsse oder 238 Gramm Vollkornweizenbrot

100 µg Chrom:
100 Gramm Paranüsse oder 105 Gramm Gouda oder 200 Gramm Weizenvollkornbrot

100 µg Molybdän:
20 Gramm Buchweizen oder 78 Gramm Rotkohl oder 142 Gramm Hafer

Zusammenfassung:
Eine Frau zwischen 25 und 51 Jahren müsste täglich folgende Lebensmittel konsumieren, um den Nährstoffempfehlungen für Chrom, Magnesium und Co. der DGE mengenmäßig zu genügen, wobei jeweils die nährstoffreichsten Produkte zur Veranschaulichung gewählt wurden (bei nährstoffärmeren Lebensmitteln würde die Menge dementsprechend steigen): Acht Gramm Rinderleber, 447 Gramm gekochten Spinat, 830 ml Milch, 74 Gramm gekochte Muscheln und 100 Gramm Paranüsse.

Dieses Beispiel deckt längst nicht den Bedarf an allentäglich benötigten Nährstoffen. Der Körper braucht grundsätzlich fast jedes Element des Periodensystems täglich zumindest in Spuren, einige in größeren Mengen. Dazu zählen außer den aufgeführten Mineralien auch Phosphor und Kalium. Vitamine wurden ebenfalls längst nicht vollständig aufgezählt.

Die meisten Menschen sind Lichtjahre von einer Ernährung entfernt, die ihre Nährstoffbedürfnisse decken kann. Und das ist nur der Anfang der Problematik.

Warum Sie weit mehr Nährstoffe brauchen, als die offiziell von der DGE empfohlenen:

1. Zweierlei Maß: Krankheiten verhindern heißt nicht, Gesundheit zu fördern.

Die Empfehlungen der DGE beruhen auf sogenannten Grenzwerten, die aus meiner Sicht nicht unbedingt dem Erhalt der Gesundheit, sondern eher dem Verhindern von Krankheiten dienen.

Die von der DGE empfohlene Menge an Vitamin C soll z. B. der Entstehung von Skorbut verbeugen. Von dieser Vitaminmangelerkrankung waren früher vor allem Seefahrer betroffen, die schließlich auf den oft monatelangen Schiffsreisen reihenweise an Herzschwäche starben, und wenn es nicht soweit kam, fielen ihnen die Zähne aus. Soweit kommt es heutzutage in der Regel nicht mehr bei einem Vitamin-C-Mangel, aber Zahnfleischwucherungen und -blutungen, Müdigkeit und Schmerzen sind nur einige der Symptome von Skorbut, die man sich ersparen möchte.

Daneben hat Vitamin C noch viele andere Aufgaben im Körper. Es dient als Fänger für freie Radikale, sorgt dafür, dass sich neues Bindegewebe (Kollagen) aufbaut, verhindert Pigmentflecken und unterstützt die Entgiftung u. a. von Kupfer. Für alle diese Aufgaben wird weit mehr Vitamin C benötigt als nur eine Menge, die gerade mal Skorbut verhindert.

2. Andere Länder, andere Maßstäbe

Zum Vergleich die Empfehlungen der Ernährungsbehörde der Vereinigten Staaten von Amerika (FDA) für eine Frau im Alter zwischen 31 und 51 Jahren:

Mikronutrienten:
Die errechnete Menge orientiert sich an den Lebensmitteln, die am meisten von dem jeweiligen Nährstoff pro 100 Gramm enthalten:

5000 IE Vitamin A:
15 Gramm Rindsleber oder 200 Gramm Butter

400 mg Magnesium:
696 Gramm gekochter Spinat

1000 mg Calcium:
826 mg (ca. 830 ml) Milch, 1388 Gramm gekochter Grünkohl oder 261 Gramm Sardinen

15 mg Zink:
171 Gramm Rindersteak oder 998 Gramm gekochte Kichererbsen

2 mg Kupfer:
13 Gramm Rinderleber oder 666 Gramm gekochte Linsen

2 mg Mangan:
29 Gramm gekochte Muscheln oder 5,6 Gramm Haselnüsse

120 µg Chrom:
120 Gramm Paranüsse

75 µg Molybdän:
15 Gramm Buchweizen

In den USA werden also fast das Doppelte an Vitamin A, ein Drittel mehr Magnesium, 20 Prozent mehr Chrom, 25 Prozent weniger Molybdän, 40 Prozent weniger Mangan, ein Drittel mehr Kupfer und über das Doppelte an Zink empfohlen als hierzulande.

Warum fallen die Empfehlungen so unterschiedlich aus, wenn doch Menschen überall gleich sind?

3. Die Gesundheitsschwelle

Wie bereits erwähnt, gibt es Forschungen darüber, wie sich Urvölker vor der Industrialisierung weltweit ernährten.[408] Diese Völker hatten kaum degenerative Erkrankungen. Ihre Gesundheit hatten sie nicht erreicht durch die Einhaltung der Empfehlungen von der DGE oder gar der FDA. Denn ihr Verbrauch von fettlöslichen Vitaminen lag zehnmal, der wasserlöslicher viermal höher als der der ungesünderen amerikanischen Bevölkerung der 1930er-Jahre.

Wenn also Ernährung eine Schlüsselposition bei der Entstehung von (degenerativen) Erkrankungen einnimmt, liegt doch der Schluss nahe, dass zwischen den beschriebenen Urvölkern und den Amerikanern in den 1930er-Jahren eine Art »Gesundheitsschwelle« in Bezug auf die Versorgung mit Vitaminen unterschritten wurde – zum Nachteil der Amerikaner bzw. deren Gesundheit.

Ernährungsempfehlungen unter Berücksichtigung der Gesundheitsschwelle im Vergleich mit aktuellen Empfehlungen der FDA:

Vitamin	Empfehlung der USA heute	Ursprüngliche Ernährung	Nahrungsmenge zum Decken des Bedarfs laut FDA	Nahrungsmenge zum Decken des Bedarfs laut Gesundheitsschwelle
E	30 IE	300 IE	1 kg gekochter Spinat	10 kg gekochter Spinat
D	400 IE	4000 IE	4 Gramm Lebertran	40 Gramm Lebertran
K	80 µg	800 µg	10 Gramm gekochter Grünkohl	100 Gramm gekochter Grünkohl
A	5000 IE	50000 IE	15 Gramm Rinderleber	150 Gramm Rinderleber
C	60 mg	240 mg	26 Gramm Guave	105 Gramm Guave
B 6	2 mg	8 mg	154 Gramm Sonnenblumenkerne	615 Gramm Sonnenblumenkerne

4. Erhöhter Verbrauch durch Stress

Wenn der Körper metabolisch im Stress ist, werden Nährstoffe schnell aufgebraucht, um möglichst kurzfristig Energie herzustellen. Durch Abgeben bestimmter Mineralstoffe ist der Körper erst dazu in der Lage, Erregungspotenziale, sprich Stress, zu erzeugen. Werden die ausgeschiedenen Stoffe nicht ersetzt, verharrt der Körper im Erregungszustand. Er bleibt im chronischen Stressstoffwechsel. Und da Nährstoffmängel für den Körper Stress bedeuten, ist die Abwärtsspirale eröffnet. Stress führt zum Verlust von Zink und Magnesium. Kaum verwunderlich, dass bisher noch keine Erst-Haarmineralanalyse mit intakten Zink- und Magnesiumwerten erstellt werden konnte – Stichwort: Gesundheitsdispo. Wer bei der Bank Schulden in Höhe von 10 000 Euro hat, landet auch nach Einzahlung von 10 000 Euro bei null. Genauso verhält es sich beim Auffüllen von Nährstoffdepots: Ein Teil fließt ins Tagesgeschäft des Körpers (wie viel das ist, hängt unter anderem von der Bereitschaft des Patienten ab, Stress zu reduzieren), und nur Überschüsse wandern schließlich in die Depots. Wer seinen Tagesbedarf nicht deckt, lässt die Depots leer ausgehen.

5. Raffinierte Lebensmittel, Antinutritiva und Zusatzstoffe

Raffinierung: Die heutige Ernährung ist nicht vollwertig. Vollwertig würde bedeuten, dass Lebensmittel in ihrer ursprünglichen Form nicht verändert worden wären.

Von Natur aus beinhaltet jedes Lebensmittel alle Nährstoffe, die für seine Verdauung benötigt werden. Darüber hinaus bringt es zusätzliche Nährstoffe für den Körper mit, wie ein nützliches Gastgeschenk der besseren Art.

Weißer oder auch brauner Rohrzucker beschert dem Körper zwar Kohlenhydrate, nicht jedoch die passenden Nährstoffe zur Weiterverarbeitung. Stattdessen muss der Körper zur Verdauung die fehlenden Nährstoffe aus seinen Reserven beisteuern. Als nützliches Gastgeschenk kann man dies nicht wirklich bezeichnen, denn der Körper muss sogar noch Ressourcen draufgeben, um das Geschenk überhaupt annehmen zu können.

Antinutritiva: Selbst Vollkornprodukte enthalten Antinutritiva. Diese sorgen dafür, dass in den Lebensmitteln befindliche Nährstoffe nicht vom Körper aufgenommen werden. Ein Beispiel ist Phytinsäure: Keimt Getreide nicht oder wird ausreichend lang gesäuert oder sauer eingeweicht, blockiert die Phytinsäure im Darm (besonders beim Leaky Gut oder bei einer gestörten Darmflora) die Aufnahme von Kalzium, Magnesium, Zink etc. Wieder muss der Körper die für die Verdauung wichtigen Nährstoffe aus seinen Speichern rekrutieren. Auf diese Weise tragen Vollkornprodukte zur Übersäuerung bei; viele der wichtigen basischen Mineralstoffe aus dem Getreide werden einfach nicht aufgenommen. Im Hinblick auf die heutzutage übliche Behandlung des Getreides ist im Endeffekt eine fleischreiche Ernährung oft basenreicher als eine vegetarische. Im Fleisch erfolgt die Nährstoffversorgung »brutto für netto«, ohne antinutritive Substanzen. Gesunde Gedärme können Antinutritiva wie Phytinsäure, Leptine, Oxalsäure und andere normalerweise abbauen. Doch welcher Darm ist noch gesund? All diese Stoffe zu vermeiden ist nicht möglich, sie zu reduzieren nur dann machbar, wenn auf viele Nahrungsmittel verzichtet wird. Hier hat man die Wahl zwischen dem Regen und der Traufe: Wird nur eine eingeschränkte Menge an Lebensmitteln gegessen, kommt es zu Nährstoffmängeln. Antinutrienten, die nicht im Darm abgebaut werden, führen ebenfalls zu Nährstoffmängeln. Auch hier ist Nahrungsergänzung nötig.

Bei Zusatzstoffen spielt z. B. Phosphatbelastung eine Rolle (z. B. durch Colatrinken). Hierdurch kann es zu einem Mangel an Kalzium kommen, da die Regulierung von Mineralstoffen im Körper nach einem »Gegenspielerprinzip« funktioniert. So wird im Falle eines anhaltenden Überschusses eines Minerals sein Gegenspieler ausgeleitet (bei Phosphat wäre das Kalzium). Dieser Umstand kann zu Mangelerscheinungen des Gegenspielers führen. So resultiert Kupferüberschuss in Zinkmangel, Kaliumüberschuss in Natriummangel.

6. Praktikabilität/Ernährungsgewohnheiten

Mit den Ernährungsgewohnheiten der meisten Deutschen sind die täglichen Mindestanforderungen an Nährstoffen nicht zu decken:

- Es müssten täglich frische Lebensmittel gegessen werden, denn im Gegensatz zu Mineralien gehen wasserlösliche Vitamine nicht nur beim Kochen verloren, sondern auch nach längerem Kühlschrankaufenthalt.
- Es ist praktisch unmöglich, den Bedarf an Vitamin A (nicht Beta-Karotin) über die Ernährung zu decken, wenn keine Innereien gegessen werden.
- Es ist schwierig, z. B. den täglichen Bedarf an Zink zu decken, wenn kein Fleisch verzehrt wird.
- Das Wissen um den Abbau von Antinutritiva ist verloren gegangen. Brot, Müsli und andere Getreideprodukte werden so zum »Mineralienräuber«, wodurch Demineralisation auftritt (allgemein als Übersäuerung bekannt).

Zusammenfassung:

Die aufgezählten Argumente legen die Annahme nahe, dass der von der DGE oder FDA angesetzte tägliche Nährstoffbedarf zu gering bemessen ist, um Gesundheit längerfristig zu erhalten. Doch damit noch nicht genug: Die Böden sind ausgelaugt und enthalten nur noch einen Bruchteil der ursprünglich vorhandenen Nährstoffe.

Eine Studie belegt, dass in Deutschland ebenfalls viele Lebensmittel binnen weniger Jahren (1985–2002) signifikant Nährstoffe eingebüßt haben:[409]

Nährstoffverlust in ausgewählten Lebensmitteln von 1985 bis 2002					
Mineralien und Vitamine in mg je 100 g Lebensmittel	Untersuchte Inhaltsstoffe	Ergebnis 1985	Ergebnis 1996	Ergebnis 2002	Differenz 1985–2002
Brokkoli	Kalzium	103	33	28	- 73 %
	Folsäure	47	23	18	- 62 %
	Magnesium	24	18	11	- 55 %
Bohnen	Kalzium	56	34	22	– 51 %
	Folsäure	39	34	30	- 23 %
	Magnesium	26	22	18	- 31 %
	Vitamin B6	140	55	32	- 77 %
Kartoffeln	Kalzium	14	4	3	- 78 %
	Magnesium	27	18	14	- 48 %
Möhren	Kalzium	37	31	28	- 24 %
	Magnesium	21	9	6	- 75 %
Spinat	Magnesium	62	19	15	- 76 %
	Vitamin C	51	21	18	- 65 %
Apfel	Vitamin C	5	1	2	- 60 %
Banane	Kalzium	8	7	7	- 12 %
	Folsäure	23	3	5	- 79 %
	Magnesium	31	27	24	- 23 %
	Vitamin B6	330	22	18	- 95 %
Erdbeere	Kalzium	21	18	12	- 43 %
	Vitamin C	60	13	8	- 87 %

Stellen Sie sich vor, Sie würden tagtäglich 12 bis 95 Prozent weniger Nährstoffe zu sich nehmen, als Sie sollten. Unter Beachtung des dargestellten Nährstoffverlusts pflanzlicher Erzeugnisse müssten die täglichen Verzehrempfehlungen für Magnesium und Kalzium ungefähr folgendermaßen neu berechnet werden, um den Empfehlungen der DGE Folge zu leisten und ausreichend Nährstoffe aufzunehmen:

400 mg Magnesium: Täglich stünden im Jahr 2002 2666 Gramm Spinat auf dem Speiseplan und nicht 645 Gramm wie noch im Jahr 1985.

Für 1000 mg Calcium müssten im Jahr 2002 3571 Gramm Brokkoli gegessen werden und nicht nur 970 Gramm wie noch im Jahr 1985.

Spätestens an dieser Stelle wird deutlich, dass selbst die gesündeste Ernährung bei Weitem nicht ausreicht, um die täglichen Mindestmengen an Nährstoffen zu sich zu nehmen. Das gilt selbst für Bioernährung. Ein weiterer Punkt soll beim Thema Nahrungsergänzung nicht unbeachtet bleiben: Gesundheit erhalten und gesund werden sind zwei unterschiedliche Dinge.

Der tägliche Nährstoffbedarf ist die Menge, die man braucht, um gesund zu **bleiben.** Er ist so berechnet, dass Mangelzustände verhindert werden sollen. Doch was passiert, wenn diese bereits vorhanden sind? Nährstoffe müssen den täglichen Bedarf decken und darüber hinaus im Überschuss vorhanden sein, wenn die Depots aufgefüllt werden müssen, um aus dem Körper aus dem Gesundheitsdispo herauszuhelfen. Das ist der Unterschied zwischen einer Nahrungsergänzung in *physiologischen* Dosen und einer Nahrungsergänzung in *pharmakologischen* Dosen. Physiologische Dosierungen sollen Mangelzuständen *vorbeugen*, pharmakologische sollen Mangelzustände *beseitigen.* Pharmakologische Dosen sind demnach deutlich höher dosiert als physiologische.

Nahrung kann schon den täglichen Bedarf an Nährstoffen nicht decken, geschweige denn die Depots füllen. Man kommt hier leider um pharmakologisch dosierte Ergänzung laut Erfahrung der hier vorgestellten Methode nicht herum. Im Grunde sollten die Mengen für physiologische Dosen neu berechnet werden. Pharmakologische Dosen sind ursprünglich als Maßnahme für Sonderfälle gedacht, doch ein Sonderfall ist Mangelernährung nicht (mehr).

Ein weiterer Nutzen des medizinischen Einsatzes von Nahrungsergänzung ist der Ersatz von isolierten Nährstoffen. Es wird davon ausgegangen, dass der Körper täglich Nährstoffe in einem gleichbleibenden Verhältnis braucht. Doch bei einem ins Ungleichgewicht geratenen System kommt es häufig vor, dass bestimmte Nährstoffe in pharmakologischer Dosierung gebraucht werden (zur Erinnerung: das Gegenspieler-Prinzip). In so einem Fall wäre der Einsatz von Nährstoffen in üblichen Kombinationen (z. B. Kalzium mit Magnesium, ebenfalls Gegenspieler) ein Fehler. Bedauerlicherweise unterläuft dieser häufig bei der Einnahme natürlicher Nahrungsergänzung, in der Nährstoffe in einem festen Verhältnis zueinander vorliegen.

Beispiele: Lebertran ist ein hervorragender Lieferant von Vitamin A und D. Beide Vitamine liegen in einem ausgeglichenen Verhältnis vor, ähnlich wie es im Körper sein sollte. Viele Menschen leiden jedoch an einem ausgesprochenen Vitamin-A-Mangel und sollten deswegen kein Vitamin D einnehmen. Zielführend wäre eine Behandlung mit isoliertem Vitamin A.

Ähnlich verhält es sich mit dem Verzehr von Leber zur Deckung des Zinkbedarfs. Leber enthält zusätzlich zu Zink viel Kupfer. Viele Patienten haben aber bereits einen Kupferüberschuss und sollten daher Zink isoliert nehmen.

Konsequenzen für Sie:

- Wenn Sie nach der meiner Definition gesund werden und bleiben wollen, werden Sie höchstwahrscheinlich lebenslang Nahrungsergänzungsmittel einnehmen müssen. Anders als bei der lebenslangen Einnahme von Hormonen sind Nährstoffe die Bausteine des Lebens. Auf diese kann nicht verzichtet werden. Sie können ja auch nicht aufhören zu essen oder zu atmen. Regulation ist auf Grundbausteine des Lebens zwingend angewiesen und erledigt nach meinen Erfahrungen dann den Rest allein und macht die Einnahme von Medikamenten (zu denen auch natürliche Hormone zählen) oft überflüssig.
- Die Menge der Nahrungsergänzung, die Sie benötigen, um gesund zu *bleiben*, ist allerdings geringer als die, die Sie brauchen, um gesund zu *werden.*
- Um Über- oder Unterdosierungen zu verhindern, sind valide und regelmäßige Testungen unerlässlich.

Nährstoffe für den langsamen und den schnellen Stoffwechsel

Genauso wie Lebensmitteln sedierende oder stimulierende Eigenschaften zugeschrieben werden, entfalten auch Mikronährstoffe eine beruhigende oder anregende Wirkung. Dementsprechend sollte gemäß der Lehre des Nutritional Balancing der langsame Verstoffwechsler vorwiegend stimulierende Mikronährstoffe nehmen, der schnelle sedierende. Das heißt nicht, dass ein Stoff, der stimulierend wirkt, vom Patienten nicht mitunter als beruhigend empfunden werden kann (z. B. Magnesium). Außerdem sollte ein langsamer Verstoffwechsler nicht ausschließlich stimulierende Nährstoffe zu sich nehmen. Die Wahl der richtigen Mischung sollte Fachmenschen überlassen werden, da es – wie immer – auf eine ausgewogene Mischung ankommt.

In der folgenden Tabelle findet sich eine Übersicht von Nährstoffen, die nach ihren sedierenden und stimulierenden Effekten unterteilt sind:[410]

Mineralstoffe und Spurenelemente

Nährstoff	Sedierend	Stimulierend
Magnesium	x	
Kalzium	x	
Natrium		x
Kalium		x
Zink	x	
Kupfer	x	
Mangan		x
Selen		x
Eisen		x
Chrom	x	
Schwefel		x
Bor	x	
Jod		x
Phosphor		x

Vitamine

Nährstoff	Sedierend	Stimulierend
Vitamin A		x
Vitamin D	x	
Vitamin E		x
Vitamin B1		x
Vitamin B2	x	
Vitamin B3	x	x
Vitamin B5	x	x
Vitamin B6		x
Vitamin B12	x	

Der Wirkungsbereich der einzelnen Nährstoffe

Mineralstoffe und Spurenelemente

Eine Über- oder Unterversorgung mit einem dieser Stoffe führt zu einer Verringerung oder Vermehrung der Zellenergie, Funktionsstörungen der Schilddrüsenhormone, Nebennieren und Geschlechtsdrüsen sowie Blutzuckerproblemen. Das heißt, dass die Substitution mit anderen Mineralien und Spurenelementen sowie Vitaminen kaum Wirkung zeigen wird, wenn diese Stoffe in Dysbalance sind. Im Folgenden wird die Funktion verschiedener Nährstoffe in Bezug auf den Stoffwechsel und das Hormonsystem laut der Lehre des Nutritional Balancing und anderer Experten erklärt. Die Ausführungen werden sich nicht immer mit der schulmedizinischen Meinung oder deren Empfehlungen decken. Allgemeine Auswirkungen der einzelnen Stoffe auf den Körper lassen sich auch in anderen Fach- und Sachbüchern finden.

Kalzium

- Ist DIE Stellschraube in Bezug auf die »Schnelligkeit« des Stoffwechsels. Kalzium wirkt verlangsamend auf den Stoffwechsel, das heißt, zu viel Kalzium sorgt dafür, dass die Produktion von Energie unterbunden wird. Zu viel Kalzium bewirkt, dass die Mitochondrien inaktiv werden.[411] Ohne sie und ihre Arbeit gibt es nur wenig ATP. Somit ist ein Kalziumüberhang in Gewebe und Zellen ein Hinweis auf Mitochondriopathien. Da Kalzium sich wie eine Schale auch von außen um die Zellen legen kann, wird der Austausch von Nährstoffen zwischen den Zellen und den Zellzwischenräumen beeinflusst (Herabsetzung der Zellpermeabilität).[412]
- Kalzium im Gewebe kann versteinern. Fehlt bei einem Kalziumüberschuss zusätzlich Magnesium, drohen Verkalkungen:[413] Arterien, Haarwurzeln (dünner werdendes Haar), Gallensteine, Nierensteine, Hornhaut an den Extremitäten, Augen (Weitsichtigkeit), Überbeine oder Hallux valgus.
- Kalzium gehört in die Zähne, Nägel und Knochen. Lagert es in der Zelle und im Zellzwischengewebe, demineralisieren automatisch Zähne, Nägel und Knochen. Dies hat unter anderem damit zu tun, dass z. B. Schilddrüsenhormone und Progesteron Gegenspieler des Parathormons sind. Sind diese Hormone unteraktiv, hat das Parathormon freie Bahn: Es hat zur Aufgabe, Kalzium parat zu stellen, und dieses holt es sich hauptsächlich aus den Knochen.[414]
- Ein Überschuss an Kalzium führt im Gewebe oft zu chronisch entzündlichen Prozessen (Silent Inflammation).[415]
- Da das Verhältnis zwischen Kalzium und Kalium bestimmt, ob Schilddrüsenhormone in die Zelle gelangen, droht bei Verkalkung eine Unterfunktion der Schilddrüse (durch eine Resistenz gegen Schilddrüsenhormone).[416] Damit wird irrelevant, wie viel T4 und T3 im Blut vorhanden ist – die Hormone können ihr Ziel, die Zelle, nicht erreichen.

- Das Verhältnis zwischen Kalzium und Magnesium bestimmt, ob Kohlenhydrate gut verwertet und vertragen werden. Bei einem Kalziumüberschuss drohen (reaktive) Unterzuckerung und Blutzuckerschwankungen.
- Kalizim geht Synergien mit Vitamin D, Magnesium und K2 ein: Vitamin D sorgt für die Kalziumaufnahme im Darm, Vitamin K2 mit Magnesium zusammen für die Einlagerung von Kalzium in Knochen und Zähne. Die parallele Einnahme von Vitamin K2 und Magnesium schützt vor zu viel Kalzium nicht.

Magnesium

- Magnesium ist Hauptgegenspieler von Kalzium und damit an der Regulation der »Schnelligkeit« des Stoffwechsels beteiligt.[417] Es ist überaus wichtig für die Verwertung von Kohlenhydraten[418]und hilft möglicherweise, Insulinresistenzen zu verhindern.
- Beruhigt das Nervensystem und sorgt für gesunden Schlaf. Ein- und Durchschlafschwierigkeiten sind in der Regel auf einen Mangel an diesem Mineral zurückzuführen.[419]
- Es fördert die Umwandlung des aktiven Schilddrüsenhormons T4 in T3.[420] Auch die direkte Ausschüttung des inaktiven T4 wird durch Magnesium beeinflusst. Andersherum hat T4 Einfluss auf den Magnesiumspiegel.[421]
- Depots sind bei einem Mangel oft nur langsam auffüllbar, selbst mit höheren Dosierungen, da die Ausschüttung von Adrenalin oder Kortisol (wie z. B. bei Stress) zu einer Ausscheidung von Magnesium führt.[422]
- Organische Magnesiumverbindungen werden meistens besser aufgenommen als anorganische. Magnesiumchelate sind optimal geeignet. Zitrate sind die zweitbeste Wahl, können aber zu Durchfällen führen (weil sie nicht gut aufgenommen werden) oder bei empfindlichen Menschen zu Reaktionen auf die Zitronensäure (z. B. in Form von wunden Schleimhäuten). Magnesiumchlorit ist die drittbeste Alternative, könnte aber ebenfalls abführend wirken. Je mehr von demMagnesium wieder herauskommt, desto schlechter wird es aufgenommen. Magnesium-Oxid ist daher für die Magnesiumversorgung ungeeignet und sollte allenfalls zum Abführen verwendet werden.
- Magnesium kann auch über die Haut aufgenommen werden (als zusätzliche, nicht alleinige Versorgung) in Form von Badezusätzen oder Magnesiumöl. Die Aufnahme über die Haut ist zumindest am Anfang der Behandlung zu empfehlen, da viele Därme Nährstoffe noch nicht richtig verdauen können.
- Magnesium, auch in höheren Dosierungen, ist völlig unbedenklich, es sei denn, es liegt eine Herz- oder Niereninsuffizienz vor. Bei gesunden Menschen kann es allenfalls ab 2500 mg täglich zu Muskelschwäche und Kreislaufbeschwerden führen.[423]

Natrium

- Natrium verhindert den Verlust von Magnesium aus dem Gewebe und macht den Körper resistenter gegen Stress.[424]
- Natrium ist beteiligt an der Regulation des Flüssigkeitshaushalts sowie – gemeinsam mit Kalium – dem Austausch von Stoffen durch die Zellmembran.[425] Entgiftung auf der Zellebene hängt auch von der Durchlässigkeit der Zellmembran ab. Ist diese dicht, kommt es zu einer Art »intrazellulärer Verstopfung«.
- Zu viel Natrium im Verhältnis zu Kalium im Gewebe kann die Nebennieren überstimulieren, wodurch akute Entzündungsprozesse begünstigt werden.[426]
- Das natürliche Verlangen nach Salz ist ein guter Indikator für den Bedarf. Diesem sollte nachgegeben werden, solange keine Niereninsuffizienz vorliegt.
- Es wurde mittlerweile herausgefunden, dass Salz das Risiko für systolischen Bluthochdruck nicht zwangsweise steigert, der mangelhafte Konsum von Obst und Gemüse hingegen schon (hierin befindet sich hauptsächlich Kalium als Gegenspieler für das Natrium).[427] Manche Menschen reagieren empfindlich auf Chlorid, die zweite Hälfte des Kochsalzes. Dies kann in *wenigen* Fällen zu einer Steigerung des Blutdrucks führen.[428]
- Himalaya- und andere nicht ganz »weiße« Salze sollten gemieden werden, da sie oft unerwünschte Spurenelemente enthalten. Meer- und Steinsalz eignen sich besser. Wer reines Salz haben möchte, kann reines Natriumchlorid in Pharmaqualität kaufen. Bei diesem ist jegliche Form von Verunreinigung ausgeschlossen.
- Das Verhältnis von Natrium zu Magnesium gibt Aufschluss über die Fähigkeit des Körpers, das Stresshormon Kortisol auszuschütten. Mehr Natrium im Vergleich zu Magnesium führt zu einer Überproduktion der Nebennierenhormone.[429]
- Niedrige Natriumwerte im Gewebe sind ein Hinweis auf langwierigen Stress (von Nebennieren und Zellen).

Kalium

- Kalium nimmt sowohl bei der Regulation der Nebennieren als auch der Schilddrüsenhormone eine Schlüsselposition ein. Im Verhältnis zu Kalzium entscheidet es über die Zelldurchlässigkeit für Schilddrüsenhormone, im Verhältnis zu Natrium über die Gesundheit der Nebennieren.
- Kalium nimmt im Gewebe ab, wenn vermehrt Adrenalin ausgeschüttet wird, was seinerseits den Blutdruck anheben kann. Umgekehrt sind niedrige Kaliumwerte im Gewebe ein Zeichen für eine Adrenalinbelastung.[430] Beobachtet wird dies insbesondere in den letzten Stadien der Nebennierenerschöpfung, wenn der Körper nicht mehr dazu in der Lage ist, genügend Kortisol herzustellen. Dann muss Adrenalin einspringen. Während Kalium eine regulierende Funktion auf den Blutdruck ausübt, kann ein Mangel sowohl zu Bluthochdruck führen als auch zu niedrigem Blutdruck.

- Kalium spielt eine Rolle bei der Verdauung; ein Mangel führt oft zu Verstopfung.
- Kalium ist ein Gegenspieler von Natrium und hat, ebenso wie das Verhältnis Natrium zu Magnesium, eine Wirkung auf die Funktion der Nebennieren.[431]
- Niedrige Natriumwerte im Gewebe sind ein Hinweis auf langwierigen Stress (von Nebennieren und Zellen).

Zink

- Zink unterstützt das Immunsystem.[432]
- Es ist beteiligt an der Herstellung der Geschlechtshormone,[433] besonders bei Testosteron.
- Es ist ein Aromatasehemmer.[434]
- Zink ist Bestandteil des körpereigenen Systems zur Schwermetallausscheidung (Metallothionein-System).[435] Dieses System ist die körpereigene Schwermetallentgiftung. Normalerweise halten Metallothioneine Schwermetalle davon ab, in den Körper zu gelangen. Sie können die Blut-Hirn-Schranke passieren und so das Gehirn entgiften. Gluten- und Milchunverträglichkeit wird bei einem Mangel ebenfalls begünstigt.[436]
- Muss in einem ausgeglichenen Verhältnis zu Kupfer im Gewebe vorliegen, um einer Östrogendominanz entgegenzuwirken.[437]
- Ist vor allem in Fleisch zu finden, besonders in Lammfleisch. Vegetarier und Veganer haben häufig einen Mangel, ebenso wie Mischköstler, die toxischen Umweltbedingungen ausgesetzt sind. Die Ausschüttung von Stresshormonen führt zur Ausscheidung von Zink.[438]
- Die medizinisch nicht anerkannte Stoffwechselstörung HPU oder KPU, die durch einen großen Mangel an Zink, Mangan und Vitamin B6 kennzeichnet wird, gilt als epigenetische Störung oder als Marker von oxidativem Stress.
- Bereits moderate Zinkmängel können bei Männern zu Kleinwüchsigkeit und/oder unterentwickelten Genitalien führen.[439] Bei Frauen wirkt der Mangel eher innerlich. Laut meiner Erfahrung ist dieser Mangel oft ausschlaggebend bei der Entwicklung von PCOS und Endometriose.
- Das Bedürfnis an Zink ist individuell und kann weit über der üblichen Maximalempfehlung von 50 mg täglich liegen.

Kupfer

- Kupfer unterstützt die Produktion von Geschlechtshormonen und Neurotransmittern.[440]
- Es sorgt für den Aufbau von Bindegewebe, Haut und den Erhalt der Haarfarbe.
- Es kann als Ablagerung im Gewebe regelrechte Kupfervergiftungen bewirken, die vor allem Frauen treffen und im Blut oft nicht unmittelbar feststellbar sind. Typische Symptome sind: Gelenkbeschwerden, Nervosität, Stirnkopfschmerz, Pigmentflecken, Akne, Gefühl wie in die Steckdose gegriffen, adrenalinartiges Gefühl, Herzklopfen mit gleichzeitig niedrigem Blutdruck.

- Kupferüberschuss verursacht oft eine Abneigung oder Unverträglichkeit von Fleisch.
- Ein Kupferüberschuss im Gewebe entsteht durch das Trinken von Wasser aus Kupferleitungen, der Kupferkette oder -spirale zur Empfängnisverhütung, durch eine Östrogendominanz (z. B. durch das Einnehmen der Pille), vegetarische/vegane Ernährung, Schokolade (vor allem dunkle) und andere stark kupferhaltige Lebensmittel, Pflanzenschutzmittel (Fungizide), Stress und/oder einen Kalziumüberschuss, sowie bei einer epigenetischen Veranlagung zur Zurückbehaltung von Kupfer u. v. m.
- Auch Störungen im Kupferhaushalt (Überschuss oder zu viel freies Kupfer) sind meiner Auffassung nach eng an die Entstehung von PCOS, Östrogendominanz und Endometriose geknüpft.
- Zink ist ein Gegenspieler von Kupfer. Das Verhältnis beider Stoffe zueinander gibt Auskunft darüber, ob auf der Stoffwechselebene eine Östrogendominanz begünstigt wird.[441]

Mangan

- Unterstützt die Mitochondrien und damit die Energieproduktion des Körpers.
- Aktiviert das Enzym Superoxid-Dismutase, durch das der Körper einfacher entgiftet.
- Unterhält Kohlenhydrattoleranz, Eiweiß- und Fettverwertung.
- Es ist in die Produktion des Schilddrüsenhormons T4 involviert.
- Bei einer Dominanz von Insulin, Östrogen, Parathormon und Nebennierenhormonen wird Mangan verstärkt ausgeschieden.[442]

Selen

- Selen reguliert die Schilddrüsenfunktion (als Gegenspieler von Jod).[443]
- Es ist wichtig für die Effizienz des Immunsystems.[444]
- Ist ein wichtiger Radikalenfänger und Entgifter (Schwermetalle).[445]
- Es sorgt dafür, dass DNS sich optimal entfaltet; verhindert epigenetische Probleme.[446]

Eisen

- Eisen unterstützt die Funktion des Immunsystems.
- Es sorgt für den Transport von Sauerstoff im Blut.
- Eisen ist buchstäblich mit Vorsicht zu genießen, wenn es substituiert wird. Laien und auch Mediziner tippen bei Schlappheit oft auf Eisenmangel als Urasche. Dieser liegt nach meiner Erfahrung jedoch selten vor. Außerdem kann ein Überschuss an Eisen zum Problem werden, denn der Körper hat keinen natürlichen Mechanismus zur Eisenausscheidung. Sammelt sich zu viel Eisen im Gewebe an, drohen oxidativer Stress und im Extremfall Organschäden.[447] Wird Eisen nicht richtig verwertet, bleibt es in oxidierter Form als Ablagerung in Haut (Leberfleck) und Gewebe zurück (Lipofuskin).[448]
- Verstärkt wird die Gefahr des Eisenüberschusses durch Störungen der Leber oder durch eine genetische Neigung zur Eisenspeicherung (Hämochromatose). Hämochromatose wird

oft erst im vierten Lebensjahrzehnt durch hohe Eisenblutwerte (Eisen, Ferritin) diagnostiziert und liegt in einer rezessiven Form häufiger vor, als zu vermuten wäre. Ein genetischer Test kann Aufschluss bringen.

- Eine Eisensubstitution sollte aus meiner Sicht nicht ohne den Nachweis eines Mangels im Blut erfolgen (dabei sollten alle drei Werte bestimmt werden: Eisen, Transferin, Ferritin) und nur dann in Betracht gezogen werden, wenn echte Eisenmangelsymptome vorliegen, nicht zum Vorbeugen von allgemeiner Schlappheit oder für Kinder und Schwangere.
- Lassen sich Eisenspeicher im Blut scheinbar nicht auffüllen, ist dies häufig auf einen Kupferüberschuss oder einen Mangel an Vitamin B 12 oder Folsäure zurückzuführen.
- Produkte, die mit Eisen angereichert werden, sollten grundsätzlich vermieden werden. Dies ist in Deutschland kein großes Thema, in den USA z. B. hingegen schon.

Chrom

- Chrom sichert den Erhalt der Glukosetoleranz, reguliert die Insulinausschüttung.[449]
- Erhöhte Insulinausschüttungen können die Chromspeicher leeren,[450] was dazu beiträgt, dass Blutzuckerschwankungen auftreten und sich ein Süßigkeitenjieper bemerkbar macht.

Schwefel

- Schwefel (organischer Schwefel, wie er auch in der Natur vorkommt, nicht etwa Sulfite) ist der größte Entgifter unter den Mineralstoffen und für die ständige Ausleitung organischer und anorganischer Gifte zuständig, auch für Schwermetalle. Fast alle *Chelatoren* (Stoffe, die gezielt Schwermetalle aus dem Körper entfernen) enthalten in irgendeiner Form Schwefel (das ist das »S« in DMPS und DMSA). Menschen, die epigenetisch bedingt schlechte Entgifter sind, haben manchmal einen Schwefelmangel und die damit verbundenen Folgen wie chronische Erschöpfung und/oder Infektionen sowie oft vielfache Chemikalienunverträglichkeit.
- Es sorgt für den Aufbau von Knorpel, Haut und anderem Gewebe sowie deren Schadstofffreiheit.[451] Auch die Entstehung und Ausbreitung von Pigmentflecken wird unter Umständen durch Schwefel eingedämmt (wobei zu viel Schwefel auch oxidativen Stress verursachen kann, was wiederum Flecken machen kann).
- Es belüftet die Zellen, indem es Sauerstoff aus Körperflüssigkeiten für den Stoffwechsel nutzbar macht (aerobische Verbrennung).[452]
- Es verbessert die Verwertung von Kohlenhydraten, wodurch indirekt die Nebennieren stabilisiert werden.
- Es beeinflusst das Wachstum von Haaren und Wimpern.
- Es hat Einfluss auf Immunsystem und Darmgesundheit, wodurch Intoleranzen für Lebensmittel sich oft durch die Einnahme von Schwefel minimieren lassen.
- Es kann indirekt sexuelle Störungen wie PMS oder Impotenz beeinflussen, da Sexualhormone auf Stress reagieren, der oft durch Toxizitäten ausgelöst wird, die Schwefel beheben kann.

MEINE ERFAHRUNG AUS DER PRAXIS:

Schwefel ist in Lebensmitteln wie Eiern, Brokkoli und anderen Kohlsorten enthalten. Allerdings wird Schwefel in den Böden etwa seit den 1950er-Jahren durch Kunstdünger nicht mehr ersetzt, wodurch er selbst in ehemals schwefelhaltigen Lebensmitteln kaum noch vorhanden ist. Dieser Umstand ist ein wesentlicher Faktor für die Verschlechterung der allgemeinen Gesundheit. Davon ausgehend, dass Toxizität eine der Hauptursachen für chronische Erschöpfung, Probleme des Immunsystems und fehlgeleitete epigenetische Prozesse ist, wird deutlich, was für eine wichtige Rolle Schwefel für den Körper spielt. Vor allem Quecksilber, als einer der erbittertsten Widersacher des optimal funktionierenden Stoffwechsels, muss per Schwefel- und Metallothionein-Eskorte wieder aus dem Körper gebracht werden. Und wer glaubt, er hätte keine Quecksilberbelastung, dem sei gesagt, dass das Schwermetall in Deutschland längst nicht mehr hauptsächlich über Amalgamplomben in den Körper gelangt, sondern durch jeden Atemzug. Kaum zu glauben, aber wahr: Hierzulande wurde europaweit der höchste Gehalt an Quecksilber in der Luft gemessen, ausgestoßen von Kohlekraftwerken.[453] Somit sind Deutsche im Grunde immer einer hohen Grundbelastung an Quecksilber ausgesetzt. Dieses hat, wie jedes Schwermetall, auf Körper und Psyche spezifische Auswirkungen. Es bringt den Mineralstoffhaushalt durcheinander und unterbindet die Wirkung zahlreicher Enzymsysteme. Psychisch betrachtet, macht es emotional kalt, wodurch Intelligenz und geistige Effizienz sogar gewinnen können. Es findet eine Abspaltung von Instinkten und eigenen Bedürfnissen statt, wodurch die vergifteten Menschen fortwährend und zunehmend ihre körperlichen Grenzen übergehen. Ihre Leistungsfähigkeit steht für Sie an erster Stelle.

Wahrscheinlich skizzieren Symptome einer Schwefelvergiftung nicht zufällig ein Abbild der Leistungsgesellschaft in Industriestaaten. Die Belastung mit Quecksilber nahm proportional zur Industrialisierung zu, und bedingt durch den zunehmenden Schwefelmangel entgifteten die Körper langsam und kaum. Die Belastung mit Quecksilber wurde wahrscheinlich sogar von Generation zu Generation durch Plazenta und Muttermilch weitergegeben.

Wer Schwefel einnehmen möchte, sollte wissen, dass die für den Körper verwertbare Form meiner Auffassung nach organisch ist. Als Nahrungsergänzung gibt es das sogenannte MSM (Methylsulfonylmethan). Doch die wenigsten MSM-Produkte halten, was sie versprechen,[454] wie eigene Beobachtungen bestätigten. Außerdem enthalten sie Schwermetalle. Für die Verträglichkeit und

Wirkung ist also das richtige Produkt entscheidend. Studien belegen, dass auch größere Mengen für den Menschen ungiftig sind. Verdauungsbeschwerden verursacht Schwefel durch seine Entgiftungswirkung, sollten mehr als 300 Milligramm pro Kilogramm Körpergewicht täglich verzehrt werden.[455]

Aus Tierversuchen lässt sich ableiten, dass die tödliche Dosis MSM für Menschen durchschnittlich bei über 1,5 Kilogramm Verzehr täglich liegt – Kochsalz tötet einen Erwachsenen übrigens bereits mit 100 bis 150 Gramm am Tag.[456]

Die durch die Schwefeleinnahme einsetzende Entgiftung kann es allerdings in sich haben und wird fälschlicherweise oftmals mit einer vermuteten Giftigkeit des Produktes in Zusammenhang gebracht. Typische Symptome der Entgiftung innerhalb der ersten Tage nach Beginn der Einnahme sind Durchfall, Blähungen, Kopfschmerzen, Augenringe, Übelkeit, Depressionen, Ängste oder Stimmungsschwankungen u. v. m. Daher ist es wichtig, zusätzlich die Entgiftungsorgane zu stärken. Je mehr Schwermetalle im Körper sind, desto heftiger wird die Entgiftungsreaktion ausfallen. Viele Patienten brechen die Schwefeltherapie dann ab. Doch wer gesund werden will, der muss Belastungen aus dem Körper kriegen.

Die Schwefeltherapie sollte von einem erfahrenen Therapeuten begleitet werden, der eventuelle Überreaktionen abfangen kann. Außergewöhnlich geschwächte Menschen sollten keinen Schwefel zu sich nehmen, ohne zuerst ihre Ressourcen aufzufüllen und ihre Entgiftungsorgane zu stärken. Die meisten Schwefler haben allerdings nur milde oder gar keine Begleiterscheinungen.

Meiner Meinung nach ist Schwefel anderen Chelattherapien (DMSA, DMPS, Alpha-Liponsäure) vorzuziehen, da organischer Schwefel den Körper in Entgiftungsprozessen auf ganzheitliche Weise unterstützt und nicht nur Schwermetalle im Körper löst. Durch Schwefel steigt die Verträglichkeit von Schwermetallentgiftungstherapien. Andere naturheilkundliche Chelattherapien wie mit Alpha-Liponsäure, Bärlauch, Koriander oder Chlorella lehne ich inzwischen ab, weil sie meiner Erfahrung nach oft mehr schaden als nützen. Es besteht durch diese Therapien die Gefahr der »Umverteilung« oder der Problemverschiebung. Alpha-Liponsäure z. B. hält unter Umständen Kupfer zurück.

Auch bei Übergewicht kann Schwefel bzw. dessen Mangel ein Faktor sein: Viele Menschen, die über hartnäckige Pfunde klagen, sind mit Schwermetallen belastet, die vom Körper mit Fett verdünnt wurden, um weniger Schaden als im Blut anzurichten. Trotz aller Nützlichkeit muss die Schwefeltherapie nach eigener Erfahrung mit Bedacht gewählt werden. Sie kommt oft erst zu einem späteren Zeitpunkt in der Therapie zum Einsatz. Schwefel chelatiert nämlich z. B. auch Zink, das in der Therapiehierarchie zunächst wichtiger ist alle viele seiner Minerlstoffkollegen.

Molybdän

- Molybdän ist ein Entgifter und Kupferantagonist.
- Es bindet ungünstige Schwefelverbindungen (z. B. Sulfite); bei einem Mangel an Molybdän wird Schwefel nicht vertragen.
- Es spaltet Eiweiße/Purine bei der Entgiftung von Stickstoff. Stickstoff ist ein Stoffwechselendprodukt, das im Übermaß toxisch ist und in Form von Ammoniak den menschlichen Harn stinken lassen kann.

Germanium

- Germanium unterstützt die Entgiftung und stimuliert das Immunsystem.
- Es wird als organisches Germanium in manchen Ländern für alternative Krebstherapien und zur Behandlung chronischer Infektionen wie Borreliose eingesetzt.
- Es ist als Nahrungsergänzung in Deutschland in organischer und anorganischer Form verboten. Enthalten ist es in Zwiebeln, Knoblauch und Reishipilzen.

Bor

- Bor erhält die Gesundheit von Knochen und Gelenken. Ein Mangel kann Osteoporose, Hitzewallungen, Arthritis und Scheidentrockenheit begünstigen und zur Arthrose beitragen.[457]
- Bor wird teilweise eine östrogenisierende Wirkung nachgesagt,[458] wobei dies sich nicht bestätigt hat, solange nicht über drei Milligramm täglich eingenommen werden.
- Bor ist an der Regulierung des Verhältnisses von Progesteron zu Östrogen beteiligt.[459]
- Es trägt dazu bei, Kalzium und Magnesium im Gewebe zurückzuhalten, und schwindet oft beim Überschuss eines dieser beiden Mineralien. Die Böden in Deutschland gelten als bor-arm.

Jod

- Jod ist Hauptbestandteil der Schilddrüsenhormone.[460]
- Es sorgt für die Entwicklung des Fötus (Intelligenz).[461]
- Es spielt eine Rolle bei der Temperaturregulierung sowie beim Glukosestoffwechsel.[462]
- Es hilft bei der Entgiftung von Schwermetallen sowie von Halogenen, Fluorid, Chlor und Brom.
- Es bekämpft Viren, Bakterien und Pilze im oder auf dem Körper.[463]

- Jod ist in Meersalz und Meeresalgen enthalten. Letztere sind allerdings oft mit Schwermetallen belastet, weswegen ihr Verzehr nur nach sorgfältiger Qualitätskontrolle erfolgen sollte.
- Kaliumjodid (lugolsche Lösung) ist nicht das Mittel der Wahl bei einer Jodsubstitution, da diese nicht natürliche Jodverbindung vom Körper laut Auffassung dieser Methode oft nicht optimal verwertet werden kann.
- Jod in moderaten Dosierungen um die 600 Mikrogramm wurde bislang von allen Patienten, auch denen mit einer Hashimoto-Thyreoiditis, gut vertragen. Es konnte durch die Einnahme keine Steigerung der Antikörper beobachtet werden. Patienten mit Basedow-Antikörpern sollten Jod nicht substituieren. Dosierungen über 1000 Mikrogramm/Tag sind bei keiner autoimmunen Erkrankung empfehlenswert. Patienten müssen demnach weder bei M. Hashimoto noch bei M. Basedow auf Jod in normalen Lebensmitteln achten (Ausnahme: Algen) oder den Aufenthalt am Meer fürchten.
- Jod in größeren Mengen sollte allerdings von Menschen mit einer Histaminintoleranz vermieden werden, da Jod den Körper für Histamin empfindlicher macht.

MEINE ERFAHRUNG AUS DER PRAXIS:

In der alternativen Medizin haben Jodgaben in sehr hohen Dosierungen in den letzten Jahren an Popularität gewonnen. Es wird zur Unterstützung der Schilddrüse, zur Regulierung der Körpertemperatur und auch gegen Krebs (besonders Brustkrebs) sowie Diabetes eingesetzt. Die Hochdosierung von Jod – bis zu 100 Milligramm täglich (oft als Kaliumjodid oder lugolsche Lösung) – erfolgt oft nach dem sogenannten Jodsättigungstest nach Brownstein und Abraham.[464] Anhand dessen wird errechnet, wie hoch die Jodsättigung des Gewebes ist. Liegt sie bei unter 90 Prozent, wird substituiert.

Die empfohlene Tagesdosis von Jod liegt international zwischen 100 und 200 Mikrogramm pro Tag.[465] Japaner beispielsweise nehmen teilweise 45 Milligramm[466] täglich mit der Nahrung zu sich, soweit sie sich traditionell algenreich ernähren. Damit übersteigt ihre Jodzufuhr die von der DGE empfohlene Tagesdosis für einen Erwachsenen im Alter zwischen 15 und 51 Jahren um ein Vielfaches. Hiermit dürfte bewiesen sein, dass Jod in hohen Dosen nicht grundsätzlich schädlich ist, und der gefürchtete Wolff-Chaikoff-Effekt[467] wäre damit wiederlegt, laut dem die Schilddrüsenfunktion durch zu viel Jod (im Sinne des Überschreitens der in Europa empfohlenen Tagesmenge) erheblich beeinträchtigt wird.

Ich empfehle meinen Patienten zwar, Jod zu nehmen, wenn sie einen langsamen Stoffwechsel haben umso mehr, jedoch nicht in hohen Dosierungen über 1000 Mikrogramm. Nach einigen Selbstversuchen und Eigenexperimenten im

Kollegenkreis habe ich festgestellt, dass zu viel Jod oft zu unerwünschten Ergebnissen führt: Es stimuliert den Stoffwechsel über und kann zu rapiden Demineralisierungen führen, weil der Körper seine Nährstoffspeicher ausräumen muss, um den Stoffwechsel zu bedienen. In einigen Fällen kam es zu paradoxen Reaktionen. Ich habe durch vermehrte Jodeinnahmen – ab ca. sechs Gramm täglich – ein überaktives Immunsystem bekommen, steinharte Brüste (unabhängig von der Menstruation), grippeartige Symptome wie Gliederschmerzen, geschwollene Lymphknoten und schließlich Antikörper gegen die Schilddrüse. Eventuell handelte es sich dabei um Entgiftungserscheinungen, die mich – anders als die des Schwefels – aber total erschöpften. Daher habe ich die Hochdosis-Jodtherapie aufgegeben. Von hohen Dosen Jod (über zwei Milligramm) rate ich ab. Mittlerweile sind mir auch Fälle von Patienten zu Ohren gekommen, die vor der Hochdosistherapie völlig gesund waren. Danach war nichts mehr so, wie es war, weil der Stoffwechsel komplett durcheinandergeriet. Aus meiner Sicht kann das, was mit der Hochdosisjodtherapie angeblich bewirkt werden soll, auch durch ein stimmiges Gesamtkonzept mittels Stoffwechselbalance erzielt werden. Vor allem Patienten mit schwachen Nebennieren fühlen sich nach der Einnahme von zu viel Jod oft wie unter Starkstrom. Histaminiker erfahren oft eine Verschlechterung ihrer Beschwerden. In der Regel empfehle ich Kelp-Algen als Nahrungsmittelergänzung.

Vitamine

Vitamin A

- Echtes Vitamin A ist nicht gleichzusetzen mit Beta-Karotin. Beta-Karotin ist Provitamin A, eine Vorform, die zwar in einem Verhältnis von 19:1 in echtes Vitamin A umgewandelt werden kann, was allerdings eine optimale Schilddrüsenfunktion voraussetzt.[468] Gelbe Ablagerungen in den Hornhäuten von Füßen und Händen sprechen dafür, dass diese Umwandlung nicht geschieht. Echtes Vitamin A stammt aus tierischen Quellen. Eine ausreichende Versorgung über die Ernährung schafft, wer sein Leben lang wöchentlich mindestens zweimal 60 Gramm Leber isst.[469]
- Vitamin A macht eine schöne Haut (verhindert übermäßige Verhornung, eingewachsene Haare und Risse); stärkt das Sehvermögen.[470]
- Es wird benötigt, um Cholesterin in Steroidhormone umzuwandeln (Geschlechtshormone, Kortisol).[471] Eine Studie belegt, dass es die Funktion der Schilddrüse erheblich beeinflussen

kann (Reduktion von TSH, Steigerung von T3 und Minderung von T4 – allesamt Zeichen dafür, dass vorher eine Umwandlungsstörung vorlag!).[472]

- Es ist ein Gegenspieler von Vitamin D[473] und begrenzt somit mittelbar die Aufnahme von Kalzium. Es leitet zudem Kalzium aus dem Gewebe. Eine Therapie ohne echtes Vitamin A ist im Hinblick auf eine Ausleitung von Kalzium aus dem Gewebe meiner Erfahrung nach zum Scheitern verurteilt. Es zählt – wie auch Vitamin E – zu den Stoffwechselbeschleunigern.
- Es ist fettlöslich und sollte deswegen zusammen mit Fetten aufgenommen werden sowie mit Vitamin E, damit keine freien Radikale gebildet werden.[474]
- Vitamin A ist bis zu einer Dosierung von 10 000 IE täglich ungefährlich – auch für Schwangere. Nicht schwangere Menschen vertragen meiner Auffassung nach viel höhere Dosierungen, soweit ihre Leberleistung stimmt. Doch herrscht seit ein paar Jahren eine Vitamin-A-Panik. Merkwürdigerweise wurde Vitamin A von Dermatologen noch vor einigen Jahrzehnten in hohen Dosierungen verschrieben, ohne dass es dadurch zu Schäden kam. Nur chemisch verändertes Vitamin A ist leberschädigend und toxisch (weswegen Frauen unter der Einnahme zwangsläufig verhüten müssen). Es wird bei Akne z. B. als Isotretinoin (Accutane) jedoch recht bedenkenlos verschrieben. Vitamin-A-Mangel ist der häufigste Vitaminmangel weltweit.[475]

Vitamin D

- Vitamin D steigert die Kalziumaufnahme im Darm von ca. 15 Prozent auf zwischen 30 und 40 Prozent.[476]
- Es wird vom Körper durch Sonnenlicht produziert (weniger gut vom langsamen Verstoffwechsler) und kann zu einem geringen Teil oral aufgenommen werden (z. B. in Form von Lebertran oder Butter). Eine Überdosierung durch Sonnenbaden kann kaum stattfinden, da der Körper die Produktion von Vitamin D einstellt, sobald seine Bedürfnisse erfüllt sind.
- Es ist ein Gegenspieler von Vitamin A. Wer viel in der Sonne ist, braucht unter Umständen mehr Vitamin A.
- Es ist auch als steroidähnliches Hormon bekannt, das eine Wirkung auf das Immunsystem hat.[477]
- Die Einnahme von Vitamin D sollte selbst bei niedrigen Vitamin-D-Werten im Blut meiner Auffassung nach nur erfolgen, wenn der Stoffwechsel schnell ist und ein Kalziummangel vorliegt. Viele wissen ebenfalls nicht, dass niedrige Magnesiumwerte ebenfalls dafür verantwortlich sein können, dass Vitamin-D-Werte auch bei Substituierung nicht ansteigen. Ein langsamer Verstoffwechsler, der Vitamin D einnimmt, muss meiner Meinung nach mit einer weiteren Verlangsamung des Stoffwechsels rechnen, wodurch es zu Erschöpfung und weiteren Symptomen kommen kann.
- Durch zu viel Vitamin D kann dem Körper auch Kalium über die Niere verloren gehen.[478] Ein Phänomen, das sich in der Praxis oft bestätigt hat. Damit wirkt es gemäß der hiesigen Auf-

fassung direkt auf Schilddrüsenhormone und Nebennieren. Erstere gelangen nicht richtig in die Zellen, Letztere erschöpfen sich.
- Die gleichzeitige Einnahme von Vitamin K2 und Magnesium schützt leider nicht vor den unerwünschten Wirkungen von zu viel Vitamin D.
- Eine (auch lange) zurückliegende Einnahme von Vitamin D kann die Therapie des Stoffwechsels erheblich verzögern, das fettlösliche Vitamin D wird nämlich durch die nötige Vitamin-A-Gabe aus den Speichern geholt, wodurch es noch einmal zur erhöhten Aufnahme von Kalzium kommen kann. Dieser Prozess muss ausgehalten werden, eine Abkürzung gibt es nicht.
- Nachtschattengewächse (Tomate, Paprika, Aubergine, Chilli, Physalis, Goji-Beere und Ashwagandha) haben eine calcitriolartige Wirkung.[479] Calcitriol ist die aktive Form des Vitamin D 3 und vielfach stärker.

MEINE ERFAHRUNG AUS DER PRAXIS:

Die Einnahme von Vitamin D empfehle ich ca. zwei Prozent meiner Patienten. Alle anderen haben einen langsamen Stoffwechsel.

Als ich anfing, als Heilpraktikerin zu arbeiten, war ich – wie viele meiner Kollegen und zahlreiche Ärzte – der Überzeugung, mit Vitamin D beinahe ein Allheilmittel gefunden zu haben. Relativ schnell machte ich jedoch die Beobachtung, dass das Wundervitamin vielen meiner Patienten nicht bekam. Manchmal kam es zwar zu einer vorübergehenden Aufhellung der Stimmung, mitunter wurden Patienten auch weniger krank (was nicht immer ein gutes Zeichen ist, z. B. bei Kortisolüberschuss), doch nicht selten verschlechterten sich Symptome, und es kam zu Nebenwirkungen wie Erschöpfung und Gewichtszunahme. Dabei hatten die mit Vitamin D Behandelten fast alle einen niedrigen Blutwert gehabt. Vor allem sehr erschöpfte Patienten konnten offenbar in Hochdosen Vitamin D bekommen und sich so lange in die Sonne legen, wie sie wollten, ihr Vitamin-D-Wert im Blut blieb konstant niedrig. Und ganz nebenbei fühlten sie sich auch nicht besser.

Nachdem ich angefangen hatte, mich in puncto Energieproduktion auf der Zellebene fortzubilden, verstand ich plötzlich das Vitamin-D-Debakel: Erstens produziert der Körper auch bei stärkster Sonneneinstrahlung keine Unmengen an Vitamin D, womit ein Vitamin-D-Mangel nicht einfach mit einem Sonnenmangel gleichgesetzt werden kann, und zweitens wird häufig übersehen, dass Vitamin D eine steroidale Wirkung hat und das Immunsystem unterstützt. (Was viele nicht wissen: das Immunsystem kann durch Calcitriol, das aktive Vitamin D, unterdrückt werden,[480] ebenso kann Vitamin D autoimmune Erkrankungen verstärken[481].) Seine primäre Aufgabe ist die Aufnahme von Kalzium. Und Kalzium ist ein Mineralstoff, von dem fast alle Erwachsenen zu viel im Gewebe haben. Richtig ist zwar, dass z. B. bei Osteoporose Kalzium in den Knochen fehlt, aber die Einnahme von Vitamin D, Kalzium und Vitamin K2 führt nicht *automatisch* dazu, dass Kalzium zielgenau wieder in den Knochen landet. (Das klappt aus meiner Sicht nur bei schnellen Verstoffwechslern.) Vitamin D sorgt lediglich dafür, dass die Kalziumaufnahme im Darm ansteigt. Meiner Meinung nach schützt sich der Körper vor einer Überladung, indem er die Eigenproduktion an Vitamin D senkt. Dies vermuten auch andere Therapeuten, die mit dem Nutritional Balancing arbeiten.[482] Patienten ohne Schilddrüse wird häufig Vitamin D verschrieben, um sie vor Osteoporose zu schützen. Eine intakte Schilddrüse würde durch Calcitonin dem Parathormon der Nebenschilddrüse Paroli bieten. Wurde die Schilddrüse aber entnommen, mobilisiert das Parathormon das Kalzium aus den Knochen. Da hilft auch keine Vitamin-D-Einnahme weiter. Drittens sollte Vitamin A, das Kalzium aus dem Gewebe holt, indem es den Stoffwechsel schneller werden lässt, im optimalen Verhältnis zu Vitamin D stehen, das heißt, es sollte mehr Vitamin A als Vitamin D eingenommen werden. Über das ideale Verhältnis wird gestritten, doch in diesem Punkt könnte die Natur Recht haben:[483] Lebertran enthält sowohl Vitamin A als auch D, wobei das Verhältnis bei etwa 5:1 Vitamin A zu Vitamin D liegt. Da es sehr schwer ist, echtes Vitamin A aus der Nahrung in ausreichender Menge aufzunehmen, haben fast alle Menschen ein Vitamin-A-Defizit. Schließlich isst kaum jemand regelmäßig Innereien. Das Missverhältnis von Vitamin A zu D ist ein weiterer Grund, aus dem der Körper seine Vitamin-D-Produktion senken mag. Möglicherweise werden auch dadurch die Rezeptoren für Vitamin D im Körper resistent. Bekannt ist, dass eine Rezeptorblockade im Rahmen chronischer Infektionen auftreten kann[484] – warum dann nicht auch durch Nährstoffmängel? Manchmal wird dann versucht, die Vitamin-D-Rezeptor-Blockade zu umgehen, anstatt zu verstehen, warum sie vorliegt und dass der Körper nicht »aus Dummheit« blockiert, sondern weil er sich möglicherweise schützen möchte, nämlich indem er seine Energie auf der Zellebene nicht noch weiter durch Kalzium senkt. Aus meiner Sicht sind bakterielle Infektionen etc. nicht die Ursache der Blockade, sondern das Ergebnis.

Ich habe mich früher manchmal von Patienten mit langsamem Stoffwechsel und Kalziummangel dazu überreden lassen, ihnen Vitamin D »zu erlauben«, wenn auch nur in geringen Dosen von 1000–5000 IE täglich. Es hat sich jedes

Mal gerächt: Die Therapie schritt stockend voran, Erfolge waren kaum zu verzeichnen und der Patient fühlte sich nicht besser – im Gegenteil. Meist senkte das Vitamin D auch noch die Kaliumkonzentration, was bei ohnehin schwachen Nebennieren zur weiteren Erschöpfung führte, einer weiteren Resistenz gegen Schilddrüsenhormone auf der Zellebene und zur vermehrten Ausschüttung von Adrenalin. Auch Phosphor- und Bor-Werte wurden von Vitamin D gesenkt. Wenn heute ein Patient auf die Einnahme von Vitamin D besteht, muss er mit den Konsequenzen leben. Maßvolles Sonnenbaden ist grundsätzlich zu empfehlen, da Sonnenlicht für den Organismus mehr als nur Vitamin D zu bieten hat. Vor allem Infrarotstrahlen wirken positiv auf die Mitochondrien und regen den Stoffwechsel sowie die Steroidhormonproduktion in der Haut an.

Hinzu kommt, dass manche epigenetischen Störungen laut Walsh zu einem erhöhten Bedarf an Antioxidanzien und Vitamin A führen können.[485]

Vitamin K 1 und K 2

- Vitamin K1 ist ein Faktor der Blutgerinnung[486], während Vitamin K2 dafür sorgt, dass Kalzium in Knochen oder Zähne gelangt, anstatt ins Gewebe.[487] Die genauen Wirkungsbereiche sind noch nicht hinreichend erforscht und überschneiden sich wohl teilweise.
- K-Vitamine wirken synergistisch mit Kalzium und Vitamin D, doch Vitamin K 2 allein kann die Folgen hoher Kalzium- und Vitamin-D-Dosen nicht verhindern, sollten sie vom Körper nicht benötigt werden.
- K-Vitamine sollten nicht von Menschen genommen werden, die ihre Blutgerinnung medikamentös hemmen müssen (z. B. durch Marcumar). Allerdings führt die Einnahme von Vitamin K auch nicht zu einer übermäßigen Blutgerinnung. Hier sollte man sich eher vor einer Östrogendominanz in Acht nehmen, anstatt sich vor Vitamin K zu fürchten.

Vitamin C

- Vitamin C stimuliert das Immunsystem.
- Es wirkt gegen Histamin.
- Es dient zusammen mit Kupfer, Zink und Schwefel dem Aufbau des Bindegewebes.
- Es wirkt gegen oxidative Prozesse und damit gegen Hautalterung, Pigmentflecken und die Entstehung blauer Flecken.
- Es unterstützt Entgiftungsprozesse von Schwermetallen (insbesondere Kupfer).
- Echtes Vitamin C ist nicht gleichzusetzen mit Askorbinsäure, die lediglich ein Bestandteil von Vitamin C ist. Echtes Vitamin C ist hochwertiger und für die Gesundheit unerlässlich.

Für Entgiftungsprozesse werden allerdings so große Mengen an Vitamin C benötigt, die durch Ernährung allein eigentlich nicht aufzunehmen sind. In diesem Fall kann Askorbinsäure zur Entgiftung in hohen Dosen durchaus aus Sicht dieser Methode ohne negative Effekte eingesetzt werden. Der Tagesbedarf an echtem Vitamin C sollte jedoch am besten durch eine ausgewogene und gesunde Ernährung oder Produkte wie z. B. Acerola gedeckt werden.

Vitamin E

- Vitamin E ist wichtig für schöne Haut (Sonnenschäden, Pigmentflecken).[488]
- Es hilft dem Körper, eine Östrogendominanz abzubauen.[489]
- Es unterbindet die Wirkung freier Radikale und wirkt gegen deren Entstehung.[490]
- Es schützt vor den Auswirkungen von Omega-6-Fettsäuren und verhindert deren Oxidierung.[491]
- Es wirkt antientzündlich (z. B. bei Rheuma).[492]
- Vitamin E sollte aus natürlichen Quellen stammen (Tokopherole), da künstliches Vitamin E als schädlich und möglicherweise karzinogen eingestuft wird.[493] Nicht selten wird Vitamin E in künstlicher Form leider auch in Naturkosmetik eingesetzt.
- Am besten sind zudem gemischte Tokopherole

B-Vitamine

- B 1 (Thiamin): Gilt als Nervennahrung[494] und unterstützt die Funktion der Schilddrüse.[495]
- B 2 (Riboflavin): Dient der Energieproduktion,[496] kann bei Migräne unterstützen.
- B 3 (Niacinamid): Beruhigt; wirkt Blutdrucksenkend; unterstützt bei Depression;[497] leitet Kupfer aus.[498] B 3 sollte in höheren Dosierungen nur in Absprache mit einem Therapeuten genommen werden, da manche Patienten aufgrund ihrer besonderen Stoffwechsellage diesen Stoff nicht gut vertragen.
- B 5: Unterstützt die Nebennieren bei Stresspickeln; wirkt gegen Pickel durch Fett; leitet Kupfer aus.[499] B 5 sollte in höheren Dosierungen nur in Absprache mit einem Therapeuten genommen werden, da manche Patienten aufgrund ihrer besonderen Stoffwechsellage diesen Stoff nicht gut vertragen.
- B 6 (Pyridoxin): Ist ein Antiöstrogen;[500] leitet Kupfer aus;[501] unterstützt die Leber.[502] Manche Therapeuten gehen davon aus, dass Patienten mit HPU/KPU-Syndrom nur die aktive Form des Vitamins vertragen (das entspricht nicht den Erfahrungen der Therapeutin – ihre Patienten sprachen gut auf Mischformen aus Vitamin B 6 und P5P [aktive Form des Vitamin B 6] an, obwohl sie das genannte Syndrom hatten/haben). Es sollte von Fall zu Fall entschieden werden. Überdosierungen können zu Kribbelgefühlen oder schlechten Träumen führen. Diese Auswirkungen treten allerdings in der Praxis selten auf, trotz hoher Dosierungen, und sind zudem reversibel. Der Bedarf an Vitamin B 6 ist meiner Erfahrung nach

individuell und übersteigt in manchen Fällen (HPU) die übliche Einnahmeempfehlung um ein Vielfaches.

- PABA, Cholin, Inositol: Paba unterdrückt in pharmakologischen Dosen die Schilddrüsenfunktion und sollte nicht als Wundermittel bei Nebennierenschwäche gesehen werden. Cholin und Inositol werden von Menschen mit unterschiedlichen Stoffwechseltypen unterschiedlich gut vertragen und sollten in pharmakologischen Dosen nur in Absprache mit einem Therapeuten genommen werden.

B 12 und Folsäure

- Vitamin B 12 und Folsäure unterstützen die Funktion des Nervensystems sowie die Zellteilung.
- B 12 existiert als Cyanocobalamin (künstliche Form), Hydroxocobalamin (Speicherform), Methylcobalamin oder Co-Factor B 12 (Adenosylcobalamin) als aktive Formen. Adenosylcobalamin hat eine besondere Wirkung auf die Mitochondrien.
- Vitamin B 12 sowie sein Grundbaustein Kobalt beeinträchtigen in hohen Dosen die Funktion der Schilddrüse. Hier gilt: Mehr ist nicht immer gut. Vor allem langsame Verstoffwechsler profitieren nicht unbedingt von Hochdosen Vitamin B 12. Wer sich schlapp fühlt oder unkonzentriert ist, sollte nicht automatisch daraus schließen, dass ein B-12-Mangel die Ursache ist.
- Folsäure ist die künstliche Form des Folats (Metafolin). Es wird mitunter behauptet, dass Folat besser vom Körper aufgenommen werden kann als Folsäure, was aber nicht meinen Erfahrungen entspricht.
- Folsäure und Vitamin B 12 sind wesentlich an einem Stoffwechselprozess beteiligt, der sich DNA-Methylierung nennt. Durch die Übertragung von Methylgruppen auf Gene wird der sogenannte epigenetische Ausdruck des Gens verändert. Es bleibt intakt, wird aber »falsch ausgelesen«. Dadurch weicht unter anderem die Produktion von Neurotransmittern von dem eigentlichen genetischen Ideal ab. Sogenannte Über- oder Untermethylierer reagieren anders auf Folsäure sowie auf Methylspender, z. B. die Aminosäure Methionin, als Normalmethylierer. Menschen mit Abweichungen in der Methylierung sollten daher darauf achten, diese beiden Vitamine nicht ohne Indikation einzunehmen.[503] Gerade Folsäure kann nach Walsh bei Fällen der Untermethylierung mehr Schaden als Nutzen anrichten. Folsäure wirkt insbesondere auf werdendes Leben und wirkt nach Meinung einiger Experten bei einer indiskriminierten Substitution in der Schwangerschaft mitunter als schädlich.[504]

Konsequenzen für Sie:

- Ein monatliches Budget für Nahrungsergänzung ist eine gute Investition in Ihre Gesundheit.
- Wenn Sie Nahrungsergänzung in pharmakologischen Dosen einnehmen müssen, kann sich Ihr Investment über einen längeren Zeitraum auf 150 Euro bis 200 Euro im Monat belaufen.

Das ist viel Geld, aber Zellenergie lässt sich meiner Erfahrung nach nicht anders wiederherstellen als durch Nahrungsergänzung.

- Überlegen Sie außerdem, wie viel Geld Sie investieren müssten, würden Sie das jeden Monat einkaufen müssen, was Sie an Nahrung zu sich nehmen müssten, um Ihren Nährstoffbedarf decken zu können (und dann auch noch in Bioqualität). Da fahren Sie mit Nahrungsergänzung günstiger.

Drüsenpräparate

Zur ganzheitlichen Regulierung von Hormonen und Stoffwechsel sind Drüsenpräparate nützlich, nicht jedoch unerlässlich.

> **Kurz gesagt:**
> Wenn Mineralstoffe, Vitamine und Spurenelemente zur Therapie von Stoffwechsel und Hormonen Pflicht sind, sind Drüsenpräparate die Kür.

Hormonfreie Drüsenpräparate

Hormonfreie Drüsenpräparate werden eingesetzt, um das Organ zu stärken, aus dem das Präparat besteht. Hergestellt aus tierischen Organen (Rind oder Schwein), werden hauptsächlich folgende Präparate, mitunter in Kombinationen, eingesetzt:

- Schilddrüsenpräparate
- Nebennierenpräparate
- Thymus
- Milz
- Hypophyse

Das betreffende Organ soll gleichermaßen genährt und reguliert werden. Präparate werden nicht nur eingesetzt, wenn ein Mangel an Hormonen oder anderen Stoffen besteht, sondern auch, um Mängel oder Überschüsse auszugleichen. Schließlich ist die Überfunktion eines Organs meiner Auffassung nach ein Hilfeschrei des Körpers, der früher oder später in einer Unterfunktion resultieren wird. Hormonfreie Drüsenpräparate sind frei erhältlich und nicht verschreibungspflichtig.

Hormonhaltige Drüsenpräparate

Hormonhaltige Drüsenpräparate werden herangezogen, um gezielt Hormondefizite in Form einer Substitution auszugleichen. Anders als künstliche oder naturidentische Hormone enthalten Drüsenpräparate neben natürlichen Hormonen auch Co-Faktoren wie Aminosäuren. Aus diesem Grund wirken sie ähnlich wie körpereigene Hormone. In der Regel werden folgende Organe bzw. deren Hormone mit hormonhaltigen Drüsenpräparaten unterstützt:

- Schilddrüse (Ersatz der Schilddrüsenhormone T3 und T4)
- Nebennieren (Ersatz von Kortisol)

Hormonhaltige Drüsenpräparate sind in Deutschland verschreibungspflichtig und damit nicht frei erhältlich.

Konsequenzen für Sie:

- Die Therapie von Stoffwechsel und Hormonen ist manchmal einfacher, wenn hormonfreie Drüsenpräparate eingenommen werden. Für die Regulierung notwendig sind sie nicht.
- Hormonhaltige Drüsenpräparate werden als natürlicher Ersatz für L-Thyroxin oder auch Hydrokortison verwendet (siehe *natürliche Schilddrüsenpräparate*). Doch die meisten Ärzte kennen sich mit deren Verschreibung kaum aus. Auch »natürliche« Hormone sind keine einfache Lösung für Hormonprobleme. Es gilt für diese alles das, was über die Substitution von Hormonen gesagt wurde.

Hormonwirksame Therapeutika

Die folgenden Therapeutika üben eine gezielte Wirkung auf das Hormonsystem aus. Kräuter werden mit viel Bedacht eingesetzt und nur, wenn sie wenig Phytoöstrogene enthalten. Phytoöstrogene werden von mir nicht zu therapeutischen Zwecken eingesetzt, sondern vermieden. Die folgenden Präparate werden an dieser Stelle deswegen beschrieben, weil sie in der Naturheilkunde oft zur »Hormonregulation« eingesetzt werden. Da es aber um Ursachenbekämpfung geht, kommen die folgenden Präparate in ihrer Praxis nicht zur Anwendung.

Kortisol

Kortisol erhöht	Kortisol erniedrigt
Phosphoserin: Wirkt auf die Hypophyse und senkt die Empfindlichkeit des Feedbackmechanismus mit den Nebennieren, sodass die Produktion von Kortisol gedrosselt wird. Nachteil: Die meisten Menschen haben eher zu wenig als zu viel Kortisol im System. Außerdem fühlt man sich nicht unbedingt besser, wenn Kortisol gesenkt wird, ohne dass der Stoffwechsel als Ganzes reguliert wird. Nicht selten dekompensieren Patienten dann, insbesondere, wenn Sie eine niedrige Körpertemperatur haben (unter 36,5 °C).	**Süßholzwurzel**: erhält Steroide im Blut (Kortisol, Progesteron), auch wenn die Kortisolkurve im Laufe des Tages einbricht (Achtung bei Bluthochdruck). Süßholzwurzel ist ein starkes Phytoöstrogen und sollte daher vermieden werden. Auch **Rhodiola** ist ein starkes Phytoöstrogen und sollte daher ebenfalls vermieden werden.
Ashwagandha: Reguliert die Tätigkeit der Nebennieren durch Kortisolsenkung. Eine adaptogene Wirkung, das heißt, Kortisol wird nach Bedarf herauf- oder herunterreguliert, hat sich nicht bestätigt. Ashwagandha ist ein Nachtschattengewächs (Kalzium wird eingelagert) und daher für die meisten Menschen eher schädlich als nützlich.	**Kurkuma**: Gerne als Ersatz für Kortisol bei Entzündungen eingesetzt, stimuliert das Gewebe der Nebenniere mehr Kortisol auszuschütten,[505] dafür wird die Ausschüttung zentral im Gehirn gehemmt.[506] Ein nicht ganz schwaches Phytoöstrogen.
Passionsblume zum Schlafen und zur Beruhigung. Obwohl es keine Studien gibt, die belegen, dass die Passionsblume dazu in der Lage ist, Kortisol zu beruhigen, baut es Stress ab und beruhigt. Dies hat zumindest mittelbar eine positive Wirkung auf die Senkung der Kortisolwerte.	**Nebennierendrüsenextrakt** hormonfrei (Rind), wurde bereits erörtert.

Adrenalin

Zu hoch	Zu niedrig
GABA: beruhigende Aminosäure (Sympathikus); oft tritt nach etwa zwei Wochen eine Gewöhnung ein, sodass die Wirkung nachlässt.	**Vitamin C**: Regeneriert die Fähigkeit der Nebennieren, Adrenalin herzustellen, wobei ein Mangel an Adrenalin selten zum Problem wird. Wer Vitamin C nimmt, stellt nicht automatisch zu viel Adrenalin her.
Kalifornische-Goldmohn-Tinktur (California Poppy): Senkt Adrenalin.	**L-Thyrosin**: Aminosäure, die die Produktion von Adrenalin/Noradrenalin unterstützt. Sie wird auch zur Unterstützung der Schilddrüse genommen. Wer sich im Stressstoffwechsel befindet, wird durch Einnahme nicht automatisch mehr Schilddrüsenhormone herstellen, sondern eher Adrenalin.

Zu hoch	Zu niedrig
Glyzin: Aminosäure, die auf Adrenalin und Sympathikus beruhigend wirkt. Glyzin ist eine sichere Methode zur Beruhigung, funktioniert aber auch nicht immer.	**Rechtsdrehende Milchsäure**: Anregung der chromaffinen Zellen, die die Adrenalinproduktion anregen. Durch die Einnahme von Milchsäure wird allerdings nicht pauschal zu viel Adrenalin hergestellt. Es geht hier um die Regeneration der Zellen.

Schilddrüse

Zu hoch	Zu niedrig
Goitrogene Substanzen wie roher Kohl, Sauerkraut etc. unterdrücken die Jodaufnahme in der Schilddrüse und senken so die Produktion von Schilddrüsenhormonen.	**Ashwagandha**: Reguliert nicht nur die Nebennieren, sondern regt angeblich auch die Schilddrüse an. Dieser Effekt mag daher kommen, dass die Nebennieren dafür sorgen, dass die Schilddrüse ihren Dienst quittiert. Eine wirkliche Lösung für Schilddrüsenprobleme ist Ashwagandha nicht, besonders, da es ein Nachtschattengewächs ist.
	Hormonfreie Schilddrüsenpräparate wurden bereits erörtert.
	Reishi-Pilz bei Hashimoto steht stellvertretend für alle Substanzen, die entzündungshemmend wirken. Als wirklich hilfreich hat sich bislang nichts gezeigt, da Entzündungshemmer symptomatisch wirken. Unterstützende Maßnahme, jedoch selten von Erfolg gekrönt.

Geschlechtshormone

Östrogendominanz	Testosteron
DIM (Diindolylmethan): Leitet Östrogene aus der Leber aus. DIM kann keinen Östrogenmangel verursachen. Wer Progesteron einnimmt, sollte DIM immer dazunehmen. Umgekehrt gilt dies nicht. Der Urin kann sich bei der Einahme von DIM orange oder braun verfärben, was ungefährlich ist (und oft bei HPU'lern der Fall ist). DIM ist die bessere Variante von Indol-3-Carbinol, welches, anders als DIM, unter ungünstigen Umständen zu krebserregenden Endprodukten verstoffwechselt werden kann.[507]	Mangel: **Aromatasehemmer** (OPC, Zink), um die Östrogendominanz auszugleichen.

Östrogendominanz	Testosteron
Weidenrinde bei Regel- und Kopfschmerzen. Die blutverdünnende Eigenschaft von Weidenrinde sollte unbedingt berücksichtigt werden.	Mangel: **Horny Goat**, **Sägepalme** (Achtung: Phytoöstrogene).
Yamswurzel wird als Phytoprogesteron verwendet und als Ersatz für naturidentisches Progesteron. Während manche Frauen auf Yamspräparate (Pille, Creme) oft hormonell nicht reagieren, »funktioniert« Yams bei einigen Frauen als Progesteronersatz. Sollte Yams wirken, gelten alle Kritikpunkte, die bereits unter den naturidentischen Hormonen aufgeführt worden sind.	Überschuss: **Krause Minze, Myrica cerifera** (Achtung: Phytoöstrogene).
Mönchspfeffer wird ebenso als Phytoprogesteron verwendet und wirkt auch auf Prolaktin. Es gilt dasselbe wie für die bereits beschriebene Yamswurzel.	
Aromatasehemmer: OPC, weiße Champignons, Brennnessel, Zink	

Naturheilkunde

Im Folgenden sollen naturheilkundliche Behandlungen vorgestellt werden, die sich zur unterstützenden Behandlung von Störungen auf der Ebene des Stoffwechsels und der Hormone nach meiner Erfahrung als sinnvoll erwiesen haben.

ZWISCHENSTOPP: WARUM LASSEN SICH HORMONE OFT SCHLECHT ALLEIN MIT NATURHEILKUNDLICHEN MITTELN REGULIEREN?

Die Naturheilkunde bedient sich oft »energetischer« Methoden. Sie sollen Energie im Körper bewegen, um Blockaden zu beseitigen und Selbstheilungskräfte, Lebenskraft, Chi, Prana etc. zu reaktivieren. Dazu muss aber genügend Kraft vorhanden sein, und genau die fehlt bei einem Mangel an Vitalität. Und wo nichts ist, kann auch nichts bewegt werden.

Samuel Hahnemann, Begründer der Homöopathie, schrieb in seinem Grundlagenwerk *Organon der Heilkunst*, dass zum Heilen von Krankheiten deren Ursache entfernt werden müsse, wenn diese vor allem auf körperlicher Ebene sichtbar sei. Das hieße, man entfernt z. B. einen Splitter aus der schmerzenden Haut, Fremdsubstanzen aus dem Körper etc.

Hahnemann betrachtete eine Verstimmung der Lebenskraft zwar als »energetische« Ursache jeder Erkrankung, führte aber auch an, dass widrige Lebensumstände wie Klima und Ernährung erst zu einer Verschlimmerung dieses energetischen Zustands (den er Psora nannte) und dann zu chronischen Übeln führte.[508]

Werden diese Aussagen kombiniert, und wird davon ausgegangen, dass sich die Lebensumstände seit dem 19. Jahrhundert verändert haben, wird deutlich, warum »energetische« Maßnahmen in der heutigen Zeit eine andere Wirkung haben als zu Zeiten Hahnemanns.

Schon im 16. Jahrhundert unterschied der Arzt und Philosoph Paracelsus zwischen verschiedenen Ursachen von Krankheiten:[509]

- Ens veneni (durch den Körper aufgenommenes Gift).
- Ens naturale (Vorherbestimmung; Konstitution; Körpersäfte; Zusammenspiel von Organen, Planeten und Elementen – dies ist die Ebene der »Energieheilung«)
- Ens astrorum oder Ens astrale (die Einflüsse der Gestirne, allgemein mit Seele gleichgesetzt).
- Ens spirituale (Einfluss des Geistes, die mentale Ebene).
- Ens dei (unmittelbarer Einfluss Gottes, Bestimmung, Schicksal oder auch spirituelle Ebene).[510]

Paracelsus implizierte, dass jede Erkrankung auf der Ebene behandelt werden sollte, auf der sie entstanden sei: »Ich muss besonders darauf aufmerksam machen, dass nicht die Krankheiten so behandelt werden müssen, als ob sie aus ein und derselben Quelle stammten, sondern, man hat je nach den 5 Entien verschiedene Verfahren anzuwenden. Denn kein Ens nimmt das Heilmittel eines anderen an. Der Arzt aber, der das nicht versteht, ist blind.« Andererseits vertrat er die Auffassung, dass die Ebenen positive wie negative Einflüsse aufeinander hätten, z. B. eine schwache Konstitution den Körper anfälliger für Gifte mache und so weiter.

Übertragen auf die heutige Zeit, lässt sich wieder behaupten, dass sich die Konstitution der meisten Menschen verschlechtert hat (siehe *angeborene Faktoren*) und Gifte in Form von Umwelteinflüssen die Menschen stärker beeinflussen als noch zu Zeiten von Paracelsus. Aus diesem Krankheitsmodell ist abzuleiten, dass jede dieser Ebenen unterschiedlich genährt oder geheilt werden müsste. Demnach ist es wenig sinnvoll, einem verhungernden Menschen lediglich emotionale Liebe zu geben oder umgekehrt, einem emotional verhungernden Menschen lediglich physische Nahrung. Somit können energetische Maßnahmen allein keinen wirklichen Beitrag zur Gesundheit leisten.

In der Traditionellen Chinesischen Medizin (TCM) wird die Vitalität als JING bezeichnet. Aus ihr entsteht das Qi (Selbstheilungskraft), das wiederum Yin und Yang hervorbringt. Sollte das Qi so weit geschwächt sein, dass auch das JING angegriffen wird, besteht aus Sicht der TCM nur noch wenig Aussicht auf Heilung. Gesundheit kann nur durch nährstoffreiche JING-Tonika stabilisiert werden, wobei der Patient mehr Ruhe braucht als Menschen, deren JING nicht angegriffen ist.[511] Während die TCM zwar schon zwischen Maßnahmen unterscheidet, die Energie herstellen können (Kräuter, Ernährung) bzw. solchen, die Energie nur bewegen (Akkupunktur, Moxibustion), fehlt ihr die Möglichkeit, grundlegend auf einen JING-Mangel einzuwirken. Während ein JING-Mangel im alten China eher eine Ausnahme darstellte und außergewöhnlichen Umständen geschuldet war, ist er heute bei vielen Menschen vorhanden. Das Unvermögen der TCM, den JING-Mangel zu beseitigen, ist auch recht leicht erklärbar. Erstens trifft man heutzutage häufig eine bereits geschwächte Konstitution an, die schneller zum JING-Mangel neigt. Zweitens standen den alten Chinesen einfach keine Hochdosierungen an Nahrungsergänzung zur Verfügung, wie wir sie heute kennen. Auch die Zusammenhänge im Nervensystem dürften nicht so bekannt gewesen sein oder zumindest nicht angemessen behandelt worden sein.

Was bedeutet das nun für energetische Heilverfahren? Homöopathie und TCM sind meiner Auffassung nach weder schlecht noch überflüssig. Man muss bei ihrer Anwendung allerdings die verminderte Vitalität der überwiegenden Mehrheit der Bevölkerung berücksichtigen. Bevor diese Methoden greifen (können), empfiehlt es sich, gezielt die Vitalität eines Menschen zu verbessern. Kinder reagieren aufgrund ihrer noch besseren Vitalität dementsprechend besser auf energetische Maßnahmen.

Konsequenzen für Sie:

- Da nicht immer ersichtlich ist, wie es um die Vitalität eines Patienten bestellt ist, sollte spätestens beim Auftreten folgender Probleme innerhalb einer naturheilkundlichen Behandlung zunächst die Wiederherstellung der Vitalität in Betracht gezogen werden:
  - Die naturheilkundliche Methode zeigt keine Wirkung.
  - Die naturheilkundliche Methode zeigt nur kurz Wirkung oder muss häufig wiederholt werden.
  - Der Patient bekommt eine heftige »Erstverschlimmerung«, kann diese eventuell nur schwer verwinden. Reagiert der Patient auf sämtliche Methoden überempfindlich, sollte an eine Integration frühkindlicher Reflexe gedacht werden.
  - Der Patient wird durch die angewandte Methode stark erschöpft.
  - Die Symptome des Patienten verschlimmern sich drastisch.

Die geschilderten Probleme können auch darauf hinweisen, dass vor allem das Immunsystem behandlungsbedürftig ist. In einigen Fällen sind persistierende frühkindliche Reflexe eine mögliche Ursache.

Homöopathie

Die Homöopathie ist eine energetische naturheilkundliche Methode, die mit Substanzen arbeitet, die auf besondere Weise aufgeschlossenen und stark verdünnten wurden. Meist werden diese in Form von Globuli oder Tropfen verabreicht. Die Stärke einer Substanz wird *Potenz* genannt. Niedrige Potenzen werden verwendet, um energetische Mängel aufzufüllen, mittlere Potenzen, um zu regulieren. Dabei bedienen sich hohe Potenzen des Ähnlichkeitsprinzips, der Einfachheit halber hier als *Gegenprinzip* dargestellt. Feuer wird mit Feuer bekämpft, man gibt z. B. potenziertes Bienengift bei Bienenstichen.

Homöopathische Arzneimittel werden anhand der Gesamtheit aller Symptome des Patienten ausgewählt, selten nach Diagnosen. Eingewirkt wird auf die Lebenskraft, nicht die Krankheit. Zwar gibt es in der Homöopathie einige Mittel, die insbesondere auch Energieblockaden des Hormonsystems unterstützen können. Homöopathika werden jedoch selten pauschal bei bestimmten Hormonproblemen empfohlen, sondern nur dann, wenn auch die übrigen Symptome dem Bild des Arzneimittels entsprechen. Auch Hormone selbst können homöopathisch aufbereitet (potenziert) werden. Sie werden teilweise in der Naturheilkunde in niedrigen Potenzen verwendet, um etwaige energetische Mängel zu beseitigen, was jedoch die Behandlung meiner Auffassung und Erfahrung nach nicht unterstützt. Anders jedoch die Verwendung von Hormonen (künstliche und natürliche) als Ausleitung mittels aufsteigender Potenzreihen im Sinne der Isopathie (Gleichem wird mit Gleichem begegnet).

Spagyrik

Spagyrik ist eine energetische Richtung der Naturheilkunde, die zwischen Homöopathie und Kräuterheilkunde anzusiedeln ist. Kräuter werden in einem alchemistischen Prozess destilliert und entfalten so ihre spezifische Wirkung. Durch verschiedene Pflanzenkombinationen können für verschiedene Erkrankungen und Symptombilder Arzneimittel hergestellt werden.

Auf diese Weisen entstehen unter anderem Mischungen für folgende Beschwerdebilder:

- Polyzystisches Ovarialsyndrom
- Regulierung der Schilddrüse
- Erschöpfung der Nebennieren
- PMS

Der Einsatz von spagyrischen Mitteln hat sich in der Praxis eher bei akuten Geschehen bewährt als in der Unterstützung des Stoffwechsels und der Hormone.

Schüsslersalze

Schüsslersalze werden auf die gleiche Art wie homöopathische Arzneimittel hergestellt, werden aber ausschließlich in niedrigen Potenzen verwendet. Die Ausgangssubstanz sind ausschließlich Mineralstoffe und Spurenelemente. Ähnlich wie homöopathische Mittel werden sie eher anhand von Symptombildern verschrieben als aufgrund von Krankheiten. Auch Schüsslersalze können, ähnlich wie die Homöopathie, bei Hormonblockaden unterstützend eingesetzt werden.

Mikroimmuntherapie

Die Mikroimmuntherapie ist eine energetische Therapie, die zur Blockadelösung des Immunsystems entwickelt wurde. Die Arzneimittel werden ähnlich wie die der Homöopathie aufbereitet, als Ausgangssubstanz werden jedoch unter anderem Botenstoffe des Immunsystems verwendet. Diese Stoffe werden in bestimmten Abfolgen bei verschiedenen immunspezifischen Problemen eingenommen, z. B.:

- Ebstein-Barr-Virus
- Herpes zoster
- Akute entzündliche Prozesse
- Krebs

Die Mikroimmuntherapie kann meiner Auffassung nach in einigen Stadien der Behandlung unterstützend bei der Regulierung des Immunsystems eingesetzt werden.

Phytotherapie

Die Phytotherapie (Kräuterkunde) arbeitet mit einzelnen Kräutern und deren Kombinationen, um Symptome zu beeinflussen. Ihre Wirkungsweise ist stofflich-chemisch. Problematisch an der Kräuterkunde ist die Tatsache, dass die meisten Kräuter Phytoöstrogene enthalten (siehe *Phytoöstrogene*). Daher werden Kräuter und Urtinkturen nur nach sorgfältiger Abwägung und im Einzelfall von mir eingesetzt.

Cantienica® und Hormon-Yoga

Cantienica® ist streng genommen weder eine medizinische noch eine naturheilkundliche Methode, sondern ein Bewegungsprogramm, das unter anderem zur Korrektur von Haltungsschäden konzipiert wurde.[512] Doch da Cantienica® – stärker als andere physiotherapeutische Methoden, Fitnessprogramme oder Beckenbodentrainings – Zusammenhänge zwischen einer starken Beckenbodenmuskulatur, der Beckenstellung und bestimmten hormonell bedingten Symptomen herstellt, wird die Methode erwähnt.

Im Cantienica® wird mit Mikrobewegungen und Visualisierungen gearbeitet, mit denen eine schalenförmige Muskelstruktur angesprochen werden soll, die das Becken stabilisiert: der Levator ani.[513] Die Stärkung des Beckenbodens ist nicht mit einem Training der Schließmuskeln gleichzusetzen, wodurch die Ergebnisse der Methode sich von konventionellen Beckenbodentrainings unterscheiden.[514] Es geht beim Cantienica® um die Reaktivierung der ursprünglich gesunden Funktion aller Muskelschichten des Beckenbodens, wodurch die Knochenstrukturen des Beckens ebenfalls wieder ihre gesunde, ursprüngliche Position einnehmen. Die dann nicht mehr eingequetschten und wieder gut durchbluteten Organe und Nerven rücken an den für sie vorgesehenen Ort und können ihre Funktion wieder besser erfüllen.

Cantienica® kann bei folgenden Problemen hilfreich sein:[515]

Frauen:

- Harninkontinenz
- Schlaffer Bauch/Busen
- Reiterhosen
- Bauchfett
- Schmerzen beim Geschlechtsverkehr
- Mangelnde Orgasmusfähigkeit
- Verlust sexueller Empfindung
- Verdauungsbeschwerden
- Menstruationsbeschwerden
- Wechseljahrsbeschwerden
- Migräne
- Verlust sexueller Empfindung
- Inkontinenz

Männer:

- Erektionsstörungen
- Vergrößerte Prostata

- Verdauungsbeschwerden
- Bauchfett

Auch Hormon-Yoga dient der Durchblutung und Stimulierung der Hormondrüsen[516] zur Linderung von Wechseljahrs- und Regelbeschwerden. Die Programme für Cantienica® und Hormon-Yoga können in Gruppen erlernt werden und dann zu Hause täglich durchgeführt werden. Beide Methoden haben sich als gute Unterstützung eines Regulierungsprogramms der Hormone erwiesen.

Konsequenzen für Sie:

- Naturheilkundliche Maßnahmen unterstützen dabei, Blockaden der Lebenskraft zu lösen.
- Der Ansatz naturheilkundlicher Maßnahmen besteht darin, ganzheitlich zu wirken; das bedeutet, dass Psyche und Körper gleichermaßen angesprochen werden.
- Die Naturheilkunde behandelt den ganzen Menschen, keine Symptome. Verschiedene Mittel können somit für verschiedene Menschen gebraucht werden, selbst dann, wenn diese äußerlich gesehen das gleiche Symptom haben wie z. B. Schilddrüsenunterfunktion.
- Cantienica® und andere Bewegungsprogramme können dabei helfen, nicht nur einige hormonelle Störungen, sondern auch körperliche Schmerzen und anatomisch bedingte Probleme zu beheben.

Ausleitungsmaßnahmen

Die Ausscheidungsorgane der meisten Menschen funktionieren suboptimal, weswegen Entlastungsmaßnahmen zur Balance der Hormone unerlässlich sind.

Kurz gesagt:
Die Müllabfuhr wird vor allem bemerkt, wenn sie nicht kommt.

Ausgelaugte Böden und stressige Lebensumstände machen die Einnahme von Mineralstoffen, Spurenelementen und Vitaminen zur Therapie des Stoffwechsels zwingend notwendig. Da es bei der Regulierung von Vitalität, Stoffwechsel und Hormonen auch um ins Stocken geratene Ausleitungsprozesse geht, nehmen diese eine wichtige Stellung innerhalb der Therapie ein. Während bereits generell auf die Ausleitung eingegangen wurde, sollen im Folgenden die wichtigsten Ausleitungsmaßnahmen vorgestellt werden.

Unterstützung der Ausleitungsorgane

Leber

Die Leber hat zwei Entgiftungsphasen, die auf verschiedene Arten unterstützt werden können. Pflanzliche Mittel und Aminosäuren wirken eher auf die zweite Phase, Mineralstoffe vermehrt auf die erste (siehe *Lebertest*). Außer sogenannten *Lebermitteln* aus der Pflanzenheilkunde wie Tharaxacum oder Mariendistel haben sich bei der Entlastung des Organs auch Einläufe mit Kaffee oder Leberwickel bewährt. Zu Beginn der Regulierung des Stoffwechsels und der Hormone sind Entlastungsmaßnahmen für die Leber oft besonders effektiv, da Toxine, Schwermetalle und überflüssige Hormone mobilisiert werden und ausgeschieden werden sollten.

Niere

Die Niere sollte bei Juckreiz und der Ausleitung bestimmter Schwermetalle wie Kupfer und Quecksilber unterstützt werden. Erste Maßnahme ist immer: ausreichend Flüssigkeit, also trinken. Zusätzlich können Kräuter wie Solidago oder Brennnesseltee mit ihrer entwässernden Wirkung die Niere entlasten.

Haut

Wenn Niere, Leber und/oder Darm ihrer Entgiftungsfunktion nicht optimal nachkommen, springt häufig die Haut als flächenmäßig größtes Organ des Körpers ein. Dann kommt es zu Ausschlägen und Juckreiz. Neben der Unterstützung der inneren Organe können Vollbäder die Symptome lindern, weil Zusätze die Toxine aus der Haut ziehen. Außerdem versorgen Basen-, Bittersalz- und Salzbäder den Körper über die Haut mit Mineralstoffen und andere Substanzen.

Darm

Ein gesunder und undurchlässiger Darm ist die beste Unterstützung des gesamten Systems. Bei akuten Ausleitungsreaktionen können Bindemittel für Toxine wie Huminsäure eingesetzt werden. Auch die Spülung des Darmes in Form einer Colon-Hydro-Therapie kann den Darm gemäß Erfahrung entlasten. Keine Entgiftungsmaßnahme sollte unter einer Verstopfung begonnen werden, da der Körper ansonsten aus dem Selbstvergiftungszyklus nicht mehr herauskommt. Magnesium und Kalium sind hier besonders wichtig. Meiner Auffassung nach werden Bindemitteln für den Darm (Heilerden, Chlorella-Algen, Pektine, Zeolith etc.) eine übertrieben große Wirkung zugeschrieben. Entgiftung endet im Darm und beginnt dort nicht. Darmbindemittel sind nicht dazu in der Lage, vom Darm ins Blut zu gelangen, die Giftstoffe im Zielgewebe zu lösen (dafür sind körpereigene Substanzen notwendig, z. B. Metallothionein oder Chelatoren) und sie zum Ausleitungsorgan zu transportieren (dafür sind wieder körpereigene Bindemittel wie Metallothionein notwendig). Darmbindemittel sind nur sinnvoll, wenn die genannten Schritte bereits stattgefunden haben. Allerdings hat ein System, das dazu in der Lage ist, die Entgiftung von Anfang an durchzuführen, in der Regel auch genügend Ressourcen, Gifte im letzten Schritt, dem Darm, selbstständig auszuscheiden. Einzuräumen wäre, dass Darmbindemittel als Unterstützung der Unterstützung gedacht sein könnten. Das ist dann unbedenklich, wenn die Darmmittel nicht selbst eine schädliche Wirkung ausüben können. Heilerden weisen z. B. mitunter hohe Werte an Aluminium auf. Zwar wird behauptet, dass dieses nicht in den Körper gelangen würde, aber eigene Beobachtungen und Berichte von Patienten lassen Gegenteiliges vermuten.

Unterstützung des Immunsystems

In einigen Fällen sollte das Immunsystem zusätzlich zur üblichen Regulationstherapie von Stoffwechsel und Hormonen unterstützt werden. Mittel der Wahl sind Mikroimmuntherapie, Transferfaktoren und homöopathisch potenzierte Organpräparate wie z. B. Thymus.

Impfausleitungen

Da manche Impfungen vom Immunsystem meiner Auffassung nach oft jahrelang nicht verarbeitet werden können, kann es sinnvoll sein, sie auszuleiten. Ausleitung bedeutet nicht, den Impfschutz aufzuheben (was nicht möglich ist), sondern dem Körper den Impuls zu geben, die Impfung immunologisch zu verarbeiten und Stoffe wie Schwermetalle und Konservierungsstoffe, die häufig Träger der Impfstoffe sind, loszulassen und auszuscheiden. Impfausleitungen können meiner Auffassung nach durch homöopathisch aufgearbeitete Impfstoffe geschehen.

Ausleitung von Krankheitsnosoden

Ähnlich wie Impfungen können auch krankheitserregende Keime, die das Immunsystem nicht verarbeiten kann, meiner Auffassung nach ausgeleitet werden. Diese Methode ist kein Ersatz für Antibiotika oder Ähnliches, sondern wird in chronischen Fällen eingesetzt, wenn das Immunsystem Keime nicht mehr als fremd erkennt und sie daher nicht bekämpft.

Chelatierung von Schwermetallen

Schwermetalle können auf verschiedene Weise aus dem Körpergewebe entfernt werden. Die sanfteste Methode ist die natürliche Ausleitung über die Stärkung des Stoffwechsels. Durch gezielte Einnahme von Gegenspielern der Schwermetalle oder eine generelle Stärkung der Ausleitungsorgane können langsam, aber sicher Schwermetalle zunächst aus den oberen und später aus den tieferen Gewebsschichten gelöst werden. Dafür werden dem Körper Nährstoffe zur Verfügung gestellt, die benötigt werden, damit der Körper seine eigenen Chelatoren und Bindemittel produzieren kann (z. B. Metallothionein oder Ceruloplasmin). Eine schnellere, aber unsanftere Methode ist die sogenannte *Chelatierung*. Hierfür werden oral oder durch Infusionen Bindemittel (Chelatoren) verabreicht, die in das Gewebe eindringen und dort gebundene Schwermetalle lösen. Da aber jedes Schwermetall vom Gewebe nach der Loslösung zurück ins Blut wandert, kann eine mangelnde Funktion der Ausscheidungsorgane dazu führen, dass die Schwermetalle in andere Gewebe verschoben werden oder starke Symptome verursachen, wodurch die Patienten sich oft sehr erschöpft fühlen. Daher sollte bei niedriger Vitalität, insbesondere am Anfang der Therapie, laut Auffassung dieser Methode nicht chelatiert werden. Generell sollte aber eine Chelatierungstherapie nicht ohne eine sonstige Balance des Stoffwechsels durchgeführt werden, da der Körper ja nach einer Ausleitung weiter heilen muss. Dazu ist eine Chelatierung nicht in der Lage. Eine Chelatierung ist bei akuten Vergiftungen allerdings immer das Mittel der Wahl.

Infusionen als Aufbaumaßnahmen

Infusionen können vor allem zu Beginn der Therapie oder bei Darmproblemen das Blut direkt mit Nährstoffen versorgen. Allerdings muss der Körper auch auf der Stoffwechselebene in der Lage sein, diese Stoffe zu verarbeiten. Anderenfalls werden die zugeführten Stoffe nicht lange im Blut bleiben, sondern wieder ausgeschieden. Mit anderen Worten: Es muss manchmal mit Kombinationen gearbeitet werden. In anderen Fällen können die Stoffe nicht aufgenommen werden, weil Makronährstoffe wie Eiweiß fehlen. Wichtig ist auch, dass die Infusionen auf die individuellen Bedürfnisse des Patienten abgestimmt werden und nicht als Standardmischungen nach dem Gießkannenprinzip verabreicht werden.

Konsequenzen für Sie:

- Jede Balance von Stoffwechsel und Hormonen wird zumindest anfänglich von Ausleitungsmaßnahmen, z. B. in Form von Leber- und Nierenmitteln, unterstützt. Ausleitungsmaßnahmen sollten sich grundsätzlich im Laufe der Therapie gänzlich erledigen. Der Körper weiß sich zu helfen, wenn er die nötige Energie zur Verfügung hat.

- Im Laufe der Therapie können zusätzliche Entlastungsmaßnahmen sinnvoll werden, wenn der Körper durch einen Entgiftungszyklus geht.

Hormonersatztherapie mit naturidentischen Hormonen

Kurz gesagt:
Sie können Ihre »Kurierflotte« mit naturidentischen Hormonen verstärken, sollten aber vorher dafür sorgen, dass die Kuriere in die richtige Richtung fahren.

Der Ersatz von Hormonen ist oft nicht nötig und sollte – wenn überhaupt – als Feintuning in späteren Stadien der Therapie erfolgen.

Ich bin davon überzeugt, dass Hormone, auch naturidentische, in der Regulierung des Hormonsystems oft keine wirkliche Unterstützung darstellen. Im Weiteren wird genauer auf den Unterschied von natürlichen und künstlichen Hormonen eingegangen werden. Die folgende Tabelle veranschaulicht die Unterschiede:

Östrogene

Natürliche Östrogene	Naturidentische Östrogene	Phytoöstrogene	Künstliche Östrogene	Östrogen-wirksame Substanzen
Vom Körper hergestellt	Künstlich hergestellt; entsprechen chemisch natürlichen Hormonen	Pflanzlichen Ursprungs; docken an Östrogenrezeptoren an und entfalten so die Wirkung von Östrogenen	Künstlich hergestellt; biochemisch verändert	Künstliche oder natürliche Substanzen; wirken wie Östrogene
Östradiol, Östron, Östriol	Östradiol, Östron, Östriol	Isoflavone, Lignane, Polyphenole u. a.	Z. B. Ethinylöstradiol, Stilben, Östradiol-17-alpha	Z. B. Bestrahlung, Elektrosmog, Sauerstoffmangel, Progestin
Östrogen aus Pferdeurin, Tierplazenta-Präparate, Propolis	Östrogencreme aus Soja oder Yams	Z. B. Soja, Leinsamen	Pille, Hormonersatztherapie	Alles, was metabolisch Stress erzeugt

Progesteron

Natürliches Progesteron	Naturidentisches Progesteron	Phytoprogesteron	Künstliches Progesteron
Vom Körper hergestellt	Künstlich hergestellt; entsprechen biochemisch natürlichen Hormonen	Pflanzlichen Ursprungs, docken an Progesteronrezeptoren	Künstlich hergestellt; biochemisch verändert
Progesteron	Progesteron	Diterpene, Diosgenin	Progestine, z. B. Ectonogestrel
Tierplazenta-Präparate, Milch	Aus Yams oder Soja hergestellt	Mönchspfeffer, Yams	Pille, Hormonersatztherapie

Kortisol

Natürliches Kortisol	Naturidentisches Kortisol	Phytokortisol	Künstliches Kortisol
Vom Körper hergestellt	Künstlich hergestellt; entsprechen biochemisch natürlichen Hormonen	Pflanzlichen Ursprungs, docken an Kortisolrezeptoren an	Künstlich hergestellt; biochemisch verändert
Kortisol	Hydrokortison	Z. B. Glycyrrhizin	Kortison, prednisone, dexamethasone, triamcinolone
Nebennierenpräparate vom Rind, Schaf, Schwein	Chemisch hergestellt	Süßholzwurzel, Blätter der schwarzen Johannisbeere	Steroidale Entzündungshemmer

Schilddrüse

Natürliche Schilddrüsenhormone	Naturidentische Schilddrüsenhormone	Pflanzliche Schilddrüsenstimulanzien	Künstliche Schilddrüsenhormone
Vom Körper hergestellt	Künstlich hergestellt; entsprechen biochemisch natürlichen Hormonen	Pflanzen, welche die Schilddrüsentätigkeit anregen (aber nicht wie Schilddrüsenhormone wirken)	Künstlich hergestellt; biochemisch verändert
Z. B. Thyroxin	Z. B. Levothyroxin als T4		Nicht in Gebrauch
Aus Schilddrüsen vom Rind oder Schwein	Chemisch hergestellt	Ashwaghanda	

Künstliche Hormone werden aus medizinischen Gründen eingesetzt, wenn die Wirkung von natürlich vorhandenen Hormonen verändert werden soll wie z. B. die Verweildauer im Blut. Natürliche Hormone sind allerdings nicht patentierbar und somit beispielsweise für Pharmakonzerne nicht interessant, da sich mit ihnen kein Geld verdienen lässt. Es stellt sich also die Frage, wie notwendig der Einsatz künstlicher Hormone im Sinne eines wirklichen medizinischen Mehrwertes (für den Patienten) sein mag.

Phytoöstrogene sind auch (nur) Östrogene

In der traditionellen Kräuterkunde werden häufig Pflanzen gegen Symptome der Östrogendominanz eingesetzt, z. B. in den Wechseljahren oder beim prämenstruellen Syndrom.

Klassische Frauenheilkräuter sind z. B.:

- Soja
- Rotklee
- Frauenmantel
- Schafgarbe
- Himbeerblätter
- Salbei

Alle genannten Kräuter enthalten Phytoöstrogene. Diese lindern die vorhandenen Symptome, indem sie die Östrogenrezeptoren im Körper besetzen und sie für die körpereigenen Östrogene blockieren. Problematisch dabei ist die Tatsache, dass die Ursachen der Östrogendominanz nicht beseitigt, sondern nur ihre Symptome unterdrückt werden. Zudem entfalten auch schwache Östrogene die Wirkung von Östrogenen. So wird der Körper auch durch Phytoöstrogene einer großen Östrogenbelastung ausgesetzt. Die Gesamtlast der Östrogene wird durch die Besetzung der Rezeptoren nämlich nicht verringert. Oft kehren, nach anfänglichen Erfolgen der Kräutertherapie, die Symptome der Östrogendominanz zurück.

Auch wenn Kräuter seit Jahrtausenden zu medizinischen Heilzwecken eingesetzt worden sind, verfehlen sie heutzutage ihre Wirkung aufgrund der veränderten Umwelt- und Lebensbedingungen, sodass Phytoöstrogene sich ungünstig auswirken können:

- Der Einsatz von Kräutern war neben Organpräparaten vor Urzeiten mangels anderer Möglichkeiten oft die einzige Alternative, um überhaupt auf das Hormonsystem zugreifen zu können. Das heißt nicht, dass dies die beste Methode ist.
- Durch eine herabgesetzte Vitalität neigen viele Körper ohnehin zur Östrogendominanz. Es muss kein Östrogen von außen zugefügt werden.

- Durch Xenoöstrogene aus der Umwelt ist die Belastung mit Östrogen größer als noch vor 100 Jahren. Ein Mangel an Östrogenen tritt somit kaum auf.
- Vor Urzeiten wurden Östrogendominanzen zur Fruchtbarkeitskontrolle teilweise bewusst herbeigeführt, damit die Bevölkerungszahl nicht zu sehr wuchs.[517] Das dürfte heutzutage nicht von Interesse sein.

MEINE ERFAHRUNG AUS DER PRAXIS:
Mich erstaunt, wie wenig allgemein über das Wirkungsspektrum von als »natürliche Nahrungsergänzung« bezeichneten Nahrungsmitteln, den sogenannten Superfoods, bekannt ist. Aktuelles Beispiel ist die Moringa-Wurzel, der folgende Eigenschaften zugeschrieben werden:

- Hoher Nährstoffgehalt: ein gutes Aminosäurenprofil, Provitamin A, C, E, Kalzium und Kalium
- Fänger freier Radikaler
- Antientzündliche Wirkung
- Schutz des Herz-Kreislauf-Systems
- Schutz des Gehirnes
- Schutz der Leber
- Antimikrobiell und antiviral

Keine Rede ist dagegen davon, dass die Moringa-Wurzel in Indien bereits seit Jahrhunderten zur Empfängnisverhütung eingesetzt wird, insbesondere von Prostituierten. Denn die Wurzel ist dazu in der Lage, die Funktion der geschlechtshormonproduzierenden Organe komplett und manchmal auch langfristig zu unterdrücken.[518] Eine solche Wirkung erklärt sich durch die enthaltenen, starken Phytoöstrogene. Es empfiehlt sich immer, mehr über Wundermittelchen, Superfoods und Ernährungstrends in Erfahrung zu bringen, z. B. indem sie zusammen mit Stichworten wie »Östrogen« oder »Schilddrüse« in Suchmaschinen eingegeben werden.

»Homöopathische« Hormone und Drüsenpräparate

In der Naturheilkunde werden zum Teil homöopathisch aufbereitete, naturidentische Hormone verwendet, oftmals in der Potenz D4. Es werden alle Hormone eingesetzt, die auch zur Substitution verwendet werden:

- Pregnenolon
- DHEA
- Kortisol
- Östrogene
- Progesteron
- Schilddrüsenhormone

Durch die Aufbereitung der Präparate zum homöopathischen Arzneimittel beinhalten sie weniger Moleküle des Hormons als dessen Reinform. Ihr Vorteil besteht daraus, dass sie verschreibungsfrei sind. Wie bereits geschildert, sind diese Präparate aus meiner Sicht zur Unterstützung der Regulation des Hormonsystems nicht geeignet, unter anderem weil diese Vorgehensweise dem Gedanken der Substitution entspricht.

Eine andere Therapievariante ist die Einnahme homöopathisch aufbereiteter Drüsenpräparate (in der Regel vom Rind oder Schwein). Diese Präparate werden meistens ebenfalls in einer niedrigen Potenz aufbereitet und sind dazu gedacht, die Funktionsweise eines Organs oder einer Drüse zu unterstützen wie beispielsweise:

- Eierstöcke
- Hoden
- Hypophyse
- Hypothalamus
- Brustdrüse

In einigen Fällen sind den Drüsenpräparaten weitere Wirkstoffe in homöopathischer Form zugefügt, z. B. Metalle, Salze oder Pflanzenextrakte.

Verschreibungspflichtige Hormone

Jegliche Hormone, auch naturidentische, sind in Deutschland nach dem Arzneimittelgesetz verschreibungspflichtig. Diese Verschreibungspflicht obliegt allein Ärzten. Heilpraktikern oder Krankenschwestern ist es untersagt, Hormone zu verordnen, wobei es Heilpraktikern natürlich nicht verboten ist, sich umfänglich über die Verschreibung zu informieren und sich eine Meinung zu bilden. Da dieses Buch unter anderem zum Ziel hat, mündige Patienten zu unterstützen, soll im Folgenden auch auf die Substitutionspraxis in der Schulmedizin eingegangen werden.

Schilddrüse

Die Standardtherapie bei einer Schilddrüsenunterfunktion ist die Verschreibung von L-Thyroxin, einer künstlich hergestellten, aber naturidentischen Variante des Schilddrüsenhormones Thyroxin (T4). Die Schwachpunkte der regulären Schilddrüsenmedikation mit L-Thyroxin sind, dass Thyroxin (T4) und Trijodthyronin (T3) als Schilddrüsenhormone im Körper zunächst die gleichen Aufgaben haben. Allerdings ist das Thyroxin drei- bis achtmal weniger aktiv, also schwächer, als das Trijodthyronin und wird vom Körper in erster Linie als Depothormon verwendet.[519] Es kann bei Bedarf im Gewebe durch Abspaltung eines Jodatoms in das aktive T3 umgewandelt werden und ergänzt so die Menge an T3, die von der Schilddrüse direkt ausgeschüttet wird (ca. ein Viertel oder Fünftel der Gesamtausschüttung, da scheiden sich die Geister).

Die tägliche Menge an produzierten Schilddrüsenhormonen bei gesunden Menschen soll bei ca. 100 Mikrogramm Thyroxin und 30 Mikrogramm T3[520] liegen. Im Vertrauen darauf, dass die Umwandlung von T4 in T3 funktioniert, wird Patienten mit einer Schilddrüsenunterfunktion in der Regel ausschließlich Thyroxin (T4) verschrieben.

Diese Praxis weist jedoch meiner Auffassung nach mehrere Schwachpunkte auf:

- Die Umwandlung von T4 und T3 geschieht nur dann optimal, wenn der Körper im Schilddrüsenstoffwechsel ist. Wenn durch eine Über- oder Unteraktivität der Nebennieren der Stressmodus aktiviert ist, schaltet das System auf Energiekonservierung und senkt den Grundumsatz. Um den Grundumsatz zu senken, reduziert der Körper die Menge an Schilddrüsenhormonen im Umlauf. Es werden weniger Hormone ausgeschüttet und erst recht weniger T3 aus T4 hergestellt. Die Menge an vorhandener Energie wird dann für lebenswichtige Vorgänge verbraucht, die das Überleben sichern sollen. Wärme und das Anheizen aller, nicht nur lebenswichtiger Funktionen ist gerade nicht erwünscht. Daher ist eine Umwandlung von T4 in T3 aus Sicht des Körpers nicht sinnvoll, wenn er gerade eine Hungersnot befürchten muss.
- Ein Patient, der Schilddrüsenhormone benötigt, befindet sich höchstwahrscheinlich im chronischen Stressstoffwechsel, ansonsten würde er keinen Mangel an Schilddrüsenhormonen aufweisen. Zu diesem Zeitpunkt wäre es töricht, auf die Fähigkeit oder den Willen des Körpers zur Umwandlung von T4 in T3 zu vertrauen. Für ihn stehen alle Zeichen auf Alarm, im Sinne der Energiekonservierung. Patienten, die mit reinem T4 in Form von

L-Thyroxin behandelt werden, profitieren somit allenfalls von der schwachen Wirkung des Thyroxins, ohne in den Genuss einer proportional hergestellten Menge an aktivem T3 zu kommen. Im Endeffekt bleiben dadurch die Symptome der Schilddrüsenunterfunktion bestehen – selbst bei hohen Dosierungen an Thyroxin.[521]

- Durch die Einnahme von Thyroxin wird zwar TSH unterdrückt, doch das bedeutet nicht, dass die Versorgung des Körpers mit Schilddrüsenhormonen dann gewährleistet ist. Denn erst durch die ausreichende Umwandlung von T4 in T3 wird der Körper mit ausreichend potenten Schilddrüsenhormonen versorgt. Doch diese Umwandlung geschieht mindestens zu 30 Prozent[522] in der Leber, über deren Umwandlungsfähigkeit der unterdrückte TSH-Wert keinerlei Aussage trifft.
- Patienten mit einer Schilddrüsenunterfunktion haben neben chronisch gestressten Nebennieren oft auch eine Östrogendominanz. Östrogen wirkt, wenn es nicht durch Progesteron ausgeglichen wird, als Stresshormon und funktioniert dann als ein Gegenspieler der Schilddrüsenhormone.[523] Somit verschlechtern sich die Chancen auf eine Umwandlung von T4 in T3 weiter.
- Eine Östrogendominanz wird durch Hormonpräparate wie die Pille, Hormonspirale oder Wechseljahrshormone verstärkt. Doch auf eine eventuell vorhandene Östrogendominanz wird bei der Verschreibung von Thyroxin selten geachtet.
- Um die Funktion der Schilddrüse und damit auch den Grundumsatz zu regulieren, bedient sich der Körper des sogenannten negativen Feedbacks. Durch dieses wird die Produktion von Schilddrüsenhormonen reduziert, sobald ihre Konzentration im Körper ansteigt. Mit anderen Worten: Wenn der Körper beschlossen hat, dass sein ideales Level an Schilddrüsenhormonen ca. 400 Mikrogramm Thyroxin betrifft, so wird er versuchen, diesen Wert aufrechtzuerhalten, auch wenn von außen jetzt noch 100 Mikrogramm Thyroxin kommen. Der Körper drosselt also seine eigene Produktion um ca. 100 Mikrogramm. Die Schilddrüse wird faul. Das dauert manchmal ein paar Tage (in denen es vorübergehend zu Anzeichen einer Überfunktion kommen kann oder in denen sich die Menschen wie neugeboren *fühlen*, bevor sie wieder absacken). In wenigen Fällen kommt es dann auch längerfristig zur Schilddrüsenüberfunktion. Doch ganz oft gewöhnt sich der Körper einfach an das Thyroxin von außen und es ändert sich letztendlich langfristig an der Gesamtmenge an Schilddrüsenhormonen nicht viel.
- Der Körper reduziert seinen Grundumsatz nicht willkürlich, sondern aus gutem Grund. Was passiert aber, wenn das System, das Energie konservieren möchte, weil es nur noch Zellenergie für die wichtigsten Funktionen hat, dazu gezwungen wird, diese Energie in alle Systeme zu leiten? Dann mögen die Haare schöner werden, aber die wichtigeren inneren Organe bleiben auf der Strecke und bekommen zu wenig Energie. Bleibt anzunehmen, dass dieses Vorgehen, das die eigene Körperintelligenz ausschaltet, langfristig mehr schadet als nützt.

- Auch das Verhältnis von T4 zu T3 im Gewebe bestimmt die Produktion der Schilddrüsenhormone: Bei einem unverhältnismäßigen Anstieg an T4 gegenüber T3 drosselt die Schilddrüse die Ausschüttung der Schilddrüsenhormone, weil der Körper bei einer derartigen Verschiebung davon ausgeht, dass der Stressstoffwechsel aktiviert wurde und die Umwandlung von T4 in T3 nicht mehr sinnvoll ist. Gerät nun von außen eine größere Menge an T4 ins Gewebe, weil z. B. L-Thyroxin eingenommen wird, wird die Produktion der Schilddrüsenhormone gedrosselt. Möglicherweise denkt der Körper, eine Hungersnot kommt über ihn und reagiert dementsprechend. Dies führt zu einer Verlangsamung des Stoffwechsels auf der Zellebene.[524] Das verursacht wiederum eine allgemeine Reduzierung von Schilddrüsenhormonen im Umlauf – mit den dazugehörigen Folgen.
- Ein Unverhältnis von T4 zu T3 fördert laut Nutritional Balancing die Aufnahme von Kalzium im Gewebe. Dadurch verschiebt sich wiederum das Verhältnis von Kalzium zu Kalium, das im Gewebe dafür zuständig ist, die Empfindlichkeit der Zellen in Bezug auf die Aufnahme von Schilddrüsenhormonen zu regulieren.[525] Ob die Zellen aufnahmebereit oder verschlossen sind, ist ausschlaggebend dafür, ob die Hormone die Zellen erreichen. Somit können Schilddrüsenhormone im Blut normwertig sein, ihre Wirkung in den Zellen entfaltet sich jedoch nicht. Dies gilt natürlich auch für Hormone, die von außen zugeführt werden. Was nützt also ein perfekter T3- oder T4-Wert im Blut (ob natürlich oder »künstlich«), wenn die Hormone nicht zu ihrem eigentlichen Wirkungsort kommen, dem Inneren der Zelle?
- Die Schilddrüse hat weitere Mechanismen, mit denen sie überprüft, ob die Erhöhung des Grundumsatzes sinnvoll ist. So kommuniziert sie unter anderem mit der Leber,[526] die einen großen Teil des Speicherzuckers Glykogen vorrätig hält und für den Körper einen guten Indikator des eigenen Nährstoffstatus in Bezug auf Zucker darstellt. Ob Glykogenspeicher eingerichtet werden, hängt von den Stresshormonen ab. Wenn der Körper mehr Energie für eine Flucht oder einen Kampf braucht bzw. mit Hungersnot rechnet, legt er Fett- statt Glykogenspeicher an. Dieser Mechanismus kann durch Thyroxin nicht unterbrochen werden, solange neben der Zellenergie Nebennieren und Geschlechtshormone nicht auch reguliert werden und dafür Sorge getragen wird, dass der Körper wieder Glukose durch aeroben Glykolyse verwerten kann.
- Eine Schilddrüsenunterfunktion ist oft eine Reaktion auf Nährstoffmängel oder Schwermetallbelastungen oder beides. Schwermetalle halten den Stresskreislauf aufrecht, Nährstoffmängel ergeben sich, weil unter anderem neben Glukose auch z. B. Vitamin A dafür verbraucht wird, dass T4 weiterhin in T3 umgewandelt wird. Die Einnahme von Thyroxin ohne eine entsprechende Unterstützung des Körpers mit Nährstoffen ist folglich keine effektive Maßnahme zur Behebung einer Schilddrüsenunterfunktion. Auch das Nichtbeachten von Schwermetallbelastungen (z. B. Kupfer) sorgt dafür, dass der Grund der Schilddrüsenunterfunktion bestehen bleibt.

Damit führt die isolierte Einnahme von Thyroxin in der Regel zu keinen oder suboptimalen Ergebnissen. Eine Wirkung überhaupt lässt sich oft nur durch sehr viel Thyroxin erreichen: Dosierungen bis zu 150 Mikrogramm sind keine Seltenheit, wenn die Wirkung bei niedrigeren Dosen ausblieb. In so einem Fall wird ein Viertel oder gar die gesamte Thyroxinausschüttung eines gesunden Menschen (je nach Auffassung) substituiert. Bei genauerer Betrachtung lassen sich selbst dann (wenn man von einer 100-Prozent-Substitution ausgeht) oft noch typische Symptome einer Schilddrüsenunterfunktion wie Übergewicht oder Erschöpfung feststellen. Die Gewöhnung der Schilddrüse an das Thyroxin von außen und die Tatsache, dass der Körper auf der Zellebene weiter hungert und vermüllt, sorgen dann meiner Auffassung nach oft dafür, dass die Thyroxindosis im Laufe der Zeit immer weiter gesteigert wird.

Kombinierte Medikation durch T4 und T3

Um die Wirksamkeit von Schilddrüsenhormonersatztherapien zu erhöhen, kann Thyroxin kombiniert mit künstlich hergestelltem, aber naturidentischem T3 eingenommen werden. In der Regel liegt das Verhältnis bei 4:1, womit versucht wird, dem natürlichen Ausschüttungsverhältnis nahezukommen. Die Ersatztherapie kann durch Einzel- oder Kombinationspräparate erfolgen. Durch die Beimengung von T3 wird versucht, die Umwandlungsstörung von T4 in T3 zu umgehen. Allerdings werden die Ursachen der Schilddrüsenunterfunktion mit T3-Kombinationspräparaten ebenso wenig angegangen wie durch die isolierte Einnahme von Thyroxin. Nichtsdestotrotz sind Kombinationen der beiden Hormone deswegen vorzuziehen, weil sie das wichtige Verhältnis der Schilddrüsenhormone zueinander naturnäher nachstellen. Doch so perfekt wie die Natur schafft es kein Kombinationspräparat: Schilddrüsenhormone sind außer T4 und T3 noch T1, T2 und Calcitonin. Selbst wenn T2 und T1 für die Gesundheit lange als unbedeutend galten, ist inzwischen zumindest ansatzweise bekannt, dass T2 eine eigenständige Wirkung im Stoffwechsel entfaltet, vorwiegend bei Wärmeproduktion und Fettverbrennung.[527]

In seltenen Fällen wird T3 isoliert verschrieben, um eine Umwandlungsstörung von T4 in T3 zu behandeln, indem die Produktion oder das Andocken des reversen T3 an T3-Rezeptoren verhindert wird. Durch die intensivere Wirkung von T3 können jedoch Nebenwirkungen auftreten wie vor allem die Sensibilisierung des Körpers für Adrenalin – was dann für eine Schilddrüsenüberfunktion gehalten wird, wie schon beschrieben wurde. Dadurch kommt es unter anderem zu Herzklopfen, Unruhezuständen und Schlafstörungen. Es ist zwar möglich, durch die erhöhte Wirksamkeit des T3 eine Überfunktion der Schilddrüse zu verursachen, aber in den meisten Fällen handelt es sich um einen Adrenalinüberschuss (siehe *Schilddrüsenüberfunktion*). Dieser entsteht einerseits durch den plötzlichen Anstieg der Schilddrüsenhormone im Körper, durch den das Adrenalin als Gegenspieler ebenfalls emporschnellt, und andererseits durch die Reduktion der Adrenalinrezeptoren, die zwar weniger werden, aber dafür sensibler auf Adrenalin reagieren. Dieser Zustand der Adrenalinsensibilisierung ist in der Regel vorübergehend und verschwindet nach ein paar Tagen von selbst. In Fällen, in denen Schilddrüsenhormone dauerhaft zu Symptomen der Adrenalindominanz führen, ohne dass eine Schilddrüsenüberfunktion vorliegt, liegt es wahrscheinlich an den Nebennieren. Denn diese werden sich auch bei einem Anstieg der Schilddrüsenhormone auf eine objektiv »optimale« Menge nicht beruhigen, sollten im Körper noch andere Stressherde existieren. So resultiert z. B. mangelndes Kortisol in einem höheren Adrenalinspiegel, weil der Körper auf innere und äußere Reize überreagiert und immer wieder Adrenalin ausstößt.

Ängstliche, überempfindliche und unruhige Patienten leiden oft besonders unter der Schilddrüsenmedikation (in den meisten Fällen handelt es sich dabei um Menschen mit persistierenden frühkindlichen Reflexen).

Natürliche Drüsenpräparate

Natürliche Schilddrüsenhormone aus Schweinedrüsen sind ein naturnäherer Ersatz für »echte« Schilddrüsenhormone. Diese Drüsen enthalten T4 und T3 im gleichen Verhältnis wie menschliche (zumindest nach meiner Auffassung und vielen medizinischen Quellen). Zusätzlich sind in diesen Präparaten die Hormone T1, T2 und Calcitonin enthalten. Drüsenpräparate waren vor der Einführung der künstlich hergestellten T4- und T3-Präparate bis Anfang der 1950er-Jahre die Standardtherapie.[528]

Die meisten Patienten vertragen Drüsenpräparate besser als reines Thyroxin oder Kombinationspräparate mit T3 und T4 insbesondere, wenn die Nebennieren geschwächt sind. Allerdings lassen sich auch mit diesen natürlichen Hormonen die Probleme der Adrenalindominanz nicht zwangsläufig umgehen. Außerdem werden die Ursachen der Schilddrüsenunterfunktion nicht beseitigt.

Wer sich für eine Hormonersatztherapie mit Schilddrüsenhormonen entscheidet, trifft mit Drüsenpräparaten eine gute Wahl. Sie sind – ebenso wie naturidentische Hormone – verschreibungspflichtig. Die Umrechnung des T4- und T3-Gehaltes von Drüsenpräparaten im Vergleich zum künstlichen L-Thyroxin und T3 gestaltet sich unterschiedlich. In der Regel entspricht 1 Gran natürliches Schilddrüsenpräparat ca. 100 Mikrogramm T4 und ca. 25 Mikrogramm T3.[529]

Gut zu wissen

Während Hormone von außen aus meiner Sicht nie eine echte Lösung darstellen, muss die Frage, ob eine Ersatztherapie mit Schilddrüsenhormonen sinnvoll ist oder nicht, individuell beantwortet werden. Dies gilt vor allem dann, wenn Betroffene nicht dazu bereit oder in der Lage sind, echte Lösungen herbeizuführen. Wichtig für die Entscheidung ist das Verhältnis der Geschlechtshormone zueinander und der Zustand der Nebennieren. Störungen der Schilddrüse sollten im Zusammenhang mit anderen Hormonsystemen betrachtet werden. In einigen Fällen ist eine Ersatztherapie auch dann notwendig, wenn Nebenwirkungen oder suboptimale Ergebnisse erzielt werden, vor allem, wenn eine gravierende Schilddrüsenunterfunktion vorliegt. Unabhängig von einer Entscheidung für oder gegen die Einnahme von Schilddrüsenhormonen:

Eine ausreichende Versorgung mit Nährstoffen in Form von Ernährung und Nahrungsergänzung sollte immer gegeben sein. Durch die Regulierung des Stoffwechsels erübrigt sich die Einnahme in vielen Fällen nach einer Weile ohnehin. Bei einer leichten Schilddrüsenunterfunktion ist eine Hormonersatztherapie aus meiner Sicht überflüssig.

Bei der Dosierung von Schilddrüsenhormonen muss beachtet werden, dass Thyroxin das Depothormon und T3 das aktive Hormon ist. Thyroxin bleibt etwa 14 Tage im Gewebe, während T3 nach ca. 2–24 Stunden abgebaut wird (je nach Stressbelastung, Blutzuckerstabilität etc.). Hierdurch entfaltet sich bei einer Ersatztherapie die Wirkung von Thyroxin allmählich und kann erst nach 14 Tagen regelmäßiger Einnahme in ihrer Wirksamkeit beurteilt werden. T3 hingegen geht zwar sofort ins Blut, ist aber auch schnell wieder verschwunden. Deshalb ist eine über den Tag verteilte und regelmäßige Einnahme von T3 in den meisten Fällen notwendig, es sei denn, sie wird dem Tagesbefinden des Patienten angepasst, was möglich ist.

Die Kurve der Schilddrüsenhormone beschreibt einen natürlichen Bogen, der nach dem Absinken der Stresshormone (vor allem Kortisol) am Morgen ansteigt und um ca.15 Uhr seinen Zenit erreicht, um dann allmählich zum Abend hin abzusinken, damit der Mensch zur Ruhe kommt.

Somit ist eine Verteilung der täglichen Schilddrüsentabletten auf morgens, mittags und abends (oder nur morgens und mittags) eine gute Entscheidung, insbesondere dann, wenn der Anteil an T3 morgens höher als mittags oder abends ist. Bei Kombinationspräparaten ist dieses schwer durchzuführen.

Insbesondere T3 sollte eingeschlichen werden, da auf diese Weise die Sensibilisierung für Adrenalin minimiert werden kann. Um T3 flexibler dosieren zu können, ist es sinnvoll, keine Kombinationspräparate zu verwenden. Nimmt man sie dennoch oder auch Drüsenpräparate, schleicht man sie ein und entscheidet nach 14 Tagen, wenn das Thyroxin sich im Gewebe angereichert hat, ob die Dosis angepasst werden muss.

Auch beim Absetzen von Schilddrüsenhormonen sollten ihre Eigenschaften beachtet werden. Grundsätzlich gilt, dass T4 niemals von jetzt auf gleich abgesetzt werden sollte. Das gilt auch für T3-Dosen, die 20 Mikrogramm täglich übersteigen, etwa bei der alleinigen Substitution dieses Hormons.

Durch den Feedbackmechanismus senkt die Schilddrüse bei Substitution die Eigenproduktion von Hormonen. Ein plötzlicher Substitutionsstopp würde zu einer Unterversorgung mit Schilddrüsenhormonen und damit zur Unterfunktion führen, bis die Schilddrüse (hoffentlich) wieder anspringt. Sind die Gründe für die Unterfunktion dann beseitigt, fällt der Patient manchmal für 3–7 Tage in ein akutes Entzugsloch (wenn er höhere Dosierungen an L-Thyroxin genommen hat – ab 50 Mikrogramm täglich aufwärts), während die nachlassende Depotwirkung noch weitere sieben Tage oder etwas länger für vorübergehende Müdigkeit etc. sorgt. Nach ca. drei Wochen sollte sich der Körper reguliert haben. Leichter tun sich Patienten in der Regel mit dem

Absetzen der Schilddrüsenhormone, wenn es draußen heller ist. In der dunklen Jahreszeit, wenn der Körper von sich aus weniger Schilddrüsenhormone herstellt, ist ein Ausschleichen deutlich mühsamer. Deshalb sollte auf das Frühjahr oder gar den Sommer oder sogar den Urlaub am Meer gewartet werden, bevor es losgeht.

Das plötzliche Absetzen von Schilddrüsenhormonen ist nur bei einer Überfunktion sinnvoll.

Je langsamer die Hormone ausgeschlichen werden, desto sanfter verläuft die Umstellung für den Patienten. Und bitte bedenken: Erst 14 Tage nach der letzten Einnahme von Schilddrüsenpräparaten, die T4 enthalten, kann die wirkliche Hormonproduktion der Schilddrüse beurteilt werden.

Für die Einnahme von Schilddrüsenhormonen gilt nach meiner Auffassung allgemein, dass eine konstante Dosierung genommen werden sollte. Manche Ärzte empfehlen unter Umständen L-Thyroxin in abwechselnder Dosierung, z. B. 50 Mikrogramm am Wochenende, 75 Mikrogramm in der Woche. Das ist zwar durch die Depotwirkung möglich, für empfindliche Menschen jedoch oft unverträglich. Was auf jeden Fall vermieden werden sollte, ist ein permanentes Dosierungsbingo. Die Schilddrüse ist ein launisches und mitunter nachtragendes Organ, und durch ständiges Auf und Ab werden Feedbackmechanismen oft nachhaltig durcheinandergebracht.

MEINE ERFAHRUNG AUS DER PRAXIS:

Nicht selten nehmen Neupatienten L-Thyroxin oder ähnliche Präparate ein. Ich lasse sie zunächst ihren Stoffwechsel sowie die Funktionen von Nebennieren und Geschlechtshormonen regulieren und empfehle, das L-Thyroxin weiterhin einzunehmen. Nach der Regulierung kann es (in Absprache mit dem behandelnden Arzt) meistens ausgeschlichen werden – erfahrungsgemäß am besten in kleinen bis sehr kleinen Schritten (maximal 12,5 Mikrogramm) alle drei Wochen (wegen der Depotwirkung). So lässt sich feststellen, wie die Schilddrüse reagiert und wie der Patient sich ohne L-Thyroxin fühlt.

Manchmal möchten Patienten die Hormone möglichst bald ausschleichen. Aber auch dann empfehle ich erst die Balance von Stoffwechsel und Hormonen wie beschrieben. Und ich frage sie auch, ob sie sich ein Ausschleichen im tiefsten Winter wirklich antun wollen. Gleichzeitig begrüße ich den Wunsch des Patienten nach natürlicher Regulation. Sollten Patienten vor der Entscheidung stehen, ob sie Schilddrüsenhormone einnehmen sollen oder nicht, rate ich (außer bei dringender medizinischer Indikation) erst einmal zu einem Versuch ohne Hormone. Die Regulation erfolgt dann aus meiner Sicht einfacher.

Nebennieren

Von den folgenden Hormonen ist nur Kortisol im eigentlichen Sinn ein Nebennierenhormon.

DHEA wird ebenfalls in den Nebennieren hergestellt, wodurch es bei ihrer Erschöpfung zu DHEA-Mangel kommt, wobei DHEA wirkungstechnisch eher den Geschlechtshormonen zugeordnet wird (insbesondere bei Frauen, die mehr DHEA produzieren als Männer).

Pregnenolon wird in den Mitochondrien des gesamten Körpers hergestellt und wirkt auf die Nebennieren stabilisierend, weswegen es in diesem Abschnitt behandelt wird.

Kortison, DHEA und Pregnenolon können als Kapseln, Tabletten oder über die Haut (transkutan) aufgenommen werden. Ein Vorteil der transkutanen Applikation ist das Umgehen von Verdauungstrakt und Leber, wo ein Teil des Wirkstoffes für das Gewebe verloren gehen würde. Über die Haut gelangen die Wirkstoffe direkt ins Blut (es sei denn, an der Auftragestelle befindet sich viel Fettgewebe). Nachteil der transkutanen Verabreichungsart ist die etwas ungenauere Dosierung und die nicht zu unterschätzende Gefahr der Kontamination von Partnern und Kindern, da Hormone bereits in winzigen Mengen wirksam sind.

Kortison

Sollten zur Behandlung eines Kortisolmangels verschreibungspflichtige Hormone in Erwägung gezogen werden, ist das Mittel der Wahl meist Hydrokortison. Hydrokortison ist ein künstlich hergestelltes, aber naturidentisches Kortisonpräparat. Es bleibt nach der Einnahme durchschnittlich vier bis fünf Stunden im Körper, bevor es abgebaut wird. Das Präparat sollte nicht länger als drei bis vier Monate benutzt werden. Ein Risiko von Hydrokortison besteht darin, dass Kortisol – wie Schilddrüsenhormone – nach einem negativen Feedbackmechanismus produziert wird und die Nebennieren aufgrund des Hydrokortisons tendenziell die Eigenproduktion an Kortisol einstellen. Auch die zugrunde liegenden Stressoren der Nebennieren werden durch die Hydrokortisongabe nicht beseitigt. Es besteht zudem die Gefahr der Überdosierung, wodurch sich Symptome des Kortisolüberschusses einstellen können. Auch die Schilddrüse und die Geschlechtsorgane werden auf diese Überdosierung wahrscheinlich mit Unterfunktion und Östrogendominanz reagieren.

Als Referenzpunkt für die Verschreibungsmenge von Kortison gilt die körpereigene Kortisolproduktion von bis zu 25 Milligramm täglich. In der Regel entspricht das der Verschreibungsmenge.[530] Es gibt theoretisch die Möglichkeit, natürliche kortisolhaltige Drüsenpräparate aus tierischen Nebennieren zur Substitution zu verwenden. Auch sie wären durch die enthaltenen Hormone verschreibungspflichtig. Diese Präparate werden aber nur selten verwendet, da sie schwer zu dosieren sind und die gleiche Problematik wie das Hydrokortison mitbringen.

Von diesen verschreibungspflichtigen, hormonhaltigen Präparaten sind Drüsenpräparate zu unterscheiden, die hormonfrei sind (siehe *hormonwirksame Substanzen*).

DHEA

Auch naturidentisches DHEA kann verschrieben werden. Die Verschreibungsmenge orientiert sich meist an der Tagesproduktion junger Erwachsener mit 12–15 Milligramm. DHEA gilt als ein Jugendhormon und wird daher, vor allem in den USA, in der Hormonersatztherapie verwendet. Die Gefahr von DHEA besteht darin, dass es sich, als eine seiner metabolischen Vorstufen, in Östrogen umwandeln kann.

Sollte ein Patient DHEA benötigen, ist davon auszugehen, dass der Stressstoffwechsel aktiv ist und damit wahrscheinlich eine Östrogendominanz vorliegt. Dieser Kreislauf wird durch die Einnahme von DHEA meist nicht unterbrochen, sondern verstärkt (auch, wenn DHEA nicht nur eine Vorstufe, sondern auch ein Gegenspieler von Östrogen ist, aber eben nur dann, wenn der Stressstoffwechsel deaktiviert wird und DHEA nicht zu Östrogen verstoffwechselt wird). Die Einnahme von DHEA wäre erst sinnvoll, wenn der Stoffwechsel reguliert und die Östrogendominanz ausgeglichen ist – in der Regel ist sie dann überflüssig.

Pregnenolon

Pregnenolon wurde vor Einführung des Kortisons ähnlich wie dieses verwendet.[531] Die Dosierung orientiert sich an der Tagesproduktion eines gesunden jungen Erwachsenen von 30 bis 50 Milligramm. Erhältlich sind meist Tabletten mit 10 und 50 Milligramm. Da Pregnenolon nach einem positiven Feedbackmechanismus produziert wird, ist es in höheren Dosierungen nicht direkt schädlich. Allerdings kann Pregnenolon in einem gestressten Stoffwechsel zur vermehrten Produktion von Kortisol führen. Pregnenolon muss nicht täglich eingenommen werden, weil es sich gewissermaßen selbst recycelt, also vom Dünndarm wieder in den Körper gelangt. Da es oral am besten aufgenommen wird, braucht es nicht über die Haut aufgenommen zu werden.[532]

Gut zu wissen

Die Regulierung der Nebennieren geschieht am sanftesten durch Ruhe und Nährstoffe in Form von ausgewogener Ernährung und Nahrungsergänzung. Hormonfreie Drüsenpräparate sind ebenfalls dafür geeignet, die Nebennieren zusätzlich zu unterstützen.

Die Unterstützung der Nebennieren durch Hormone ist nur in Extremfällen einer Nebennierenschwäche notwendig (anders natürlich bei Morbus Addison) und dann durch Pregnenolon nach meiner Auffassungam sichersten. Wichtig ist eine Behandlung, die das Zusammenspiel von Nebennieren, Geschlechtshormonen, Stoffwechsel und Schilddrüse beachtet.

Geschlechtshormone

Geschlechtshormone können als Kapseln oder Tabletten eingenommen oder in Form von Cremes aufgetragen werden. Vor- und Nachteile sind die gleichen wie die einer DHEA- und Pregnenolon-Substitution.

Östrogen

Das meistverschriebene naturidentische Östrogen ist Östradiol. In den vergangenen Jahren wurde vermehrt Östriol als sanfteres Östrogen verwendet, wobei es in größeren Mengen nur von der Plazenta während einer Schwangerschaft produziert werden sollte. Zur Orientierung des täglichen Bedarfs an Östradiol dient die Produktion erwachsener Frauen, abhängig von der Zyklusphase, in der sie sich gerade befinden, von 100 bis 200 Mikrogramm. Es gibt eine Vielzahl von Produkten, die unter der Verwendung künstlicher, chemisch veränderter Östrogene hergestellt wurden, weil diese in der Regel längere Zeit im Körper bleiben und unter Umständen stärker wirken als natürliche Präparate. Synthetisch gewonnene Hormone haben eine andere atomare Struktur als natürlich vorkommende. Sie weisen dadurch einen anderen Metabolismus und eine längere Aktivitätszeit auf.[533] Auch die Antibabypille enthält in der Regel künstliche Östrogene. Außerdem werden Östrogene häufig als pauschales Mittel gegen Wechseljahrsprobleme verschrieben und im Rahmen einer Fruchtbarkeitsbehandlung, um den Eisprung auszulösen.

Progesteron

Progesteron wird meistens zur Behandlung einer Östrogendominanz verschrieben oder in der Schwangerschaft. Naturidentisches Progesteron wird ebenfalls als Progesteron bezeichnet. Ähnlich klingend, aber ganz anders wirksam sind die künstlichen Gestagene Progestrel oder Progestin. Sie werden vom Körper eher als Östrogene eingeordnet. Die Pille enthält in der Regel eine Mischung aus (künstlichen) Östrogenen und künstlichen Gestagenen (wobei es auch reine Gestagenpillen gibt). Diese Gestagene können und sollen nicht naturidentisch wirken, weil nur labortechnisch verändertes Progesteron seine eigentliche Aufgabe, nämlich Leben zu fördern, umkehren kann und dadurch die Funktion von Testosteron oder Östrogen ausübt, was verhütend wirkt.

Bei der Verschreibung von Progesteron gelten die Tageswerte junger Erwachsener als Richtlinie:
Frauen: 30 Milligramm in der 2. Zyklushälfte; 300–400 Milligramm in der Schwangerschaft;
Männer: 5–8 Milligramm.

Zur oralen Einnahme werden meistens Kapseln mit 100 Milligramm oder 200 Milligramm Progesteron verschrieben, da ein Großteil des Wirkstoffes im Verdauungstrakt verloren geht. Um das zu vermeiden, können die Kapseln aufgebissen werden, sodass das Hormon über die Mundschleimhaut aufgenommen wird. Ebenso ist es möglich, die Kapseln als Vaginalzäpfchen zu benutzen und ihren Wirkstoff durch die Vaginalschleimhaut aufnehmen zu lassen. Achtung:

Bei beiden beschriebenen Darreichungsformen geht kein Progesteron mehr verloren. Es könnte sinnvoll sein, die Einnahmemenge zu reduzieren.

Bei der Einnahme über Haut und Schleimhäute ist auf den Schutz des Partners zu achten, besonders wenn dieser männlich ist (und bleiben soll), da Progesteron in größeren Mengen den männlichen Geschlechtstrieb (reversibel) unterdrückt. Männer brauchen es oft nur kurz und müssen sich vor Überdosierung in Acht nehmen.

Progesteron wird in den meisten Fällen ab dem 14. Zyklustag bzw. ab dem Eisprung genommen, um den natürlichen Anstieg des Hormons nach dem Eisprung zu simulieren. Es wird entweder am 27./28. Zyklustag wieder abgesetzt oder, wenn die Regel einsetzt, auch vorher. In schweren Fällen der Östrogendominanz kann Progesteron schon ab dem 7. Zyklustag oder durchgängig eingesetzt werden. Nach der Menopause kann es durchgängig eingenommen werden.

Zur Erfüllung eines Kinderwunsches sollte Progesteron keinesfalls vor dem Eisprung zum Einsatz kommen, da es dann eine verhütende Wirkung hat.

Leider besteht die Gefahr, dass sich Progesteron in Östrogen oder Kortisol verwandelt. Häufig geschieht das bei einer mangelnden Entgiftungskapazität der Leber, bei Schwermetallbelastungen durch Kupfer oder bei einem instabilen Blutzucker. Blutzuckerschwankungen verursachen eine unzuverlässige Wirkung des Progesterons, da es bei einem niedrigen Blutzuckerspiegel nicht in die Zellen gelangt, wie bereits beschrieben wurde.

Als nicht verschreibungspflichtige Alternative zu Progesteron gibt es Yamspräparate in Form von Cremes, Kapseln und Tabletten. Manchmal ist nur der Wirkstoff Diosgenin enthalten, ansonsten die ganze Wurzel (Mexican Wild Yam). Yams entspricht chemisch nicht dem naturidentischen Progesteron, wirkt jedoch aus unklaren Gründen ähnlich wie dieses. Die Wirkung wird damit erklärt, dass die Yamsmoleküle sich zur Hälfte auf die Progesteronrezeptoren legen würden und der Körper deshalb davon ausginge, dass Progesteron »andockt« und entsprechend reagiere. Yamscreme oder -kapseln werden wie Progesteronprodukte angewendet, wobei die Dosierungsempfehlung von Anbieter zu Anbieter verschieden ausfallen kann. Yams entfaltet nicht immer eine progesteronähnliche Wirkung. Es bleibt nichts anderes übrig, als Yamsprodukte auszuprobieren und gegebenenfalls zu einem Progesteronprodukt zu wechseln. Die Risiken der Progesterontherapie gelten auch für die Verwendung von Yams.

Testosteron

Testosteron kann bei Männern und Frauen im Falle eines Testosteronmangels eingesetzt werden. Die Tagesproduktion beträgt beim jungen, gesunden Mann 4–7 Milligramm, bei der Frau 0,5 Milligramm.

Es ist nicht einfach, beim Testosteron die richtige Dosierung zu finden, weswegen unter Umständen Akne auftreten kann und bei der Frau z. B. männliche Gesichtsbehaarung. Bei Männern schrumpfen eventuell die Hoden. Testosterongaben erübrigen sich häufig, wenn Aromatasehemmer genommen werden, vor allem Zink. Sie unterbinden die Umwandlung von Testosteron in

Östrogen und beheben damit einen häufigen Grund für Testosteronmangel. Das Männer und Frauen sich unterscheiden, wird auch in puncto Östrogendominanz deutlich: Im männlichen Körper verstärkt eine Östrogendominanz einen Mangel an Testosteron, im weiblichen sorgt sie für einen Testosteronüberschuss. Progesteron ist unter günstigen Umständen dazu in der Lage, den Testosteronwert zu regulieren.

Gut zu wissen

Naturidentisches Progesteron ist in der Naturheilkunde das am häufigsten verschriebene Geschlechtshormon. Das ist deswegen sinnvoll, weil Progesteron auf Testosteron, Östrogen, DHEA, Kortisol, Adrenalin und die Schilddrüsenhormone eine regulierende Wirkung haben kann. Ein Wundermittel ist es aber genauso wenig wie andere Hormone.

Wer sich für eine Hormonersatztherapie entscheidet, sollte Progesteron (oder Yams) zusammen mit DIM (Diindolylmethan) einnehmen, da es die Leber dabei unterstützt, Östrogene zu entgiften und auf diese Weise das Risiko minimiert, dass Progesteron in Östrogen umgewandelt wird.

Das Thema Progesteronmangel erledigt sich aber in der Regel sowieso, wenn der Stoffwechsel reguliert wird.

ZWISCHENSTOPP: VERHÜTUNG

Fruchtbarkeit ist ein Zeichen dafür, dass der Körper sich im Schilddrüsenstoffwechsel befindet. Die Bedingungen sind ideal zur Empfängnis sowie zum Austragen eines gesunden Kindes. Hormonell betrachtet, befinden sich Östrogen und Progesteron im ausgewogenen Verhältnis zueinander, sodass der Aufbau der Gebärmutterschleimhaut und Eisprung optimal ablaufen und die Plazenta das Kind später ausreichend versorgen können.

Jede Methode, die durch die Manipulation der Hormone die Fruchtbarkeit reduziert, ist meiner Auffassung nach ein Eingriff in den Schilddrüsenstoffwechsel und ein indirekter Sabotageakt für die Mitochondrien. Der Organismus wird quasi zum Stressstoffwechsel genötigt. Wer also hormonell verhütet, bezahlt mit einer Existenz im Überlebensstoffwechsel. Der Körper wird in eine Notlage versetzt, in der er seinen Organen signalisiert: »In diesem Zustand können wir uns auf keinen Fall fortpflanzen!«

Wie beschrieben, beinhalten hormonelle Verhütungsmittel künstliche Hormone (Östrogen und Gestagen). Auch naturidentisches Progesteron (oder wilder Yams) kann zur Verhütung eingesetzt werden, indem es vor dem Eisprung eingenommen wird,[534] aber es hat einen deutlich niedrigeren Pearl-Index als andere hormonelle Verhütungsmethoden. Der Pearl-Index ist die Maßeinheit für die Sicherheit einer Verhütungsmethode. Ein niedriger Pearl-Index bedeutet, dass nur sehr wenige Frauen unter der genannten Methode schwanger geworden sind. Dies ist unter anderem darauf zurückzuführen, dass naturidentische Hormone im Körper weiterverarbeitet werden können, während künstliche Hormone sich nicht mehr verändern. Sie setzen sich auf Rezeptoren, die sonst von natürlichen Hormonen besetzt worden wären, und blockieren sie.

Das Geschilderte gilt für hormonelle Verhütungsmethoden wie
- Pille, auch Gestagenpillen
- Hormonspirale
- Hormonpflaster
- Depotspritze (Dreimonatsspritze)
- Nuvaring

Hormonelle Verhütungsmethoden wirken nie ausschließlich lokal – wie erklärt man sich ansonsten die Verwendung von Hormoncremes zur Substitution? Und es gibt unter ihnen keine sanften Alternativen. Hormone wirken bereits in geringer Konzentration und bewegen sich übers Blut durch den gesamten Körper.

Hormonelle Verhütungsmethoden verursachen im weiblichen Körper laut Auffassung dieser Methode fast immer eine Östrogendominanz. Zusätzlich ergeben sich folgende Schwierigkeiten:
- mindestens ein relativer Progesteronmangel, manchmal ein absoluter.
- eine Verminderung der Schilddrüsenleistung, eine reduzierte Umwandlung von T4 in T3.
- In erster Instanz werden vermehrt Adrenalin und Kortisol ausgeschüttet. Durch die fortgesetzte Verhütung erschöpfen sich zunehmend die Nebennieren, wodurch erst der Kortisolspiegel absinkt und später kompensatorisch der Adrenalinspiegel ansteigt.

Die Symptome eines Östrogenüberschusses stellen sich oft erst nach Jahren ein. Im jugendlichen Alter kann hormonelle Verhütung mit einer oft noch hohen Vitalität und starken Nebennieren in der Regel kompensiert werden. Die Pille wird dann noch scheinbar vertragen. Wobei diese Annahme oft nur darauf basiert, dass die im Laufe der Zeit auftretenden Symptome nicht mit der hormonellen Verhütung in Verbindung gebracht werden oder als Teil des Älterwerdens betrachtet werden.

Typische Neben- und Nachwirkungen der Pille sind nach meiner Auffassung (neben der meist bekannten Thrombosegefahr).

- ein großes Risiko, Autoimmunerkrankungen zu entwickeln, insbesondere Hashimoto-Thyreoiditis, aber auch Rheuma und entzündliche Darmerkrankungen wie Leaky Gut.

- eine Unterfunktion der Schilddrüse.
- Nährstoffmängel, insbesondere von Magnesium und Zink, deren Gegenspieler Kalzium und Kupfer sich im Gegenzug häufig verstärkt im Gewebe einlagern.
- Gefühle von Überforderung, wie »fremdgesteuert« zu sein; Verlust der weiblichen Identität.
- Schwächung des Bindegewebes, wodurch vermehrt Krampfadern, Cellulite und/oder Dehnungsstreifen auftreten.
- Alterung und Zerstörung des Kollagens, was zu frühzeitiger Hautalterung führt (Faltenreduzierung durch Östrogen geschieht durch Aufquellen des Gewebes, nicht durch Unterstützung des Kollagens).
- Migräne und Kopfschmerzen.
- Schwierigkeiten, Gewicht zu verlieren, da durch die Schilddrüsenunterfunktion der Grundumsatz gesenkt wird und der Körper verstärkt Wasser zurückhält, wozu es zu (zyklusbedingten) Schwellungen kommen kann sowie zu Übergewicht.
- Libidoverlust, mangelhafte Befriedigung.
- erhöhtes Krebsrisiko (auch nachfolgender Generationen).

Oftmals verschwinden die Symptome und Risikofaktoren nach Absetzen der Pille nur teilweise. Nährstoffmängel und die Erschöpfung der Nebennieren sorgen oft dafür, dass der Körper nicht von allein wieder in die Balance kommt.

Häufig werden die Menstruation und die Tage vor den Tagen unter Einnahme der Pille als angenehmer empfunden. Dabei handelt es sich nicht um eine normale Menstruation, sondern um eine Abbruchblutung. Die relative Symptomfreiheit des künstlichen Zyklus hat einen hohen Preis in Form eines hormonellen Ungleichgewichts. Fällt die Taktung von außen weg, weil die Pille abgesetzt wird, zeigt sich häufig das wahre Bild: Das Hormonsystem ist durcheinander und die Symptome sind schlimmer als vor der Pilleneinnahme.

MEINE ERFAHRUNG AUS DER PRAXIS:

Mit der Pille zu verhüten ist heutzutage dermaßen gängig, dass vielen Menschen das Bewusstsein dafür abhandengekommen zu sein scheint, dass es sich um ein Medikament handelt. Sie wird bedenkenlos und täglich eingenommen. Junge Mädchen bekommen sie als Mittel gegen schlechte Haut verschrieben. Die Pille ist zu einer Art Lifestyle-Produkt avanciert, das Sexualität zu jeder Zeit möglich macht.

Aber kaum jemand denkt über die langfristigen Konsequenzen der Einnahme nach. Und die werden sich meiner Beobachtung nach einstellen – sowohl hormonell als auch psychologisch. Die Verantwortung für den sexuellen Akt scheint in den Hintergrund zu treten. Das Bewusstsein über die »Gefahr«, beim Geschlechtsverkehr ein Kind zu zeugen, führt in der Regel dazu, dass die Wahl des Sexualpartners sorgfältiger erfolgt. Das ist besonders dann wichtig, wenn das scheinbar freie und ungezwungene Ausleben von Sexualität sich ins negative Gegenteil umkehrt, weil die Betreffenden für Sex noch nicht reif genug sind.

Hinzu kommt, dass die schwindende Furcht vor einer ungewollten Schwangerschaft viele Menschen vergessen lässt, dass es noch andere Dinge gibt, vor denen sie sich beim Sex in Acht nehmen sollten: Durch Geschlechtsverkehr können Erkrankungen wie Aids und Syphilis übertragen werden. Vor allem Gonorrhoe (Tripper) erlebt seit einiger Zeit ein regelrechtes Comeback in Europa. Weitverbreitet sind auch Papillomaviren, Herpes genitalis und Chlamydien. Letztere sind insbesondere bei Frauen – auch ohne typische Erkrankungssymptome zu verursachen – einer der häufigsten Gründe für Unfruchtbarkeit.[535] Papillomaviren vergrößern das Risiko, an Gebärmutterhalskrebs zu erkranken.[536]

Bei Menstruationsbeschwerden wird häufig und schnell zur Pille gegriffen und selten nach den Ursachen gesucht. Das Zusammenspiel zwischen Nebennieren, Schilddrüse und Geschlechtshormonen wird meistens ebenso wenig beachtet wie Ernährung, Nährstoffversorgung und Blutzuckerstabilität der Patientin.

Frauen, denen ihr Erscheinungsbild wichtig ist, hätten noch einen Grund, die Finger von der Pille zu lassen: Schon Mädchen im Teenageralter verdanken ihr nämlich die sogenannten *Muffintops* oder auch *Love-Handles*, wenig schmückende Speckrollen auf Hüfthöhe trotz einer ansonsten oft schlanken Figur. Auch Cellulite muss nicht zum Frausein dazugehören. Aufnahmen aus der Zeit des beginnenden 20. Jahrhunderts von übergewichtigen Frauen in Badekleidung zeigen durchaus propere Damen ohne eine einzige Delle an Beinen oder Gesäßen. Erst in den 1960er-Jahren wurde Orangenhaut zum kosmetischen Problem – ist es ein Zufall, dass in diese Zeit die flächendeckende Versorgung mit hormonellen Verhütungsmitteln fiel? Die Pille ist natürlich nicht die einzige Ursache für die Kombination aus Bindegewebsschwäche, Schwellung und Ablagerungen, die die Bezeichnung Cellulite trägt. Auch eine geschwächte Konstitution, falsche Ernährung und Nährstoffmängel tragen ein Übriges bei.

Hormonelle Verhütungsmethoden haben den nicht zu leugnenden Vorteil eines hohen Pearl-Index im Gegensatz zu sämtlichen natürlichen Mitteln. Der Pearl-Index der Pille beträgt 0,1–0,9; das bedeutet, dass von 100 Frauen, die die Pille nehmen, durchschnittlich eine bis neun Frauen trotzdem schwanger werden.

Zum Vergleich der Pearl-Index von Verhütungsmitteln und -methoden:

Verhütungsmethode	Pearl-Index
Kondom	2–12
Pille	0,1–0,9
Minipille	0,5
Vaginalring	0,65
Dreimonatsspritze	0,3–1,4
Verhütungsstäbchen	0–0,08
Verhütungspflaster	0,9
Hormonspirale	0,16
Kupferspirale	0,9–3
Kupferkette	0,1–0,3
Sterilisation der Frau	0,2–0,5
Sterilisation des Mannes	0,1–0,2
Diaphragma (+spermienabtötende Creme)	4–10
Verhütungsschwamm	5–10
Vaginalfilm	6
Temperaturmethode	3,8–20
Kalendermethode	12–15
Symptothermale Methode (Rötzer-Methode)	1,8–2,7
Coitus interruptus	27
Symptothermale Methode »Sensiplan« nach der NFP lt. Studien der Universitäten Düsseldorf und Heidelberg	2,3
Lady Comp (laut Hersteller), basierend auf der Sensiplan-Methode	0,5

Quelle: www.netdoktor.at, Sensiplan: www.sensiplan.be, Ladycomp: www.verhuetungscomputer.de

Der Preis für die Sicherheit des hohen Pearl-Index ist bei der Verwendung von Hormonen hoch.

Ein Auseinandersetzen mit dem weiblichen Zyklus könnte ein alternativer Verhütungsansatz sein und dazu einen Kompromiss zwischen Sicherheit, sexuellem Genuss und hormoneller Gesundheit schließen. Hochfruchtbar ist eine Frau während des gesamten Zyklus nur an drei Tagen. Zu dieser Zeit ist die Empfängnis ohne Verhütung sehr wahrscheinlich. Addiert man ein paar Extratage zur Sicherheit, kommt man auf ca. eine Woche Fruchtbarkeit. Die restlichen drei Wochen ist es unwahrscheinlich bis unmöglich, schwanger zu werden. Wer einen einigermaßen stabilen Zyklus hat, kann sich also ausrechnen, wann die Zeichen auf »fruchtbar« stehen und wann eher nicht.

Natürliche Verhütungsmethoden brauchen sich längst nicht mehr nur auf die reine Beobachtung des weiblichen Körpers zu stützen, sondern können aus Apparaturen bestehen, die natürlich sorgfältig gewählt und angewendet werden müssen:

- Urinstixs, die die Ovulation anzeigen.
- Symptothermale Methode, eine Weiterentwicklung der Temperaturmethode.
- Fruchtbarkeitscomputer, die die Basaltemperatur messen und sie auf der Basis der symptothermalen Methode auswerten

Eine Kombination aus sexueller Enthaltsamkeit an den fruchtbaren Tagen und der Benutzung von nicht hormonellen Befruchtungsbarrieren dürfte die Sicherheit natürlicher Verhütung ausreichend vergrößern. Befruchtungsbarriere für den Mann ist das Kondom, für die Frau das Diaphragma oder die Portio Kappe.

Verhütungsmethoden, die das Einnisten der befruchteten Eizelle in die Gebärmutter (Nidation) unterbinden, verhindern nicht die Befruchtung, sondern bewirken den Tod der Frucht zu einem sehr frühen Zeitpunkt ihrer Existenz. Die »Pille danach« und die Hormonspirale sind Beispiele hormoneller Nidationshemmer. Nicht hormonell wirkende Nidationshemmer wie Kupferspirale, Kupfer- oder Goldkette vergiften die befruchtete Eizelle und geben quasi nebenbei ihr Metall an den Körper der Trägerin ab. Vor allem Kupferspiralen und -ketten bedingen häufig die Einlagerung von Kupfer im Gewebe, was wiederum zur verstärkten Bildung von Östrogenen und damit zu Östrogendominanz führen kann.

Es gibt keine perfekte Verhütungsmethode, nur gute oder faule Kompromisse zwischen Gesundheit, Sicherheit und sexuellem Genuss. Fruchtbarkeit, Sexualität und Gesundheit sind eine untrennbare Dreifaltigkeit – das kann als Problem oder als Gegebenheit der menschlichen Existenz betrachtet werden.

Geistig-emotionale Ebene

Kurz gesagt:
Wenn die Chefetage (Nervensystem) aus unfähigen Führungskräften besteht, kann das mittlere Management (Hormone) nicht mehr viel ausrichten. Auch die Produktion (Energie auf Zellebene) wird früher oder später leiden.

Die Behandlung der Psyche ist Teil der ganzheitlichen Behandlung und der Regulation von Stoffwechsel und Hormonen.

Da das Nervensystem über das Hormonsystem regiert, ist die Regulation von Stoffwechsel und Hormonen oft erst möglich, wenn König Nervensystem nicht mehr »Überleben!« befiehlt. Wenn hier vom Nervensystem gesprochen wird, ist dabei einerseits das Nervensystem in seiner biologischen und neurologischen Funktion gemeint als auch die Psyche. Hier noch einmal eine Zusammenfassung, warum Gefühle eine Auswirkung auf den Stresspegel des Körpers haben:

- Die Gefühle wirken im Unterbewusstsein weiter und steuern das Handeln.
- Die Verdrängung von Gefühlen kostet Energie.
- Verdrängung betrifft nicht nur negative Gefühle. Auch Freude, Glück und Spontaneität werden bei Verdrängungsprozessen ausgeblendet.

Selbstregulation kann nur dann wieder einsetzen, wenn das Nervensystem die alten Gefühle und Affekte verarbeitet und loslässt, ähnlich wie der Körper Toxine ausleiten muss.

Jeder Vitalitätsanstieg holt alte Gefühle aus der Verdrängung. Ein Teil wird durch die nun vorhandene Vitalität praktisch von allein verarbeitet. Dieses Phänomen heißt *Resilienz*: die Fähigkeit, nach negativen Erlebnissen wieder ins psychische Gleichgewicht zu kommen.[537] Je mehr Vitalität, desto mehr Resilienz.

Wenn verdrängte Gefühle so weit abgespalten worden sind, dass sie sich als Traumata in Körper und Nervensystem festgesetzt haben, reicht Resilienz zur Bewältigung nicht aus oder sie ist schlicht zu klein, um sich einem massiven psychischen Stressor entgegenzustellen.

Gefühle und Erinnerungen werden aber nicht nur im Gehirn, sondern auch in den Körperzellen gespeichert, im sogenannten *Körpergedächtnis*.[538] Und Emotionen wie Angst, Freude etc. werden unabhängig von Kultur, sozialer Stellung, Alter usw. in bestimmten Körperregionen gefühlt.[539] Außerdem können im Körper gespeicherte Gefühle an die nächste Generation weitergegeben werden.[540]

Kann ein Gefühl nicht durch bloßes Erinnern, oder indem darüber gesprochen wird, reaktiviert und aus der Verdrängung gelöst werden, deutet das darauf hin, dass das Nervensystem mithilfe von Traumastrukturen die Auflösung der Abspaltung (Dissoziation) blockiert. Dadurch können sich Gefühle aus Nervensystem und Körperspeicher nicht mehr entladen.

Traumata beeinflussen die Steuerung des Hormonsystems im hohen Maß. Denn meistens werden erlebte Situationen dann zu Traumata, wenn sie als lebensbedrohlich wahrgenommen worden sind. Eine solche Empfindung lenkt fortan Selbst- und Fremdwahrnehmung des Individuums, wodurch ein gesunder Umgang mit dem eigenen Lebenssinn nicht mehr möglich ist, weil der Betreffende von dem Selbst, der Welt und bedeutungsvollen Beziehungen abgeschnitten ist,[541] was seinerseits für (neuen) Stress sorgt.

Fortgeschrittene Traumatisierung trübt den Blick auf die heilen und positiven Anteile der eigenen Persönlichkeit. Stattdessen fokussiert sich der Betroffene (wenn auch unbewusst) weitestgehend auf die negativen Aspekte und betrachtet vieles nur noch durch die »Traumabrille«,[542] selbst wenn nur ein kleiner Teil seiner Persönlichkeit traumatisiert sein sollte:

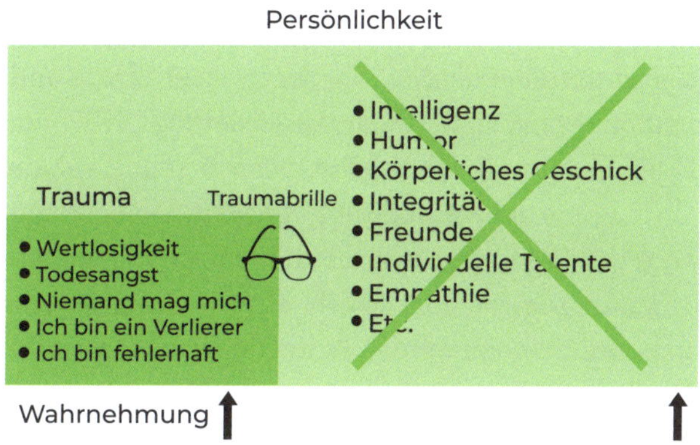

Perspektive des Lebens durch die Traumabrille

FALLBEISPIEL:

Eine Patientin kam zwecks hormoneller Balance in die Praxis. Vor einigen Jahren war sie an Brustkrebs erkrankt, hatte ihn besiegt und wollte nun aktiv Vorsorge betreiben. Ihre Haarmineralanalyse zeigte erhöhte Kalzium-, Kupfer- und Kobaltwerte – Indikatoren für einen langsamen Stoffwechsel und damit für eine langsame Entgiftung des Körpers.

Eine Fußverletzung veranlasste die Patientin, eine körperorientierte Psychotherapie aufzunehmen, in der sowohl körperliche als auch emotionale Blockaden behandelt wurden. Eine Haarmineralanalyse sechs Monate nach Beginn dieser Therapie verriet eine massive Ausscheidung von Schwermetallen. Eine Aktivität des Stoffwechsels, die vorher nur schleppend vonstattengegangen war. Zudem gab die Patientin an, sich seither energiegeladener und insgesamt viel besser zu fühlen als vor einem halben Jahr. Sie hatte auch keine Fußschmerzen mehr.

Der Fall dieser Patientin belegt auf eindrucksvolle Art den Zusammenhang von Körper, Psyche und Zellgedächtnis. Durch Anschwung auf der einen Ebene kam auch die andere in Bewegung.

Methode der neuromotorischen Entwicklungsförderung (INPP)

Ein nicht ausgereiftes Nervensystem zeichnet sich dadurch aus, dass frühkindliche Reflexe persistieren bzw. nicht integriert sind. Persistieren frühkindliche Reflexe, sind gleichzeitig erwachsene Reflexe nicht richtig ausgebildet, die dann wiederum zu Problemen mit dem Gleichgewicht, der Körperselbstwahrnehmung (Propriozeption) und der Körperhaltung und -spannung führen. Parallel entwickeln sich dann Grob- und Feinmotorik, die bilaterale Integration (Integration beider Gehirnhälften) und feinsensorische Integration nicht, wie sie sollten. Glücklicherweise kann das Nervensystem zu jedem Zeitpunkt im Leben nachreifen. Grundlagenforschung zu diesem Gebiet leisteten die Neurobiologen Peter Blythe und Sally Goddard-Blythe. Sie entwickelten die neuromotorische Entwicklungsförderung (INPP = Institution für Neuro-Physiologische Psychologie), die dazu in der Lage ist, persistierende frühkindliche Reflexe zu integrieren.[543] Obwohl die Grundsätze der Methode aus der Neurobiologie stammen, ist sie auch Teil der Ergotherapie und wird von Ergotherapeuten, Psychologen, Physiotherapeuten, Pädagogen und Heilpraktikern angewandt. Die Therapie besteht aus Übungseinheiten, die etwa fünf Minuten am Tag in Anspruch nehmen. In ihnen werden Bewegungen nachgestellt, die ein Kleinkind ausführen muss, um frühkindliche Reflexe zu integrieren, da die Entwicklung des Nervensystems an Bewegungsmuster gebunden ist.[544]

Der Abbau frühkindlicher Reflexe geschieht in einer bestimmten Reihenfolge, wobei nicht bei jedem Betroffenen alle frühkindlichen Reflexe persistieren und damit abgebaut werden müssen.

Kinder haben es, wie bei vielen Therapien, einfacher, denn selbst wenn alle Reflexe betroffen sind, brauchen sie für die Therapie nur wenige Monate und maximal eineinhalb Jahre. Erwachsene müssen etwa doppelt so viel Zeit einplanen. Manchmal dauert es auch mehrere Jahre, bis sie mit der neurophysiologischen Entwicklungsförderung fertig sind.

Die Integration frühkindlicher Reflexe ist deswegen hilfreich bei der Therapie von Hormonen, weil frühkindliche Reflexe Stressoren sind, die die Nebennieren überbelasten. Menschen mit nachhaltig persistierenden frühkindlichen Reflexen haben oft in jungen Jahren schon den ersten Burn-out oder sind chronisch erschöpft, auch wenn viele von ihnen als Kinder eher hyperaktiv waren.

Ungestörtes Lernen sowie eine psychologisch optimal verlaufende Entwicklung erfordert meiner Auffassung nach die Integration frühkindlicher Reflexe.

Als Baby ist der Mensch emotional auf die Welt der Eltern ausgerichtet. Eine symbiotische Verbindung mit ihnen ist von der Natur vorgesehen, doch ab einem gewissen Punkt, nämlich dann, wenn das Baby lernt, sich aufzurichten, zu krabbeln und schließlich zu gehen, sollte eine allmähliche Ablösung von den Eltern stattfinden, die schließlich mit der Pubertät enden sollte. Dieses Lösen, durch das sich das Baby zunehmend als Individuum begreift, findet auch durch nervliche Entwicklung statt. Insofern ist der Abbau frühkindlicher Reflexe auch für die psychologische Reifung wichtig.

Das erwachsene Nervensystem bildet die Basis für erfolgreiche Psychotherapien, sollten sie nötig sein. Neuromotorische Entwicklungsförderung sollte demnach in Betracht gezogen werden, wenn Psychotherapien keinen Erfolg zeigen, auch wenn es hierfür noch andere Gründe gibt wie z. B. einen Mangel an Vitalität oder ausgebrannte Nebennieren. Bei Lernschwierigkeiten ist diese Methode fast immer indiziert, weil Konzentrationsfähigkeit und Feinmotorik eng mit der nervlichen Entwicklung zusammenhängen.

In der Balance von Stoffwechsel und Hormonen kann durch neuromotorische Förderung viel bewirkt werden, da sie die Nebennieren beruhigt. Gerade der Reflex (Moro-, der Klammerreflex) sowie die Furcht-Lähmungs-Reaktion, die bei vielen abtrainiert werden müssen, hängen eng mit der Ausschüttung von Nebennierenhormonen zusammen, wie bereits erläutert wurde.

FALLBEISPIEL:
Ein 32-jähriger Mann betrat meine Praxis, weil er sein Fitnessprogramm optimieren wollte. Schon im Erstgespräch stellte sich heraus, dass er ein ihn sehr belastendes Problem mitbrachte, bei dessen Lösung ihm bisher niemand hatte helfen können: Er hatte über die letzten Jahre ein ständiges Zittern entwickelt, das bei Hunger und Stress zunahm. Da es den Patienten vor allem in gesellschaftlichen Situationen psychisch stark belastete, war eine Stressspirale entstanden: Wenn der Stresspegel stieg, nahm das Zittern zu, weswegen der Stress wuchs usw. Weder Bluttests noch eine neurologische Untersuchung hatten einen Erklärungsansatz liefern können.

Meine Untersuchungen ergaben, wie erwartet, eine Belastung der Nebennieren, eine Schilddrüsenunterfunktion sowie eine mangelnde Kohlenhydrattoleranz. Durch Letztere sowie die erschöpften Nebennieren kam es verstärkt zur Unterzuckerung, weswegen der Patient bei Hunger und Stress stärker zitterte. Ein paar gezielte Fragen ergaben, dass der Patient persistierende frühkindliche Reflexe haben musste. Er war erstaunt darüber, dass ich ungewöhnliche Dinge über ihn zu wissen schien, z. B. dass er keine Bewegungen spiegelverkehrt nachahmen konnte. Es machte ihn glücklich, endlich zu wissen, was mit ihm los war und dass er sein Problem sehr wahrscheinlich auf recht einfache Art und Weise mit etwas Geduld würde lösen können.

MEINE ERFAHRUNG AUS DER PRAXIS:
INPP ist aus meiner Sicht eine der wichtigsten und meist unterschätzten Therapien, weil sie die nervlichen Grundlagen der menschlichen Entwicklung nachbilden kann. Würden Kinder im Vorschulalter regelmäßig neuromotorisch gefördert, würden sich die Fälle von Hyperaktivität, Konzentrationsstörungen, langsamer Auffassungsgabe, feinmotorischen Störungen u. v. a. erheblich reduzieren. Sonderschulen wären wahrscheinlich deutlich weniger frequentiert als derzeit üblich. Lesen, Schreiben, Rechnen, Auswendiglernen und Schulsport – all das setzt ein gesundes, entwickeltes und gereiftes Nervensystem voraus. Vielen Kindern und Eltern würden Leid und letztendlich mittel- und langfristig Kosten erspart bleiben, wenn jedes Kind pauschal vor der Einschulung auf eine wirkliche Schulreife, im Sinne eines integrierten Nervensystems, getestet würde.

Zur neuromotorischen Förderung gibt es neben der Einzeltherapie auch Gruppenprogramme, die im Rahmen einer Kitagruppe oder der Vorschule gemeinsam für ein paar Minuten täglich ausgeführt werden und so die meisten Fälle frühkindlich persistierender Reflexe auflösen könnten.

Auch die Testung auf die Anwesenheit persistierender frühkindlicher Reflexe kann mit wenigen Hilfsmitteln erfolgen und hängt im Wesentlichen von der Erfahrung des INPP-Therapeuten ab. Es handelt sich im Vergleich zu vielen anderen Therapien über die Zeit hin nicht um eine teure Therapie, vor allem gemessen an dem Wert, den sie für den Einzelnen stiftet.

Als Folge nicht integrierter frühkindlicher Reflexe fühlen sich viele Kinder (und spätere Erwachsene) dumm und unfähig. Sie schämen sich und halten sich für Versager, weil sie ihrem Körper letztendlich nicht vertrauen können und im schlimmsten Fall eine sehr verzerrte Eigenwahrnehmung haben. Viele dieser (oft sehr begabten) Kinder bleiben zeitlebens weit hinter ihren Fähigkeiten zurück, manchmal weil sie im Laufe der Zeit immer schlechter mit Stress umgehen können und sich vom Leben und von Beziehungen zurückziehen.

Grenzen der Gesprächs- und Verhaltenstherapie bei der Therapie von Stoffwechsel und Hormonen

Da es sich bei Traumata um eine Unfähigkeit des Nervensystems handelt, sich selbst zu regulieren, können diese meiner Auffassung nach auch nicht durch kognitive Prozesse aufgelöst werden. Dies führt dazu, dass reflektierte Menschen oft zwar um ihre Themen *wissen*, sie jedoch rein durch dieses Erkennen nicht bearbeitet kriegen. In gewisser Weise behindert Reflexion sogar den Zugang zur Gefühlsebene und Intuition. Gesprächs- und Verhaltenstherapie sind zur Lösung von Traumata nach meiner Erkenntnis ungeeignet, da Gespräche und die Aktivierung kognitiver Prozesse allein die Gehirnregionen mit dem Trauma-Speicher nicht so erreichen, als dass ein Trauma wirklich gelöst werden kann.[545]

»Paralyse durch Analyse«[546] nennt der Psychologe Jonathan W. Schooler das Prinzip, mit dem ein traumatisiertes Nervensystem und bewusstes Denken das »Bauchhirn« blockieren. Erklärbar wird diese Blockade dadurch, dass kognitive Bewertung und Traumata in Gehirnarealen angesiedelt sind, die nicht kognitiv aktivierbar sind.[547] Denken und Fühlen geschehen in diesem Fall nacheinander und schließen sich zunächst gegenseitig aus.[548] Erst ein nicht traumatisierter Mensch kann Kopf- und Bauchhirn gleichermaßen nutzen. Beim Traumatisierten übernimmt das Kopfhirn die (scheinbare) Kontrolle und hält so den Daumen auf die Gefühls- und Affektverarbeitung.

FALLBEISPIEL:
Eine Patientin kam mit den Hauptleiden Krampfanfälle und Panikattacken in meine Praxis. Beides ließ sich auf eine Schwermetallbelastung mit Kupfer zurückführen, die ihre Haarmineralanalyse bestätigte. Auch der Kalziumwert der Patientin war hoch. Sie fühlte sich unter der Regulationstherapie stetig besser. Allerdings zeigte die zweite Haarmineralanalyse nach sechs Monaten keine bahnbrechenden Entwicklungen.

Die Patientin begann eine Psychotherapie mit Elementen der klassischen Gesprächstherapie, Methoden emotionaler Lokalisierung von Gefühlen im Körper sowie Körpertherapie. Sie lernte, mit ihren Gefühlen umzugehen (Kupferbelastung führt häufig zu Schwierigkeiten in der Bewältigung von Gefühlen).

Etwa zeitgleich wurden bei der Patientin entzündliche Zahnherde diagnostiziert und Schwermetallbelastung durch Zahnkronen eliminiert. Bis zur dritten Haaranalyse war fast ihr gesamter Mundraum saniert worden, und die Entzündungen waren verschwunden. Endlich sank ihr Kalziumwert. Da Kupfer in der Ausleitungsreaktion auf Kalzium folgt, war davon auszugehen, dass die nächste Analyse reduzierte Kupferwerte zeigen würde, was sie auch tat.

Die Patientin fühlte sich sehr gut und hatte keine Krampfanfälle mehr. Panikattacken traten nur noch selten auf und wenn, konnte die Patientin nun besser mit ihnen umgehen.

Ausschlaggebend für den Behandlungserfolg war neben der Disziplin der Patientin (Einnahme der Nahrungsergänzung, emotionale Arbeit an sich selbst) die Zahnsanierung. Wieder wird deutlich, wie wichtig es ist, alle Ebenen zu behandeln: die körperliche, die mentale sowie die emotionale.

MEINE ERFAHRUNG AUS DER PRAXIS:
Viele meiner Patienten waren oder sind in psychotherapeutischer Behandlung. Bei den wenigsten handelt es sich bei der Therapie jedoch um eine Traumatherapie. Dadurch bleiben Depressionen, Ängste usw. bestehen – die zugrunde liegenden Traumata können nicht verarbeitet werden. Gesprächs- und Verhaltenstherapie haben vollkommen andere Vorgehensweisen und Inhalte als eine Traumatherapie. Kathartische Therapien und Körpertherapien (siehe oben) sind bei leichten Traumatisierungen eventuell zielführend, aber für schwere vollkommen ungeeignet, vor allem wenn Bindungsstörungen vorliegen.

Ein chronisch gestresster Stoffwechsel, der sich durch Ernährungsumstellung und Nahrungsergänzung nicht verbessert oder nur sehr langsam, ist für mich ein Hinweis auf die Behandlungsbedürftigkeit des Nervensystems, gleichgültig, welche Therapien der Patient bereits hinter sich hat.

Im Folgenden werden Methoden zur Heilung von Traumata und Nervensystem erörtert, die die Regulation von Stoffwechsel und Hormonen unterstützen.

Traumatherapien

Moderne Traumatherapien legen ihren Schwerpunkt auf die körperlichen Auswirkungen von Stress auf das Nervensystem. Sie gehen davon aus, dass Traumata im Körpergedächtnis gespeichert sind. In der Psychologie existieren Methoden, die spezifisch für die Auflösung von Traumata entwickelt wurden. Dazu zählen unter anderem *The Comprehensive Resource Model (CRM),*[549] *Somatic Experiencing,*[550] *EMDR*[551] und *Brainspotting.*[552] Alle diese Methoden sind als Traumatherapie zu empfehlen. Doch wenn es um die Auflösung von Traumata geht, die insbesondere die hormonelle Stressantwort aufrechterhalten, hat sich meiner Erfahrung nach vor allem das Comprehensive Resource Model emporgetan, weil es Methoden beinhaltet, mit denen Störungen behandelbar werden, die im Mutterleib entstanden sind.

Die Art, wie das Hormonsystem im Laufe des Lebens auf Stress reagiert, wird oft durch Programmierungen im frühesten Kindesalter oder sogar schon im Mutterleib festgelegt.[553] Ein Kind, deren Mutter vermehrt Kortisol ausschüttet, reagiert nach der Geburt selbst ebenfalls mit einem hohen Kortisolausstoß auf Stress. Außerdem kann der große Stresshormonpegel einer Schwangeren dazu führen, dass es zwischen Mutter und Kind zu Bindungsstörungen kommt.[554]

Kinder von Überlebenden des Holocaust wiesen übrigens durchschnittlich zu niedrige Kortisolwerte auf,[555] weil übergroßer Stress irgendwann zu einemgeringeren Kortisolwerten führt.

Das Comprehensive Resource Model geht davon aus, dass schwere Traumatisierungen in der Regel mit Entwicklungstraumata einhergehen.[556] Diese entstehen weniger durch ein einziges Ereignis, sondern vielmehr durch eine andauernde Vernachlässigung der Bedürfnisse des Kindes.

Durch das Phänomen der frühkindlichen Amnesie erinnert sich kaum ein Erwachsener an die Zeit im Mutterleib und selten an die ersten drei Lebensjahre.[557] Und üblicherweise glauben Traumatisierte, dass diese Zeitspanne für die eigene psychologische Entwicklung demnach irrelevant wäre. Auch die Wissenschaft hat das lange so gesehen: Bis vor einigen Jahrzehnten ging man davon aus, dass Babys im Mutterleib nichts von ihrer Umgebung mitbekämen und auch keinen Schmerz spüren könnten.[558]

Heute bestätigt sich jedoch immer mehr, dass die ersten Lebensjahre und auch die Zeit im Mutterleib wichtiger sein könnten als alles, was danach kommt. Auch der epigenetische Ausdruck wird maßgeblich von den Erlebnissen vor der Geburt und in den ersten Lebensjahren geprägt. Durch sie kann der Betreffende später sogar körperliche oder psychische Krankheiten entwickeln. Fettleibigkeit, Herzinfarkt und viele anderen gesundheitlichen Probleme – all das kann durch eine Programmierung im Mutterleib oder in der frühen Kindheit entstehen.[559]

Die besondere Beeinflussbarkeit des Gehirns in dieser Zeit lässt sich mit der Frequenz erklären, auf der es bis zu einem Alter von zwei Jahren funktioniert und die Erwachsene normalerweise nur in tiefster Hypnose erreichen.[560] Alles, was ein Kind bis dahin erfährt, verankert sich tief in seinem Unterbewusstsein. Sogar die psychische Verfassung der Eltern zum Zeitpunkt der Empfängnis hat Einfluss auf Entwicklung und Selbstverständnis des Kindes.[561] In der Regel versuchen Eltern, ihren Nachwuchs positiv zu prägen und ihn unbeschwert großzuziehen, doch ihre Kümmernisse, Ängste und Überforderung wirken trotzdem auf das Kind. Zahlreiche Kinder waren zum Zeitpunkt ihrer Empfängnis nicht gewollt – vielleicht, weil ihre Eltern sie (unbewusst) grundsätzlich nicht wollten oder sie sich zum falschen Zeitpunkt einstellten. Das sich aus diesem Umstand entwickelnde Gefühl der Ablehnung kann sich von der Eizelle im Laufe der Entwicklung des Fötus in jede einzelne Körperzelle fortpflanzen und manifestieren.[562]

Die traumatische Prägung des fötalen und frühkindlichen Gehirnes – durch den Stress der Eltern – verringert sich, sobald die Eltern und die nähere Umgebung mit ihrem Kind eine stabile Bindung eingehen.[563] Eine sichere Bindung sorgt beim Kind für die Ausschüttung der Bindungshormone Prolaktin und Oxytocin.[564] Sie verstärken sein Gefühl, aufgehoben, geliebt und behütet zu sein. Es dürfte nicht überraschen, dass z. B. das Stresshormon Kortisol ein Gegenspieler von Oxytocin ist.[565]

Es gibt einen biologischen und einen psychologischen Bindungsaspekt: Der biologische beschreibt den körperlichen Kontakt zu den Eltern. Das Kind fühlt sich den Eltern durch Körperkontakt, ihren Geruch und ihre Stimmen nah.[566] Und psychologische Bindung findet statt, wenn die Bezugspersonen eine räumliche und emotionale Nähe zum Kind schaffen sowie ihm gegenüber zugänglich und aufmerksam sind.

Die Bindung ist dann optimal, wenn das Kind sich geliebt und sicher fühlt und sein Selbstvertrauen wächst. Es wird dann seine Umgebung erforschen, mit anderen spielen und sich sozial verhalten.[567]

Findet Bindung unzureichend statt, reagiert das Kind ängstlich, es fühlt sich ungeliebt und im Extremfall bedroht.[568] Das Gefühl der Lebensbedrohung resultiert aus der tatsächlichen Abhängigkeit von den Eltern, die das Kind füttern und beschützen müssen, damit es nicht stirbt. Dadurch ist die sichere Bindung zu den Eltern der wichtigste Faktor für die Entwicklung eines Gehirns, das nicht von Anfang an auf Stress programmiert sein soll.

Entwicklungstraumata sind das Ergebnis einer fehlenden oder suboptimal abgelaufenen Bindung. Tragisch ist, dass der erfahrene Schmerz und die empfundene Lebensgefahr ziemlich sicher dafür sorgen, dass das neurobiochemische System schwere Traumata nicht bewältigen können wird[569] – insbesondere nicht das Entwicklungstrauma selbst. Die Bindungsstörung wird zum zentralen Trauma der Persönlichkeit. An dieser Stelle ergibt sich ein im wahrsten Sinne des Wortes traumatischer Teufelskreis, der meiner Auffassung nach die Ursache dafür ist, dass zahlreiche Traumatherapien frühe Stressprägungen des Nerven- und Hormonsystems nicht effektiv behandeln können. Ohne Bindung ist auch die Bearbeitung von Traumata, die mit der Bindung nichts mehr zu tun haben, sehr viel schwerer.

Das Comprehensive Ressource Model geht davon aus, dass in jedem Gehirn perfekte Bindungsstrukturen vorhanden sind,[570] selbst dann, wenn diese nicht von den Eltern genährt worden sind. Diese inhärenten Bindungsstrukturen sind der Schlüssel zu der Fähigkeit von Körper und Nervensystem, auch schwere Traumata vollständig bewältigen zu können.[571] Die Bindung (vor allem zu sich selbst) wird durch innere Ressourcen bewerkstelligt, statt wie in vielen anderen Therapien durch eine Ersatzbindung an ideale externe Bezugspersonen oder den Therapeuten.

Ein Mensch mit einem gesunden Bindungssystem fühlt sich nicht ständig (wenn auch nur unterbewusst) mehr bedroht, was sich im erwachsenen Leben als Ängste, Zwänge, Unsicherheiten etc. zeigen kann. Durch diese Neuprogrammierung des Nervensystems beruhigen sich die Nebennieren und der Stoffwechsel kommt wieder ins Gleichgewicht. Denn die Aktivierung der inneren Bindungsstruktur führt mittelfristig zu einem Zuwachs an Resilienz und Vitalität. Der Mensch hat keine Schulden mehr bei seinem Nervensystem, sondern hat einen Zustand erreicht, mit dem er idealerweise ins Leben hätte starten sollen – eine Art Werkseinstellung.

Ein Fötus, Embryo oder Säugling kann aufgrund seiner Abhängigkeit vom Schutz der Eltern noch viele andere Traumata erleben, die unabhängig von einer Bindungsstörung auftreten können. Dazu zählen neben Schocks und Unfällen der Eltern, die sich aufs Kind übertragen, vor allem physische Bedrohungen:

- Nabelschnur um den Hals,
- verdorbenes Fruchtwasser,

- Schwierigkeiten der befruchteten Eizelle bei der Einnistung,
- Nährstoffmängel der Mutter,
- der Embryo verbringt lange Zeit in einer unbequemen Position im Mutterleib,
- Probleme beim Geburtsvorgang.

Psychische und physische Beeinträchtigungen werden von Fötus oder Embryo als existenzielle Bedrohung wahrgenommen. Zur Veranschaulichung und zum Nachfühlen: Stellen Sie sich vor, sie wären ihre gesamte Existenz in einem Raum eingesperrt. Er hat keine Fenster. Sie liegen in einem Bett und werden intravenös versorgt. Ihr Bewegungsradius ist stark begrenzt. Eine echte Begegnung mit der Außenwelt hat nie stattgefunden, und Sie haben auch noch keinen anderen Ihrer Art getroffen. Die Kommunikation zwischen Ihnen und einer Instanz, die Sie vermutlich irgendwie am Leben erhält, erfolgt über Lautsprecher und Bildschirme, die nur Hell-Dunkel-Bilder zeigen. Sie haben verstanden, dass die Art und Form dessen, was durch die Lautsprecher und Bildschirme zu Ihnen dringt, zum Teil Einfluss auf Ihre Nährstoffversorgung hat, aber auch nicht immer. Plötzlich wird Ihre Versorgung für drei Tage unterbrochen. Oder die Lautsprecher geben für eine Woche durch: »Ich hasse Dich« oder »Ich habe Angst, dass du stirbst« – Tag und Nacht in voller Lautstärke. Oder Sie wachen eines Tages auf und haben eine Schlinge um den Hals, die sich eng um Ihren Hals legt und Sie für einige Wochen würgt …

Vielleicht haben Sie nun einen Eindruck von dem, was einige Menschen bereits vor ihrer Geburt durchmachen müssen.

Traumata äußern sich nicht unbedingt in Form von psychischen Beschwerden. Sie können sich auch in Nerven- und Hormon- oder anderen körperlichen Systemen manifestieren. Bei manchen Krankheitsbildern liegt der Verdacht auf eine am Symptombild mitverantwortliche Traumatisierung allerdings nahe wie bei chronischer Erschöpfung, Fibromyalgie, Nahrungsmittelintoleranzen sowie Migräne. Auch die Lebensgeschichte eines Patienten kann Aufschluss über Traumatisierungen geben. Meistens wird ein oder mehrere der folgenden Aspekte genannt:[572]

1. Körperlicher Missbrauch
2. Sexueller Missbrauch
3. Vernachlässigung
4. Häusliche Gewalt
5. Adoption
6. Suchtkrankheit der Eltern
7. Geisteskrankheit der Eltern
8. Aufwachsen bei den Großeltern
9. Wenige oder keine Kindheitserinnerungen
10. Die Vorstellung, die eigene Kindheit sei perfekt gewesen

11. Komorbidität (viele körperliche und psychische Diagnosen)
12. Essstörungen
13. Bipolare Störung
14. Borderline-Störung
15. Schlafprobleme, die nicht auf Schlafmittel reagieren oder nur auf starke Dosen
16. Amnesien (Gedächtnislücken)
17. Umgebungsbedingte Themen (Migrationshintergrund, Krieg, Armut, Verfolgung)
18. Sektenzugehörigkeit
19. Aufeinanderfolgende Betreuer; Pflegeunterbringung; längere Aufenthalte im Krankenhaus als Kind (Trennung von den Eltern)
20. Chronische Schmerzen; ungeklärte Krankheiten
21. Krankheiten, die nicht auf Schulmedizin reagieren
22. Fibromyalgie
23. Zähneknirschen
24. Morbus Crohn
25. Reizdarmsyndrom
26. Chronisches Erschöpfungssyndrom
27. Schwer zu behandelnde Hauterkrankungen
28. Migräne
29. Chronische Bronchitiden; Asthma
30. Pseudo-epileptische Anfälle
31. Selbstzerstörerisches Verhalten
32. Mehrfache Autounfälle; Unfallneigung; häufige Knochenbrüche; heftige Unfälle
33. Haarausfall

Auch eigenes Suchtverhalten und Autoimmunerkrankungen können dazugezählt werden. Autoimmunität bedeutet, dass sich der Mensch durch sein Immunsystem selbst angreift, also zerstört. Das entspricht selbstzerstörerischem Verhalten auf zellulärer Ebene.

Es fällt vielen Patienten schwer, zu akzeptieren, dass Traumata zu ihrer Geschichte gehören. Zum einen hängt das wahrscheinlich mit der frühkindlichen Amnesie zusammen, zum anderen mit der Natur der Abspaltung. Als Teil der Abspaltung wird das Vorhandensein von Traumata geleugnet – genau dafür spaltet der Körper sie schließlich ab. Insofern sollte das Vorhandensein von Traumata nach den Auswirkungen bemessen werden und nicht nach der persönlichen Erinnerung oder dem subjektiven Empfinden des Patienten.

MEINE ERFAHRUNG AUS DER PRAXIS

Als Traumatherapeutin habe ich die Beobachtung gemacht, dass nur ca. zehn Prozent meiner Patienten über eine intakte Bindungsstruktur verfügten. Es erschreckte mich, zu sehen, wie viele Menschen zum Zeitpunkt der Empfängnis nicht gewollt waren, auch wenn ihre Eltern etwas anderes behaupteten. Sie hatten ihre Kinder unbewusst abgelehnt. Die Traumatherapie fördert die Wahrheit über die frühe Existenz zutage. Das, was lange als wahr empfunden wurde, stimmt in vielen Fällen nicht mit der Realität überein. Oft bestätigte sich ein Gefühl, das ein Klient schon immer mit sich herumtrug, jedoch kognitiv nicht in Übereinstimmung mit seiner Erinnerung bringen konnte.

Manches Mal ist die Wahrheit auch schöner als gedacht: Ein Kind, das sich nie geliebt gefühlt hatte, spürte als Erwachsener in der Therapie, dass es sehr geliebt und gewollt worden war, aber dass die Eltern selbst eine schwierige Phase hatten, sodass sich das Kind vernachlässigt fühlte. Doch in den meisten Fällen merkten meine Patienten, dass ihre Kindheit emotionale Defizite aufwies. Oft steht die unterbewusste Angst vor einer solchen Wahrheit den Menschen bei der Bewältigung ihrer Traumata im Weg. Es geht nicht um Schuldzuweisung, sondern darum, die Opferrolle abzulegen, indem man nicht länger Gewesenes betrauert oder aber so tut, als wäre alles gut gewesen. Eltern haben in der Regel ihr Bestes gegeben. Doch das Beste war manchmal nicht genug. Irgendwann ist das Kind erwachsen und kann selbst Verantwortung für die eigenen Bindungsstrukturen übernehmen und Traumata auflösen. Dadurch wird die Geschichte zwar nicht umgeschrieben, aber die eigenen Reaktionen fallen anders aus. Das heißt, man ist durch seine Geschichte nicht länger in Scham, Versagen, Mangel oder Kontaktlosigkeit verstrickt, sondern kann sein Potenzial frei entfalten.

Die frühkindliche Amnesie verflüchtigt sich durch die Comprehensive-Resource-Model-Methode. Bisher konnte mir jeder meiner Patienten seine Empfängnis und die Zeit im Mutterleib beschreiben und schildern, wie die Geburt verlaufen war, wer sie zum ersten Mal gehalten und wie sich das angefühlt hat.

Die Wahrnehmung der eigenen Empfängnis sind eher Hitze- und Kälteempfindungen, aber je weiter es Richtung Geburt geht, desto detaillierter können Patienten oft ganze Gespräche wiedergeben, die außerhalb des Mutterleibes stattgefunden haben. Wer das Glück hat, dass die eigenen Eltern noch für Rückfragen zur Verfügung stehen, kann die Erkenntnisse der Traumatherpie oft bestätigen lassen (wobei viele Eltern ungern über die Zeugung ihres Kindes sprechen, aber das ist ein anderes Problem).

FALLBEISPIEL:

Eine Patientin mit bekannten traumatischen Erfahrungen in der Kindheit kam zur hormonellen Balance in meine Praxis. Sie war nervös, ängstlich, nahezu depressiv und hatte häufig Verdauungsstörungen.

Ihre erste Haarmineralanalyse zeigte eine hohe Adrenalinbelastung sowie erschöpfte Nebennieren mit einem niedrigen Kortisolwert. Zudem lag eine Unterfunktion der Schilddrüse vor. Ein typischer Befund einer ersten Analyse, der normalerweise eher Jahre als Monate zur Heilung benötigt.

Durch Ernährungsumstellung und Nahrungsergänzung fühlte sich die Patientin rasch besser. Aber ihre psychischen Symptome verschlimmerten sich – durch die Energiesteigerung wurden ihre Traumata reaktiviert. Der Körper fand offenbar, er hätte nun genug Energie, um Abspaltungen zu reintegrieren.

Die ohnehin sehr schlanke Patientin verlor an Gewicht, was einer vermehrten Adrenalinausschüttung zuzuschreiben war, sie hatte Stress durch die Reaktion des Nervensystems. Ich empfahl ihr, sich einer Traumatherapie zu unterziehen. Nach anfänglichem Zögern willigte sie ein und meldete sich in ihrer Heimatstadt bei einer CRM-Therapeutin zur Therapie an.

Vier Monate nach Therapiebeginn fing sie wieder an zuzunehmen. Sie war weniger depressiv und schloss auf einmal Freundschaften. Ihre folgende Haarmineralanalyse übertraf alle meine Erwartungen: Der Adrenalinwert war ausgeglichen, ebenso wie der Kortisolspiegel. Ihre Schilddrüse war siebenmal schneller als zuvor. Innerhalb von nur acht Traumatherapiesitzungen hatte die Patientin eine Entwicklung gemacht, für die andere Patienten mit vergleichbaren Testergebnissen normalerweise Jahre brauchten.

Auch wenn nicht jeder Patient eine derart rasante Verbesserung seines Zustandes erfährt, ist das Beispiel der Patientin ein eindrucksvoller Beweis für den Zusammenhang von Psyche und Körper.

Hindernisse für die Heilung des Nervensystems

Zahlreiche Faktoren können einer Heilung des Nervensystems im Wege stehen: Zunächst herrscht mangelnde Aufklärung über mögliche Auswirkungen persistierender frühkindlicher Reflexe und Traumata auf die Gesundheit. Oft sind selbst Neuro- und Psychologen kaum über die Konsequenzen dieser beiden Aspekte im Bilde.

Darüber hinaus haben Erwachsene häufig Vorbehalte gegen eine INPP-Therapie, weil sie sich (unbewusst) vor dem fürchten, was sie erfahren könnten. Denn sobald das Nervensystem reift, können – insbesondere bei Erwachsenen – Traumata reaktiviert werden, die dann bearbeitet werden müssen. In einem solchen Fall ist ein interdisziplinärer Austausch zwischen INPP- und Traumatherapeut zielführend, wobei manch ein Therapeut sogar beide Qualifikationen besitzt.

Vor einem größeren Problem in Form ihrer Abwehrmechanismen stehen stark traumatisierte Menschen. *Abwehr* bedeutet, dass das Trauma selbst dafür sorgt, dass es nicht aufgelöst wird. Zugrunde liegt die Angst vor nicht auszuhaltenden emotionalen Schmerzen und dem erneuten Fühlen der alten Lebensbedrohung.[573] Einige fürchten auch »nur« den Kontrollverlust.

Abwehr kann sich meiner Erfahrung nach auf folgende Arten äußern:

- **Ablehnung:** Traumatherapie oder jede andere Form von Psychotherapie wird strikt abgelehnt, weil sie angeblich nicht gebraucht wird. Interessanterweise äußern sich auf diese Weise häufig reflektierte Menschen und solche, die bereits eine Gesprächstherapie gemacht haben und folglich über ihre Kümmernisse Bescheid wissen. Reflexion und Wissen ersetzt jedoch nicht die Aufarbeitung von Gefühlen.
- **Abtun:** Die in der Traumatherapie angewendeten Methoden werden als lächerlich oder unangenehm empfunden. Nicht verwunderlich, da sie die Patienten aus ihrer Comfortzone drängt – und das IST zunächst unangenehm.
- **Zugangsprobleme:** Das Gefühl, keinen Zugang zu der Therapieform zu finden, ist ein Punkt, an dem Nichtaufgeben der Weg und gleichzeitig das Ziel ist. Oft haben traumatisierte Menschen einen visuellen Zugang zu Erinnerungen, der sinnliche, also fühlende Zugang, ist ihnen dagegen am Anfang der Therapie verwehrt. Besonders stark kann dies bei persistierenden frühkindlichen Reflexen geschehen.
- **Therapie-Hopping:** Es werden nacheinander verschiedene Therapeuten, Ärzte und Heilpraktiker aufgesucht, ohne dass sich wirklich auf eine Therapie eingelassen wird. Oft lassen sich Menschen mit einer solchen Abwehrstrategie von einem neuen Therapeuten die Richtigkeit der Therapie des Kollegen rückversichern.
- **Wissenschaftsfixierung:** Die Therapie wird abgelehnt, solange keine wissenschaftlichen Beweise für ihren Erfolg vorgelegt werden können. Da die Traumatherapie ein relativ neuer Zweig der Psychologie ist, existieren noch nicht viele Studien über sie. Hinter der Wissenschaftsfixierung steckt meistens die Angst vor dem Fühlen.
- **Ablenkung:** Bevor die Therapie in Angriff genommen werden kann, muss erst der Alltag bestritten werden. Es gibt immer wieder wichtigere Dinge, die ganz dringend erledigt werden müssen.
- **Erholungsbedarf:** Zwischen den einzelnen Sitzungen wird angeblich sehr viel Zeit benötigt, um das Geschehene zu integrieren und sich zu erholen. Bei einer Therapie ohne Retraumatisierungen ist eine lange Erholungsphase jedoch nicht notwendig. Eher nutzen Traumamuster die Ruhe, um sich neu zu organisieren und so ihrer Auflösung entgegenzuwirken. Das Gefühl, sich erholen zu müssen, verschwindet nach der Anfangszeit der Traumatherapie. In einigen Fällen sorgen auch hier persistierende frühkindliche Reflexe für eine verzögerte Stressverarbeitung.

- **Körperkult:** Es wird weiter nach körperlichen Ursachen für die Problematik gesucht. Und eher wird das Vorhandensein von Tumoren oder seltenen Erkrankungen angenommen als eingesehen, dass eine Traumatisierung vorliegt.
- Ähnlich funktioniert die Abwehr von Patienten, die weiter nach Mittelchen zum Einnehmen suchen, von denen sie auf magische Weise von ihren Leiden befreit werden sollen. Auch das plötzliche Bedürfnis, in der Regulationstherapie Hormone nehmen zu wollen, fällt unter dieses Abwehrmuster.
- **Funktionsverlust:** Die Traumatherapie wird aus Sorge vor einem Verlust der allgemeinen Funktionsfähigkeit in der Familie oder im Beruf nicht angetreten. Ein solcher Zusammenbruch wurde allerdings den Erfahrungen dieser Methode gemäß bisher noch bei keinem Klienten beobachtet. Das zugrunde liegende Bedürfnis dieser Menschen, sich für andere aufzuopfern, lässt tief blicken. Insbesondere in Bezug auf Kinder ist dieses Argument selten angebracht. Die eigene Traumatherapie dient den Nachfahren. Denn nur nicht traumatisierte Eltern können nicht traumatisierte Kinder großziehen.
- **Aufschieben:** Die Angst vor den (körperlichen) Konsequenzen hält bei dieser Art der Abwehr schon vom Beginn der Therapie ab. Jede Veränderung, auch gute, wird als bedrohlich empfunden. Die betroffenen Patienten versichern sich immer wieder beim Therapeuten über die Folgen der einzelnen Behandlungsschritte.
- **Überreaktion:** Schlechte Entgifter und hochsensible Menschen, die schon auf geringste Mengen an Nahrungsergänzung u. a. reagieren, drücken ihre Abwehr manchmal auf diese Weise aus, wobei im Fall von Überempfindlichkeit persistierende frühkindliche Reflexe eine große Rolle spielen können.

Abwehrmuster sind nicht zu unterschätzen und müssen auch während der Therapiesitzungen immer wieder bearbeitet werden. Effektive Traumatherapie tut genau das. Vorausgesetzt, der Patient kommt trotz aller Abwehr bis in die Praxis.

Folgende Aspekte können im Umgang mit Abwehrmustern helfen:

- Jeder gesunde erwachsene Mensch, der in vielen Bereichen seines Lebens verantwortungsvoll agiert (arbeitet, Rechnungen bezahlt, einkauft, putzt, sich seinen Pflichten als Staatsbürger stellt) und weder einen akuten organischen Hirnschaden, einen epileptischen Anfall noch einen Orgasmus hat, ist zunächst einmal entscheidungsfähig. Diese Entscheidungskraft befähigt ihn zu adäquaten Reaktionen auf seine traumatisierten, meist kindlichen, Anteile innerhalb und außerhalb einer Therapie. Zwar können auch Entwicklungsverzögerungen wie persistierende frühkindliche Reflexe hier bei dem Verweilen in kindlichen oder hilflosen Anteilen beteiligt sein, doch im Grundsatz sind Menschen, die einen Willen haben, auch dazu in der Lage, ihn zu verwenden.

- Wenn jemand sagt, er hätte kein Geld für eine Therapie (der Psyche oder des Körpers), ist dies in der Regel nur subjektiv betrachtet wahr. Viele Therapieformen sind mit Kosten verbunden, und die meisten Menschen müssen mit ihrem Geld haushalten. Dennoch bedeutet, kein Geld für seine Gesundheit (körperlich oder psychisch) zu haben oftmals, ihr nicht den gleichen Stellenwert einzuräumen wie beispielsweise einem Friseurbesuch, der Garderobe, dem Auto, Urlaubsreisen oder anderen Dingen, die nicht zwangsläufig zum Überleben nötig sind und für die dennoch Geld ausgegeben wird.
- Welchen sekundären Krankheitsgewinn bieten Traumamuster? Sie gaukeln dem Betroffenen eine scheinbare Sicherheit vor, durch die er an ihnen festhält bzw. ihre Ablösung unbewusst vermeiden möchte. Ihr Sparringspartner ist häufig die Angst, Freunde oder Familie könnten sich abwenden, wenn man anfängt, sein eigenes Leben zu leben oder sich so zu zeigen, wie man wirklich ist. In der Betriebswirtschaft gibt es einen auf die Psychologie und damit diese Situation übertragbaren Begriff: stillschweigende Konfliktvereinbarung.[574] Er beschreibt zwei Parteien, die einen Konflikt aufrechterhalten, weil sie scheinbar beide davon profitieren.
- Manche Abwehrmuster sind berechtigt, weil jemand noch nicht bereit für eine Änderung ist. Das kann sich eingestanden und die Verantwortung dafür übernommen werden, indem langsame Heilverläufe auf psychischer und physischer Ebene akzeptiert werden. Bleibt zu erwähnen, dass die Natur sich nicht überlisten lässt: Es bleibt jedem selbst überlassen, wann er seine Probleme angeht – jetzt oder in zehn Jahren – aber nicht, ob. Drückebergerei wird unter Umständen einen Beitrag zu organischen Krankheiten wie Krebs, Multiple Sklerose, Demenz oder Alzheimer leisten, wie Studien mittlerweile belegen.[575] Sie sind natürlich nicht nur eine Folge ungelöster Traumata, aber oftmals das Resultat des Ausblendens zahlreicher Zeichen von Körper und Seele. Die gute Nachricht lautet: Auch nach ernsthaften Erkrankungen kann ein Mensch noch damit anfangen, sich um sich zu kümmern, selbst wenn körperliche Einschränkungen es etwas schwieriger machen.
- Nicht selten lassen sich Menschen von den Abwehrmustern ihrer Umgebung von einer Behandlung abhalten. Familie und Freunde bringen sie zum Zweifeln über die Sinnhaftigkeit der Therapie, wenn sie sich um sich, anstatt um sie kümmern.

FALLBEISPIEL:

Eine chronisch erschöpfte Patientin kam mit einem niedrigen Selbstwert und depressiver Verstimmung in meine Praxis zur Regulation ihres Hormonsystems. Beide Eltern waren Alkoholiker, und die Patientin wurde als Kind vernachlässigt. Bei mehreren Familienmitgliedern wurde Multiple Sklerose diagnostiziert. Zu ihrer Familie hatte die Patientin den Kontakt weitestgehend abgebrochen.

Die Haarmineralanalyse zeigte einen langsamen Stoffwechsel, erschöpfte Nebennieren, eine Östrogendominanz und eine Belastung mit Schwermetallen (Blei, Kupfer), die wahrscheinlich, zumindest teilweise, von der Mutter der Patientin auf diese übertragen worden waren, was ihre Tätigkeit als Schriftsetzerin und der damit verbundene Kontakt mit den genannten Metallen vermuten ließen.

Im Laufe der Therapie leitete die Patientin die Schwermetalle aus, es ging ihr insgesamt besser. Psychisch fehlte jedoch der Durchbruch. Die Patientin nahm ein paar Sitzungen Traumatherapie in Anspruch, wollte diese danach aber nicht weiterführen, weil sie, nach eigenen Angaben, den Zugang zu der Methode nicht so richtig fand. Sie dachte, sie würde »das irgendwie nicht können«. Ihr Gefühl war natürlich korrekt und der verwehrte Zugang ein Zeichen von Dissoziation. Als ich der Patientin erklärte, dass es in der Therapie genau darum ginge, nämlich einen Zugang zu finden, äußerte sie weitere Zweifel. Sie hatte Angst vor den Veränderungen, die eine Therapie mit sich bringen könnte – schließlich wollte sie so geliebt werden, wie sie war und das hieß ihrer Auffassung nach, sie bräuchte sich nicht zu verändern. Auf meine Nachfragen gab sie zu, dass sie befürchtete, ihre Liebsten würden sich von ihr abwenden, sollte sie sich verändern. Ich sagte ihr, dass das natürlich passieren könnte, doch es müsste nicht unbedingt schlecht sein – schließlich bräuchte niemand Menschen in seinem Leben, die nicht ertragen könnten, dass man glücklich, selbstständig und frei ist. Doch die Patientin war nicht überzeugt. Als ihre Therapeutin musste ich die Abwehr und ihre mangelnde Bereitschaft akzeptieren. Wir besprachen, wie sie therapeutisch weiter vorgehen könnte, und ich machte ihr die möglichen Konsequenzen ihrer Nichthandlung bewusst. Daraufhin fragte sie mich, ob es nicht eine Therapieform gäbe, die eine Art Zwischenschritt sein könnte. Ich empfahl der Patientin schließlich eine Körpertherapie. Auf diese Weise übernahm sie doch noch Verantwortung für sich, in einem Maß, das ihr zu diesem Zeitpunkt möglich war.

Innerhalb einer Therapiesitzung können sich Abwehrmuster folgendermaßen äußern:

- Der Klient oder Patient empfindet das, was er gerade macht, als lächerlich. Oder er hat das Gefühl, nicht zu der Therapie in der Lage zu sein. In diesem Fall wird ein Anteil aktiv, der in der Psychologie oft als »innerer Richter« bezeichnet wird: Er bewertet die eigenen Handlungen negativ.
- Der Klient oder Patient empfindet nichts. Dies ist ein Zeichen von schwerer Dissoziation. Er kann sich unter Umständen sogar an Ereignisse erinnern und sieht Geschehnisse sogar vor seinem inneren Auge, aber hat keine Gefühle dazu.
- Dem Klienten oder Patienten fallen während der Sitzung immer wieder Sachen ein, die er gerade dringend machen muss: trinken, essen oder auf die Toilette gehen (Harndrang ist meist ein Fluchtsignal und mit einer Ausschüttung von Adrenalin verbunden). Oder er muss das Fenster öffnen, hat Angst, ohnmächtig zu werden (dabei sitzt er und ihm kann

nichts passieren), hat im Vorfeld der Sitzung nicht dafür gesorgt, dass eine ruhige Arbeitsumgebung möglich ist, indem er auf sein Handy achten muss, weil er einen dringenden Anruf erwartet, etwas in den Ofen geschoben hat oder seine Kinder nicht so versorgt hat, dass diese nicht stören.

- Dem Klienten wird plötzlich schwindelig. Er klagt über heftige körperliche Empfindungen wie Schmerzen, Hitze oder Kälte.
- Der Klient hat plötzlich Gedankenrasen.
- Der Klient ist sehr unsicher über seine körperlichen Wahrnehmungen (dies kann auch ein Zeichen persistierender frühkindlicher Reflexe sein).
- Der Klient möchte während der Sitzung immer wieder bestimmte Phasen seiner Lebensgeschichte überspringen.
- Der Patient möchte immerzu reden. Dabei ergeht er sich in Schilderungen, anstatt sich auf seine Gefühle einzulassen, die das Erlebte mit sich bringt. Dieses Vorgehen führt dazu, dass der Klient nur das Vorder- und nicht das Mittelhirn aktiviert, wo das Trauma sitzt.

FALLBEISPIEL:

Eine Patientin kam wegen hormoneller Störungen, die sich bei ihr hauptsächlich in Form von Übergewicht äußerten, in meine Praxis. Sie erzählte, dass sie einen permanenten Zwang zum Essen spürte, da sie ansonsten das Gefühl hatte zu unterzuckern und ohnmächtig zu werden. Zudem hatte sie Angst vor der Einnahme vieler Nahrungsergänzungsmittel und einer Ernährungsumstellung. Zwischen den einzelnen Terminen nahm die Patientin oft Kontakt zu mir auf und stellte viele Fragen zur Therapie, die nicht nur bereits in ihren Sitzungen besprochen worden waren, sondern die sie sich durch die Lektüre des von mir erhaltenen Informationsmaterials auch selbst hätte beantworten können.

Sie hatte Psychologie studiert und war sich darüber bewusst, dass ihr Verhalten durchaus eine psychische Komponente aufwies. Nach einiger Zeit fand sie sich zu einer Traumatherapie-Sitzung bereit. Dabei fiel es ihr schwer, sich auf ihre körperlichen Empfindungen einzulassen. Am Ende der Stunde bekam sie Zugang zu einer Leere im Bauch, die auch auftrat, wenn sie sich zum Essen gezwungen fühlte. Doch anstatt sich auf dieses Gefühl einzulassen, bestand die Patientin darauf, etwas essen zu müssen, Katzen aus dem Raum zu lassen und das Fenster zu öffnen. Nach dieser einen Sitzung beschloss die Patientin, dass diese Form der Therapie für sie ungeeignet sei. Sie brach die Therapie ab. Sie hatte zwar einen Finger in ihre alten Wunden gelegt, war jedoch nicht wirklich bereit, sich mit ihrem Schmerz auseinanderzusetzen.

Faktoren, die der Feststellung einer Traumatisierung oft im Weg stehen:

- Die Verwechslung von spiritueller Entwicklung und Traumafreiheit.
- Viele sogenannte »alte Seelen« sind oft schwer traumatisiert. Denn meistens ist es ein leidvoller Lebensweg, der Menschen zur Spiritualität führt. Traumatisierungen spiritueller Menschen zeigen sich häufig im Rückzug vor der Welt. Auch Überforderung durch das tägliche Leben bzw. die Rauheit der anderen Menschen können ein Traumaindiz sein (z. B. bei sogenannter Hochsensibilität). Viele Spirituelle versuchen, den Körper in jeglicher Hinsicht zu transzendieren (entsagen Sexualität und einer ausgeglichenen Ernährung). Sie messen körperlichen Bedürfnissen wenig Bedeutung zu.
- Spirituelle Entwicklung ersetzt aber weder Bindung noch Traumatherapie.
- Einigen wenigen erlaubt ihre spirituelle Entwicklung einen fortgeschrittenen Umgang mit ihrer Traumatisierung, indem sie für ihre Verletzungen Verantwortung übernehmen und Aggressionen oder Scham nicht ausagieren müssen. Aber auch dieses fortgeschrittene Symptommanagement bedeutet keine Traumafreiheit. Spirituelle Entwicklung kann in ungeahnte Bereiche vordringen, sobald alle Bereiche der Psyche integriert werden, worin das Ziel der Traumatherapie besteht.
- Die Verwechslung von abgespaltenen Gefühlen und einem Mangel an Emotionalität.
- Traumatisierte Menschen können mitunter dramatisch wirken und behaupten, dass sie von Gefühlen geleitet würden, also durchaus emotional seien, aber es geht im Falle von Traumatisierung nicht um die Gefühle, die wahrgenommen werden, sondern um die, die nicht gefühlt werden können. Außerdem ist eine Emotionalität, die dermaßen überwältigt, dass es zu Einschränkungen der Lebensqualität kommt, kein Zeichen psychischer Gesundheit. Vor allem das Gefühl, sich gegenüber den Gefühlen anderer nicht abgrenzen zu können, spricht für eine Traumatisierung.
- Die Verwechslung von Funktionalität und Traumafreiheit.
- Es gibt hoch funktional und niedrig funktional traumatisierte Menschen. Erstere können in ihrem Leben äußerst erfolgreich sein und durchaus abgeklärt, reif sowie erwachsen wirken. Sie haben es oft besonders schwer, zu erkennen, dass sie traumatisiert sind. Schließlich entsprechen sie dem Ideal der Gesellschaft, die den Wert eines Menschen oft nach seiner Leistung und (beruflichen) Erfolgen bemisst. Hoch funktional traumatisierte Menschen sind oft ehrgeizig, zielstrebig, organisiert, diszipliniert und haben einen guten Zugang zu ihrer rationalen Intelligenz.
- Niedrig funktional Traumatisierte hingegen sind die typischen Versager des Systems, die ihr Leben nicht ansatzweise auf die Reihe bekommen. Bei den niedrig funktional Traumatisierten ist die Traumatisierung offensichtlicher als bei hoch funktionalen. Dabei haben sie einfach nur die Teilbereiche ihrer Psyche abgespalten, die hoch funktional Traumatisierte so erfolgreich machen. Selbst Menschen mit dissoziativer Persönlichkeitsstörung (multip-

le Persönlichkeiten), einem Extremfall von Traumatisierung, sind unter Umständen hoch funktional und beruflich äußerst erfolgreich. Hoch funktional traumatisierte Menschen können durchaus reflektiert mit ihren Störungen umgehen, indem sie sich von Gefühlen wie Scham oder Bedrohung nicht vom Erreichen ihrer Ziele abbringen lassen oder indem sie Reaktionen wie Wut und Rückzug in bestimmten Situationen an sich zwar beobachten, sie aber nicht ausagieren und sich damit rational über sie hinwegsetzen. Funktionalität sagt also nichts über den Grad einer Traumatisierung aus.
- Die Verwechslung von Reflektiertheit und Traumatisierung wurde bereits beschrieben.

Traumatherapien laufen anders ab als Gesprächs- oder Verhaltenstherapien und Psychoanalyse. Das Gespräch dient in der Traumatherapie der Kommunikation von Empfindungen. Die Historie ist sekundär, wichtiger ist die Reaktivierung alter Gefühle und Affekte des Körpers, die anschließend unter Zuhilfenahme bestimmter Techniken verarbeitet werden können. Beim Comprehensive Ressource Model spielt zudem die Aktivierung der inhärenten Bindungsstrukturen eine tragende Rolle.

Traumatherapie soll Retraumatisierungen vermeiden, also eine Überforderung des Systems und einer daraus resultierenden erneuten Abspaltung des Traumas. Das bedeutet nicht, dass die Sitzung oder die Zeit zwischen den Sitzungen ausschließlich als angenehm empfunden werden. Besonders Entwicklungstraumata können die Betroffenen beuteln. Doch ein Kontrollverlust oder das Gefühl, dem Trauma ausgesetzt zu sein, treten nicht auf, wenn Retraumatisierungen verhindert werden.

Die Traumatherapie besteht aus zwei Teilen: zum einen dem Rückgängigmachen der Dissoziation und zum anderen der Verarbeitung des abgespaltenen Gefühls. Da die Abspaltung in einem Moment geschah, der für das Individuum alles andere als angenehm war, geht auch Integration ein eher unschöner Augenblick voran. Manch einer spürt zum ersten Mal Wut, Scham, Hass oder Angst, und das ist wichtig für die Verarbeitung und überdies vorübergehend. Gleichgültig, wie stark die negativen Gefühle sind, sie führen nicht zu einer anhaltenden Funktionseinbuße (siehe oben).

Die meisten Klienten empfinden die Therapie als anstrengend. Schließlich erfordert Traumabewältigung viel Energie (Abb. Seite 33). Deswegen lohnt sich die Kombination von Traumatherapie und einem Ernährungsprogramm, das die Zellenergie wiederherstellen kann. In der Zeit zwischen den Sitzungen kann ein Klient mehr Ruhe als sonst brauchen, um sich physisch zu erholen. Im Endeffekt zahlen sich Aufwand und Überwindung in Form von Energie, Resilienz und Vitalität oft aus, die einem am Ende der Therapie wieder zur Verfügung stehen. Schließlich kostet das Aufrechterhalten und Abspalten von Traumata jede Menge Energie.

Es empfiehlt sich, die Sitzungen in einer zeitlich engen Folge stattfinden zu lassen. Das gilt zumindest für die ersten fünf Sitzungen. Ein wöchentlicher oder maximal 14-tägiger Abstand ist notwendig, um Abwehrmechanismen zu entlarven und sie an einer Reorganisation zu hindern.

Ähnlich wie beim Sport bringt es nichts, wegen Muskelkater sechs Wochen zu pausieren, will man nicht wieder ganz von vorne anfangen.

Traumatherapien werden derzeit nicht von den gesetzlichen Krankenkassen übernommen.

Konsequenzen für Sie:

- Die meisten Menschen sind mehr oder weniger traumatisiert. In Deutschland haben zwei Kriege dazu beigetragen, dass sich Traumatisierungen epigenetisch manifestierten.
- Nur spezifische Traumatherapien können aus Sicht dieses Buches mittlere und schwere Traumata auflösen.
- Übernehmen Sie Verantwortung für Ihre Heilung, auch in psychischer Hinsicht. Investieren Sie Zeit in sich selbst. Schließlich wollen und müssen Sie noch einige Jahrzehnte mit sich leben, und nur Sie entscheiden, in welcher Lebensqualität.

ZWISCHENSTOPP: MODEDIAGNOSE HOCHSENSIBILITÄT

Hochsensibilität ist ein psychologisches Konstrukt, das dazu dient, Menschen zu beschreiben, die außergewöhnlich sensibel sind, womit sowohl positive Eigenschaften verbunden sind wie z. B. große Kreativität, Leidenschaft, Erkenntnis und Anteilnahme,[576] aber auch die Neigung zu einer schnelleren Reizüberflutung. Hochsensibilität wird also per Definition dadurch geprägt, dass bestimmte Eigenschaften zwangsläufig zusammen auftreten. Während ich und die Psychologin Elaine N. Aron, die diesen Begriff entscheidend mitgeprägt hat, zwar Hochsensible dazu auffordern, sowohl ihre Wunden zu erkennen als auch diese zu verarbeiten,[577] kritisiert sie Eltern und Lehrer, die versuchen, den Betroffenen den Wesenszug der Hochsensibilität abzugewöhnen (im Sinne einer Schwäche).[578] Es geht nicht darum, Menschen als Freaks abzustempeln, indem ihnen das Gefühl vermittelt wird, falsch zu sein, aber die Anerkennung der Hochsensibilität mit allen besonderen Bedürfnissen birgt aus meiner Sicht zwei wesentliche Risiken. Erstens besteht die Gefahr, Menschen zu Opfern zu machen und sie in einer Opferstruktur zu halten. Das heißt, wenn Menschen als etwas ganz Besonderes bezeichnet werden, bekommen sie endlich die Aufmerksamkeit, die sie als Kind und auch später nie hatten. Während äußere Anerkennung natürlich erst einmal sehr wohltuend ist, verleitet sie nach meiner Auffassung und Beobachtungen in der therapeutischen Praxis zufolge häufig dazu, dass Probleme mit sich, in der Gesellschaft und in Beziehungen damit gerechtfertigt werden, hochsensibel zu sein, wodurch nichts geändert werden muss, weil die betroffene Person schließlich etwas Besonderes ist.

Das zweite Risiko besteht darin, dass Kreativität, Leidenschaft etc. per Definition an Leid gebunden werden. Menschen, die sich als hochsensibel bezeichnen, leiden häufig unter den Auswirkungen ihrer Empfindlichkeit, weil z.B. starke Gerüche, Licht oder sonstige Eindrücke das System total überladen. Folgende Punkte gehören zu einer Checkliste für Hochsensible:

- Sind Sie schnell von Dingen überfordert wie grellem Licht, starken Gerüchen, groben Stoffen oder Sirenen in der Umgebung?
- Bringt es Sie aus dem Konzept, wenn Sie vieles in kurzer Zeit erledigen müssen?
- Vermeiden Sie möglichst gewaltvolle Filme und Fernsehserien?
- Müssen Sie sich während stressiger Tage zurückziehen, z. B. in Ihr Bett oder einen abgedunkelten Raum oder einen anderen Ort, an dem Sie in Abgeschiedenheit Erleichterung erfahren?
- Machen Sie es zur Priorität, Ihr Leben so zu arrangieren, dass Situationen vermieden werden, die Sie aufregen oder überfordern?
- Nehmen Sie feine Düfte, Geschmäcker, Klänge oder Kunstwerke besonders wahr und genießen diese vielleicht auch?
- Haben Sie ein komplexes und reiches Innenleben?
- Haben Sie Ihre Eltern als Kind als sensibel oder schüchtern bezeichnet?[579]

Auch hier verleitet das notwendige Dazugehören der Symptome zum Bild der Hochsensibilität dazu, dass leidvolle Symptome möglicherweise nicht als pathophysiologisch oder zumindest veränderbar angesehen werden. Es wird vielfach angeführt, dass Hochsensibilität nicht mit Überreizbarkeit oder Hypervigilanz verwechselt werden soll, indem hier der Versuch unternommen wird, zwischen einer physiologischen und einer pathologischen Überreizung zu unterscheiden. Doch dieser Unterscheidung kann nicht gefolgt werden, auch dann nicht, wenn die Überreizung mit gewissen als positiv bewerteten Eigenschaften gehäuft auftritt. Das gilt vor allem dann, wenn berücksichtigt wird, dass Symptome wie Überreizung, Stressvermeidung, die Unfähigkeit unter Zeitdruck zu arbeiten (wie in der Checkliste beschrieben) allesamt auch Auswirkungen einer Nebennierenschwäche oder persistierender frühkindlicher Reflexe sein können. Es könnten auch z. B. der Mororeflex oder der Handstützreflex noch aktiv sein, die beide unter anderem dafür zuständig sind, dass der Körper nach Stress nicht dazu in der Lage ist, sich selbst zu beruhigen, oderdass Reihenfolgen nur unter einem Gefühl von Stress eingehalten werden können.[580] Da Menschen, die besonders sensibel sind, nicht so ein dickes Fell haben wie andere Menschen, kann es verstärkt zu traumatischen Erlebnissen kommen. Insofern ist der Begriff als neue »Diagnose« nicht dienlich (auch wenn sie als psychologisches Konstrukt betitelt wird, um sie z. B. von dem pathologischen Katalog des ICD-10 abzugrenzen). Natürlich soll das Leid der Betroffenen in diesen Zeilen nicht geschmälert werden, sondern es geht im Gegenteil darum, Lösungen aufzuzeigen. Die negativen Auswirkungen der sogenannten Hochsensibilität sind nach meiner Auffassung keine Schicksalsdiagnosen. Der Begriff ist zur Kennzeichnung eines Persönlichkeitstypus nicht dienlich.

Viele als hochsensibel bezeichnete Menschen bleiben auf ihren Symptomen »sitzen«, weil nicht erkannt wird, dass es sich bei der Hochsensibilität möglicherweise um eine Kombination aus Charaktereigenschaften (die persönlich als gut und vielleicht als gesellschaftlich wünschenswert empfunden werden) und hormonellen, psychischen und nervlichen Störungen handelt, die als leidvoll empfunden werden.

FALLBEISPIEL:

Eine Patientin kam in meine Praxis und klagte über folgende Symptome: Schwäche- und Ohnmachtsanfälle, inklusive des Gefühls, sie müsste am selben Tag noch sterben, PMS (das sie beinahe in die Psychiatrie getrieben hatte und gegen das sie die Pille nahm), Verdauungsprobleme, vielfache Chemikalienunverträglichkeit, multiple Nahrungsmittelunverträglichkeiten, Schlafprobleme, Blutzuckerschwankungen und noch vieles mehr. Sie bezeichnete sich selbst als hochsensibel.

Ihre Haarmineralanalyse zeigte einen schnellen Stoffwechsel, eine Östrogendominanz und eine eher überaktive Schilddrüse – mehrere Indikationen für ein reaktiviertes Trauma im Nervensystem.

Ernährungsumstellung und Nahrungsmittelergänzung änderten die Befindlichkeit der Patientin nicht. Das Immunsystem wurde reguliert. Sie entwickelte weiter neue Symptome. Wir vereinbarten eine Sitzung zum Lösen von Blockaden in der Psyche. Während dieser Sitzung wurde die Patientin ruhig und sie fühlte sich auf einmal gut. Alle (psychosomatischen) Symptome beruhigten sich. Spätestens an diesem Punkt hätte sie sich intensiv um die Auflösung ihrer Traumata bemühen müssen, was sie jedoch unterließ. Sie hatte offenbar einen zu großen sekundären Krankheitsgewinn. Dass sie hormonelle Störungen hatte, war offensichtlich, aber ohne die Beseitigung der psychischen Ursache konnten diese nicht verschwinden.

Worauf Sie sich einstellen sollten

Kurz gesagt:
»Es ist nicht genug, zu wissen, man muss auch anwenden; es ist nicht genug, zu wollen, man muss auch tun.«

Johann Wolfgang von Goethe, aus Wilhelm Meisters Wanderjahre

Der Ablauf naturheilkundlicher Behandlungen ist anders als der schulmedizinischer. Im Folgenden werden noch einmal Aspekte der naturheilkundlichen Behandlung erläutert.

Die Rolle des Therapeuten im Genesungsprozess des Patienten

Anders als in der konventionellen, schulmedizinischen Behandlung existiert zwischen Therapeuten und Patienten in einer ganzheitlichen Behandlung eine Art Interessengemeinschaft, wobei der Therapeut im Grunde nur der Co-Pilot der Behandlung ist bzw. die Hebamme für die Entfaltung des Patienten. Dieser ist der Hauptakteur seines Heilungsprozesses. Das stellt Anforderungen an ihn, die er von der ärztlichen Behandlung nicht kennt und daher nicht gewohnt ist.

Der Patient sollte bei der ganzheitlichen Behandlung

- Interesse für die Vorgänge im eigenen Körper aufbringen.
- verstehen wollen, warum seine gesundheitlichen Probleme entstanden sind.
- begreifen, dass ein Problem nicht über Nacht aufgetaucht ist und daher auch nicht über Nacht verschwinden wird. Regulationsprozesse brauchen Zeit.
- die Verantwortung für seine Gesundheit übernehmen, indem er erkennt, dass sich nur durch Veränderungen im gesamten Leben (Ernährung, Nahrungsergänzung, Lifestyle, Psyche) die gesundheitliche Situation verändert lässt.
- einsehen, dass die Lösung gesundheitlicher Probleme **immer** komplex ist. Anders als beim Arzt gibt es in der Regulationstherapie nicht einfach nur ein Medikament, das die Kopfschmerzen, Hormonprobleme oder sonstigen Beschwerden erledigt. Erst die Summe aller Maßnahmen führt zur Verbesserung der Gesundheit. Es werden Menschen und keine Symptome behandelt!
- akzeptieren, dass das deutsche Gesundheitssystem leider (noch) nicht dazu bereit ist, die Kosten einer selbstverantwortlichen Therapie zu übernehmen. Lediglich Privatversicherte und Patienten mit einer privaten Zusatzversicherung bekommen zumindest einen Teil der Honorarsätze von Heilpraktikern erstattet. Die Kosten für die Untersuchungen, Nahrungsergänzung und naturheilkundlichen Präparate muss jeder selbst aufbringen.

- nachvollziehen, dass ihm kein Therapeut die Arbeit abnehmen wird. Er kann nur einen Weg aufzeigen.
- bereit sein, seinen Körper so weit kennenzulernen, dass er den Therapeuten im Laufe der Behandlung zusehends weniger braucht, weil er lernt zu verstehen, was sein Körper durch Symptome zum Ausdruck bringt.
- Verstehen, dass eine ganzheitliche Therapie auch die Behandlung der Psyche einschließt – sonst wäre sie ja nicht ganzheitlich.

Was ein Therapeut NICHT leisten kann

Die meisten Menschen suchen einen Therapeuten auf, damit er ihnen Mittel und Wege aufzeigt, mit denen sie dem eigenen Körper ihren Willen aufzwingen können. Doch das ist nicht die Aufgabe eines verantwortungsbewussten und an Gesundheit interessierten Therapeuten. Er ist dazu da, seine Patienten dabei zu unterstützen, den Willen und die Bedürfnisse ihres Körpers zu erkennen.

Diese Tatsache ist der Dreh- und Angelpunkt einer jeden erfolgreichen Therapie. Dennoch fällt es vielen Patienten schwer, zu akzeptieren, dass sie die Natur nicht verändern können. Sie können sie (und damit ihren Körper) nur verstehen lernen und im Einklang mit ihr handeln und leben. Dabei kann der Therapeut unterstützend zur Seite stehen. Keine Therapie der Welt ist dazu in der Lage, einen unverantwortlichen Umgang des Patienten mit sich selbst wegzuzaubern.

Das klingt vielleicht in der Theorie logisch, aber praktisch erhoffen sich Patienten nicht selten von Therapien das Unmögliche.

Beispiele:

- Ein Patient sagt, für die Therapie 100 Prozent Engagement aufbringen zu wollen. Doch sobald er auf sein Frühstücksbrot verzichten soll, erscheint ihm das »unrealistisch«. Trotz alarmierender Symptome wie schlechten Leber- und Nierenwerten ist ihm seine Gewohnheit wichtiger.
- Patienten mit autoimmunen Störungen haben Silikonimplantate, die das Immunsystem stören. Doch ihre Eitelkeit und ihr geringer Selbstwert ist ihnen wichtiger, als der Schritt für ihre Gesundung ,die Implantate herausnehmen zu lassen.
- Patienten, die allergisch auf Histamin regieren, aufgequollen sind und bei denen keine antientzündlichen Mikronährstoffe anschlagen, hungern sich lieber weiter durch Kohlehydratverzicht aus, bevor sie bereit sind, die psychologischen Hintergründe ihrer Störung anzuschauen.
- Patienten, die unter Nahrungsmittelintoleranzen leiden, sind eher bereit, ihr Leben lang auf fast alle Lebensmittel zu verzichten, bevor sie sich ihre Bindungsstörung anschauen oder ihre frühkindlichen Reflexe regulieren.

Sie möchten am liebsten ohne Zeit- und Geldaufwand und vor allem ohne Veränderungen in ihrem Leben gesund werden. Und das ist etwa so, als würde jemand aus dem 20. Stock springen, sich verletzen und sich danach über die Folgen der Schwerkraft beschweren. Therapeuten haben die Gesetze von Biologie und Natur nicht erfunden, sie können sie nur beobachten, Schlussfolgerungen ziehen und ihr Wissen weitergeben. Was ein Patient daraus macht, ist seine Verantwortung.

Bitte beachten Sie auch, dass eine individualisierte Therapie nicht nur ein intensives Patientengespräch notwendig macht, sondern auch eine umfangreiche Nacharbeit. Nicht selten kostet diese pro Patient und Termin über zwei Stunden Zeit. Sie werden verstehen, dass der Therapeut diese Zeit in Rechnung stellen wird. Machen Sie sich bewusst, dass viele, wenn auch nicht alle naturheilkundlich arbeitenden Therapeuten, sich ihr Wissen durch viele Fortbildungen etc. selbst finanziert haben. Gerade Naturheilkundler bieten dem Patienten durch ihren ganzheitlichen Ansatz häufig mehrere Therapieformen in einer Personalunion vereint. Eine solch spezialisierte Expertise muss auch in finanzieller Hinsicht honoriert werden. Die Balance des Stoffwechsels und der Hormone zum Schnäppchenpreis ist unmöglich.

Eigenverantwortung als Behandlungsdilemma

Fast jeder Patient möchte möglichst schnell wieder gesund werden. Dazu müssen die (bewussten und unbewussten) Fehlentscheidungen der Vergangenheit gegen den eigenen Körper eingestanden und revidiert werden. Das erfordert Zeit und Geduld.

Im Kontrast dazu steht oftmals das Bedürfnis des Patienten nach einer gewissen Freiheit. Er möchte nach langer Leidensgeschichte endlich wieder feiern, Alkohol trinken und bedenkenlos alles essen können, was ihm schmeckt. Das ist zwar nachzuvollziehen, aber funktioniert leider nicht.

Das Ziel der Behandlung ist, dass der Patient wieder essen kann, worauf er Lust hat und dass ihm genug Energie zur Verfügung steht, um eine Nacht durchzufeiern und zu trinken – aber bevor es so weit ist, muss er einiges dafür tun.

Die wenigsten sind jedoch bereit, die nötigen Maßnahmen umzusetzen. Sie wollen alles sofort bzw. selbst entscheiden, wann ihr Körper dieses und jenes zu tun hat. Dabei ist das Prinzip so einfach wie logisch: Wenn der Körper bekommt, was er braucht, dann gibt er irgendwann auch wieder das, was man von ihm möchte.

Es dauert und es kostet neben der Zeit auch Geld: Therapeuten, Maßnahmen und Nahrungsergänzung müssen bezahlt werden, und frustrierenderweise beginnt die Behandlung – was das gesundheitliche Defizit der meisten angeht – nicht bei »null«, sondern im Minusbereich. Ein stressiger Lebenswandel und die nährstoffarme Ernährung sind schuld daran, dass die zugeführten Vitamine und Nährstoffe gar nicht erst in die Speicher gelangen, sondern sofort für das aktuelle Tagesgeschehen verwendet werden.

Oftmals hat ein Patient mehr »Stressschauplätze«, als zu Beginn einer Therapie gedacht und muss sich deswegen weiteren Untersuchungen und Therapien unterziehen. Hormonprobleme sind eine unspezifische Antwort des Körpers auf Stress, und erst, wenn alle Stressursachen beseitigt sind, wird sich das Hormonsystem wieder regulieren.

Die Kosten für die Regulation von Stoffwechsel und Hormonen setzen sich aus verschiedenen Positionen zusammen:

- Honorare des/der Therapeuten
- Untersuchungen/Tests
- Nahrungsergänzung und naturheilkundliche Präparate
- Gegebenenfalls ergänzende Behandlungen

Therapeutenhonorare

Heilpraktiker brauchen für ihre Arbeit keine Zulassung von gesetzlichen Krankenkassen, weswegen ihre Rechnungen üblicherweise von diesen nicht übernommen werden. Das gilt auch für die Honorare vieler naturheilkundlich arbeitender Ärzte. Wer keine Zusatzversicherung hat oder eine entsprechende Klausel im Vertrag mit einer privaten Krankenkasse, muss die Kosten also selbst tragen. Ein Therapeut kann nach einer Gebührenordnung abrechnen (Heilpraktiker: Gebührenordnung für Heilpraktiker, Ärzte: Gebührenordnung für Ärzte) oder Stundenhonorare verlangen bzw. für spezielle Behandlungen an einem Stundensatz angelehnte Pauschalen. Der reguläre Stundensatz für Heilpraktiker liegt zwischen 70 und 200 Euro, bei Ärzten manchmal darüber (Stand 2019). Es gibt unterschiedliche Verfahrensweisen mit der Vor- bzw. Nacharbeit der Sitzungen: Entweder sind die Stundenhonorare »all inclusive« oder es wird gesondert abgerechnet.

Kosten für Untersuchungen (Stand 2019)

Die anfallenden Untersuchungen müssen ebenfalls selbst gezahlt werden.

Ein unverbindlicher Überblick der beschriebenen Untersuchungsmethoden (genauere Informationen erhalten Sie bei Ihrem behandelnden Therapeuten oder von den entsprechenden Laboren):

- Walsh-Test: ca. 250 Euro – zum Zeitpunkt der Entstehung dieses Buches ausschließlich in der Praxis von Katia Trost durchführbar.

- Haarmineralanalyse des Labors Verisana: 160 Euro – das Labor Verisana ist in Deutschland das einzig lizensierte Labor für Haarmineralanalysen, die den Kriterien des Nutritional Balancing entsprechen. Andere Haarmineralanalysen in Deutschland sind in Bezug auf die vorgestellte Methode nicht aussagekräftig.
- Blutuntersuchung des Immunsystems: 200–300 Euro.
- Test auf Nahrungsmittelintoleranzen: 100–500 Euro, je nach Ausführlichkeit.
- Ausführliche Hormonanalyse über Speichelproben: 120–150 Euro.

Einige der Tests sollten in einem Zeitraum von ca. zwei bis sechs Monaten wiederholt werden, um den Fortschritt der Therapie zu dokumentieren.

Kosten für Nahrungsergänzung und naturheilkundliche Präparate

Es sollten Investitionen für Nahrungsergänzungsmittel und naturheilkundliche Präparate in Höhe von 150–250 Euro im Monat eingeplant werden.

Oft kommen zusätzliche Kosten für eine gesunde Ernährung hinzu, je nachdem, wie sich vor Behandlungsbeginn ernährt wurde.

Ergänzende Behandlungen

Da diese Kosten mit dem individuellen Bedarf an Therapie zusammenhängen, können sie nicht im Vorhinein exakt beziffert werden:

- Therapien bei kooperierenden Therapeuten, z. B. Psychotherapien, INPP, Balance des Immunsystems, energetische Methoden wie Homöopathie und Traditionelle Chinesische Medizin.
- Akute Entlastungsmaßnahmen bei kooperierenden Therapeuten oder therapeutischen Einrichtungen wie Infrarotsauna, Massagen, Colon-Hydro-Therapie und/oder Basenwickel.

Ist die Regulation von Stoffwechsel und Hormonen teuer?

Diese Frage lässt sich aus unterschiedlich beantworten:

Variante 1: ja. In Deutschland ist die Gesundheitsversorgung der Bevölkerung theoretisch Sache des Staates. Demnach sollte jede Behandlung, die die Gesundheit in irgendeiner Weise fördert, auf Kosten des Staates erfolgen. Schließlich wird der »Gesundheitstopf« von Steuerzahlern gefüllt und sollte auch von ihnen genutzt werden dürfen – nicht zuletzt herrscht ein gesetzlicher Zwang zur Krankenversicherung. Doch selbst Vorsorge im konventionellen Sinn wird kaum von den gesetzlichen und wenig von privaten Krankenkassen übernommen. Alternative und naturheilkundliche Therapien übernehmen gesetzliche Krankenkassen fast nie und private nur im beschränkten Rahmen. Das gemeine Krankenkassenmitglied ist also verpflichtet, in einen »Gesundheitstopf« einzubezahlen, hat aber nicht das Recht, zu bestimmen, welche Form von Behandlung es in Anspruch nehmen möchte. Aus dieser Perspektive ist im Grunde jeder Euro, der für eine Behandlung berechnet und vom Patienten selbst bezahlt werden muss, eine Zumutung.

Variante 2: nein. Wenn auch keine Therapie dieser Welt eine Erfolgsgarantie geben kann, so ist doch jede Verbesserung des Gesundheitszustandes ein unbezahlbares Geschenk. Und gibt es überhaupt kostenlose Alternativen? Es gibt sie, aber sie sind schnell ausgeschöpft und über ihre Effektivität ließe sich streiten. Eine Alternative ist ein Leben mit einem dysfunktionellen Hormon- und Stoffwechselsystem. Das ist zwar möglich, aber unnötig – und die Umstände sind in der Regel alles andere als angenehm. Leben geht – im Gegensatz zum Überleben – mit einer gewissen Lebensqualität einher. Für diese muss mancher seinem alten Lebensstil Adieu sagen und dann sein Ändern leben. Was einem Lebensqualität wert ist, bleibt eine persönliche Entscheidung.

Hinzu kommt, dass der Patient von heute die Konsequenzen kollektiver Fehltritte vergangener Generationen trägt. Die Menschheit hat sich im Laufe der letzten Jahrhunderte der eigenen Lebensgrundlage immer weiter beraubt, und der Homo digitalis zahlt mit seiner Gesundheit die Zeche seiner Vorfahren:

- Kunstdünger haben die Böden ausgelaugt.
- Nahrungsmittel wie Milch werden homogenisiert und pasteurisiert, kaum ein Lebensmittel ist noch naturbelassen. Industrialisierte und raffinierte Massenware gehören zur täglichen Nahrung.
- Umweltverschmutzung und der Einsatz von Toxinen als Pflanzenschutzmittel sorgten für einen erhöhten Nährstoffbedarf zur Ausleitung ebendieser Toxine und Schwermetalle.
- Viele Chemikalien entfalten eine östrogenisierende Wirkung. Damit steigt das Krebsrisiko, geschlechtsspezifische Unterschiede werden nivelliert und die Menschheit wird zusehends unfruchtbar.
- Das von vielen geführte Leben im Hamsterrad entspricht nicht dem natürlichen Biorhythmus. Ruhezeiten werden nicht eingehalten, und das Bedürfnis nach Erholung wird zu häufig übergangen.
- Die meisten Menschen in Deutschland, einem der reichsten Länder der Welt, sind mangelernährt. Eiweißdefizite oder der Verzicht auf Kohlenhydrate verursachen Probleme mit Stoffwechsel- und Hormonsystem. Kaum jemand weiß, wie wichtig Ernährung und die ausreichende Versorgung mit Nährstoffen sind. Deutsche sind im Vergleich zu ihren euro-

päischen Nachbarn viel weniger bereit, Geld für qualitativ hochwertige Lebensmittel auszugeben. Sie investieren stattdessen lieber in Statussymbole wie Autos und Urlaube. Dabei sind Biolebensmittel hierzulande oft sogar günstiger als konventionell hergestellte Produkte in Nachbarländern.

Durch bewusste Entscheidungen kann jeder Einzelne Einfluss auf die persönliche Gesundheit und die Gesellschaft nehmen, damit nachfolgende Generationen natürlichere und damit bessere Lebensbedingungen haben.

Hilfe bei der Therapeutenwahl

Da sich Patienten bei der Balance von Hormonen und Stoffwechsel auf einen langen Heilungsweg einstellen müssen, ist es wichtig, dass die Zusammenarbeit zwischen Therapeut und Patient funktioniert. Für das Matchen von Patient und Therapeut könnten folgende Aspekte hilfreich sein:

- Endokrinologen, die schulmedizinisch ausgebildet worden sind, arbeiten NICHT nach den in diesem Buch vorgestellten Prinzipien.
- Ärzte und Heilpraktiker, die naturheilkundlich orientiert arbeiten, wenden ebenfalls nicht unbedingt die vorgestellten Prinzipien an. Auch Therapeuten, die hormonelle Therapien anbieten, arbeiten oft anders, nämlich mit Substitution anstatt im Sinne der Regulation. Bei zahlreichen naturheilkundlichen Ansätzen werden außerdem Phytoöstrogene eingesetzt. Wieder andere Therapeuten beschäftigen sich eventuell ausschließlich mit Energieverteilung (energetische Methoden). Adressen von Therapeuten, die nach den in diesem Buch vorgestellten Prinzipien therapieren, stehen im Anhang.
- Die Beziehung zwischen Patient und Therapeut spielt bei der heilpraktischen Behandlung eine größere Rolle als in der schulmedizinischen. Patienten sollten nicht nur fachliches Vertrauen haben, sondern auch mit dem Stil des Behandelnden zurechtkommen. Manche Therapeuten legen verstärkt Wert auf die Aufklärung des Patienten, andere nicht oder weniger. Einige Therapeuten haben eine eher mütterliche oder väterliche Art, andere Therapeuten sehen ihre Patienten mehr in der Selbstverantwortung. All das spiegelt sich in der Art der Behandlung wider. Manche Therapeuten versorgen ihre Patienten mit Kochrezepten, andere gehen davon aus, dass die Patienten selbst fündig werden. Somit sollte der potenzielle Patient sich vorab überlegen, was er in und von der Behandlung erwartet. Ein Vorgespräch mit dem Therapeuten kann sinnvoll sein.
- Da hormonelle Störungen sich auf verschiedene Weise manifestieren können, ist es unter Umständen sinnvoll, sich einen Therapeuten zu suchen, der sich spezialisiert hat: Manche

behandeln z. B. vorwiegend Männer, andere kennen sich mit dem Immunsystem besonders gut aus und wieder andere sind psychologisch versiert. Da nicht jeder Therapeut alles können kann, sollte eine Zusammenarbeit mit mehreren Therapeuten nicht überraschen.

- Da gesetzliche Krankenversicherungen die Behandlung von Heilpraktikern nicht übernehmen, sollten Patienten sich vorab über die Kosten erkundigen. Diese setzen sich zusammen aus den Honoraren des Behandelnden, Untersuchungen, Nahrungsergänzung und naturheilkundlichen Präparaten sowie gegebenenfalls zusätzlichen Behandlungen.
- Privatversicherte können zumindest bei einem Teil der Kosten mit einer Übernahme durch die Kasse rechnen, abhängig von der jeweiligen Versicherung und den individuellen Vertragsbedingungen. Die Kostenübernahme der Honorare ist meist weniger problematisch als die der Untersuchungen oder Präparate.
- Für private Zusatzversicherungen gilt das Gleiche, nur dass sie in Bezug auf die Erstattung der Honorare weniger großzügig sind und Untersuchungen selten finanzieren.
- Erwähnenswert ist noch, dass nach Abschluss einer Zusatzversicherung oft eine Sperrfrist gilt, innerhalb derer neue Behandlungen nicht begonnen werden können bzw. nicht übernommen werden.
- In manchen Fällen verlangen Versicherungen Kostenvoranschläge. Diese sind kaum realistisch zu erstellen. Schließlich ist die Therapie individuell und der Verlauf der Behandlung nicht vorhersehbar. Der zeitliche Aufwand für die Erstellung eines solchen Kostenvoranschlags wird in der Regel in Rechnung gestellt.

Gründe für das Scheitern der Therapien

- Ein Mangel an Disziplin und Durchhaltevermögen.
- Der Unwille, Widerstände gegen die eigene Gesundheit zu bearbeiten (meist psychische Themen).
- Geldnot bzw. andere Prioritätensetzung: An Therapie wird gespart, weil ein neuer Fernseher wichtiger ist.
- Ablehnen der Ernährungsempfehlungen.
- Mangel an Informationen über das, was innerhalb der Therapie auftreten könnte, z. B. Heilkrisen, Retracing, Entgiftungserscheinungen.
- Überforderung durch die Komplexität von Stoffwechsel und Hormonen (auch hier würde meist die Bearbeitung von psychischen Themen helfen).
- Die Hoffnung, dass der Therapeut einem die Arbeit an sich selbst abnimmt, indem er in die Rolle des Seelsorgers oder eines idealisierten gütigen Elternteils gedrängt wird.
- Mangel an psychischer Autonomie: Die Betroffenen wollen oder können die in der Therapie aufkommenden Hindernisse und emotionalen Schmerzen nicht aushalten und erwarten

von der Therapeutin oder dem Therapeuten, dass diese/r für sie ständig zur Verfügung steht und immer für sie Zeit hat. Das ist im Praxisalltag nicht nur unrealistisch und nicht umsetzbar, sondern in der Regel auch kein Teil des Behandlungsangebotes. Es handelt sich vielmehr um ein psychisches Thema des Betroffenen, was dieser in den seltensten Fällen anerkennen möchte. Es ist letztendlich bequemer, sich vom Therapeuten nicht gesehen und zurückgewiesen zu fühlen, als sich auf eine konstruktive Weise seinen Unsicherheiten und dem Gefühl des Verlassenseins zu stellen.

Tipps für die Therapie

- Lassen Sie Ihre Symptome ärztlich abklären, sollten sie Ihnen Sorgen bereiten. Konsultieren Sie nicht mit jedem auftretenden Symptom das Internet. Suchen Sie nicht andauernd nach Mittelchen, die Ihre Therapie verkürzen könnten. Abkürzungen gibt es nicht. Denken Sie daran, dass die Naturheilkunde keine Symptome, sondern den Menschen behandelt. Symptome verschwinden, wenn der Körper so weit ist – und das ist er in seinem Tempo.
- Nicht immer können naturheilkundliche und ärztliche Behandlung nebeneinander stattfinden. Notfälle und organische Schäden gehören unbedingt in ärztliche Hände. Wenn es aber um die Behandlung funktioneller Störungen geht, unterscheiden sich ärztliche und naturheilkundliche Ansätze so sehr, dass sie gegensätzlich behandeln wie z. B. bei unerfülltem Kinderwunsch.
- Schenken Sie kosmetischen und Gewichtsproblemen nicht so viel Aufmerksamkeit: Schönheit und Idealgewicht sind Folgen sich einstellender Gesundheit.
- Machen Sie Ihre Symptome nicht zu Ihrem Lebensinhalt. Je mehr Sie täglich darauf beharren, wie schlecht es Ihnen geht, desto länger geht es Ihnen schlecht. Finden Sie neue Lebensinhalte außerhalb Ihrer Krankheit oder Erschöpfung. Nutzen Sie Ihre Symptome nicht als Ausrede dafür, Ihr Leben nicht leben zu können. Dingen, denen man Aufmerksamkeit schenkt, wachsen. Das gilt für neue Projekte, aber auch für den Herpes, der sich vielleicht gerade auf Ihrer Unterlippe ankündigt. Selbst sehr erschöpfte Menschen können den nächsten Schritt gehen, um ihr Leben in eine andere Richtung zu bewegen. Das konnte ich – und Sie können es auch!
- Vorsicht vor Internetforen: Einerseits erhält man oft Inspirationen für neue Behandlungswege (und zwar bevor sie in der medizinischen Gemeinschaft oder in Büchern angekommen sind), aber andererseits wird viel Halbwissen verbreitet und als Expertise gehandelt. Außerdem gilt: Was dem einen hilft, ist nicht unbedingt für alle anderen auch gut. Medizinische Informationen sollten grundsätzlich im Gesamtkontext der Krankengeschichte ausgewertet werden.
- Vermeiden Sie »Therapeuten-Hopping«. Suchen Sie sich einen Therapeuten, dem Sie vertrauen, und bleiben Sie dort. Manche Patienten möchten sich von verschiedenen Experten

bestätigen lassen, dass sie wirklich die optimale Behandlung bekommen, was allerdings meist nicht zu einer besseren Behandlung führt, sondern dem Patienten als Möglichkeit dient, sich auf keine Therapie einzulassen.
- Vermeiden Sie, Diagnosen zu sammeln. Diagnosen sind keine Lösungen. Lösungen finden sich, wenn man nach den Ursachen sucht und diese bearbeitet. Eine gewisse Diagnostik ist nützlich, aber viele Diagnosen lenken im Prinzip von den eigentlichen Ursachen ab. Testen Sie außerdem nur, was Sie anschließend auch behandeln wollen.
- Machen Sie sich den Unterschied zwischen Therapie und passiver Behandlung klar. In der Therapie hält der Therapeut den Raum, damit Sie sich aktiv durch Ihre Themen arbeiten können. In der passiven Behandlung bekommen Sie etwas von dem Therapeuten (eine Massage, eine Entlastungsmaßnahme, Energiearbeit etc.). Dies kann durchaus hilfreich sein, macht aber Ihre aktive therapeutische Arbeit nicht entbehrlich. Letztendlich sind Sie die einzige Person, die Ihre Probleme lösen kann. Im Übrigen ist das Gespräch beim Behandler vorwiegend eine Beratung. Eine Therapie im eigentlichen Sinne findet z. B. nur während traumatherapeutischer Sitzungen statt. Der Großteil der Therapie ist die Zeit zwischen den Terminen, das Leben außerhalb der Praxis, in dem Sie sich im Alltag Ihren Themen stellen und die Schritte gehen, die Sie gehen müssen, um Ihre Gesundheit zu verbessern. Denn echte Therapie ist auch immer ein Entwicklungsweg. Der Therapeut leistet lediglich Hilfe zur Selbsthilfe.

Sind Sie bereit für die hormonelle Balance?

Damit Sie zu guter Letzt noch einmal vor Augen geführt bekommen, was die Regulationstherapie für Sie als Patient bedeuten würde, habe ich eine Checkliste erstellt. Gehen Sie sie in Ruhe durch – je häufiger Sie innerlich nicken, desto bereiter sind Sie für die Therapie.

Sie bestimmen zu jeder Zeit das Tempo Ihrer Behandlung. Wenn Sie möglichst schnell mit der Therapie fertig sein wollen, sollten Sie bereit sein, mehrere der folgenden Punkte gleichzeitig abzuarbeiten. Andernfalls gehen Sie Schritt für Schritt vor.

- Ich habe die Zeit für und den unbedingten Wunsch nach einer Therapie. Ich bin bereit, mich mit meiner Krankengeschichte auseinanderzusetzen.
- Ich möchte die Ursachen meiner Hormondysbalance finden und beseitigen (auf körperlicher, emotionaler und mentaler Ebene). Mir ist bewusst, dass es meist mehrere Ursachen für eine hormonelle Störung gibt, die gleichzeitig oder nacheinander in Angriff genommen werden müssen.
- Ich würde, wenn nötig, weitere Behandlungen vornehmen lassen (Nervensystem, Immunsystem und/oder Psyche).

- Ich bin bereit, meinen Lebenswandel zu überdenken und gegebenenfalls zu ändern (Schlafgewohnheiten, Work-Life-Balance, Sport, Beziehungen, Drogenkonsum etc.).
- Ich kann meine Ernährung umstellen und gegebenenfalls für einen längeren Zeitraum auf gewisse Nahrungsmittelgruppen und/oder Genussmittel sowie nicht tolerierte Lebensmittel verzichten.
- Ich würde über einen längeren Zeitraum Nahrungsergänzungsmittel (auch in größeren Mengen) einnehmen.
- Mir ist bewusst, dass die meisten ganzheitlich arbeitenden Therapeuten naturheilkundliche Verfahren wie Homöopathie, Akupunktur und/oder Colon-Hydro-Therapie einsetzen, um die Behandlung zu unterstützen und die Selbstheilungskräfte zu aktivieren.
- Ich bin finanziell dazu in der Lage, Behandlungshonorare und Laboruntersuchungen sowie Nahrungsergänzungsmittel zu bezahlen.
- Ich bin zur Regulation meines Stoffwechsels bereit und möchte nicht nur »gut eingestellt« bis an mein Lebensende mit in meinem Fall abdingbaren Hormonen und Medikamenten versorgt werden.
- Ich habe die nötige Geduld für die Regulationsprozesse, die durchschnittlich ein bis drei Jahre dauern.
- Ich halte durch, wenn es schwierig wird und z. B. Entgiftungsreaktionen auftreten, Dekompensierungen oder wenn sich scheinbar für eine Zeit nichts tut. Mir ist bewusst, dass Behandlungsblockaden auftreten können, sobald der Körper wieder mehr Energie zur Verfügung hat, und dass diese häufig mit der Überforderung von Körper und Psyche zusammenhängen.
- Ich bin bereit, meiner Gesundheit vor meiner Schönheit den Vorrang zu geben (Gewichtsprobleme, Haut- und Haarprobleme etc. kommen nach Psyche, Schlaf und Energie). Denn äußere Schönheit folgt innerer Gesundheit und nicht umgekehrt.
- Mir ist bewusst, dass sich alte Ängste und Kümmernisse zeigen können, die erst erkannt werden müssen, bevor sie losgelassen werden können.
- Ich bin bereit, die Bedürfnisse meines Körpers nach Ruhe und/oder bestimmter Ernährung und meiner Psyche anzuerkennen und ihnen nicht länger meinen Willen aufzuzwingen.
- Ich bin bereit, die Symptomensprache meines Körpers als einen Hinweis auf innere Bedürfnisse meines Körpers und meiner Seele anzuerkennen. Ich weiß, dass sich Symptome nach der eigenen Weisheit des Körpers und in seinem Tempo erledigen. Ich weiß, dass Symptome nicht einfach magisch oder durch eine Pille verschwinden, es sei denn ich betreibe Symptommanagement und nehme etwaige Nebenwirkungen in Kauf.

NACHWORT

Liebe Lesende,

ich hoffe, Ihnen die zahlreichen Ursachen, Zusammenhänge und alternativen Behandlungsansätze hormoneller Dysbalancen nach meiner Auffassung verständlich und nachvollziehbar nähergebracht zu haben. Es dürfte deutlich geworden sein, wie oft die Regulierung von Stoffwechsel und Hormonen das fehlende Puzzleteil im Mosaik der Gesundheit ist. Die hormonelle Balance bleibt ein Gesamtkonzept und ist nicht durch die Einnahme einzelner Mittelchen abrufbar. Für hormonelle Defizite gibt es keine pauschalen Lösungen oder Behandlungsabläufe.

Bitte denken Sie daran, dass hormonelle Entgleisungen unspezifische Stressreaktionen des Körpers sind. Bei allen meinen bisherigen Patienten herrschte zum Anfang der Therapie eine Nährstoffmangelversorgung, aufgrund derer nicht mehr ausreichend Zellenergie produziert werden kann, und deren Behebung Grundvoraussetzung für alles Weitere war.

Ich vertrete die Auffassung, dass Menschen für ihre sämtlichen Systeme eine Art Blaupause in den Zellen gespeichert haben – Werkseinstellungen, die sich reaktivieren lassen, um noch einmal von vorne anzufangen. Die gute Nachricht lautet: Wer seine Großbaustellen behandelt, reguliert sein Hormonsystem quasi automatisch mit. Das bedeutet aber auch, dass für hormonelle Balance das Leben mal mehr und mal weniger umgekrempelt werden muss.

Regulationstherapie mag manchmal langwierig, mühsam und mit Einschränkungen verbunden sein, aber sie lohnt sich. Sie investieren ein paar Jahre, die Sie an einer Hand abzählen können, um vielleicht weitere 50 Jahre mit einem gesunden Körper und einem ebensolchen Geist durchs Leben zu gehen.

Nur mit einem Körper, der in Balance ist, kann ein Mensch sein volles Potenzial entfalten.

Lassen Sie sich also nicht von den drohenden Anstrengungen abhalten, und suchen Sie aktiv nach Möglichkeiten, Ihre Gesundheit zu verbessern. Meiner Erfahrung nach gilt: Wer sucht, der wird finden. Ich habe bisher auf fast alle meine gesundheitlichen Fragestellungen eine Antwort gefunden, auch wenn ich manchmal Umwege gehen oder abwarten musste. Auch ich habe Einschränkungen hingenommen und habe einen Preis bezahlt, von dem ich im Nachhinein sagen kann, dass er es absolut wert war und ist.

Es geht mir mit diesem Buch nicht darum, andere Behandlungsansätze auszuschließen. Ich möchte Ihnen einfach eine weitere Alternative anbieten. Diese können Sie in Anspruch nehmen, wenn die vorgestellte Therapie Sie intellektuell oder instinktiv anspricht. Viele von Ihnen lesen dieses Buch, weil Sie schon einen langen Leidensweg hinter sich haben und jetzt etwas ganz anderes ausprobieren wollen. Für Sie habe ich *Wege aus der Hormonfalle* geschrieben. Ich wünsche Ihnen viel Erfolg beim Aufspüren und Schließen Ihrer ganz persönlichen Baustellen auf dem Weg zur hormonellen Balance.

Ihre *Katia Trost*

P.S.: Denken Sie daran, dass ein System in hormoneller Dysbalance in Not ist – finden Sie heraus, was dahintersteckt!

DANKSAGUNG

Mein Dank geht zunächst einmal an den mvg Verlag, den auch 500 »querdenkende« Seiten nicht abschrecken konnten und der mir bei der inhaltlichen Gestaltung des Buches maximale Freiheit zugestanden hat. Ich danke auch Dr. Manuela Kahle für ihr einfühlsames und konstruktives Lektorat.

In meine Methode, und damit auch in dieses Buch, sind sehr viele Inspirationen eingeflossen, nicht alle haben auf den ersten Blick mit dem Thema Hormone oder gar Gesundheit zu tun. Ohne jedem einzelnen Menschen danken zu können, möchte ich hiermit dennoch alle Menschen würdigen, die mich persönlich oder in meiner Methode begleitet und unterstützt haben, ob nun als Freunde oder in therapeutischer oder spiritueller Hinsicht. Ohne meinen eigenen Prozess wäre meine Methode, und damit auch dieses Buch, nie entstanden.

Besonders hervorheben möchte ich hier meinen engeren Kreis, der mich als Sparringspartner immer wieder ermutigt hat, mein Konzept der Hormonregulierung zu entwickeln und zu verfeinern. Dies sind meine lieben Heilpraktiker-Kollegen Ulrike Hilpert, Dr. Hidajet Regge Ramaj und natürlich Anika von Keiser. Ohne Anika wäre dieses Buch niemals so schnell zustande gekommen. Sie hat mir durch Ihre Arbeit im Hintergrund den Rücken für den eigentlichen Schreibprozess frei gehalten. Hidajet bemüht sich mit ihrem Labor Verisana immer wieder um Innovationen und Qualität in der Labordiagnostik. Und Ulrike ist eine prima Freundin, Krankenschwester Extraordinaire und hervorragende Praxis-Mitbewohnerin. Danke, dass du meinen Ideen immer ein Ohr schenkst, mögen diese zunächst einmal noch so abstrus klingen.

Ganz wesentlich haben mich auch die Denkansätze und Methoden folgender Menschen geprägt, deren Input sich an prominenten Stellen in diesem Buch wiederfinden lässt:

- Dr. Ray Peat, Biochemiker
- Lisa Schwarz, Psychologin
- Sally Goddard-Blythe bzw. Marie Plag als ihre Vertreterin in Deutschland, beides Psychologinnen
- Dr. William J. Walsh, Biochemiker

Nicht zuletzt möchte und muss ich meinen Patienten danken: für die Geduld, manchmal auch den Vertrauensvorschuss, wenn meine Praxis einmal wieder vor Innovationen stand. Ohne Sie, meine lieben Patienten, gäbe es weder meine Methode noch dieses Buch. Danke, dass ich von jedem Einzelnen von Ihnen lernen durfte!

Anika von Keiser dankt:

- Katia Trost und Ulrike Hilpert für jede Menge Inspiration und dafür, dass sie ihr Wissen teilen. Damit machen sie nicht nur die Welt ein kleines bisschen besser, sondern viele Menschen sehr viel gesünder.
- Wilfried Heppe für seine unermüdliche Unterstützung bei der Quellensuche, seine Geduld und Gedanken sowie die erfolgreiche Erjagung von glutenfreien Mandelhörnchen, wenn nichts anderes mehr helfen konnte.
- Lutz von Buttlar, der nicht nur ein wundervoller Ehemann ist, sondern auch jeden meiner Selbstversuche mitträgt und unterstützt, meine »Pillenportionen in Zwischenmahlzeitgröße« nicht verurteilt, meinetwegen auf manches verzichtet, was er gerne essen würde, und mir ein wertvolles Korrektiv ist.
- Rasmus, der sich seinen Weg durchs Leben singt und tanzt, sich fast allen meinen ernährungstechnisch sinnvollen Interventionen widersetzt, aber dafür beharrlich 1,5 Jahre INPP über sich ergehen ließ, jedes »Mama schreibt« geduldig akzeptierte und mir sehr viele Gründe gibt, stolz auf ihn zu sein.
- Natürlich meiner Mutter und meinem Vater sowie allen anderen Menschen, die mit mir ihre Zeit und ihre Gedanken teilen und mein Leben zu dem machen, was es ist: wunderbar.

ANHANG

Meine Praxis für hormonelle Balance

Wenn Sie eine Regulationstherapie beginnen wollen, können Sie sich in meiner Praxis oder von den von mir ausgebildeten Hormoncoaches behandeln lassen.

Jeder Therapeut und jede Therapeutin hat einen eigenen Behandlungsstil, und ich möchte Ihnen den meinen kurz vorstellen:

Ich biete einen Therapieweg an – keine Instantlösungen. Patienten, die ihrer Genesung Priorität einräumen können und wollen, sind bei mir genau richtig. Wenn Sie zur Behandlung in meine Heilpraxis kommen, gehen meine Mitarbeiter und dich davon aus, dass Sie Verantwortung für Ihre Gesundheit übernehmen wollen und das Prinzip der Ganzheitlichkeit ernst nehmen. Die Behandlung in meiner Praxis ist eine Kombination der in diesem Buch vorgestellten Methoden. Sie sollten bereit sein zu einer Ernährungsumstellung, zum Einnehmen von Nahrungsergänzung, eventuell INPP und für homöopathische sowie traumatherapeutischen Maßnahmen.

Patienten werden in meiner Praxis nicht ausschließlich von mir allein betreut, da ich ansonsten die zahlreichen Anfragen nicht mehr bewältigen könnte. Alle meine Mitarbeiter wurden von mir persönlich mehrere Jahre lang ausgebildet und stehen unter meiner Supervision.

Weitere Informationen zur Behandlung hormoneller Störungen in meiner Praxis finden Sie auf meiner Internetseite www.katiatrost.de oder auf www.natuerliche-hormonregulation.d.e

Persönlich betreue ich weiterhin Menschen, deren Schwerpunkt in der Therapie auf Persönlichkeitsentwicklung liegt. Für diese Menschen habe ich ein Programm entwickelt, das darauf ausgelegt ist, in Modulen Entwicklungsblockaden synergistisch und mit maximaler Effektivität zu bewältigen. Hier finden sich selbstverständlich auch Therapiemethoden für die Regulation der Hormone, des Nervensystems und des Immunsystems sowie psychotherapeutische Maßnahmen wieder. Dieses Programm richtet sich an *hoch* motivierte und eigenständige Menschen, die ihr volles Potenzial entfalten wollen und verstanden haben, dass dies nur möglich ist, wenn Körper, Geist und Seele auch »startklar« sind.

Mehr Informationen dazu finden Sie auf www.integraleevolution.de.

Der Unterschied zwischen meiner Heilpraxis für hormonelle Balance und meiner Praxis für Integrale Evolution besteht in dem Schwerpunkt (Gesundheit – Entwicklung) und dem Tempo der Behandlung (nach den Vorstellungen des Patienten – im Turbogang durch ein festgelegtes Programm) und in der Betreuung (durch mich oder meine Mitarbeiter).

Anika von Keiser, die wesentlich zum Gelingen dieses Buches beigetragen hat, ist Diplom-Physiotherapeutin a.D., Heilpraktikerin und von mir ausgebildete Hormon-Dompteuse sowie freie Texterin. Sie ist auch Teil meines Praxisteams.

Von mir ausgebildete Kollegen finden Sie unter www.hormoncoach-finden.de.

Bereits in Planung ist eine Rezeptesammlung zur Nebennierenkur. Nähere Informationen dazu finden Sie auf www.katiatrost.de.

Zusammenarbeit mit Verisana/Interessenkonflikte

Ich stehe und stand zu keinem Zeitpunkt in einem dauerhaften wirtschaftlichen Verhältnis mit dem Labor Verisana. Zeitweilig habe ich für Verisana als freie Dozentin auf Honorarbasis gearbeitet und Kurse gegeben zu den Themen Hormone und Nutritional Balancing/Auswertung der Haarmineralanalyse. Die in diesem Buch vorgestellte Haarmineralanalyse wurde von Dr. Hidajet Regge Ramaj durch einen Hinweis meinerseits in den Laborkatalog aufgenommen, nachdem sie sich persönlich von dessen Nützlichkeit überzeugen konnte. Für keine der in diesem Buch getroffenen Aussagen habe ich eine finanzielle Entlohnung bekommen. Das Labor Verisana arbeitet auch ganz bewusst nicht mit Empfehlungsvergütungen für Labortests oder Nahrungsergänzung. Kurz gesagt: Ich habe keinerlei Vorteile bei der Empfehlung dieses Labors, außer der Gewissheit, meinen Patienten Qualität zu empfehlen.

Dies gilt für jeden Test und sämtliche Empfehlungen von Nahrungsergänzung in meiner Praxis. Ich stehe nicht für sogenanntes »Empfehlungsmarketing« ein.

Empfohlene Literatur

Die hier empfohlene Fachliteratur ist für diejenigen gedacht, die sich intensiver mit Teilaspekten dieses Buches beschäftigen wollen. Nicht immer stimme ich mit allen Aussagen in diesen überein, sie sind als Information gedacht, nicht als Handlungsempfehlung. Viele Bücher stehen nicht in deutscher Übersetzung zur Verfügung.

Physiologie/Pathophysiologie:

Carrie A. Braun, C. M. (2017). *Applied Pathophysiology* (3. Auflage Ausg.). Philadelphia u. a.: Wolters Kluwer Health.

Selye, H. (1953). *Einführung in die Lehre vom Adaptionssyndrom«.* Stuttgart, Baden-Würtemberg, Deutschland: Georg Thieme Verlag.

Starr, C. (1997). *Biology, Concepts and Applications.* Belmont: Wadsworth Publishing Company.

Frühkindliche Reflexe:

Goddard, S. (2000). *Greifen und BeGreifen. Wie Lern- und Verhaltensstörungen mit frühkindlichen Reflexen zusammenhängen* (2. Auflage). (B. Richter, Übers.) Kirchzarten bei Freiburg: VAK Verlags GmbH.

Goddard Blythe, S. (2016) *Neuromotorische Unreife bei Kindern und Erwachsenen: Neuromotor Immaturity in Children and Adults: The INPP Screening Test for Clinicians and Health Practitioners,* Bern: Hogrefe.

Hormonelle Zusammenhänge:

Zu den hormonellen Zusammenhängen finden Sie auf der Webseite von Ray Peat gute Informationen, weil hier das meiste aus seinen Büchern mit enthalten ist. Wenn Sie lieber in den Büchern lesen möchten, finden Sie diese im Literaturverzeichnis.

www.raypeat.com

Trauma:

Levine, P. A. (2012). *Sprache ohne Worte.* München: Kösel.

Schwarz, L. E. (2017). *The Comprehensive Resource Model.* New York: Routledge.

LITERATURVERZEICHNIS

Tulane University. (kein Datum). *Phytoestrogens.* Abgerufen am 09. 01. 2019 von http://e.hormone.tulane.edu: http://e.hormone.tulane.edu/learning/phytoestrogens.html

Özen, S. (03 2011). Effects of Environmental Endocrine Disruptors on Pubertal Development. *J Clin Res Pediatr Endocrinol.*

Abdel-Sater, K. A. (2011). Physiological Positive Feedback Mechanisms. *American Journal of Biomedical Sciences,* S. 145–155.

Aktuna D, B. W. (1993). Beta-carotene, vitamin A and carrier proteins in thyroid diseases. *Acta Med Austriaca,* S. 17–20.

Alberts, B., Bray, D., Lewis, J., Raff, M., Roberts, K. & Watson, J. D. (2004). *Molekularbiologie der Zelle.* Weinheim: Wiley-VCH Verlag.

Albion Minerals. (2002). Mineral Considerations in Diabetes Mellitus. In A. Minerals, *Albion Research Notes.* St. Clair Shores : Albion Minerals.

Albrecht, J. (14. 10. 2008). Brot und Kriege aus der Luft. *Frankfurter Allgemeine Zeitung.*

Andersen, M., Alvarenga, T., Mazaro-Costa, R., H.C., H. & Tufik, S. (06. 10. 2011). The association of testosterone, sleep, and sexual function in men and women. (I. B. Organization, Hrsg.) *Brain research,* 80–104.

Anderson, D. & Hickey, J. (1972). Eggshell changes in certain North American birds. In E. Brill, *Proceedings of the XVth International Ornithological Congress.* Leiden: Patuxent Wildlife Research Center.

Anderson, G. (2007). Mechanisms of iron loading and toxicity. *Am J Hematol,* S. 1128–31.

Anderson, T., & Neupert, G. (2015). *Pressing Reset.* Raleigh: Fontlifepublications.

Anderson, T., & Neupert, G. (2015). *Pressing Reset: Original Strength Reloaded.* Raleigh: FontLife.

ARL. (2001). *Colon Health.* Abgerufen am 08. 01. 2019 von http://www.arltma.com: http://www.arltma.com/Newsletters/ColonHealthNews.htm

Armbruster, J. (2017). *Schilddrüsenfunktionsstörungen und Schilddrüsenerkrankungen in der Praxis Ärztliches 1 x 1 der aktuellen Diagnostik und Therpie.* Abgerufen am 23. 01. 2017 von Armbruster Medical Center: http://www.armbruster-medical-center.de/unsere-leistungen/schilddruesenerkrankungen.html

Armstrong, J. (2017). *What is Z-Health?: The System That Eliminates Chronic Pain and Improves Athletic Performance.* Kettleball Club Publishing.

Aron, E. E. (2017). *Sind Sie hoch-sensibel?* München: mvg.

Bühring, M. (1993). *Heiler und Heilen Eine Studie über Handauflegen und Besprechen in Berlin.* Berlin.

Bäurle, A. (08. 05. 2017). *Verlaufskontrolle ist nötig!* Ärzte Zeitung.

Balthazart, J. (08 2011). *Minireview: Hormones and Human Sexual Orientation.* Endocrinology, S. 2937–2947.

Barnes, B. O. (1976). *Hypothyroidism.* New York: Harper & Row.

Bauer, J. (2016). *Das Gedächtnis des Körpers.* München: Piper.

Behall, K., Scholfield, D., Hallfrisch, J., Kelsay, J. & Reiser, S. (12 1984). *Seasonal variation in plasma glucose and hormone levels in adult men and women.* Am J Clin Nutr., S. 1352–6.

Berghold, S., Grillhösl, C., Horn, F. & Lindenmeier, G. (2005). *Biochemie des Menschen: Das Lehrbuch für das Medizinstudium.* Stuttgart: Georg Thieme Verlag.

Biomed24. (kein Datum). *Vitamin-D-Rezeptor-Blockade – Diagnostik und Therapie.* Abgerufen am 20. 01. 2017 von bioed24.net : http://www.biomed24.net/index.php/de/biologische-medizin/12-stoffwechsel-tests/43-der-vitamin-d-irrtum,

Blomberg, H. (2011). *Bewegungen die heilen.* Kirchzarten: VAK.

Bose, C. K. (9 2007). Possible Role of Moringa oleifera Lam. Root in Epithelial Ovarian Cancer. *MedGenMed,* S. 26.

Bowthorpe, J. A. (2012). *Stop the Thyroid Madness.* Fredericksburg: Laughing Grape Publishing.

Brandes, B. (2015). *The Symphony of Reflexes.* North Charleston: CreateSpace Independent Publishing Platform.

Braun, C. A. & Anderson, C. M. (2017). *Applied Pathophysiology.* Philadelphia u.a.: Wolters Kluwer Health.

Brind, J. (20. 09. 2014). *Diet and Inflammation Part 4.* Abgerufen am 12. 01. 2017 von 180degreehealth.com: http://180degreehealth.com/diet-inflammation-part-4/

Brownstein, D. (2014). *Iodine: Why You Need It, why You Can't Live Without it.* West Bloomfield, USA: Medical Alternatives Press (1646).

Bundesministerium für Gesundheit und Frauen. (2017). *Ministerium Frauen Gesundheit.* (Bundesministerium für Gesundheit und Frauen) Abgerufen am 12. 05. 2017 von Gesundheit und Gesundheitsförderung: http://www.bmgf.gv.at/home/Gesundheit_und_Gesundheitsfoerderung

Bunevicius, R. E. (11. 02. 1999). Effects of thyroxine as compared with thyroxine plus triiodothyronine in patients with hypothyroidism. *N Engl J Med.,* S. 424–29.

Cantieni, B. (2012). *Tigerfeeling: Das perfekte Beckenbodentraining für sie und ihn.* München: Südwest Verlag.

Carsten, K. E. (2015). Oxytocin Conditions Intergroup Relations Through Upregulated In-Group Empathy, Cooperation, Conformity, and Defense. *Biological Psychiatry,* S. 1–9.

Center for Substance Abuse Treatment. (2009). Chapter 3: Physiological Effects of Alcohol, Drugs, and Tobacco on Women. In *Substance Abuse Treatment: Addressing the Specific Needs of Women.* Rockville: Center for Substance Abuse Treatment.

Centers for Disease Control and Prevention. (2018). *https://www.cdc.gov/.* Abgerufen am 28. September 2018 von https://www.cdc.gov/violenceprevention/childabuseandneglect/consequences.html.

Central Drugs Remedies. (kein Datum). *Central Drugs Remedies.* Abgerufen am 10. 01. 2019 von http://hasimoto.ru: http://hasimoto.ru/wp-content/uploads/2018/02/Thyroid_Conversion_Chart_08-13a.pdf.

Chakera, A. J. (2012). Treatment for primary hypothyroidism: current approaches and future possibilities. *Drug Des Devel Ther.,* S. 1–11.

Chatsworth, C. &. (2014). *Energy – How it affects your emotions, your level of achievment, and your entire well-being.* Sam Biser Press.

Chinnery, P. (2000). *Mitochondrial Disorders Overview. In P. Chinnery & A. M. Pagon R.A. (Hrsg.), GeneReviews®.* Seattle.

Ciba-Geigy AG (Novartis). (2002). *Studie zur Auslaugung der Böden.* Abgerufen am 08. 01. 2019 von www.gesundheitsrebell.de: https://www.gesundheitsrebell.de/wp-content/uploads/2009/07/Nahrwerte.png

Colberg, S. R. (12 2010). Exercise and Type 2 Diabetes. *Diabetes Care.,* S. 147–167.

Costantini, A. E. (03 2014). Thiamine and Hashimoto's thyroiditis: a report of three cases. *J Altern Complement Med.,* S. 208–11.

Cutolo, M. (05 2014). Vitamin D, steroid hormones, and autoimmunity. *Ann N Y Acad Sci,* S. 39–46.

Dalton, K. (1999). *Once a Month.* Alameda: Hunter House.

Damian, D. E. (08 2010). Topical calcitriol protects from UV-induced genetic damage but suppresses cutaneous immunity in humans. *Exp Dermatol.*

David, L. A. (11. 12. 2013). *Diet rapidly and reproducibly alters the human gut microbiome. Nature.*

Der Spiegel. (13. 08. 2008). *Pille lässt Frauen auf falsche Männer fliegen.* Abgerufen am 08. 01. 2019 von www.spiegel.de: http://www.spiegel.de/wissenschaft/mensch/geruchsempfinden-pille-laesst-frauen-auf-falsche-maenner-fliegen-a-571641.html.

Der Spiegel. (26. 02. 1996). *Spiegel.* Abgerufen am 03. 01. 2019 von http://www.spiegel.de: http://www.spiegel.de/spiegel/print/d-8889912.html.

Deutsche Bibelgesellschaft. (1980). *bibleserver, Johannes 10,10.* (S. Katholische Bibelanstalt, Produzent, & ERF Medien) Abgerufen am 07. 04. 2016 von bibleserver: http://de.bibleserver.com/text/EU/Johannes10,10.

Deutsche Gesellschaft für Ernährung e.V. (2017). *Deutsche Gesellschaft für Ernährung e.V. – Protein.* Abgerufen am 23. 01. 2017 von Deutsche Gesellschaft für Ernährung e.V.: https://www.dge.de/wissenschaft/referenzwerte/protein/.

Deutsche Reuma-Liga. (15. 11. 2016). *Deutsche Reuma-Liga.* (D. R.-L. e.V., Produzent) Abgerufen am 07. 12. 2016 von Therapieregeln bei Kortison-Präparaten: https://www.rheuma-liga.de/hilfe-bei-rheuma/therapie/medikamentenfuehrer/kortisonpraeparate/therapieregeln/.

Deutsches Institut für Medizinische Dokumentation und Information. (17. 07. 2015). *DIMDI.* (B. f. (BMG), Produzent) Abgerufen am 15. 03. 2016 von ICD-10-WHO Version 2016: http://www.dimdi.de/static/de/klassi/icd-10-who/kodesuche/onlinefassungen/htmlamtl2016/index.htm.

Deutsches Krebsforschungszentrum. (19. 08. 2015). *Deutsches Krebsforschungszentrum.* Abgerufen am 06. 10. 2016 von Krebsinformationsdienst Behandlung Antihormontherapie: https://www.krebsinformationsdienst.de/behandlung/antihormontherapie.php.

Deville, L. (15. 12. 2017). *VITAMIN B6 AND YOUR CYCLE.* Abgerufen am 10. 01. 2019 von https://www.drlaurendeville.com: https://www.drlaurendeville.com/articles/vitamin-b6-cycle/.

Dias, B. G., & Ressler, K. J. (01 2014). Parental olfactory experience influences behavior and neural structure in subsequent generations. *Nature Neuroscience*, S. 89–98.

Doc Check. (kein Datum). *Doc Check Flexikon.* Von https://flexikon.doccheck.com/de abgerufen.

Dr. Kade Pharmazeutische Fabrik GmbH. (05. 07. 2012). *Verschreibungsverhalten deutscher Gynäkologen vor und nach Publikation der WHI-Studie.* Abgerufen am 04. 01. 2019 von www.kade.de: https://www.kade.de/fachkreisbereich/arztservice/studien/detailseite-studien/artikel//verschreibungsverhalten-deutscher-gynaekologen-vor-und-nach-publikation-der-whi-studie/.

Eichhorn, J. (08. 08. 2013). *Östrogene –Östrogen Dominanz – Hyperöstrogenämie.* Abgerufen am 20. 12. 2016 von http://archiv.ever.ch/PDF/Estrogene.pdf.

El Kholy, M. e. (2013). Penile length and genital anomalies in Egyptian male newborns: epidemiology and influence of endocrine disruptors. *J Pediatr Endocrinol Metab.*, S. 509–513.

Elenkov, I. e. (11 1999). Stress Hormones, Th1/Th2 patterns, Pro/Anti-inflammatory Cytokines and Susceptibility to Disease. *Trends Endocrinol Metab*, S. 359–368.

Endokrinologikum. (kein Datum). *Endokrinologikum.* Abgerufen am 9. 1. 2019 von Thyreotropin / TSH Synonym: Thyreotropin basal; TSH basal Anforderungskürzel: TSH: http://www.endokrinologikum.com/labor/analytik/hormone/hormone-parameter/ho-parameter/thyreotropin_tsh.html

Enyeart, J. A. (08 2009). Curcumin Inhibits ACTH- and Angiotensin II-Stimulated Cortisol Secretion and Cav3.2 Current. *J Nat Prod*, S. 1533–1537.

Enyeart, J. A. (13. 06. 2009). Curcumin inhibits bTREK-1 K+ channels and stimulates cortisol secretion from adrenocortical cells. *Biochem Biophys Res Commun*, S. 623–28.

Escobar, L. (2015). *Necrosis as Programmed Cell Death.* Abgerufen am 07. 01. 2019 von https://www.intechopen.com: https://www.intechopen.com/books/cell-death-autophagy-apoptosis-and-necrosis/necrosis-as-programmed-cell-death.

European Food Safety Authority. (2006). *TOLERABLE UPPER INTAKE LEVELS FOR VITAMINS AND MINERALS.* Von http://www.efsa.europa.eu: http://www.efsa.europa.eu/sites/default/files/efsa_rep/blobserver_assets/ndatolerableuil.pdf abgerufen.

Fallon, S. (2001). *Nourishing Traditions.* Washington: New Trends Publishing.

Fallon, S. & Enig, M. (02. 02. 2009). *Cod Liver Oil Basics and Recommendations.* Von https://www.westonaprice.org: https://www.westonaprice.org/health-topics/cod-liver-oil/cod-liver-oil-basics-and-recommendations/ abgerufen.

Farhangi MA1, K. S.-Y. (August 2012). The effect of vitamin A supplementation on thyroid function in premenopausal women. *J Am Coll Nutr,* S. 268–74.

Ferris, T. F. (September 1962). RENAL POTASSIUM-WASTING INDUCED BY VITAMIN D. *J Clin Invest.*

Flechas, J. (kein Datum). *Diabetes.* Abgerufen am 09. 01. 2019 von iodineresearch.com: http://iodineresearch.com/diabetes.html.

Flynn, A. (1971). Rapid serum-zinc depletion associated with corticosteroid therapy. *Lancet,* S. 1169–72.

Forum Schilddrüse. (2013). *www.forum-schilddruese.de.* Abgerufen am 06. 10. 2016 von www.forum-schilddruese.de: http://www.forum-schilddruese.de/Unterfunktion/.

Fraley, R. C. (2008). Attachment Theory and Its Place in Contemporary Personality Theory and Research. In O. &. John, *Handbook of Personality: Theory and Research.* New York: Guilford Press.

Fries, E., Hesse, J., Hellhammer, J. & Hellhammer, D. H. (2005). A new view on hypocortisolism. *Psychoneuroendocrinology,* S. 1–7.

Genazzani, A. E. (12 2003). Long-term low-dose dehydroepiandrosterone oral supplementation in early and late postmenopausal women modulates endocrine parameters and synthesis of neuroactive steroids. *Fertil Steril.,* S. 1495–501.

Gesellschaft, D. P. (03. 01. 2019). *www.physiologische-gesellschaft.de.* Abgerufen am 03. 01. 2019 von www.physiologische-gesellschaft.de.

Gienow, P. (2010). *Heilung der Seele durch die Kraft der Sterne.* Berlin: epubli GmbH.

Giovannini, C. e. (02 1982). The influence, in normal subjects, of a high-protein normocaloric diet on the response of cortisol, ACTH, GH, and PRL to insulin hypoglycemia. *Bollettino della Società italiana di biologia sperimentale,* 121–7.

Goddard Blythe, S. (10 2005). Releasing Educational Potential Through Movement: A Summary of Individual Studies Carried Out Using the INPP Test Battery and Developmental Exercise Programme for use in Schools with Children with Special Needs. *Child Care in Practice,* S. 415–432.

Goddard, S. (2013). *Greifen und BeGreifen.* Kirchzarten bei Freiburg: VAK Verlags GmbH.

Goldacre, B. (2013). *Die Pharma-Lüge.* Köln: Kiepenheuer & Witsch.

Golomb, B. A. (06. 04. 2008). Statin Adverse Effects: A Review of the Literature and Evidence for a Mitochondrial Mechanism. *Am J Cardiovasc Drugs,* S. 373–418.

Goodyer, C. G. (26. Mai 2017). A Case–Control Study of Maternal Polybrominated Diphenyl Ether (PBDE) Exposure and Cryptorchidism in Canadian Populations. *Environ Health Perspect.*

Grand, D. (2015). *Brainspotting: Wie Sie Probleme, Traumata und emotionale Belastungen gezielt auflösen.* Kirchzarten bei Freiburg: VAK.

Gupta, A. (12. 11. 2002). Unconscious amygdalar fear conditioning in a subset of chronic fatigue syndrome patients. *Medical Hypotheses,* S. 727–735.

Hagemann, O. (10. 06. 2016). *Laborlexikon e-Journal für Labormedizin.* Abgerufen am 10. 01. 2017 von www.medweb24.de : http://www.laborlexikon.de/Lexikon/Infoframe/k/Katecholamine_Urin.htm.

Hahnemann, S. (2005). *Organon der Heilkunst.* Matrix Verlag.

Harramach, N. & Prazak, R. (2014). *Management, absurd – Ein Blick auf die Kehrseite moderner Management-Begriffe.* Wiesbaden: Springer-Gabler Verlag.

Hasler, G. & Asbeck, B. (2014). *Praxisbuch der Gienow-Miasmatik: Homöopathische Therapie chronischer Erkrankungen.* Berlin: epubli GmbH.

Heider de Jahnsen, M. (2007). *Das große Handbuch der chinesischen Ernährungslehre.* Aitrang: Windpferd.

Heinrichs, M., Baumgartner, T., Kirschbaum, C. & Ehlert, U. (15. 12. 2003). Social support and oxytocin interact to suppress cortisol and subjective responses to psychosocial stress. *Biological Psychiatry A Journal of Psychiatric Neuroscience and Therapeutics,* 1389–1398.

Henrichs, D. (2005). *Handbuch Nähr- und Vitalstoffe.* Leer: Constantia-Verlag.

Hernandez, A. (01 2015). 3,5-Diiodo-L-Thyronine (T2) in Dietary Supplements: What Are the Physiological Effects? (U. N. Health, Hrsg.) *Endocrinology,* S. 5–7.

Hertogue, E. (1914). Thyroid Deficiency. *Medical Record, 86,* 489–505.

Hinz, L. A. (2011). *Vitalbalance: Aufbruch in ein gesünderes Leben.* BoD Books on Demand.

Hircin, E. P. & Römer, G. e. (2016). *DocCheck.* (D. M. GmbH, Produzent, & DocCheck Medical Services GmbH) Abgerufen am 2016 von DocCheck Flexikon: http://flexikon.doccheck.com/de/Calcitonin

Hogan, C. E. (2014). One hundred and twenty cases of enduring sexual dysfunction following treatment. *International Journal of Risk & Safety in Medicine,* S. 109–116.

Holt, E. H. & Peery, H. (2003). *Basic Medical Endocrinology.* München: Elsevier.

Hor, F., Moc, I., Schneider, N., Grillhösl, C., Berghold, S. & Lindenmeier, G. (2005). *Biochemie des Menschen. Das Lehrbuch für das Medizinstudium* (3. Auflage Ausg.). Stuttgart: Thieme.

Hormonselbsthilfe. (kein Datum). *TSH Normwerte.* Abgerufen am 09. 01. 2019 von Hormonselbsthilfe: https://hormonselbsthilfe.de/selbsthilfe/themen/tsh-normwerte/.

Horn, F., Moc, I., Schneider, N., Grillhösl, C., Berghold, S. & Lindenmeier, G. (2005). *Biochemie des Menschen. Das Lehrbuch für das Medizinstudium* (3. Auflage Ausg.). Stuttgart: Thieme.

Hunt, P. A. (01. 04. 2016). Female Reproductive Disorders, Diseases, and Costs of Exposure to Endocrine Disrupting Chemicals in the European Union. *The Journal of Clinical Endocrinology & Metabolism,* S. 1562–1570.

IMD Berlin. (2016). *IMD Berlin.* Abgerufen am 24. 08. 2016 von Analyse und Modulation der TH1/TH2-Zytokinbalance: http://www.imd-berlin.de/fileadmin/user_upload/Diag_Info/258_TH1TH2_Balance.pdf.

International Journal of Toxicology. (11 2002). Final Report on the Safety Assessment of Tocopherol, Tocopheryl Acetate, Tocopheryl Linoleate, Tocopheryl Linoleate/Oleate, Tocopheryl Nicotinate, Tocopheryl Succinate, Dioleyl Tocopheryl Methylsilanol, Potassium Ascorbyl Tocopheryl Phosphate, and Tocophersolan. *International Journal of Toxicology,* S. 51–116.

Janus, L. (2011). *Wie die Seele entsteht.* Heidelberg: Mattes Verlag.

Jaspert, A. & van Velzen, A. (1997). *Grundlagen der kindlichen Entwicklung – Frühkindliche Reflexe.* (K. i. Hamburg, Hrsg.) Abgerufen am 30. 08. 2016 von http://www.bindungstherapie.com/abt/publikationen.html#2.

Joanna, D. Y. (2013). Percutaneous progesterone delivery via cream or gel application in postmenopausal women: a randomized cross-over study of progesterone levels in serum, whole blood, saliva, and capillary blood. *The Journal of The North American Menopause Society,* S. 1169–1175.

Jonklaas, J. e. (02 2015). Single Dose T3 Administration: Kinetics and Effects on Biochemical and Physiologic Parameters. *Ther Drug Monit,* S. 110–18.

Köhle, K., Herzog, W., Joraschky, P., Kruse, J., Langewitz, W. & Söllner, W. (2016). *Uexküll, Psychosomatische Medizin.* München: Urban & Fischer Verlag/Elsevier GmbH.

Kam, W. E. (12 2013). Effects of ionizing radiation on mitochondria. *Free Radical Biology and Medicine,* 607–619.

Kane, E. e. (2017). *Fat Facts on Omega 3 and Omega 6 Fatty Acids.* Abgerufen am 09. 01. 2019 von www.bodybio.com: https://www.bodybio.com/blog/fat-facts-on-omega-3-and-omega-6-fatty-acids/.

Karpa, J. (15. 11. 2012). *Planet Wissen.* Abgerufen am 19. 7 2016 von Die Schilddrüse – Wissensfrage: http://www.planet-wissen.de/natur/anatomie_des_menschen/schilddruese_kleines_organ_mit_grosser_bedeutung/pwiewissensfrage100.html.

Karstädt, U. (2014). *Das Geheimnis der idealen Körpertemperatur für optimale Gesundheit.* Hamburg: tredition.

Keen, M. A. (2016). Vitamin E in dermatology. *Indian Dermatol Online J,* S. 311–15.

Kelpamalt Tablets, L. N. (2. 12 1938). *iodinehistory.blogspot.de.* Abgerufen am 1. 4 2016 von http://1.bp.blogspot.com/-KLjBpoi9b28/ULumVT3-FzI/AAAAAAAADHo/g3Gm7TWlYeE/s330/life%2B1945.png: http://iodinehistory.blogspot.de.

Koletzko, B. (01. 06. 2014). *LMU.* Abgerufen am 20. 12. 2016 von Wiege der Gesundheit: https://www.uni-muenchen.de/ueber_die_lmu/auszeichnungen/erc_themenseite/text_forscher/koletzko.html.

Koops, M. (2016). *Mitochondrien Biologie Lexikon.* Abgerufen am 17. 7. 2016 von Biologie Lexikon: http://www.biologie-lexikon.de/lexikon/mitochondrien.php.

Kopp, S. (2009). *Wieviel Salz ist tödlich?* Abgerufen am 08. 01. 2017 von Salz-Kontor.de: http://www.salz-kontor.de/wie-viel-salz-ist-toedlich.php.

Kryger, A. H. (2006). *A Woman's Guide to Men's Health.* Muskegon: RDR Books.

Kuklinski, B. & van Lunteren, I. (2010). *Gesünder mit Mikronährstoffen.* Bielefeld: Aurum Verlag.

Labor Lademannbogen Medizinische Expertise. (2015). *Spektrum 2015–2016.* (T. Brinkmann, Hrsg.) Hamburg: Labor Lademannbogen.

Lacey, B. & Lacey, L. (1970). Some autonomic-central nervous system interrelationship. In P. Black (Hrsg.). New York: Academic Press.

Lacey, L. (1974). *Lunaception – Der weibliche Körper in Harmonie mit dem Mondzyklus – Natürliche Geburten »Kontrolle«.* Berlin: Schwartze Katz Verlag.

Langemak, S. (10. 01. 2017). *Schwangerschaftswerte des ACS-180®-Analysensystems der Bayer Health Care.* Abgerufen am 10. 01. 2017 von Medscape.com: http://deutsch.medscape.com/artikel/4900287.

Langer, S. E. & Scheer, J. F. (1984). *Solved: The Riddle of Illness.* New Canaan: Mcgraw-Hill Education.

Larkin, W. (1986). Electrocutaneous sensitivity: effects of skin temperature. *Somatosens Res.,* S. 261–71.

Lee, J. R. (2003). *Natürliches Progesteron. Ein bemerkenswertes Hormon.* (W. Gerz, Übers.) München, Deutschland: AKSE-Verlag.

Lee, J. R. (2004). *What Your Doctor May Not Tell You About Menopause: The Breakthrough Book on Natural Hormone Balance.* New York, USA: Hachette.

Lee, J. R. (2002). *What Your Doctor May Not Tell You About: Breast Cancer.* New York: Warner Books.

Lelong, M. (09 2014). Relationship Between Nutrition and Blood Pressure: A Cross-Sectional Analysis from the NutriNet-Santé Study, a French Web-based Cohort Study. *American Journal of Hypertension,* S. 362–71.

Levine, H. E. (01. 11. 2017). Temporal trends in sperm count: a systematic review and meta-regression analysis. *Hum Reprod Update,* S. 646–659.

Levine, P. A. (2011). *Sprache ohne Worte.* München: Kösel.

Levine, P. A. (2013). *Vom Trauma befreien. Wie Sie seelische und körperliche Blockaden lösen.* München: Kösel.

Libby, P. (1. September 2012). History of Discovery: Inflammation in Atherosclerosis. *Arterioscler Thromb Vasc Biol.,* S. 2045–2051.

Liberti, M. V. (03 2017). The Warburg Effect: How Does it Benefit Cancer Cells? *Trends Biochem Sci,* S. 211–18.

Lin, A., Nguy, C., Shic, F., & Ross, B. (15. 09. 2001). Accumulation of methylsulfonylmethane in the human brain: identification by multinuclear magnetic resonance spectroscopy. S. 169–77.

Lipton, B. (2007). *Intelligente Zellen: Wie Erfahrungen unsere Gene steuern.* Burgrain: KOHA-Verlag.

Malik, R. & Hodgson, H. (2002). The relationship between the thyroid gland and the liver. *Q J Med,* S. 559–569.

Manson, J. & Kaunitz, A. (03. 03. 2016). Menopause management: getting clinical care back on track. *The New England Journal of Medicine,* S. 803–806.

Maret, W. (01. May 2000). The Function of Zinc Metallothionein: A Link between Cellular Zinc and Redox State. *The Journal of Nutrition,* S. 1455S–1458S.

Masterjohn, C. (14. 02. 2008). *On the Trail of the Elusive X-Factor: A Sixty-Two-Year-Old Mystery Finally Solved.* Abgerufen am 20. 01. 2017 von https://www.westonaprice.org: http://www.westonaprice.org/health-topics/abcs-of-nutrition/on-the-trail-of-the-elusive-x-factor-a-sixty-two-year-old-mystery-finally-solved/#three.

Matoba, S., Kang, J.-G., Patino, W. D., Wragg, A., Boehm, M., Gavrilova, O. et al. (16. 06. 2006). p53 Regulates Mitochondrial Respiration. *p53 Regulates Mitochondrial Respiration, 312,* 1650–1653. (J. H. University, Hrsg.) USA.

Mazur, S. (June 2017). Mae-Wan Ho: No Boundary Really Between Genetic and Epigenetic. *Huffington Post.*

McCallum, L. (27. 01. 2015). The hidden hand of chloride in hypertension. *Pflugers Arch,* S. 596–603.

McGean, P. (kein Datum). Excerpted interview with Patrick McGean by Trung Nguyen. *http://www.sulfurforhealth.com/Questions-&-Answers.html.* (T. Nguyen, Interviewer).

Meaney, M. (1996). Early environmental regulation of forebrain glucocorticoid receptor gene expression: implications for adrenocortical responses to stress. *Developmental Neuroscience,* S. 49–60.

Medicine, J. H. (04. 01. 2019). *Mastalgia.* Von https://www.hopkinsmedicine.org: https://www.hopkinsmedicine.org/healthlibrary/conditions/breast_health/mastalgia_breast_pain_85,P00154 abgerufen.

Mehta, P. H. (Juni 2008). The Social Endocrinology of Dominance: Basal Testosterone Predicts Cortisol Changes and Behavior Following Victory and Defeat. *Journal of Personality and Social Psychology,* S. 1078–1093.

Mensah, A. (13. 05. 2016). *Folic Acid in Prenatal Vitamins are only for 1st Trimester.* Abgerufen am 30. September 2018 von http://www.mensahmedical.com/: http://www.mensahmedical.com/folic-acid-dangers-pregnant-women/.

Meyer, R. (2010). Feuer im Körper. *MAGAZIN 2000plus, 309,* 14–21.

Miller, D. (14. 08. 2006). *Iodine for Health.* Abgerufen am 20. 01. 2017 von doctorsaredangerous.com: http://doctorsaredangerous.com/articles/iodineforhealth.htm.

Morelli, I. (2018). *Kleine Pille, große Folgen.* Wie Hormone dich krank machen – Regenerieren und hormonfrei verhüten (German Edition) (Kindle-Position53). Mankau Verlag. Kindle-Versio: Mankau.

Mullur, R. (355–82. 04. 2014). Thyroid hormone regulation of metabolism. *Physiol Rev.*

Murray, G. R. (13. 03. 1920). The Life-History of the first case of mixoedema treated by thyroid extract. *The British Medical Journal,* 359–60.

Mylchreest, E. E. (Mai 1998). Male reproductive tract malformations in rats following gestational and lactational exposure to Di(n-butyl) phthalate: an antiandrogenic mechanism? *Toxicol Sci.,* S. 47–60.

Nair, R. (April 2012). Vitamin D: The »sunshine« vitamin. *J Pharmacol Pharmacother,* S. 118–126.

National Academy of Hypothyroidism. (2017). *The National Academy of Hypothyroidism.* (K. Holtorf, D. Brownstein, D. Wilson, M. Freidman, & M. Shomon, Produzenten) Abgerufen am 09. 01. 2017 von https://www.nahypothyroidism.org/thyroid-hormone-transport/#reverseT3.

National Science Foundation. (1953). *https://www.nsf.gov.* Abgerufen am 24. September 2018 von https://www.nsf.gov/pubs/1953/annualreports/ar_1953_sec6.pdf.

Neidert, J. (2016). *Nebennierenschwäche – Eine unerkannte Erkrankung mit schlimmen Folgen.* Abgerufen am 07. 12. 2016 von Praxis Dr. Neidert: http://www.dr-neidert.de/index.php?option=com_content&view=article&id=98.

Newbold, R. R. (09. 10. 2007). Effects of endocrine disruptors on obesity. *international journal of andrology*, S. 201–208.

Nienhiser, J. (01. 01. 2000). *The Weston A. Price Foundation for wise traditions in food, farming and the healing arts.* Abgerufen am 21. 12. 2016 von Characteristics of Traditional Diets: http://www.westonaprice.org/health-topics/abcs-of-nutrition/characteristics-of-traditional-diets/.

Noller, K. L. (07 1974). Diethylstilbestrol Usage: Its Interesting Past, Important Present, and Questionable Future. *Medical Clinics of North America*, S. 793–810.

North, K. E. (01 2000). A maternal vegetarian diet in pregnancy is associated with hypospadias. The ALSPAC Study Team. Avon Longitudinal Study of Pregnancy and Childhood. *BJU Int*, S. 107–13.

N-TV. (03. Januar 2016). *Kohlemeiler belasten Luft mit Quecksilber.* Abgerufen am 29. September 2018 von https://www.n-tv.de: https://www.n-tv.de/wirtschaft/Kohlemeiler-belasten-Luft-mit-Quecksilber-article16681116.html.

Nummenmaa, L., Glerean, E., Hari, R., & Hietanen, J. K. (14. 01. 2014). Bodily maps of emotions. *Proceedings of the National Academy of Sciences of the United States of America*, S. 646–651.

Om, A. & Chung, K. (04 1996). Dietary zinc deficiency alters 5 alpha-reduction and aromatization of testosterone and androgen and estrogen receptors in rat liver. *J Nutr*, S. 842–8.

Online Lexikon für Psychologie und Pädagogik. (2016). *Online-Enzyklopädie für Psychologie und Pädagogik.* Abgerufen am 20. 12. 2016 von http://lexikon.stangl.eu/212/disposition/.

Online Lexikon Medizin und Psychologie – Konstitution. (2016). *wissen.de.* (K. M. GmbH, Produzent, & Konradin Medien GmbH) Abgerufen am 20. 12. 2016 von http://www.wissen.de/lexikon/konstitution-medizinpsychologie.

Orzessek, B. (26. 08. 2015). *heartrates.* Abgerufen am 23. 08. 2016 von Silent Inflammation: http://www.heartrates.at/blog/artikel/silent-inflammation/.

Pappas, S. (24. 02. 2014). *The Truth About How Mom's Stress Affects Baby's Brain.* Abgerufen am 12. 06. 2017 von livescience.com: https://www.livescience.com/43579-poverty-stress-infant-development.html.
Peat, R. (2006). *Aging Eyes, Infant Eyes and Excitable Tissues.* Abgerufen am 07. 08. 2016 von raypeat.com: http://raypeat.com/articles/articles/aging-eyes.shtml.

Peat, R. (2006). *Aging, estrogen, and progesterone.* Abgerufen am 30. 05. 2017 von Raypeat.com: http://raypeat.com/articles/aging/aging-estrogen-progesterone.shtml.

Peat, R. (2009). *Calcium and Disease: Hypertension, organ calcification & shock vs. Respiratory energy.* Abgerufen am 17. 10. 2016 von raypeat.com: http://raypeat.com/articles/articles/calcium.shtml.

Peat, R. (2009). *Calcium and Disease: Hypertension, organ calcification, & shock, vs. Respiratory energy.* (R. Peat, Produzent) Abgerufen am 24. 08. 2016 von Raypeat.com: http://raypeat.com/articles/articles/calcium.shtml.

Peat, R. (2007). *Cholesterol, longevity, intelligence and health.* Abgerufen am 17. 10. 2016 von raypeat.com: http://raypeat.com/articles/articles/cholesterol-longevity.shtml.

Peat, R. (2009). *Estrogen and brain aging in men and women: Depression, energy, stress.* Abgerufen am 04. 01. 2019 von www.raypeat.com: http://raypeat.com/articles/articles/estrogen-age-stress.shtml.

Peat, R. (2006). *Estrogen and Osteoporosis.* Abgerufen am 07. 01. 2019 von http://raypeat.com: http://raypeat.com/articles/articles/estrogen-osteoporosis.shtml.

Peat, R. (2013). *Fatigue, aging, and recuperation.* Abgerufen am 17. 10. 2016 von raypeat.com: http://raypeat.com/articles/articles/fatigue-aging-recuperation.shtml.

Peat, R. (1997). *From PMS to Menopause: Female Hormones in Context.* (R. Peat, Hrsg.) Eugene, Oregon, USA: Peat, Raymond.

Peat, R. (1994). *Generative Energy – Restoring the wholeness of life.* Eungene, Oregon, USA: Peat, Raymond.

Peat, R. (2009). *Glycemia, starch, and sugar in context.* (R. Peat, Produzent) Abgerufen am 30. 05. 2017 von raypeat.com: http://raypeat.com/articles/articles/glycemia.shtml.

Peat, R. (2013). *Hot flashes, energy, and aging.* Abgerufen am 09. 01. 2017 von raypeat.com: http://raypeat.com/articles/articles/hot-flashes-energy-aging.shtml.

Peat, R. (2006). *Immunodeficiency, dioxins, stress, and the hormones.* (R. Peat, Produzent) Abgerufen am 09. 12. 2016 von raypeat.com: http://raypeat.com/articles/articles/immunodeficiency.shtml.

Peat, R. (2009). *Lactate vs. Co2 in wounds, sickness and aging; the other approch to cancer.* Abgerufen am 01. 06. 2016 von www.raypeat.com: http://raypeat.com/articles/articles/lactate.shtml.

Peat, R. (2006). *Menopause and its causes.* Abgerufen am 08. 01. 2019 von www.raypeat.com: http://raypeat.com/articles/articles/menopause.shtml.

Peat, R. (2008). *Natural Estrogens.* Abgerufen am 23. 01. 2017 von raypeat.com: http://raypeat.com/articles/articles/natural-estrogens.shtml.

Peat, R. (kein Datum). *Not the »female hormone,« but the shock hormone.* Abgerufen am 04. 01. 2019 von www.raypeat.com: http://raypeat.com/articles/hormones/h1.shtml.

Peat, R. (1993). *Nutrition for Women.* Eugene, Oregon, USA: Raymond Peat.

Peat, R. (1993). *Nutrition for Women.* Eugene, Oregon, USA: Raymond Peat.

Peat, R. (2006). *Oils in Context.* Abgerufen am 05. 01. 2017 von raypeat.com: http://raypeat.com/articles/nutrition/oils-in-context.shtml.

Peat, R. (2012). *Osteoporosis, aging, tissue renewal, and product science.* Abgerufen am 07. 01. 2019 von http://raypeat.com: http://raypeat.com/articles/articles/osteoporosis-aging.shtml.

Peat, R. (1993). *Progesterone in Orthomolecular Medicine.* (R. Reat, Hrsg.) Eugene, Oregon, USA: Reat, Raymond.

Peat, R. (2006). *Progesterone Pregnenolone & DHEA – Three Youth-Associated Hormones.* Abgerufen am 17. 10. 2016 von raypeat.com: http://raypeat.com/articles/articles/three-hormones.shtml.

Peat, R. (2007). *Salt, energy, metabolic rate, and longevity.* Abgerufen am 09. 01. 2019 von www.raypeat.com: http://raypeat.com/articles/articles/salt.shtml.

Peat, R. (2007). *Suitable Fats, Unsuitable Fats: Issues in Nutrition.* (R. Peat, Produzent) Abgerufen am 17. 01. 2017 von raypeat.com: http://raypeat.com/articles/articles/unsuitablefats.shtml.

Peat, R. (2006). *The problem of Alzheimer's disease as a clue to immortality – Part 2.* Abgerufen am 05. 01. 2017 von Raypeat.com: http://raypeat.com/articles/articles/alzheimers2.shtml

Peat, R. (2009). *Thyroid, insomnia, and the insanities: Commonalities in disease.* Abgerufen am 18. 01. 2017 von raypeat.com: http://raypeat.com/articles/articles/thyroid-insanities.shtml.

Peat, R. (2006). *Thyroid: Therapies, Confusion and Fraud.* Abgerufen am 30. 09. 2016 von raypeat.com: http://raypeat.com/articles/articles/thyroid.shtml.

Peat, R. (2006). *Tissue-bound estrogen in aging.* Abgerufen am 19. 10. 2016 von raypeat.com: http://raypeat.com/articles/articles/tissue-bound-estrogen.shtml.

Peat, R. (2007). *TSH, temperature, pulse rate, and other indicators in hypothyroidism.* Abgerufen am 30. 12. 2016 von raypeat.com: http://raypeat.com/articles/articles/hypothyroidism.shtml.

Peat, R. (2007). *Unsaturated fatty acids: Nutritionally essential, or toxic?* Abgerufen am 12. 01. 2017 von raypeat.com: http://raypeat.com/articles/articles/unsaturatedfats.shtml.

Peat, R. (2006). *Vitamin E: Estrogen antagonist, energy promoter, and anti-inflammatory.* Abgerufen am 19. 01. 2017 von raypeat.com: http://raypeat.com/articles/articles/vitamin-e.shtml.

Peat, R. (2009). *Water: swelling, tension, pain, fatigue, aging.* Abgerufen am 17. 10. 2016 von raypeat.com: http://raypeat.com/articles/articles/water.shtml.

Peat, R. (2013). *When energy fails: Edema, heart failure, hypertension, sarcopenia, etc.* . Abgerufen am 07. 01. 2019 von www.raypeat.com: http://raypeat.com/articles/articles/edema-heart-failure-hypertension-sarcopenia.shtml.

Pekana. (kein Datum). *Über die Wesenheiten der Erkrankungen, Entgiftung und Spagyrik.* Abgerufen am 10. 01. 2019 von https://www.pekana.de: https://www.pekana.de/spagyrik/wesenheiten-der-erkrankungen.htm.

Pfeiffer, C. (1975). *Mental and Elemental Nutrients.* New Canaan: Keats Publishing.

Pfeiffer, D. C. (1978). *Zinc and Other Micro-Nutrients.* New Canaan: Keats.

Platt, M. (2012). *Die Hormonrevolution.* Kirchzarten: VAK.

Pogány-Wnendt, P. (1990). *Das mechanische Denken in der modernen Medizin im Spiegel ihrer geschichtlichen Entwicklung.* Frankfurt am Main: Peter Lang.

Powers, R. E. (08 2006). Pituitary removal in adult mice increases life span. *Mech Ageing Dev,* S. 658–659.

Price, W. A. (1998). *Nutrition and Physical Degeneration.* Keats.

Price, W. A. (2013). *The Weston A. Price Foundation.* (The Weston A. Price Foundation for Wise Traditions in Food, Farming, and the Healing Arts) Abgerufen am 6. 12. 2016 von http://www.westonaprice.org.

Prins, G. S. (16. 02. 2010). Endocrine disruptors and prostate cancer risk. *Endocr Relat Cancer.*

Proal, A. (11. 09. 2008). Presentation – Vitamin D induced dysregulation of nuclear receptors may account for higher prevalence of some autoimmune diseases in women. *The Marshall Protocoll Knowledge.* Porto.

PS, F. (kein Datum). Abgerufen am Mai 2015 von www.functionalps.com.

Pschyrembel. (2016). *Pschyrembel Online.* (W. De Gruyter, Produzent) Abgerufen am 23. 01. 2017 von https://www.pschyrembel.de.

Ramsden, C. E. (2013). Use of dietary linoleic acid for secondary prevention of coronary heart disease and death: evaluation of recovered data from the Sydney Diet Heart Study and updated meta-analysis. *BMJ.*

Randle, P., Garland, P., Hales, C. & Newsholme, E. (13. 04. 1963). The glucose fatty-acid cycle its role in insulin sensitivity and the metabolic disturbances of diabetes mellitus. *The Lancet,* 785–789.

Rassow, J. U. (2016). *Duale Reihe – Biochemie.* Stuttgart: Georg Thieme Verlag KG.

Ravnskov, U. & Pollmer, U. (2002). *Mythos Cholesterin Die zehn größten Irrtümer.* Stuttgart: Hirzel.

Raz, I. E. (01. 03. 1991). *Epinephrine inhibits insulin-mediated glycogenesis but enhances glycolysis in human skeletal muscle.* Abgerufen am 26. 09. 2018 von www.physiology.org: https://www.physiology.org/doi/pdf/10.1152/ajpendo.1991.260.3.E430.

Rehbein, D. (2009). *Feel and heal yourself: Fühle und heile dich selbst. Die Natur der Gefühle.* Books on Demand.

Reich, W. (2004). *Die Entdeckung des Orgons/Die Funktion des Orgasmus.* Köln: KiWi.

Reiter, R. (1998). Reproductive Endocrinology and Biology. In E. Bittar, *Principles of Medical Biology* (S. 141–154). Stamford: JAI Press.

Rich, A. L. (08. 09. 2016). The Increasing Prevalence in Intersex Variation from Toxicological Dysregulation in Fetal Reproductive Tissue Differentiation and Development by Endocrine-Disrupting Chemicals. *Environ Health Insights,* S. 163–171.

Richfield, S. (2002). *Curing Low Body Temperature.* Abgerufen am 08. 01. 2019 von http://www.fixlowbodytemp.com: http://www.fixlowbodytemp.com/papers/LowTemp.htm.

Rier, S. E. (21. 11. 1993). Endometriosis in rhesus monkeys (Macaca mulatta) following chronic exposure to 2,3,7,8-tetrachlorodibenzo-p-dioxin. *Fundam Appl Toxicol,* S. 433–441.

Rink, Kruse, & Haase. (2015). *Immunologie für Einsteiger.* Heidelberg: Springer Spektrum.

Robert Koch-Institut. (21. 12. 2010). *Chlamydiosen (Teil 1): Erkrankungen durch Chlamydia trachomatis.* (A. f. Robert Koch-Institut, Produzent) Abgerufen am 06. 12. 2016 von Infektionsschutz: https://www.rki.de/DE/Content/Infekt/EpidBull/Merkblaetter/Ratgeber_Chlamydiosen_Teil1.html.

Robert Koch-Institut. (2012). *www.rki.de.* Abgerufen am 03. 01. 2019 von Faktenblatt zu GEDA 2012: Ergebnisse der Studie »Gesundheit in Deutschland aktuell 2012«: https://www.rki.de/DE/Content/Gesundheitsmonitoring/Gesundheitsberichterstattung/GBEDownloadsF/Geda2012/chronisches_kranksein.pdf?__blob=publicationFile.

Robinson, J. A. (06. 10. 2015). *Two Vital Nutrients for Your Thyroid: Not the Usual Suspects.* (D. Trentini, Produzent) Abgerufen am 18. 01. 2017 von HypothyroidMum.com: http://hypothyroidmom.com/two-vital-nutrients-for-your-thyroid-not-the-usual-suspects/.

Roddy, D. (kein Datum). *#31: Safe Supplements with Raymond Peat, Podcast.* Von https://player.fm: https://player.fm/series/generative-energy-podcast/31-safe-supplements-with-raymond-peat abgerufen.

Roll-Hansen, N. (2009). *Why the distinction between basic (theoretical) and applied (practical) research is important in the politics of science.* The London School of Economics and Political Science, Centre for the Philosophy of Natural and Social Science Contingency and Dissent in Science. London: The London School of Economics and Political Science.

Rosch, P. (kein Datum). *Hans Selye: Birth of Stress REMINISCENCES OF HANS SELYE, AND THE BIRTH OF »STRESS«.* Abgerufen am 08. 01. 2019 von https://www.stress.org: https://www.stress.org/about/hans-selye-birth-of-stress/.

Ross, J. (2004). *Mood Cure.* New York: Penguin Books.

Rotter, D. (kein Datum). *Vitamin D.* Abgerufen am 20. 06. 2016 von Vitamin D und Sonne: http://www.vitamind.net/sonne/.

Rudel, H. E. (1971). The toxicity of progesterone. In *International Encyclopedia of Pharmacology and Therapeutics Section* (S. 405–409). New York: Pergamon Press.

Sachse, C. (2010). *Die Schilddrüse: Kleines Organ mit großer Wirkung.* (F. F. e.V., Hrsg.) Berlin.

Sackett, D. L. (13. Januar 1996). Evidence based medicine: what it is and what it isn't. *BMJ,* S. 71–72.

Sahelian, R. (1997). *Pregnenolone Nature's Feel Good Hormone.* New York: Avery Publishing Group.

Saito, M. (2011). *Körpertemperatur und Gesundheit.* München: Goldmann Arkana.

Sansone, A. (15. 01. 2018). Smoke, alcohol and drug addiction and male fertility. *Reproductive Biology and Endocrinology.*

Sapolsky, R. E. (2000). How Do Glucocorticoids Influence Stress Responses? Integrating Permissive, Suppressive, Stimulatory, and Preparative Actions. *Endocrine Reviews*, S. 55–89.

Sapolsky, R. M. (2004). *Why Zebras don't get Ulcers.* New York: Henry Holt and Co.

Schooler, J. E. (2009). Meta Awareness. In W. P. Banks, *Encyclopedia of Consciousness* (S. 33–41). Oxford: Elsevier.

Schooltink, H. (22. 08. 2016). *Zwischen zwei Welten.* Abgerufen am 08. 01. 2019 von https://www.pharmazeutische-zeitung.de: https://www.pharmazeutische-zeitung.de/ausgabe-342016/zwischen-zwei-welten/.

Schwarz, L. e. (2017). *The Comprehensive Resource Model.* New York: Routledge.

Schweitzer, R. (2014). *Endokrinologie.* München: Elsevier GmbH.

Schweitzer, R. (2014). *Hämatologie, Immunologie und Mikrobiologie.* München: Elsevier Urban & Fischer.

Selye, D. H. (17. Juni 1950). Stress and the General Adaptation Syndrome. *Br Med J,* S. 1383–1392.

Selye, H. (1953). *Einführung in die Lehre vom Adaptionssyndrom.* Stuttgart: Georg Thieme Verlag.

Shapiro, F. (2013). *EMDR – Grundlagen und Praxis: Handbuch zur Behandlung traumatisierter Menschen. Überarbeitete Auflage.* Paderborn: Junfermann Verlag.

Shomon, M. (08. 01. 2019). *An Interview With Dr. Raymond Peat.* Abgerufen am 08. 01. 2019 von http://www.thyroid-info.com: http://www.thyroid-info.com/articles/ray-peat.htm.

Silbernagl, S. (2012). *Taschenatlas Physiologie.* (S. Silbernagl, Hrsg.) Stuttgart, D: Thieme.

Silbernagl, S. & Lang, F. (2013). *Taschenatlas Pathophysiologie.* Stuttgart: Thieme.

Simopoulos, A. (10 2002). The importance of the ratio of omega-6/omega-3 essential fatty acids. *Biomed Pharmacother*, S. 365–79.

Sisson, M. (18. 10. 2012). *The Problems with Modern Wheat.* Von https://www.marksdailyapple.com: https://www.marksdailyapple.com/the-problems-with-modern-wheat/ abgerufen.

Smith, G. (10. 03. 2010). *Nightshades-Problems from these Popular Foods Exposed to the Light of Day.* Abgerufen am 10. 01. 2019 von https://www.westonaprice.org: https://www.westonaprice.org/health-topics/food-features/nightshades/.

Spektrum Akademischer Verlag. (2001). Hungerstoffwechsel. *Spektrum.*

Spiegel Online. (14. 09. 2017). *Forscher bewerten Hormontherapie neu.* Abgerufen am 04. 01. 2019 von www.spiegel.de: http://www.spiegel.de/gesundheit/diagnose/wechseljahre-hormontherapie-verkuerzt-nicht-das-leben-a-1167453.html.

Spiegel Online. (2008). *Pille lässt Frauen auf falsche Männer fliegen.* Abgerufen am 04. 01. 2019 von h p://www.spiegel.de/wissenscha /mensch/geruchsempfinden-pille-laesst-frauen-auf-falsche-maenner-fliegen-a-571641.html.

Spindel, E., Arnold, M., Cusack, B. & Wurtman, R. (1980). Effects of caffeine on anterior pituitary and thyroid function in the rat. *The Journal of Pharmacology and Experimental Therapeutics, 214* (1), 58–62.

Spitsbergen, J. E. (12. Juni 1986). Interactions of 2,3,7,8-tetrachlorodibenzo-p-dioxin (TCDD) with immune responses of rainbow trout. *Vet Immunol Immunopathol.*, S. 263–280.

Sprague, J. E. (09 2011). Glucose Counterregulatory Responses to Hypoglycemia. *Pediatr. Endocrinol Rev.*, S. 463–475.

Stößlein, B. (kein Datum). *Bernd-Stoesslein.de.* (B. Stößlein, Produzent) Abgerufen am 07. 01. 2019 von DIE ZIRBELDRÜSE – WARUM DU DEIN HIRN ENTKALKEN SOLLTEST! TEIL I : https://www.bernd-stoesslein.de/2014/12/29/die-zirbeldruese-warum-du-dein-hirn-entkalken-solltest/.

Stammel, H. J. (1986). *Die Apotheke des Manitous.* Reinbek b. H.: Rowohlt.

Starr, C. (1997). *Biology, Concepts and Applications.* Belmont: Wadsworth Publishing Company.

Stein, J. E. (02 2002). In Harm's Way: Toxic Threats to Child Development. *Journal of Developmental & Behavioral Pediatrics,* S. 13–22.

Straub, R. H. (01. 08. 2007). The Complex Role of Estrogens in Inflammation. *Endocrine Reviews,* 521–574.

Sturgis, C. C. (1922). A Clinical Study of Myxoedema with Observations of the Basal Metabolism. *Medical Clinics of North America,* S. 1251–1286.

Sullivan, G. (12. 12. 2014). *Lower IQ found in kids exposed to high chemical levels in pregnancy.* Abgerufen am 03. 01. 2019 von https://www.washingtonpost.com: https://www.washingtonpost.com/news/to-your-health/wp/2014/12/12/lower-iq-found-in-kids-exposed-to-high-chemical-levels-in-pregnancy/?noredirect=on&utm_term=.18a4fc76e3d4.

Sullivan, R., Perry, R., Sloan, A., Kleinhaus, K. & Burtchen, N. (12 2011). Infant bonding and attachment to the caregiver: Insights from basic and clinical science. *Clinics in perinatology,* 643–655.

Targeted Nutrients. (kein Datum). *https://www.targetednutrients.com.* Abgerufen am 04. 01. 2019 von The »Happiness Hormone« Everyone Loves: https://www.targetednutrients.com/pregnenolone-long/.

Teams FPS. (25. 03. 2012). *Functional Performance Systems.* (R. Turner, Produzent) Abgerufen am 27. 02. 2017 von Ray Peat PhD on Thyroid, Temperature, Pulse and TSH: http://www.functionalps.com/blog/2012/03/25/ray-peat-phd-on-thyroid-temperature-pulse-and-tsh/comment-page-1/.

Tekmal, R. E. (1999). Aromatase overexpression and breast hyperplasia, an in vivo model – continued overexpression of aromatase is sufficient to maintain hyperplasia without circulating estrogens, and aromatase inhibitors abrogate these preneoplastic changes in mammary glands. S. 307–14.

Teuber, S. S. (05 1995). Immunopathologic effects of silicone breast implants. *West J Med,* S. 418–425.

The American Institute of Stress. (kein Datum). *The American Institute of Stress.* Abgerufen am 07. 01. 2019 von https://www.stress.org: https://www.stress.org/daily-life/.

The New York Times. (22. Oktober 1982). DR. HANS SELYE DIES IN MONTREAL; STUDIED EFFECTS OF STRESS ON BODY. *The New York Times, national edit edition.*

Thompson, R. E. (2013). *The Calcium Lie II.* Brevard: Take Charge Books.

Tilton, S. C. (01. 02. 2007). Gene expression analysis during tumor enhancement by the dietary phytochemical, 3,3'-diindolylmethane, in rainbow trout. *Carcinogenesis,* S. 1589–98.

Toppari, J. E. (08 1996). Male reproductive health and environmental xenoestrogens. *Environ Health Perspect.*, S. 741–803.

Träger, E.-M. (20. 04. 2013). *Der Tagesspiegel.* Abgerufen am 21. 12. 2016 von Stressforschung – Warum wir den Druck brauchen: http://www.tagesspiegel.de/wissen/stressforschung-warum-wir-den-druck-brauchen/8094122-all.html.

Ueskuedar, Y. (2009). *Vitamin D-Rezeptor-Gen-Polymorphismen und Knochenstoffwechsel bei türkischen Migranten in Deutschland im Vergleich zu einer gesunden deutschen Kontrollgruppe.* (G. VVB LAUFERSWEILER VERLAG, Hrsg.) Abgerufen am 02. 01. 2017 von Universität Giessen: http://geb.uni-giessen.de/geb/volltexte/2009/7306/pdf/UeskuedarYasemin_2009_11_04.pdf.

Valero, T. (2014). Mitochondrial biogenesis: pharmacological approaches. *Curr Pharm Des.*

van der Kolk, B. A. (2014). *The Body Keeps the Score.* New York: Viking Penguin.

Bush, Vannevar in: 3rd Annual Report, N. S. (1953). *National Science Foundation.* Abgerufen am 03. 01. 2019 von What is Basic Research?: https://www.nsf.gov/pubs/1953/annualreports/ar_1953_sec6.pdf

Verisana GmbH. (10. 01. 2014). *Musterbefund Progesteronmangel.* Abgerufen am 10. 01. 2017 von vrisana.de: https://www.verisana.de/media/wysiwyg/Musterbefund_progesteronmangel.pdf.

VIVO Pathophysiology. (kein Datum). Abgerufen am 04. 01. 2019 von http://www.vivo.colostate.edu/hbooks/pathphys/endocrine/basics/control.html.

Vreugdenhil, H. J. (10 2002). Effects of perinatal exposure to PCBs and dioxins on play behavior in Dutch children at school age. *Environ Health Perspect,* S. 593–698.

Wallach, J. D. (2014). *Epigenetics.* New York: Select Book Inc.

Walsh, W. J. (2014). *Nutrient Power.* New York: Skyhorse Publishing.

Walters, C. (2006). *Minerals for the Genetic Code.* Austin, Texas, USA: Acres U.S.A. Inc.

Wang, Z., Shen, W., Kotler, D. P., Heshka, S., Wielopolski, L., Aloia, J. F. et al. (2003). Total body protein: a new cellular level mass and distribution prediction model. (A. S. Nutrition, Hrsg.) *The American Journal of Clinical Nutrition, 78* (5), 979–984.

Warburg, O. E. (10. 09. 1924). *Über den Stoffwechsel der Carcinomzelle.* (B. Kaiser-Wilhelm-Institut für Biologie, Hrsg.) Abgerufen am 03. 01. 2019 von http://www.ummafrapp.de/krebs/%DCber%20den%20Stoffwechsel%20der%20Carcinomzelle_Warburg_1924-1.pdf.

Watts, D. (12 2010). *HTMA Mineral Ratios.* Abgerufen am 09. 01. 2019 von http://traceelements.com: http://traceelements.com/Docs/newsletternov-dec2010.pdf.

Watts, D. L. (1990). The Nutritional Relationships of Calcium. *Journal of Orthomolecular Medicine,* S. 61–66.

Watts, D. (2010). *Trace elements and other essential nutrients.* Dallas, Texas, USA: Trace Elements.

Williams, C. (1997). *Terminus Brain.* London: Cassell.

Wilson, L. (10 2015). *Calcium and magnesium shell patterns.* Abgerufen am 18. 01. 2017 von L.D. Wilson Consultants: http://www.drlwilson.com/articles/CALCIUM%20SHELL.htm.

Wilson, L. (09 2018). *CALCIUM, MAGNESIUM, ZINC, SELENIUM AND IODINE.* Abgerufen am 09. 01. 2019 von https://www.drlwilson.com: https://www.drlwilson.com/articles/CA,MG,ZN,SE.htm.

Wilson, L. (08 2016). *HAIR MINERAL ANALYSIS – AN INTRODUCTION.* Abgerufen am 09. 01. 2019 von https://www.drlwilson.com: https://www.drlwilson.com/articles/HA%20INTRO.htm#REVEAL.

Wilson, L. (2014). *Nutritional Balancing and Hair Mineral Analysis.* Prescott: The Center for Development.

Witte,D.S.(10.Dezember2017).*NormalwerteundReferenzbereich.*Abgerufenam24.September2018vonwww.netdoktor.de: https://www.netdoktor.de/Diagnostik+Behandlungen/Laborwerte/Normalwerte-und-Referenzbereic-1383.html.

Wobker, N. (15. 05. 2015). *Medizingeschichte Schilddrüse.* Abgerufen am 13. 01. 2019 von http://schilddruesenguide.de: http://schilddruesenguide.de/thyreoiditis/medizingeschichte-schilddruese/.

Wolf, D. (kein Datum). *PAL Verlagsgesellschaft.* (D. Wolf, Herausgeber) Abgerufen am 14. 03. 2016 von Wie Körper, Seele und Geist zusammenhängen: https://www.palverlag.de/Psychosomatik.html.

Woodard, J. (1994). Toxic effects of solanum malacoxylon on sheep bone. *Bone,* S. I-XI.

Woodward, A. R. (2011). Abnormal alligators and organochlorine pesticides in Lake Apopka, Florida. Florida: Southeast Ecological Science Center.

Writing Group for the Women's Health Initiative Investigators. (17. 07. 2002). *Risks and Benefits of Estrogen Plus Progestin in Healthy Postmenopausal Women Principal Results From the Women's Health Initiative Randomized Controlled Trial.* (A. M. Association, Hrsg.) Von jamanetwork.com: http://jamanetwork.com/journals/jama/fullarticle/195120 abgerufen

Yam D, E. A. (11 1996). Diet and disease – the Israeli paradox: possible dangers of a high omega-6 polyunsaturated fatty acid diet. *Isr J Med Sci., 32* (11), S. 1134–43.

Yiu Chuen Choi, S. (23. 08. 2013). Cancer-generated lactic acid: a regulatory, immunosuppressive metabolite? *J Pathol.*

Zenrum der Gesundheit. (03. 08. 2016). *Vitamin E: Die Wirkung.* Abgerufen am 19. 01. 2017 von zenrum-der-gesundheit.de: https://www.zentrum-der-gesundheit.de/vitamin-e-wirkung-ia.html.

Zentrum der Gesundheit. (30. 08. 2016). *Antioxidantien schützen unsere Zellen.* Abgerufen am 04. 01. 2017 von zentrum-der-gesundheit.de: https://www.zentrum-der-gesundheit.de/antioxidantien-ia.html.

Zentrum der Gesundheit. (09. 11. 2018). *Studien über die gesundheitsschädliche Handystrahlung.* Abgerufen am 09. 01. 2019 von Zentrum der Gesundheit: https://www.zentrum-der-gesundheit.de/studien-handystrahlung-ia.html#toc-studien-zur-handystrahlung.

Zentrum der Gesundheit. (01. 11. 2016). *Vitamin K – Das vergessene Vitamin.* Abgerufen am 20. 01. 2017 von zentrum-der-gesundheit.de: https://www.zentrum-der-gesundheit.de/vitamin-k-ia.html.

Zentrum der Gesundheit. (02. 07. 2018). *WIFI: Ursache von Krebs, Alzheimer und Parkinson.* Abgerufen am 09. 01. 2019 von https://www.zentrum-der-gesundheit.de: https://www.zentrum-der-gesundheit.de/wifi-wlan-krebserregend-ia.html.

Zilioli, S. & Watson, N. V. (11 2012). The hidden dimensions of the competition effect: Basal cortisol and basal testosterone jointly predict changes in salivary testosterone after social victory in men. S. 1855–1865.

zur Hausen, H. (09. 09. 2017). *Viren(bestandteile) als Auslöser und Promotoren von Krebs und neurodegenerativen Erkrankungen.* Von www.medmedia.at: https://www.medmedia.at/spectrum-pathologie/virenbestandteile-als-ausloeser-und-promotoren-von-krebs-und-neurodegenerativen-erkrankungen/ abgerufen

ANMERKUNGEN

1 Liebe Lesende, in diesem Buch wird sowohl die männliche als auch die weibliche Anredeform verwendet und für eine bessere Lesbarkeit mitunter auf genderneutrale Formulierungen verzichtet. Natürlich sollen alle Menschen gleichermaßen ausgesprochen und niemand ausgeschlossen werden.
2 Goldacre, 2013, Kindle-Position 2914
3 Goldacre, 2013, Kindle-Position 185 ff.
4 Der Begriff geht zurück auf Vannevar Bush, zitiert in »What is Basic Research?«, National Science Foundation, 1953
5 Roll-Hansen, 2009, S. 4
6 Sackett, D. L., 1996, S. 71
7 Sackett, D. L., 1996, ebenda
8 WICHTIG: Alle Aussagen in diesem Buch dienen Informationszwecken. Sie sind nicht als Heilungs- oder Erfolgsversprechen zu verstehen und ersetzen auf keinen Fall den Besuch beim Arzt oder Heilpraktiker. Die von mir vorgestellte Methode entspricht ihren Erfahrungen und Beobachtungen und erhebt keinen Anspruch auf Richtigkeit oder Vollständigkeit. Alle Quellen in diesem Buch wurden sorgfältig recherchiert, es kann jedoch weder für die Richtigkeit der Quellen noch für deren Inhalt eine Gewährleistung übernommen werden.
9 Braun & Anderson, 2017, Kindle-Positionen 12284–12286
10 Selye D. H., 1950
11 Selye D. H., 1950
12 Dieses Zitat wird im Allgemeinen Albert Einstein zugesprochen. Möglicherweise geht es aber laut Wikipedia auch auf Benjamin Franklin oder Mark Twain zurück.
13 Dieser Satz geht auf die Begründerin der Cantienica®-Methode, Benita Cantieni, zurück.
14 Stammel, 1986, S. 116 f.
15 Hertogue, 1914
16 Murray, 1920
17 Sturgis, 1922
18 Sturgis, 1922
19 Kelpamalt Tablets, 1938
20 Liste, wenn nicht anders angegeben in: Langer & Scheer, 1984, S. 20 ff., 24, 44 ff., 146 f., 158
21 Barnes, 1976, S. 105 f.
22 Karstädt, 2014, Kindle-Position 322
23 Diese Beobachtung gründet auf meinen Erfahrungen in der eigenen Praxis sowie der wachsenden Anzahl an Laboren, die im Vergleich zu 2005 Hormontests anbieten und dem Zuwachs an Publikationen zu allen Gebieten der Hormonheilkunde im Vergleich zum Jahr 2005.
24 Anderson & Hickey, 1972
25 Mylchreest, 1998
26 Woodward, 2011
27 Rier, 1993

28 Spitsbergen, 1986
29 Toppari, 1996
30 El Kholy, 2013
31 Goodyer, 2017
32 Rich, 2016
33 Levine H., 2017
34 Toppari, 1996
35 Prins, 2010
36 Noller, 197
37 Hunt, 2016
38 Newbold, 2007
39 Balthazart, 2011
40 Stein, 2002
41 Vreugdenhil, 2002
42 Özen, 2011
43 Sullivan G., 2014
44 Siehe dazu das Buch Terminus Brain von Williams, 1997, mit vielen weiteren Nachweisen
45 Bundesministerium für Gesundheit und Frauen, 2017
46 Wobei eine einheitliche Definition nicht existiert, siehe Robert Koch-Institut, 2012
47 Pschyrembel, 2016 (Stichwort Krankheit)
48 Witte, 2017
49 Der Spiegel, 1996
50 Aufschlussreich zum Thema Gynäkologie und Pille: *Kleine Pille, große Folgen* von Isabel Morelli, 2018, Kindle-Position 719 ff.
51 Wolf, 2015
52 Köhle, Herzog, Joraschky, Kruse, Langewitz, & Söllner, 2016, Kap. 68, 63, 66, 67, 74, 90
53 Pogány-Wnendt, 1990, S. 159; Bühring, 1993, S. 15
54 Deutsches Institut für Medizinische Dokumentation und Information, 2015
55 Joanna, 2013
56 Deutsche Bibelgesellschaft, 1980
57 Chatsworth, 2014, Kindle Position 60
58 Carrie A. Braun, 2017, Kindle-Positionen 1165–1166
59 Carrie A. Braun, 2017, Kindle-Positionen 1172–1173
60 Carrie A. Braun, Kindle-Position1169 ff
61 Carrie A. Braun, Kindle-Position 1489
62 Carrie A. Braun, Kindle-Position 1640–1642
63 www.cantienica.com
64 Anderson & Neupert, 2015, www.originalstrength.net
65 Armstrong, 2017, www.zhealtheducation.com
66 www.inpp.de
67 www.crm-traumatherapie.de
68 Verschiedene Quellen, z. B. Dr. L. Wilson, www. drlwilson.com oder das Labor Trace Elements, www.traceelements.com, Watts D., 2010
69 Watts, 2010, S. 1 ff.
70 Carrie A. Braun, 2017, Kindle-Positionen 12274–12276
71 Warburg, 1924

72 Matoba, et al., 2006
73 Peat, R., Generative Energy – Restoring the wholeness of life, 1994, S. 5
74 Lee, 2003, S. 18ff.
75 Peat, R., About Ray Peat, www.raypeat.com, sowie Publikationen im Anhang
76 Silbernagl & Despopoulos, Taschenatlas Physiologie, 2012, S. 280
77 Silbernagl & Despopoulos, Taschenatlas Physiologie, 2012, S. 282
78 Carrie A. Braun, 2017, Kindle-Positionen 12341–12342
79 Silbernagl & Lang, Taschenatlas Pathophysiologie, 2013, S. 284
80 Powers, R., 2006
81 Powers, R., 2006
82 Peat, R., Cholesterol, longevity, intelligence and health, 2007
83 Peat, R., Cholesterol, longevity, intelligence and health, 2007
84 Libby, Peter, 2012
85 Langer & Scheer, 1984, S. 98
86 Ravnskov & Pollmer, 2002, S. 103
87 Golomb B. A., 2008
88 Silbernagl, Taschenatlas Physiologie, 2012, S. 286
89 Abdel-Sater, 2011, Holt & Peery, 2003, S. 439
90 Peat, R., Progesterone in Orthomolecular Medicine, 1993, S. 17 und Zitat von Ray Peat in: www.targetednutrients.com/pregnenolone-long/
91 Peat, R., Progesterone in Orthomolecular Medicine, 1993, S. 7
92 VIVO Pathophysiology
93 Hernandez, 2015
94 Hircin & Römer, 2016
95 Bunevicius, 1999
96 Bunevicius, 1999
97 Chakera, 2012
98 Jonklaas, 2015
99 Pschyrembel, 2016 (Stichwort Schilddrüsenhormone)
100 Sapolsky, 2004, S. 246
101 Braun & Anderson, 2017, Kindle-Position 12279
102 Silbernagl & Despopoulos, Taschenatlas Physiologie, 2012, S. 296
103 Peat, R., Progesterone Pregnenolone & DHEA – Three Youth-Associated Hormones, 2006
104 Zilioli & Watson, 2012
105 Doc Check, Stichwort Aromatase
106 Eichhorn, 2013
107 Peat, R., Tissue-bound estrogen in aging, 2006
108 Verhältnisse Östrogen/Progesteron 1:200 oder 1:100 werden von vielen Laboren als ideal angegeben, z. B. Verisana und Ganzimmun
109 Sahelian, 1997, S. 26
110 Sahelian, 1997, S. 67
111 Sahelian, 1997, S. 52
112 Sahelian, 1997, S. 32
113 Sahelian, 1997, S. 80
114 Sahelian, 1997, S. 30
115 Peat, R., Progesterone Pregnenolone & DHEA – Three Youth-Associated Hormones, 2006

116 Sahelian, 1997, S. 51
117 Sahelian, 1997, S. 114
118 Sahelian, 1997, S. 114
119 Medicine, 2019
120 Siehe dazu Ross, 2004
121 Zilioli & Watson, 2012
122 Walsh, 2014
123 Selye, Einführung in die Lehre vom Adaptionssyndrom, 1953, S. X, S. 6
124 Selye, Einführung in die Lehre vom Adaptionssyndrom, 1953, z. B. S. 27 f.
125 Carrie A. Braun, 2017, Kindle-Positionen 12284–12286
126 Carrie A. Braun, 2017, Kindle-Positionen 12282–12283
127 Carrie A. Braun, 2017, Kindle-Positionen 12282–12283
128 Behall, Scholfield, Hallfrisch, Kelsay, & Reiser, 1984
129 Peat, R., Unsaturated fatty acids: Nutritionally essential, or toxic?, 2007
130 Carrie A. Braun, 2017, Kindle-Positionen 12282–12283
131 Carrie A. Braun, 2017, Kindle Positionen 12273–12277
132 Peat, R., Estrogen and brain aging in men and women: Depression, energy, stress, 2009
133 Peat, R., From PMS to Menopause: Female Hormones in Context, 1997, S. 90
134 Peat, R., Hot flashes, energy, and aging, 2013
135 Peat, R., Estrogen and brain aging in men and women: Depression, energy, stress, 2009
136 Not the »female hormone,« but the shock hormone
137 Not the »female hormone,« but the shock hormone
138 Peat, R., Progesterone in Orthomolecular Medicine, 1993, S. 4 ff.
139 Pschyrembel, 2016 (Stichwort Glykogen)
140 Peat, R., Generative Energy – Restoring the wholeness of life, 1994, S. 109
141 Spiegel Online, 2008
142 The New York Times, 1982
143 Writing Group for the Women's Health Initiative Investigators, 2002
144 Dr. Kade Pharmazeutische Fabrik GmbH, 2012
145 Manson & Kaunitz, 2016
146 Spiegel Online, 2017
147 Peat, R., Not the »female hormone,« but the shock hormone
148 Lee, 2003, S. 17
149 Lee, 2004, S. 30 f.
150 Peat, R., Not the »female hormone,« but the shock hormone
151 Peat, R., Hot flashes, energy, and aging, 2013
152 Peat, R., Hot flashes, energy, and aging, 2013
153 Peat, R., Hot flashes, energy, and aging, 2013
154 Peat, R., Estrogen and Osteoporosis, 2006
155 Peat, R., Osteoporosis, aging, tissue renewal, and product science, 2012
156 Peat, R., Not the »female hormone,« but the shock hormone
157 Peat, R., Progesterone in Orthomolecular Medicine, 1993, S. 36
158 Peat, R., Nutrition for Women, 1993, S. 12
159 Peat, R., Natural Estrogens, 2008
160 Sapolsky, 2004, S. 244
161 The American Institute of Stress

162 Selye D. H., 1950
163 Meaney, et al., 1996
164 Siehe Watts D., 2010 und Wilson L., Nutritional Balancing and Hair Mineral Analysis, 2014
165 Tabelle geht zurück auf Ideen des Nutritional Balancing, siehe Watts, D., 2010
166 Watts, D., 1995, S. 36–37
167 Starr, 1997, S. 97
168 Starr, 1997, S. 98
169 Peat, R., Nutrition for Women, 1993, S. 16
170 Peat, R., Nutrition for Women, 1993, S. 16
171 Chinnery, 2001
172 Alberts, Bray, Lewis, Raff, Roberts & Watson, 1986, S. 1719
173 Koops, 2016
174 Valero, 2014
175 Peat, R., From PMS to Menopause: Female Hormones in Context, 1997, S. 144 ff.
176 Behall, Scholfield, Hallfrisch, Kelsay & Reiser, 1984
177 Carrie A. Braun, 2017, Kindle-Positionen 15727–15728
178 Starr, 1997, S. 99
179 Starr, 1997, S. 99
180 Peat, R., Calcium and Disease: Hypertension, organ calcification, & shock, vs. Respiratory energy, 2009 und Escobar, 2015
181 Golomb, 2008
182 Kam & Banati, 2013
183 Giovannini et al., 1982
184 Sprague, J., 2011
185 Braun & Anderson, 2017, Kindle Position 18346
186 Randle, Garland, Hales, & Newsholme, 1963
187 Randle, Garland, Hales, & Newsholme, 1963
188 Carrie A. Braun, 2017, Kindle-Positionen 15729–15730 und 16020–16021
189 Carrie A. Braun, 2017, Kindle-Position 16018
190 Lipton, 2006, S. 145
191 Dalton, 1999, S. 223
192 Wilson, L., Nutritional Balancing and Hair Mineral Analysis, 2014, S. 328 ff.
193 Wilson, L., Nutritional Balancing and Hair Mineral Analysis, 2014, S. 328 ff.
194 Peat, R., Calcium and Disease: Hypertension, organ calcification, & shock, vs. Respiratory energy, 2009
195 Dalton, 1987, S. 223
196 Chatsworth, 2014, Position 171
197 Rassow, 2016, S. 82
198 Peat, R., Glycemia, starch, and sugar in context, 2009
199 Carrie A. Braun, 2017, Kindle-Positionen 12278–12279
200 Raz, I., 1991
201 Sapolsky, R. E., 2000
202 Carrie A. Braun, 2017, Kindle-Position 12279
203 Sprague, 2011
204 Wilson, L., Calcium and magnesium shell patterns, 2015
205 Albion Minerals, 2002

206 Peat, R., Calcium and Disease: Hypertension, organ calcification, & shock, vs. Respiratory energy, 2009
207 Watts, 1995, S. 58 ff.
208 Peat, R., Calcium and Disease: Hypertension, organ calcification, & shock, vs. Respiratory energy, 2009
209 Stößlein, 2016
210 Lacey, L., 1974, S. 96
211 Lacey, L., 1974, S. 97
212 Nair, 2012
213 Rotter, 2016
214 Peat, R., Water: swelling, tension, pain, fatigue, aging, 2009
215 Silbernagl & Lang, Taschenatlas Pathophysiologie, 2013, S. 12
216 Peat, R., Water: swelling, tension, pain, fatigue, aging, 2009
217 Peat, R., When energy fails: Edema, heart failure, hypertension, sarcopenia, etc., 2013
218 Schweitzer, Hämatologie, Immunologie und Mikrobiologie, 2014, S. 9 ff.
219 Peat, R., Immunodeficiency, dioxins, stress, and the hormones, 2006
220 Berghold, Grillhösl, Horn & Lindenmeier, 2005, S. 367
221 Fries, Hesse, Hellhammer & Hellhammer, 2005
222 Rink, Kruse & Haase, 2015, Positionen S. 144
223 Rink, Kruse & Haase, 2015, Positionen S. 22
224 Elenkov, 1999
225 IMD Berlin, 2016
226 Schweitzer, Hämatologie, Immunologie und Mikrobiologie, 2014, S. 116
227 Straub, 2007
228 Peat, R., Aging, estrogen, and progesterone, 2006
229 Meyer, 2010
230 Orzessek, 2015
231 Libby, 2012
232 Liberti, 2017
233 Deutsches Krebsforschungszentrum, 2016
234 Yiu Chuen Choi, 2013
235 Peat, R., Fatigue, aging, and recuperation, 2013
236 Mazur, 2015
237 Pschyrembel, 2016 (Stichwort Nervensystem)
238 Teilweise auf Lehren von Porges basierend, in: Levine, Sprache ohne Worte, 2012, S. 136
239 Levine, Sprache ohne Worte, 2011, S. 136
240 Levine, Sprache ohne Worte, 2011, S. 135
241 Levine, Sprache ohne Worte, 2011, S. 131
242 Silbernagl & Despopoulos, Taschenatlas Physiologie, 2012, S. 90
243 Meaney, 1996
244 Goddard, Greifen und BeGreifen, 2000, Kindle-Position 3306
245 Schwarz, 2017, Kindle-Position 731
246 Goddard, Greifen und BeGreifen, 2000, Kindle-Position 1380
247 Goddard, Greifen und BeGreifen, 2000, Kindle-Position 3791
248 Pschyrembel, 2016 (Stichwort Reflexe)
249 Goddard, Greifen und BeGreifen, 2000, Kindle-Position 2734 ff.

250 Blomberg, 2011, S. 39
251 Goddard, Greifen und BeGreifen, 2000, siehe Moro Reflex
252 Goddard, Greifen und BeGreifen, 2000, Kindle-Position 3574
253 Levine, 2013, S. 24 ff
254 Levine, 2013, S. 24–26
255 Chatsworth, 2014, Kindle Position 642
256 The New York Times, 1982
257 Peat, R., Tissue-bound estrogen in aging, 2006
258 Lee, 2003, S. 52
259 Peat, R., Water: swelling, tension, pain, fatigue, aging, 2009
260 Karpa, 2012
261 Peat, R., Thyroid: Therapies, Confusion and Fraud, 2006
262 Schweitzer, Endokrinologie, 2014, S. 35
263 Schweitzer, Endokrinologie, 2014, S. 32
264 Mehta, 2008
265 Tekmal, 1999
266 Peat, R., Tissue-bound estrogen in aging, 2006
267 Rudel, 1971
268 Sahelian, 1997, S. 13
269 Genazzani, 2003
270 Peat, R., Progesterone Pregnenolone & DHEA – Three Youth-Associated Hormones, 2006
271 Peat, R., Progesterone Pregnenolone & DHEA – Three Youth-Associated Hormones, 2006
272 Aufzählung bis zu diesem Punkt in: Peat, R., Progesterone in Orthomolecular Medicine, 1993), S. 4 f.
273 Peat, R., Aging, estrogen, and progesterone, 2006
274 Generative Energy – Restoring the wholeness of life, 1994, S. 109
275 Der Spiegel, 2008
276 Lee, 2003, S. 64
277 Das Verhältnis von 200:1 geht auf die Empfehlung des Begründers der Substitutionstherapie zurück, siehe Lee, J. R., 2002, S. 233.
278 Dies ist das Verhältnis was sowohl vom Labor Verisana als auch vom Labor Ganzimmun verwendet wird, es geht angeblich auf Empfehlungen von Dr. Lee zurück. Allerdings ließ sich keine Quelle auftreiben, die dies auch schriftlich belegt. Nachfragen bei den Nachfolgern von Dr. Lee blieben leider ohne Erfolg.
279 Peat, R., Generative Energy – Restoring the wholeness of life, 1994, S. 10
280 Peat, R., Aging Eyes, Infant Eyes and Excitable Tissues, 2006
281 Reiter, 1998, 141 f.
282 Carsten, 2015
283 Carsten, 2015
284 Hogan, 2014
285 Colberg, 2010
286 Walsh, 2014, S. 75
287 Koletzko, 2014
288 Pfeiffer C., 1975, S. 408 ff.
289 Watts, D., 2010, S. 69
290 Watts, D. L., 1990
291 ARL, 2001

292 Gemäß der Therapeutin Lisa Schwarz, Begründerin der Methode Comprehensive Ressource Model
293 Chatsworth, 2014, Kindle Position 426
294 Wilson, 2014, S. 298
295 Rosch
296 Brandes, 2015, Kindle Position 190–192
297 Davor warnte schon Pfeiffer, D. C., 1978, S. 6
298 Kryger, 2006, S. 199–200
299 Online Lexikon Medizin und Psychologie – Konstitution, 2016
300 Online Lexikon für Psychologie und Pädagogik, 2016
301 Siehe Price, W. A., 1998
302 Albrecht, 2008
303 Wallach, 2014, S. 324
304 Spektrum Akademischer Verlag, 2001 und Doc Check, Stichwort: Hungerstoffwechsel
305 Carrie A. Braun, 2017, Kindle-Position 12268
306 Ciba-Geigy AG (Novartis), 2002: Untersuchungen des Lebensmittellabors Karlsruhe/Sanatorium Oberthal in den Jahren 1985, 1996 sowie 2002
307 Nienhiser, 2000
308 Brandes, 2015, Kindle Position 410 ff.
309 Brandes, 2015, Kindle Position 171
310 Anderson & Neupert, Pressing Reset, 2015, Kindle Position 284 ff.
311 Träger, 2013
312 Shomon, 2019
313 Reich, 2004, S. 15 f.
314 Cantieni, 2012, S. 10
315 »Reflexive strength« im Konzept OS Pressing Reset, siehe: Anderson & Neupert, Pressing Reset, 2015
316 Sisson, 2012
317 Schooltink, 2016
318 Siehe Moro Reflex, Goddard, Greifen und BeGreifen, 2013
319 Goddard Blythe, 2005
320 Jaspert & van Velzen, 1997
321 Goddard Blythe, 2005
322 Gupta, 2002
323 Original auf Englisch: https://www.cdc.gov/violenceprevention/images/acestudy/ace_pyramid_lrg.png
324 Centers for Disease Control and Prevention, 2018
325 Rehbein, 2009, S. 44
326 Rehbein, 2009, S. 78
327 Barnes, 1976, S. 285
328 Saito, 2011, S. 21
329 Karstädt, 2014, Kindle-Position 768
330 Richfield, 2002
331 Lacey, 1974, S. 97
332 Larkin, 1986
333 Armbruster, 2017
334 Uwe Karstädt, 2014, Kindle-Positionen 430–431 und Kindle-Position 1058

335 Dieses Vorgehen wird von Lee, J. R., What Your Doctor May Not Tell You About Menopause: The Breakthrough Book on Natural Hormone Balance, 2004, S. 368 und Peat, R., Progesterone in Orthomolecular Medicine, 1993, S. 41 vorgeschlagen.
336 The New York Times, 1982
337 Walters, 2013, S. 62
338 Watts, 1995, S. 21
339 Wilson, L., 2018
340 Watts, 2010, S. 11
341 Watts, D., HTMA Mineral Ratios, 2010
342 Chatsworth, 2014, Kindle-Position 171
343 Watts, D., 1995, S. 164
344 Chatsworth, 2014, Position 356
345 Chatsworth, 2014, Kindle-Position 836
346 Chatsworth, 2014, Kindle-Position 846
347 Schweitzer, Hämatologie, Immunologie und Mikrobiologie, 2014, S. 2
348 Peat, R., Tissue-bound estrogen in aging, 2006
349 Spindel, Arnold, Cusack & Wurtman, 1980
350 Peat, R. TSH, temperature, pulse rate, and other indicators in hypothyroidism, 2007
351 Bäurle, 2017
352 Verisana GmbH, 2014, das Verhältnis von 200:1 geht auf die Empfehlung des Begründers der Substitutionstherapie zurück, siehe Lee, J. R., 2002, S. 233
353 Anmerkung: Es gibt keine völlig standardisierten Normwerte, die weltweit anerkannt werden oder in einem Standardwerk veröffentlicht werden und allgemein gelten. Normwerte schwanken teilweise von Labor zu Labor und Land zu Land.
354 Endokrinologikum, 2015
355 Peat, R.,TSH, temperature, pulse rate, and other indicators in hypothyroidism, 2007
356 Hormonselbsthilfe, Platt, 2012, S. 50
357 Peat, R.,TSH, temperature, pulse rate and other indicators in hypothyroidism, 2007
358 Peat, R., Hot flashes, energy, and aging, 2013
359 Endokrinologikum
360 Peat, R., TSH, temperature, pulse rate and other indicators in hypothyroidism, 2007
361 National Academy of Hypothyroidism, 2017, Peat, R., TSH, temperature, pulse rate and other indicators in hypothyroidism, 2007
362 Bowthorpe, 2012, S. 175
363 Endokrinologikum
364 Langemak, 2017
365 Labor Lademannbogen Medizinische Expertise, 2015, S. 442
366 Lee, J. R., 2002, S. 233
367 Peat, R., Tissue-bound estrogen in aging, 2006
368 Endokrinologikum
369 Endokrinologikum
370 Endokrinologikum
371 Schweitzer, Endokrinologie, 2014, S. 32
372 Hagemann, 2016
373 Shomon, 2019
374 Schweitzer, Hämatologie, Immunologie und Mikrobiologie, 2014, S. 2

375 Wilson, L., 2016
376 Barnes, 1976, S. 5
377 David, 2013
378 Pschyrembel, 2016 (Stichwort Epstein-Barr-Virus)
379 Lipton, 2006, S. 52
380 Walsh, 2014, siehe auch https://www.walshinstitute.org/
381 Teuber, 1995
382 Sansone, 2018
383 Center for Substance Abuse Treatment, 2009
384 Bauer, 2016, S. 127–28
385 Fallon, 2001
386 Wang et al., 2003
387 Ravnskov & Pollmer, 2002, S. 11
388 Ravnskov & Pollmer, 2002, S. 11
389 Ramsden, 2013
390 Yam, D, 1996
391 Peat, R., Suitable Fats, Unsuitable Fats: Issues in Nutrition, 2007
392 Peat, R., Unsaturated Vegetable Oils: Toxic, 2006
393 Peat, R., Oils in Context, 2006
394 Edward Kane & Thomas M. Wnorowski, 2017
395 Simopoulos, 2002
396 Edward Kane & Thomas M. Wnorowski, 2017
397 Brind, 2014
398 Deutsche Gesellschaft für Ernährung e.V.
399 Tulane University
400 North, 2000
401 Aktuna, D., 1993
402 Chatsworth, 2014, Position 619/620
403 Roddy, Minute 38
404 Watts, D., 2010, S. 45
405 Andersen, Alvarenga, Mazaro-Costa, H.C. & Tufik, 2011
406 Zentrum der Gesundheit, 2018; WIFI: Ursache von Krebs, Alzheimer und Parkinson
407 https://www.dge.de/wissenschaft/referenzwerte/, Stand 2017
408 Price, W. A., 1998
409 Ciba-Geigy AG (Novartis), 2002: Untersuchungen des Lebensmittellabors Karlsruhe/Sanatorium Oberthal in den Jahren 1985, 1996 sowie 2002
410 Basierend auf den Erkenntnissen des Nutritional Balancing und eigenen Erfahrungen, Watts, D., 2010, S. 43
411 Peat, R., Calcium and Disease: Hypertension, organ calcification & shock vs. Respiratory energy, 2009
412 Wilson, Nutritional Balancing an Hair Mineral Analysis, 2014, S. 149 ff.; S. 246 ff.
413 Watts, 2010, S. 67
414 Watts, 2010, S. 57 ff.
415 Peat, R., Calcium and Disease: Hypertension, organ calcification & shock vs. Respiratory energy, 2009
416 Wilson, L., Nutritional Balancing and Hair Mineral Analysis, 2014, S. 160

417 Watts, 2010, S.67 ff
418 Wilson, Nutritional Balancing an Hair Mineral Analysis, 2014, S. 343 ff., Watts, 2010, S. 73
419 Watts, 2010, S. 67, 70
420 Robinson, 2015
421 Wilson, Nutritional Balancing an Hair Mineral Analysis, 2014, S. 157
422 Watts, 2010, S. 66, 71
423 European Food Safety Authority, 2006
424 Peat, R., Salt, energy, metabolic rate, and longevity, 2007
425 Wilson, Nutritional Balancing an Hair Mineral Analysis, 2014, S. 158
426 Watts, 1995, S. 153
427 Lelong, 2014
428 McCallum, 2015
429 Wilson, L., Nutritional Balancing and Hair Mineral Analysis, 2014, S. 159
430 Verwirrenderweise verwendet Wilson den Begriff »sympathetic dominance«, um einen Vorgang in den Nebennieren und nicht im Nervensystem zu beschreiben: http://drlwilson.com/articles/SYMPATHETIC%20DOMINANCE.htm
431 Wilson, Nutritional Balancing an Hair Mineral Analysis, 2014, S. 161
432 Wilson, Nutritional Balancing an Hair Mineral Analysis, 2014, S. 166
433 Wilson, Nutritional Balancing an Hair Mineral Analysis, 2014, S. 166
434 Om & Chung, 1996
435 Maret, 2000
436 Walsh, 2014, S. 197
437 Watts, 2010, S. 84
438 Flynn, 1971
439 Pfeiffer, 1978, S. 6, 16
440 Wilson, L., Nutritional Balancing and Hair Mineral Analysis, 2014, S. 168
441 Watts, 2010, S. 84; 96 ff.
442 Watts, 2010, S. 118
443 Watts, 2010, S. 137
444 Watts, 2010, S. 136
445 Wilson. L., Nutritional Balancing an Hair Mineral Analysis, 2014, S. 617, 618
446 Watts, 2010, S. 135
447 Anderson G., 2007
448 Peat, R., Cholesterol, longevity, intelligence and health, 2007
449 Watts, 1995, S. 124 ff.
450 Watts, 1995, S. 125
451 Wilson, L., Nutritional Balancing and Hair Mineral Analysis, 2014, S. 466, 603–604
452 McGean
453 N-TV, 2016
454 McGean
455 Lin, Nguy, Shic, & Ross, 2001
456 Kopp, 2009
457 Wilson, L., Nutritional Balancing and Hair Mineral Analysis, 2014, S. 604 ff.
458 Watts, 2010, S. 163
459 Wilson, L., Nutritional Balancing and Hair Mineral Analysis, 2014, S. 200
460 Schweitzer, Endokrinologie, 2014, S. 9, 16

461 Schweitzer, Endokrinologie, 2014, S. 11
462 Flechas
463 Miller, 2006
464 Brownstein, 2014, S. 143
465 Deutsche Gesellschaft für Ernährung
466 Miller, 2006
467 Pschyrembel, 2016 (Stichwort Wolff-Chaikoff)
468 Aktuna, D., 1993
469 60 Gramm Leber enthalten 7464 IE Vitamin A, http://nutritiondata.self.com/
470 Schweitzer, Endokrinologie, 2014, S. 174–176
471 Peat, R., Oils in Context, 2006
472 Farhangi, MA1, 2012
473 Watts, D., 1995, S. 56
474 Peat, R., The problem of Alzheimer's disease as a clue to immortality – Part 2, 2006
475 Schweitzer, Endokrinologie, 2014, S. 175
476 Nair, 2012
477 Cutolo, 2014
478 Thomas F. Ferris, 1962
479 Woodard, 1994, Smith, 2010
480 Damian, 2010
481 Proal, 2008
482 Thompson, 2013, S. 112
483 Fallon & Enig, 2009
484 Biomed24, 2017
485 Walsh, 2014, S. 195
486 Schweitzer, Hämatologie, Immunologie und Mikrobiologie, 2014, S. 36
487 Masterjohn, 2008
488 Keen, 2016
489 Peat, R., Vitamin E: Estrogen antagonist, energy promoter, and anti-inflammatory, 2006
490 Kuklinski & van Lunteren, 2010 Kindle-Position 3451
491 Peat, R., Vitamin E: Estrogen antagonist, energy promoter, and anti-inflammatory, 2006
492 Henrichs, 2005, S. 59
493 International Journal of Toxicology, 2002
494 Kuklinski & van Lunteren, 2010, Kindle-Positionen 3601–3602
495 Costantini, 2014
496 Kuklinski & van Lunteren, 2010, Kindle-Positionen 3631
497 Kuklinski & van Lunteren, 2010, Kindle-Positionen 3661–3662
498 Watts, 2010, S.,92
499 Watts, 2010, S. 20
500 Deville, 2017
501 Watts, 2010, S.92
502 Kuklinski & van Lunteren, 2010, Kindle-Positionen 3695
503 Walsh, 2014, S. 76
504 Albert Mensah, 2016
505 Enyeart, 2009
506 Enyeart, 2009